透析患者診療に役立つ
診断と重症度判定
のための
アプローチ

企画　臨牀透析編集委員会
編集　加藤 明彦／小松 康宏／中山 昌明

日本メディカルセンター

■ 編 集

加藤　明彦	浜松医科大学医学部附属病院血液浄化療法部
小松　康宏	聖路加国際病院腎臓内科
中山　昌明	福島県立医科大学腎臓高血圧・糖尿病内分泌代謝内科学講座

■ 企 画

「臨牀透析」編集委員会

■ 執筆者一覧（執筆順）

川口　良人	東京慈恵会医科大学客員教授	福原　俊一	福島県立医科大学臨床研究イノベーションセンター
吉本　広平	東京大学医学部附属病院救急部・集中治療部	平松　信	岡山済生会総合病院腎臓病・糖尿病総合医療センター
土井　研人	東京大学医学部附属病院救急部・集中治療部	三上　裕子	岡山済生会総合病院腎臓病・糖尿病総合医療センター
佐々木　修	衆和会長崎腎病院	丸山　啓輔	岡山済生会総合病院腎臓病・糖尿病総合医療センター
舩越　哲	衆和会長崎腎病院	佐藤　久光	増子記念病院看護部
原田　孝司	衆和会長崎腎病院	大平　整爾	東桑会札幌北クリニック
佐藤　貴浩	防衛医科大学校皮膚科	藤井　良幸	良秀会高石藤井病院
藤井　美樹	北播磨総合医療センター形成外科・重症虚血肢センター	山本　陵平	大阪大学保健センター
寺師　浩人	神戸大学医学部形成外科	新沢　真紀	大阪大学大学院医学系研究科腎臓内科学
伊丹　儀友	伊丹腎クリニック	木村　良紀	大阪大学大学院医学系研究科腎臓内科学
辻　尚子	浜松医科大学内科学第一講座	真栄里恭子	湘南鎌倉総合病院腎臓病総合医療センター
辻　孝之	浜松医科大学内科学第一講座	守矢　英和	湘南鎌倉総合病院腎臓病総合医療センター
田北　貴子	新風会丸山病院内科	小林　修三	湘南鎌倉総合病院腎臓病総合医療センター
熊谷　裕通	静岡県立大学食品栄養科学部臨床栄養学	堀川　直史	埼玉医科大学かわごえクリニックメンタルヘルス科
加藤　明彦	浜松医科大学医学部附属病院血液浄化療法部	橋本　隆男	相澤病院神経内科
美津島　隆	浜松医科大学附属病院リハビリテーション科	須江　洋成	東京慈恵会医科大学精神医学講座
蓮井　誠	浜松医科大学附属病院リハビリテーション科	中山　和彦	東京慈恵会医科大学精神医学講座
山﨑　彰代	大阪市立大学大学院医学研究科代謝内分泌病態内科学	陶山　一彦	長崎みなとメディカルセンター脳神経外科
大澤　恵	浜松医科大学医学部附属病院光学医療診療部	橋本　治	大崎病院東京ハートセンター循環器内科
山本　大介	聖隷浜松病院神経内科	岡田　靖	国立病院機構九州医療センター脳血管内科・臨床研究センター
内山　剛	聖隷浜松病院神経内科	中山　勝	国立病院機構九州医療センター腎臓内科
松原　貴子	日本福祉大学健康科学部/愛知医科大学学際的痛みセンター	藤﨑毅一郎	九州大学病院腎・高血圧・脳血管内科
牛田　享宏	愛知医科大学学際的痛みセンター	黒田　龍	浜松医科大学内科学第一講座
須田　千尋	あさうら会須田医院/東北大学大学院医学系研究科機能医科学講座内部障害学分野	宮嶋　裕明	浜松医科大学内科学第一講座
上月　正博	東北大学大学院医学系研究科機能医科学講座内部障害学分野	小曽根基裕	東京慈恵会医科大学精神医学講座
大前　憲史	福島県立医科大学臨床研究イノベーションセンター	堀地　彩奈	東京慈恵会医科大学精神医学講座

伊藤　洋	東京慈恵会医科大学葛飾医療センター
深堀　範	佐世保市総合医療センター呼吸器内科
迎　寛	長崎大学医学部第二内科
古橋　一樹	浜松医科大学医学部内科学第二講座
須田　隆文	浜松医科大学医学部内科学第二講座
関　雅文	東北医科薬科大学病院感染症内科・感染制御部
亀山　伸吉	東葛クリニック病院呼吸器内科
小池　茂文	豊橋メイツ睡眠治療クリニック
服部　憲幸	千葉大学大学院医学研究院救急集中治療医学
織田　成人	千葉大学大学院医学研究院救急集中治療医学
渋谷　祐子	NTT東日本関東病院高血圧・腎臓内科
三瀬　直文	三井記念病院腎臓内科
杉本徳一郎	久喜総合病院腎臓内科
佐藤　洋	浜松医科大学附属病院循環器科
山本　正也	国立国際医療研究センター循環器内科
原　久男	国立国際医療研究センター循環器内科
三原　裕嗣	市立四日市病院循環器内科
渡辺　弘之	東京ベイ・浦安市川医療センター循環器内科
住吉　徹哉	榊原記念病院循環器内科
中村　隆	大阪労災病院末梢血管外科
椎谷　紀彦	浜松医科大学外科学第一講座
山内　康照	横浜市立みなと赤十字病院循環器内科
長谷川奏恵	福井大学医学部医学科病態制御医学講座循環器内科学領域
夛田　浩	福井大学医学部医学科病態制御医学講座循環器内科学領域
池田　聡司	長崎大学大学院医歯薬学総合研究科循環器内科学
宮原　嘉之	三原台病院内科
前村　浩二	長崎大学大学院医歯薬学総合研究科循環器内科学
小川　哲也	東京女子医科大学東医療センター内科
興野　藍	東京女子医科大学東医療センター内科
新田　孝作	東京女子医科大学第四内科
佐藤　太一	浜松医科大学内科学第一講座
安田日出夫	浜松医科大学内科学第一講座
小松　康宏	聖路加国際病院腎臓内科
北島　信治	金沢大学附属病院腎臓内科，救急部
和田　隆志	金沢大学医薬保健学総合研究科血液情報統御学
花井　豪	東京女子医科大学糖尿病センター内科
中野　淳子	神戸大学大学院医学系研究科腎臓内科
西　慎一	神戸大学大学院医学系研究科腎臓内科
内田　啓子	東京女子医科大学保健管理センター・第四内科
岩瀬茉未子	筑波大学医学医療系臨床医学域腎臓内科学
臼井　丈一	筑波大学医学医療系臨床医学域腎臓内科学
山縣　邦弘	筑波大学医学医療系臨床医学域腎臓内科学
関根　章成	虎の門病院分院腎センター内科
乳原　善文	虎の門病院分院腎センター内科
渡邊　有三	春日井市民病院
渡邉　公雄	福島県立医科大学腎臓高血圧・糖尿病内分泌代謝内科学講座
中山　昌明	福島県立医科大学腎臓高血圧・糖尿病内分泌代謝内科学講座
八木澤　隆	自治医科大学腎泌尿器外科学講座腎臓外科学部門
安田　透	心信会池田バスキュラーアクセス・透析・内科
池田　潔	心信会池田バスキュラーアクセス・透析・内科
窪田　実	白報会王子病院腎臓内科
樋口千恵子	東京女子医科大学東医療センター内科
坂口　美佳	近畿大学医学部堺病院腎臓内科
堀口　和彦	群馬大学大学院医学系研究科病態制御内科学
山田　正信	群馬大学大学院医学系研究科病態制御内科学
日比野祐香	東京医科大学腎臓内科学分野
菅野　義彦	東京医科大学腎臓内科学分野
齋藤　淳	横浜労災病院内分泌・糖尿病センター
杉澤　千穂	横浜労災病院内分泌・糖尿病センター
大村　昌夫	横浜労災病院内分泌・糖尿病センター
四方　賢一	岡山大学病院新医療研究開発センター，糖尿病センター
田原　英樹	大阪市立大学大学院医学研究科代謝内分泌病態内科学
岡田　規	柏友会柏友千代田クリニック腎臓内科
園田　実香	大阪市立大学大学院医学研究科代謝内分泌病態内科学・腎臓病態内科学
庄司　哲雄	大阪市立大学大学院医学研究科血管病態制御学
柿沢　圭亮	浜松医科大学第二内科内分泌代謝内科
沖　隆	浜松医科大学地域家庭医療学
斎藤　知栄	筑波大学医学医療系臨床医学域腎臓内科学

西島	健	国立国際医療研究センターエイズ治療・研究開発センター	上條	浩司	JA長野厚生連北信総合病院腎・透析センター
日高	寿美	湘南鎌倉総合病院腎臓病総合医療センター	南	聡	JA長野厚生連北信総合病院腎・透析センター
横村	光司	聖隷三方原病院呼吸器内科	菊地	勘	下落合クリニック
芦澤	信之	長崎大学病院第二内科	秋葉	隆	関川会関川病院
宮崎	泰可	長崎大学病院第二内科	遠藤	龍人	岩手医科大学消化器内科肝臓分野
安岡	彰	市立大村市民病院呼吸器内科	滝川	康裕	岩手医科大学消化器内科肝臓分野
倉井	華子	静岡県立静岡がんセンター感染症内科	渕之上昌平		東京女子医科大学腎臓外科
朝野	和典	大阪大学医学部附属病院感染制御部	武田	和憲	国立病院機構仙台医療センター外科
塩岡	天平	聖隷浜松病院腎臓内科・腎センター	菅原	有佳	東京大学医学部附属病院腎臓・内分泌内科
磯﨑	泰介	聖隷浜松病院腎臓内科・腎センター	加藤	秀樹	東京大学医学部附属病院腎臓・内分泌内科
本郷	道夫	公立黒川病院	南学	正臣	東京大学医学部附属病院腎臓・内分泌内科
松尾	英史	公立黒川病院	和田	英夫	三重大学大学院医学系研究科検査医学
殿塚	則雄	公立黒川病院	松本	剛史	三重大学病院輸血部
伊藤	和郎	国際医療福祉大学化学研究所附属病院予防医学センター	本田	康介	厚木市立病院内科
水野	滋章	日本大学医学部内科学系消化器肝臓内科学分野	小林	賛光	厚木市立病院内科
宇野	昭毅	JCHO横浜中央病院内視鏡センター	新倉	崇仁	厚木市立病院内科
加藤	真吾	埼玉医科大学総合医療センター消化器・肝臓内科	山本	裕康	厚木市立病院内科
杉本	健	浜松医科大学内科学第一講座・消化器内科	池内	秀和	群馬大学医学部附属病院腎臓・リウマチ内科
村岡	実	JCHO千葉病院外科	廣村	桂樹	群馬大学医学部附属病院腎臓・リウマチ内科
室谷	典義	JCHO千葉病院外科	野島	美久	群馬大学医学部附属病院腎臓・リウマチ内科
堀	誠司	JCHO千葉病院外科	大越貴志子		聖路加国際病院眼科
勝見	直也	黎明会南台病院消化器内科	山本	哲也	岐阜大学大学院医学系研究科眼科学
今	裕史	KKR札幌医療センター外科・血液浄化センター	今井	亮	桃仁会病院整形外科
坂本	聡大	KKR札幌医療センター外科・血液浄化センター	橋本	哲也	桃仁会病院泌尿器科
小柳	要	KKR札幌医療センター外科・血液浄化センター	森田	弘之	森田シャントアミロイド治療クリニック
久木田和丘		北楡会札幌北楡病院外科	星野	裕信	浜松医科大学整形外科
巖築	慶一	北楡会札幌北楡病院外科	友	雅司	大分大学医学部附属病院血液浄化センター
服部	優宏	北楡会札幌北楡病院外科	山下	芳久	埼玉医科大学保健医療学部医用生体工学科
増子	佳弘	東桑会札幌北クリニック	峰島三千男		東京女子医科大学臨床工学科
洞	和彦	JA長野厚生連北信総合病院腎・透析センター			

編集委員	川口 良人	大平 整爾	浅野 泰	鈴木 正司	原田 孝司	秋葉 隆	伊丹 儀友	小松 康宏
	西 慎一	中山 昌明	加藤 明彦	宇田 有希	下山 節子	水附 裕子	佐藤 久光	中原 宣子
	市川 和子	齋藤かしこ	峰島三千男	山下 芳久				

序　文

　本書は，『臨牀透析』2008年6月増刊号として刊行された「透析患者診療のための診断基準・重症度スコア―適切な病態評価のために」（企画　川口良人先生）を基にして，「透析患者診療に役立つ診断と重症度判定のためのアプローチ」として新たに書籍化された．

　前書と比較し，項目数は97から109に増えており，最近注目されている病態（例：疲労感，嚥下・咀嚼機能，サルコペニア・フレイル）や疾患群（例：むずむず脚症候群，ロコモティブシンドローム）まで含まれる．各項目には，最新の診断基準および重症度分類が記載されており，それぞれの病態，疾患についての評価法や重症度がわかりやすく理解できる内容になっている．一方で，診断基準や重症度分類が定まっていないものについては，エキスパートオピニオンとして，専門医から見た経験的な評価法が記載されている．

　超高齢社会を迎え，透析患者は数多くの合併症を抱える．そのため，私たち透析医療に携わる者には腎不全に伴う一般的な病態を理解するだけでなく，全身臓器の合併症をいち早く見つけ，専門医へ適切に紹介するスキルが必要となっている．

　本書では，第一線で活躍される数多くの専門医に執筆いただいた．各項目では，専門医の立場から見た病態ならびに疾患の評価法，重症度のみならず，透析患者における特徴，評価上の注意点まで触れられている．是非，本書を手元に置いていただき，透析診療で判断に迷った際にお役立ていただきたい．本書にある診断基準，重症度分類をご理解いただければ，ワンランク上の診療が実践できるものと確信している．

2016年5月

編者を代表して　浜松医科大学医学部附属病院血液浄化療法部　加藤　明彦

CONTENTS

透析患者診療に役立つ診断と重症度判定のためのアプローチ

巻頭のことば〜本書を有効に活用するために……………川口　良人　11

第Ⅰ章　臨床所見・徴候からのアプローチ

- ① ショック …………………………………… 14　吉本　広平, 他
- ② 発熱と熱型 ………………………………… 16　佐々木　修, 他
- ③ かゆみ ……………………………………… 19　佐藤　貴浩
- ④ 皮膚潰瘍 …………………………………… 21　藤井　美樹, 他
- ⑤ 脱　水 ……………………………………… 23　伊丹　儀友
- ⑥ 乏尿, 無尿, 多尿 ………………………… 25　伊丹　儀友
- ⑦ 味覚異常 …………………………………… 28　辻　　尚子, 他
- ⑧ 栄養評価（SGA, MIS, GNRI）…………… 30　田北　貴子, 他
- ⑨ サルコペニア, フレイル ………………… 34　加藤　明彦
- ⑩ 嚥下・咀嚼機能 …………………………… 37　美津島　隆, 他
- ⑪ 疲労感 ……………………………………… 39　山崎　彰代
- ⑫ 不　眠 ……………………………………… 43　原田　孝司
- ⑬ 下痢, 便秘 ………………………………… 45　大澤　　恵
- ⑭ 麻　痺 ……………………………………… 48　山本　大介, 他
- ⑮ 疼　痛 ……………………………………… 50　松原　貴子, 他
- ⑯ ADL・運動能力の評価 …………………… 53　須田　千尋, 他
- ⑰ QOLの評価 ………………………………… 58　大前　憲史, 他
- ⑱ 介護保険の判定基準 ……………………… 62　平松　　信, 他
- ⑲ 看護ニーズの量 …………………………… 65　佐藤　久光
- ⑳ 医療倫理 …………………………………… 68　大平　整爾

第Ⅱ章　臓器別のアプローチ

[中枢神経系]

- ① 意識障害 …………………………………… 72　藤井　良幸, 他
- ② 認知機能 …………………………………… 74　真栄里恭子, 他

- ③ うつ病と抑うつ症状 …………………… 78　堀川　直史
- ④ パーキンソン病 …………………………… 80　橋本　隆男
- ⑤ てんかん …………………………………… 83　須江　洋成, 他
- ⑥ くも膜下出血（SAH）…………………… 85　陶山　一彦
- ⑦ 脳梗塞 ……………………………………… 87　橋本　治, 他
- ⑧ 脳出血 ……………………………………… 91　藤﨑毅一郎
- ⑨ 脳萎縮 ……………………………………… 95　黒田　龍, 他
- ⑩ むずむず脚症候群 ………………………… 97　小曽根基裕, 他

[呼吸器系]

- ① 呼吸モード ………………………………… 100　深堀　範, 他
- ② 喀痰（P痰・M痰）……………………… 102　古橋　一樹, 他
- ③ 呼吸困難感 ………………………………… 104　深堀　範, 他
- ④ 市中肺炎, 急性肺炎, 肺炎 ……………… 106　関　雅文
- ⑤ 気管支喘息発作 …………………………… 109　亀山　伸吉
- ⑥ 睡眠時無呼吸症候群 ……………………… 112　小池　茂文
- ⑦ 急性呼吸窮迫症候群（ARDS）………… 116　服部　憲幸, 他

[循環器系]

- ① 高血圧 ……………………………………… 118　渋谷　祐子
- ② 慢性心不全 ………………………………… 121　三瀬　直文, 他
- ③ 心雑音 ……………………………………… 124　佐藤　洋
- ④ 急性心筋梗塞 ……………………………… 126　山本　正也, 他
- ⑤ 感染性心内膜炎 …………………………… 128　三原　裕嗣, 他
- ⑥ 末梢動脈疾患（PAD）…………………… 131　中村　隆
- ⑦ 大動脈瘤 …………………………………… 134　椎谷　紀彦
- ⑧ 頻脈性不整脈 ……………………………… 136　山内　康照
- ⑨ 徐脈性不整脈 ……………………………… 140　長谷川奏恵, 他
- ⑩ 肺高血圧症 ………………………………… 142　池田　聡司, 他
- ⑪ 血管石灰化 ………………………………… 146　小川　哲也, 他

[腎臓]

- ① 急性腎障害（AKI）……………………… 148　佐藤　太一, 他
- ② 慢性腎臓病（CKD）……………………… 151　小松　康宏
- ③ 慢性腎臓病（CKD）の生活指導 ……… 153　北島　信治, 他
- ④ 糖尿病性腎症 ……………………………… 156　花井　豪
- ⑤ 慢性糸球体腎炎（IgA腎症）…………… 159　中野　淳子, 他

⑥ SLE腎炎（ループス腎炎） …………………… 162　内田　啓子
⑦ ANCA関連血管炎 ………………………………… 164　岩瀬茉未子, 他
⑧ 多発性嚢胞腎 ……………………………………… 167　関根　章成, 他
⑨ 血液透析導入 ……………………………………… 169　渡邊　有三
⑩ 腹膜透析導入 ……………………………………… 172　渡邉　公雄, 他
⑪ 先行的腎移植 ……………………………………… 174　八木澤　隆
⑫ アクセス不全：バスキュラーアクセス ………… 176　安田　　透, 他
⑬ アクセス不全：ペリトネアールアクセス ……… 179　窪田　　実
⑭ 被囊性腹膜硬化症（EPS）………………………… 182　渡邉　公雄, 他
⑮ 腹膜透析の腹膜炎 ………………………………… 184　樋口千恵子
⑯ 腹膜透析の出口部感染 …………………………… 187　坂口　美佳
⑰ 腹膜平衡試験（PET）……………………………… 190　小松　康宏

[内分泌・代謝]

① 甲状腺腫大 ………………………………………… 193　堀口　和彦, 他
② 甲状腺機能異常 …………………………………… 195　日比野祐香, 他
③ 眼球突出 …………………………………………… 197　齋藤　　淳, 他
④ 糖尿病 ……………………………………………… 200　四方　賢一
⑤ CKD-MBD …………………………………………… 204　田原　英樹
⑥ 二次性副甲状腺機能亢進症 ……………………… 206　岡田　　規
⑦ 脂質異常症 ………………………………………… 209　園田　実香, 他
⑧ Protein-energy wasting, 悪液質 ……………… 212　加藤　明彦
⑨ 副腎機能異常 ……………………………………… 216　柿沢　圭亮, 他
⑩ メタボリック症候群 ……………………………… 219　斎藤　知栄

[感染症]

① ヒト免疫不全ウイルス（HIV）…………………… 221　西島　　健
② 嚢胞感染症（腎臓, 肝臓）………………………… 224　日高　寿美, 他
③ 結核, 非結核性抗酸菌症 ………………………… 227　横村　光司, 他
④ 真菌感染症 ………………………………………… 230　芦澤　信之, 他
⑤ 届出が必要な感染症 ……………………………… 233　安岡　　彰
⑥ 耐性菌：薬剤耐性 ………………………………… 236　倉井　華子
⑦ 敗血症 ……………………………………………… 239　朝野　和典
⑧ 全身性炎症反応症候群（SIRS）…………………… 241　塩岡　天平, 他

[消化器]

① 逆流性食道炎 ……………………………………… 244　本郷　道夫, 他

② 急性胃粘膜病変（内視鏡的所見）……………247　伊藤　和郎, 他
③ 胃潰瘍，十二指腸潰瘍 ……………………………250　杉本　　健
④ 胃癌（内視鏡的所見）……………………………253　村岡　　実, 他
⑤ 潰瘍性大腸炎 ………………………………………256　杉本　　健
⑥ クローン病 …………………………………………260　勝見　直也
⑦ 虚血性腸炎 …………………………………………262　今　　裕史, 他
⑧ 大　腸　癌 …………………………………………264　久木田和丘, 他
⑨ イレウス ……………………………………………267　増子　佳弘, 他
⑩ 慢性肝炎（B型）…………………………………269　洞　　和彦, 他
⑪ 慢性肝炎（C型）…………………………………272　菊地　　勘, 他
⑫ 肝　硬　変 …………………………………………274　遠藤　龍人, 他
⑬ 肝性脳症 ……………………………………………277　渕之上昌平
⑭ 急性膵炎 ……………………………………………280　武田　和憲

[血液疾患]
① 血栓性微小血管症（TMA）……………………283　菅原　有佳, 他
② 播種性血管内凝固症候群（DIC）………………285　和田　英夫, 他
③ 腎性貧血, ESA低反応性, 鉄欠乏 ………………287　本田　康介, 他
④ 多発性骨髄腫 ………………………………………291　池内　秀和, 他

[眼疾患]
① 糖尿病網膜症 ………………………………………293　大越貴志子
② 白内障, 緑内障 ……………………………………296　山本　哲也

[骨・関節疾患]
① 破壊性脊椎関節症（DSA）………………………298　今井　　亮, 他
② 手根管症候群, ばね指 ……………………………302　森田　弘之
③ ロコモティブシンドローム ………………………304　星野　裕信

第Ⅲ章　血液透析関連

① 透析量：適正透析 …………………………………308　友　　雅司
② 水質基準 ……………………………………………311　山下　芳久
③ 血液浄化器性能評価基準 …………………………314　峰島三千男

索　引………317

巻頭のことば
～本書を有効に活用するために～

　慢性腎臓病（CKD）患者の診療に当たっては，最初に「腎不全だから，透析患者であるから当然である」という観念を捨て去ることである．病態発症のメカニズムを構築し，その増悪因子として腎不全状態を勘案し，腎不全状態という状況に配慮した治療方針を策定するアプローチが重要である．

　本書はこのプロセスに沿って透析患者にしばしば遭遇する病態について簡潔明瞭に記載されており，透析室に常備し，常に参照するに値する冊子であると考える．

　すでに刊行されているすべてのいわゆる"ガイドライン，診断基準"とされているものは，過去に出版された臨床研究，臨床試験，エキスパートの意見をもとに作成されており，それぞれの基準が普遍性という観点から妥当であるのか，また直面するそれぞれの患者の診療行為にフィットしているかを検討しつつ使用すべきものである．それらはそれゆえに必ずしもマニュアル的にその指示に従って診断治療行為を行っていくことが正当である，許容されるものであるとは言えない．したがって本書を実際の臨床現場で活用するとき，それぞれの徴候，病態，疾患についてまず本書を読み，担当している個々の患者にどの点が当てはまり，どの点が外れているかを判定するという姿勢が望ましい活用の仕方であろう．

　またすべてのガイドライン・診断基準には"uncertainty（不確実なこと，解明されていないこと）"という課題を指摘できる．本書に記載されている各項目においても読者がこのuncertaintyを指摘し，自分なりの考え方を構築することこそが自己学習の効果を上げることになり，さらにこの点について周囲と討論を重ねることが本書をさらに有効に活用する具体的な方法である．そして各自がuncertaintyを解明する努力をすることが，自ずと透析医療の発展に貢献することになることを自覚すべきである．

　また本書を後輩の医師，コメディカルのスタンダードな教材として利用していただきたい．本書を単なる手引きとしての使用に留めてしまうか，十分に活用し診療・教育・さらに研究課題の探索に応用できるかは読者それぞれの姿勢に委ねられる．

　　　　　　　　　　　　　　川口　良人（東京慈恵会医科大学客員教授）

第Ⅰ章 臨床所見・徴候からのアプローチ

① ショック
② 発熱と熱型
③ かゆみ
④ 皮膚潰瘍
⑤ 脱　水
⑥ 乏尿，無尿，多尿
⑦ 味覚異常
⑧ 栄養評価（SGA, MIS, GNRI）
⑨ サルコペニア，フレイル
⑩ 嚥下・咀嚼機能
⑪ 疲労感
⑫ 不　眠
⑬ 下痢，便秘
⑭ 麻　痺
⑮ 疼　痛
⑯ ADL・運動能力の評価
⑰ QOLの評価
⑱ 介護保険の判定基準
⑲ 看護ニーズの量
⑳ 医療倫理

I 臨床所見・徴候からのアプローチ

1 ショック

Shock

1 定 義

生体では通常，組織への酸素供給量と酸素消費量が常に釣り合っている．正常時，酸素供給量は酸素消費量を常に上回っており（約5倍），酸素供給量が減少しても，組織は供給される酸素の摂取量（酸素摂取率）を増加させることにより，必要な酸素需要を満たしている[1]．ショックとは，この酸素摂取率の増加（最大約50〜60％）による代償が限界を超え，組織が酸素不足に陥り代謝障害をきたした状態と定義される（図）．

したがって酸素需給バランスの観点から考えると，ショックは理解しやすい．組織への酸素供給量は，①心拍出量，②血中ヘモグロビン濃度，③酸素飽和度で規定される．このいずれの低下でも酸素需給バランスが崩れ，ショックをきたす．また酸素消費量が増大している状況下でも酸素需給バランスが崩れやすく，ショックに陥りやすい．

2 分 類

ショックの分類を表に示す．古典的にショックは，①循環血液量減少性ショック，②心ポンプ機能の破綻に伴う心原性ショック，③静脈還流や肺血流が急速に阻害されることで起こる閉塞性ショック，④異常な血管拡張・血管透過性亢進による血液分布異常性ショックに分類される．

透析患者の死因を心血管系疾患が約半数を占める[2]ことを鑑みると，とくに心原性ショックが重要である．透析患者は高度の動脈石灰化や糖尿病などのリスク因子を有していることが多く，急性冠症候群のリスクが高い．また致死性不整脈の発症頻度も透析患者は高く，とくに電解質異常や体液過小・過剰をきたしやすい透析直後と透析後36〜48時間で起こりやすい[3]．

また透析患者は敗血症の頻度も高いことが知られるが，敗血症性ショックでは組織循環不全ばか

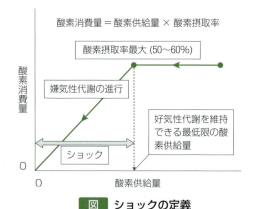

図 ショックの定義

酸素供給量が減少すると，組織は酸素摂取率を増大させることで酸素消費量を一定に保つ．酸素摂取率の増加が限界に達すると，酸素消費量は酸素供給量に依存的になり，嫌気性代謝が進行する．　〔文献1）より改変・引用〕

りでなく細胞レベルでの酸素利用も障害されており，重篤なショックが遷延する．

その他，透析中に注意すべきショックとして，過度なドライウエイトの下方設定や除水速度，意図せぬ出血による循環血液量減少性ショック，抗凝固薬など薬剤に対するアナフィラキシーショック，透析膜による first use 症候群などが挙げられる．

3 認 知

ショックとは生命の危機であり，ショックの徴候を早期に認知することが重要である．ショックに近づくと生体は交感神経系を賦活させることで主要臓器への血流を保つ．すなわち交感神経の反応として，脈拍数・呼吸数の増加，四肢末梢の冷感，冷汗を認める．ただし異常な血管拡張が本態である血液分布異常性ショックでは，逆に四肢末梢は暖かい（warm shock）．また，β遮断薬内服者は頻脈を必ずしもきたさない．意識状態の変化として，初期には不穏状態や攻撃的態度が出現し，晩期に無反応・昏睡状態に至る．

血圧低下は簡便な指標であるが，代償機構によ

表　ショックの分類

循環血液量減少性	心原性
出血 ・カテーテルトラブル ・消化管出血など 血管内脱水 ・過度な除水速度 ・過度なDW設定 ・膵炎 ・イレウス ・嘔吐・下痢など	・虚血性心疾患 ・不整脈 ・急性大動脈解離 **血液分布異常性** ・アナフィラキシー 　抗凝固薬など 　first use症候群 敗血症性ショック 神経原性ショック ・脊髄損傷 ・迷走神経反射
閉塞性	
・緊張性気胸 ・心タンポナーデ ・肺動脈塞栓症 ・収縮性心外膜炎	

下線：透析患者でとくに注意すべき病態

り血圧が正常値でも組織低酸素が進行していることがあり，ショック早期認知の指標には必ずしもならない．ショック状態か判断に迷う場合，嫌気性代謝の指標として血中乳酸値の測定が有用である．上昇している場合，血圧にかかわらずショックと判断し精査を行う．

心原性ショックのうち頻度の高い急性冠症候群は，透析患者は自律神経障害のため症状をきたさない場合も多く，また心電図変化も左室肥大などがある場合，必ずしも明確でない．原因不明のショックでは，虚血性疾患の関与を疑い，必ず循環器的精査を行う．

最新の定義[4]では敗血症は「感染への制御不能の宿主反応に基づく，生命を脅かす臓器障害」とされる．① 意識の変容，② 呼吸数≧22回/min，③ 収縮期血圧≦100 mmHgの3項目を「quick SOFA score」といい，外来レベルでは，感染を伴い，かつquick SOFA score 2点以上で，敗血症と診断する．さらに敗血症性ショックは「死亡率を増加させるに十分に重篤な循環，細胞，代謝の異常を有する敗血症の一部」とされ，具体的には「平均血圧65 mmHg以上を維持するための循環作動薬を必要とし，かつ血中乳酸値が2 mmol/Lを超える状態」である．早期診断の重要性と，宿主の要素（つまり透析患者は要注意），臓器障害の検出手段として血中乳酸値の重要性が強調されている．

4　重症度

重症度の指標として，ショックインデックス（SI）と血中乳酸値が有用である．SIは心拍数÷収縮期血圧で表され，健常人で正常値は0.5～0.7である．高値であるほど循環不全が高度であることを意味し，予後不良の因子である．敗血症性ショックにおける早期目標指向型治療（EGDT）と標準治療・通常治療を比較した前向き多施設大規模研究であるProCESS study[5]においても，標準治療におけるショックの指標としてSI≧0.8が採用されている．

血中乳酸値は組織低酸素の指標であり，高値であるほど重症度が高い．Casserlyらは多施設大規模コホート研究で，敗血症患者で低血圧かつ血清乳酸値が4 mmol/Lを超える場合，死亡率は44.5％に達すると報告している[6]．

文　献

1) Leach, R. M. and Treacher, D. F. : The relationship between oxygen delivery and consumption. Dis. Mon.　1994；40：301-368
2) Bleyer, A. J., Russell, G. B. and Satoko, S. G. : Sudden and cardiac death rates in hemodialysis patients. Kidney Int.　1999；55：1553-1559
3) 日本透析医学会：わが国の慢性透析療法の現況（2013年12月31日現在）．透析会誌　2015；48：1-32
4) Shankar-Hari, M., Phillips, G. S., Levy, M. L., et al. : Developing a New Definition and Assessing New Clinical Criteria for Septic Shock : For the Third International Consensus Definitions for Sepsis and Septic Shock (Sepsis-3). JAMA　2016；315：775-787
5) The ProCESS Investigators : A randomized trial of protocol-based care for early septic shock. N. Engl. J. Med.　2014；370：1683-1693
6) Casserly, B., Phillips, G. S., Schorr, C., et al. : Lactate measurements in sepsis-induced tissue hypoperfusion : results from the Surviving Sepsis Campaign database. Crit. Care Med. 2015；43：567-573

吉本広平，土井研人

I 臨床所見・徴候からのアプローチ

2 発熱と熱型

Fever type

発熱とは，深部体温が日常変動を逸脱して上昇している状態で，多くは病的であり，重要なバイタルサインの一つとされている．

本稿では，透析患者の発熱を客観的に評価する目的で，一般的な病態分類やスコアを基礎に，透析患者特有の病態を述べる．

1 "平熱"の定義

平熱（正常体温）は，一般に36.5℃前後と定義される．ただし個人差が大きく，日常診療では，「患者本人が平熱としている値と測定法」を記録しておくことが重要である．

2 一般的な発熱のスコアと分類

1）発熱のスコア
- 微　熱：37.0〜37.5℃
- 中等度の発熱：37.5〜38.5℃
- 高　熱：38.5℃以上

2）熱　型
- 稽留熱（continuous fever）：1日の日差が1℃以内で，常に38℃以下に下がらない．
- 弛張熱（remittent fever）：1日の日差1℃以上で，平熱までは下がらない．
- 間欠熱（intermittent fever）：1日の日差1℃以上で，平熱のときもある．
- 波状熱（undulant fever）：有熱期と無熱期を不規則に繰り返す．
- 周期熱（periodic fever）：規則的周期で発熱する．

3 不明熱

（古典的）不明熱の一般的な診断基準は，
① 38.3℃以上の体温上昇が数回出現し，発熱が3週間以上持続する．
② 3回以上の外来，または3日間以上の入院による適切な検査で診断不明．

であるが，近年，患者背景の複雑化を踏まえて，1991年に新しい定義が提唱され，院内型不明熱・好中球減少性不明熱・HIV関連不明熱の3つの概念が追加された[1]．

4 透析患者で注意を要する病態

1）透析機器関連
透析膜や回路，消毒液との接触によるアレルギー，透析液（液温，エンドトキシン，酢酸）による発熱など．

2）感染症
感染症は，本邦の全透析患者の年別死亡原因の第2位を占め，また近年，新規透析導入患者の死亡原因の1位となった[2]．以下，透析患者で注意すべき感染症を列挙する．
① 呼吸器感染（肺炎）
② バスキュラーアクセスや留置カテーテルの感染症
③ 尿路感染症
④ 結核（とくに胸膜炎やリンパ節炎などの肺外結核）
⑤ その他：感染性心内膜炎，大腸憩室炎，腎囊胞感染，腹膜炎（腹膜透析）など

3）悪性腫瘍
透析患者の死亡原因として，悪性腫瘍は第3位である[2]．透析患者での発生率が健常人の50倍である腎癌を含め，腫瘍熱を伴う癌腫が存在することを念頭におく必要がある．

4）薬剤性発熱
慢性腎不全患者の治療のうち，透析療法で補える腎臓の機能は血液浄化と除水のみであり，多種薬剤の多用は透析患者の宿命である．表1に透析領域で比較的繁用され，添付文書に発熱の副作用が記載されている薬剤を示す．薬剤性発熱の診断の鍵として，① 比較的徐脈，② 発熱のわりに全身状態が良好である，③ 該当薬剤中止後の速や

かな解熱,が挙げられる[3]).

5) 心因性発熱,詐熱

週2～3回の身体的・精神的負荷を伴う血液透析を生涯継続しなければならない透析患者にとって,心因性の要因は常に考慮しなければならない.心因性発熱は,心理・社会的要因を背景として,ストレスによって生じる.薬剤性発熱と異なり,不眠や手掌発汗,抑うつ状態などがみられる.

一方,詐熱とは,患者自身の発熱があることで有形・無形の「利益」(スタッフが頻回にベッドサイドに来る,など) を得るために,人為的な操作 (体温計を熱湯に漬ける,など) を行った場合を指し,心因性発熱とはまったく別の範疇となる[4)].

5 血液透析患者における発熱の鑑別診断

1) 透析日のみの発熱
① 透析前:心因性発熱,詐熱など
② 透析後:透析機器関連,薬剤性など

2) 透析日によらない発熱
① 稽留熱
a. 局所症状あり:細菌感染 (尿路,呼吸器) など
b. 局所症状に乏しい:薬剤性,粟粒結核など
② 弛張熱・間欠熱
a. 局所症状あり:悪性腫瘍など
b. 局所症状に乏しい:ウイルス感染症,敗血症,深部膿瘍など

6 その他の話題

1) 透析患者における鎮痛解熱薬・総合感冒薬の常用

透析患者の熱型を修飾する因子として,鎮痛解熱薬や総合感冒薬の常用が挙げられる.一般に透析患者は,これらの薬剤の処方を希望する機会が多い.表2に,当院での鎮痛解熱薬および総合感冒薬の内服状況を示す.CRPの上昇がなく,頭痛や腰痛の主訴で,年間25日以上ロキソプロフェンを内服している患者は,2006年では全血液透析患者の29.3％と高率であったが,2015年には2.2％と著減した.また,感冒症状でアニリン系感冒配合剤 (PL配合顆粒®) を年間25日以上内服したCRP陰性患者も,26.4％ (2006年) から0.6％ (2015年) へ著減した.これらの薬剤の

表1 透析領域で比較的繁用され,添付文書に発熱の副作用が記載されている薬剤

	一般名	頻度(％)
ESA	エポエチンα エポエチンβ ダルベポエチンα	0.1～5.0 頻度不明 頻度不明
鉄製剤	含糖酸化鉄	0.1～5.0
ビタミンD	カルシトリオール (内服薬のみ)	0.1未満
カルシウム受容体作動薬	シナカルセト塩酸塩	頻度不明
抗凝固薬	ヘパリンナトリウム ヘパリンカルシウム ダルテパリンナトリウム ナファモスタットメシル酸塩 ガベキサートメシル酸塩 アルガトロバン水和物	頻度不明 頻度不明 頻度不明 0.1未満 0.1未満 0.1未満
抗血小板薬	チクロピジン塩酸塩 クロピドグレル硫酸塩 サルポグレラート塩酸塩 シロスタゾール ベラプロスト	0.1～5 0.1～5 頻度不明 0.5～5 0.1未満
プロスタグランジン製剤	アルプロスタジルアルファデクス アルプロスタジル	0.5未満 0.1～1未満
カルシトニン製剤	エルカトニン サケカルシトニン	0.1未満 0.1未満
昇圧薬	アジメニウムメチル硫酸塩 ドロキシドパ	0.1未満 0.1未満

ESA : erythropoiesis stimulating agents

長期投与による副作用や,薬剤が熱型をマスクして症状をとらえにくくすることの危険性を,患者や医療スタッフが十分に認識した結果と解釈できる.またトラムセット配合錠®などの新薬の登場も,この結果に大きく影響しているかもしれない.トラムセットにはアセトアミノフェンが含まれ,弱いながらも解熱作用を有している.

2) 透析患者の熱は下げるべきか?

一般的に発熱は生理的な反応と考えられ,とくに小児科領域では,解熱薬は感染の治癒をむしろ遷延させるとの報告がある.一方,重篤な心および呼吸器疾患を有する患者では,発熱による代謝亢進が負荷となるため積極的に解熱をはかるべきとの見解もある[5)].心負荷が日常的に加わる透析患者では,健常人よりも解熱薬投与開始の基準を緩和すべきかもしれない.

表2 当院血液透析外来通院患者における解熱鎮痛薬および総合感冒薬の内服状況

処方日数/年間	ロキソプロフェン		アニリン系感冒配合剤（PL配合顆粒®）	
	2006年	2015年	2006年	2015年
25～50	12名（8.6％）	4名（2.2％）	25名（17.9％）	1名（0.6％）
50～100	18名（12.9％）	0名（0％）	6名（4.3％）	0名（0％）
100～	11名（7.9％）	0名（0％）	6名（4.3％）	0名（0％）
25日以上の合計	41名（29.3％）	4名（2.2％）	37名（26.4％）	1名（0.6％）

CRP高値患者は除外
対象患者数：2006年1～12月→140名，2015年1～12月→180名

3）インフルエンザ感染症

前田らは，とくに60歳以上の血液透析患者では，インフルエンザワクチンの2回接種を提唱している[6]．筆者らの施設では，ワクチン接種を受けていても，冬季に突然の高熱が出現してインフルエンザ感染を疑う場合には，患者に文書による同意を得たうえで，オセルタミビルリン酸塩を1カプセル（75 mg），1回だけ内服することを強く勧めている．

4）結核の診断

近年，BCG接種の影響を受けないIGRAs（interferon-gamma release assays）が開発され，クォンティフェロン®TB（QFT），T. SPOT assayなどが市販されている．結核の補助診断として，免疫能が低下した透析患者でも有用性が報告されているが[7]，①結核菌を直接検出する検査ではない，②宿主の細胞性免疫能低下で偽陰性や判定不能となる可能性もある，③活動性結核と潜伏性感染の鑑別が困難，④感染から免疫成立までの約2～3カ月間は感染を検出することができない点などに注意が必要である[8]．

発熱は，バイタルサインのなかでも「疾患特異性」が低いため，その鑑別診断は非常に多く，しばしば診断に迷う．透析患者では，腎不全の病態や細胞性免疫の低下などに加え，透析機器や薬剤の影響を考慮しなければならない．しかし幸いというべきか，透析患者は一般患者に比較し，血液検査や胸部X線検査などを受ける機会がきわめて多い．また，血液透析の場合，患者は週2～3回医療機関を受診するため，発熱を含め，バイタルサインの変化を随時検討することができる．

加えて，頻回診療の有利な点として，医療者が感じる「患者の重篤感」が病態診断の手がかりになることも強調したい．バイタルサインが変化しなくても，主治医や多くのスタッフが「この患者さん，今日はなんだか様子がおかしい」と感じる場合，結果的に本当に重大な病態であったことを，われわれはこれまで何度も経験している．

文献

1) Durack, D. T. and Street, A. C. : Fever of unknown origin-reexamined and redefined. Curr. Clin. Top. Infect. Dis. 1991 ; 11 : 35-51
2) 日本透析医学会統計調査委員会：わが国の慢性透析療法の現況（2014年12月31日現在）．透析会誌 2016；49：1-34
3) Johnson, D. H. and Cunha, B. A. : Drug fever. Fever 1996 ; 10 : 85-91
4) 稲田修士，吉内一浩：発熱の診かた—見逃したくない発熱の原因—心因性発熱と詐熱．診断と治療 2007；95（7）：120-124
5) Aroboff, D. M. and Neilson, E. G. : Antipyretics : mechanisms of action and clinical use in fever suppression. Am. J. Med. 2001 ; 111 : 304-315
6) 前田貞亮：透析患者における感染症学—特殊な病態における感染症—インフルエンザワクチンの効果．臨牀透析 2001；17：1123-1133
7) Inoue, T., Nakamura, T., Katsuma, A., et al. : The value of QuantiFERON TB-Gold in the diagnosis of tuberculosis among dialysis patients. Nephrol. Dial. Transplant. 2009 ; 24 : 2252-2257
8) 伊 麗娜，御手洗聡：臨床微生物検査の効率化に向けて—知っておくと便利な培地・試薬・機器 使ってみたら，その違いは？クォンティフェロン（QFT）VS Tスポット．臨床と微生物 2014；41：477-481

佐々木修，舩越 哲，原田孝司

I 臨床所見・徴候からのアプローチ

3 かゆみ

Pruritus

1 かゆみとは

かゆみとは"掻きたいという欲求をもたらす不快な感覚"と定義されている．かゆみを起こすもっともよく知られた物質はヒスタミンである．しかし抗ヒスタミン薬（H_1 受容体拮抗薬）がかゆみに著効することは蕁麻疹を除くと意外に少ない．これはヒスタミン以外の多様な物質がかゆみに関わっているからである．これまで表に示すようなものが起痒物質であることが明らかになっている．

かゆみは主観的な訴えであるため客観的数値として表すことができない．そのためよく用いられている評価法は VAS（visual analogue scale）である．まったくかゆみがない状態を0，考えられる最大のかゆみを10（または100）として，現在のかゆさを示してもらう方法である．非常に簡便であるが重症とする基準値は設けられておらず，かゆさの変動をとらえるのに向いている．患者に数値を口頭で答えてもらうか，0〜10（または100）までの直線上に細目盛のない状態で印をつけてもらうか，前回の値を通知するか否か，そしてそのときの心理状態などに結果が左右される可能性がある．またかゆみの範囲はわからない．評価対象とする期間や時間帯を設定する必要もある．一方，白取の分類が用いられることもある．この方法では日中と夜間とに分けて評価できる．5段階評価でかゆさの内容が具体的に表現されており，その時点でのかゆみの強さとQOLへの影響を判断しやすい．一方で，かゆみの細かな変動を経時的にみることには向いていない．

2 透析患者にみられる瘙痒性皮膚疾患と診断

1）汎発性皮膚瘙痒症（pruritus cutaneus universalis）

皮膚瘙痒症は明らかな皮疹を認めないのにかゆみを訴える疾患である[1]．汎発性皮膚瘙痒症と限局性皮膚瘙痒症に分けられる．前者はかゆみを感じる範囲が特定の部位に限局せずにいたるところがかゆいものを指し，後者は陰部や肛囲などに限局してかゆみを訴えるものを指す．透析患者にみられるものは通常は前者である．

診断に際してはなんら皮疹を認めないことが原則であるが，掻破によって生じた掻破痕や色素沈着はみられてもかまわない．一般に汎発性皮膚瘙痒症では加齢に伴う皮膚の乾燥すなわちドライスキンが原因となっているものと，腎不全や肝障害，糖尿病，ホジキン病などの造血系腫瘍といった基礎疾患に関連するものがある．透析患者がかゆみを訴える機序の詳細はいまだ十分解明されていない．しかし透析患者ではドライスキンを伴っていることがよくある．ドライスキンの状態では末梢のかゆみ神経線維（C線維）が表皮上層にまで伸長しており，皮膚が過敏になってかゆみ閾値が下がっている[2]．またオピオイド受容体を介した中枢性のかゆみも関わっているとされる．すなわちオピオイド受容体には μ 受容体と κ 受容体があり

表 起痒物質
末梢性起痒物質
• Histamine • LTB4 • Tryptase • PAF • Cathepsin S • Endothelin-1 • Serotonin • Acetylcholine • Substance P • Eosinophil granule • Neurotrophin-4   proteins（?） • IL-2 • TLR7 ligand • IL-31 • Mrgprs agonists • TSLP • Lysophosphatidic acid • PGE2   （LPA）
中枢性起痒物質
• GRP（gastrin-releasing peptide） • μ-opioid receptor agonists 　（β-endorphin, Met-enkepharin）

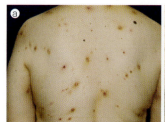 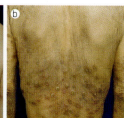 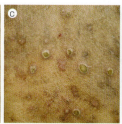 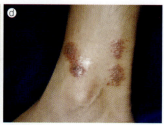

図 かゆみを訴える皮膚疾患
a：結節性痒疹，b：反応性穿孔性膠原症，c：bの拡大像，d：貨幣状湿疹

前者の刺激はかゆみを誘発し，後者の刺激はかゆみを抑制する．透析患者では前者のアゴニストとしてβエンドルフィンが，後者のアゴニストとしてのダイノルフィンAに比して優位になっている[3]．透析患者のかゆみの訴え方には，通常の湿疹・蕁麻疹とは異なって，「体の奥のほうがかゆい」「急にかゆさが湧いてくる」と言う場合がある．このような訴えに対する抗ヒスタミン薬の効果は非常に限定的である．

2）結節性痒疹（prurigo nodularis）

結節性痒疹は非常に強いかゆみを伴う淡褐色または黒褐色の疣状丘疹・結節が体幹や四肢伸側にポツポツ，パラパラとみられる疾患である（図a）[4]．皮膚瘙痒症と同様に種々の疾患に関連して生じるがその病態は不明である．皮疹自体がかゆいのは事実であるが，汎発性皮膚瘙痒症のため持続性かつ慢性的に搔破することで二次的に発生するとの見解もあり，結論は出ていない．丘疹・結節に対する局所療法は欠かせないが，瘙痒に対する全身療法も併用する必要がある．

3）反応性穿孔性膠原症（reactive perforating collagenosis/disease）

中央に角化物を入れて陥凹する丘疹・結節が体幹に多発する（図b，c）．真皮膠原線維が表皮を穿孔して排出される現象であり，搔破などの微小外傷が契機となって糖化された真皮コラーゲンが表皮によって認識されると考えられる[5]．糖尿病や腎不全でみられ，それゆえ糖尿病性腎症から透析に至る例で多い．結節性痒疹との鑑別が難しいこともある．

4）皮脂欠乏性湿疹

好発部位は下腿伸側だが，やがて体幹にもみられる湿疹・皮膚炎の一型である．加齢によるドライスキンに起因するとされる．さざ波状の浅い亀裂を伴う紅斑と乾燥が特徴であるが，丘疹性病変が目立つようになり，類円形の湿潤局面を形成する貨幣状湿疹に移行する例もある（図d）．

3 診断に際しての注意点

汎発性皮膚瘙痒症の診断では明らかな皮疹を認めないにもかかわらず，いたるところをかゆがることが重要．一方，かゆい皮疹がみられる場合に見落としてはならない疾患として疥癬があり，皮膚科医に確認を依頼することが望ましい．

文献

1) 佐藤貴浩, 他：汎発性皮膚そう痒症診療ガイドライン. 日皮会誌 2012；122：267-280
2) 高森建二：難治性痒みの発現メカニズム―乾燥,透析,アトピー性皮膚炎に伴う痒みについて. 日皮会誌 2008；118：1931-1939
3) Kumagai, H., Ebata, T., Takamori, K., et al.：Efficacy and safety of a novel κ agonist for managing intractable pruritus in dialysis patients. Am. J. Nephrol. 2012；36：175-183
4) 佐藤貴浩, 他：慢性痒疹診療ガイドライン. 日皮会誌 2012；122：1-16
5) Fujimoto, E., Kobayashi, T., Fujimoto, N., et al.：AGE-modified collagens I and III induce keratinocyte terminal differentiation through AGE receptor CD36：epidermal-dermal interaction in acquired perforating dermatosis. J. Invest. Dermatol. 2010；130：405-414

〈佐藤貴浩〉

I 臨床所見・徴候からのアプローチ

4 皮膚潰瘍

Diabetic foot ulcer

透析患者は非透析群に比べ、末梢血管障害（peripheral arterial disease；PAD）になる頻度が高く、透析患者の4割以上でPADを合併するという報告[1]もある。また、2007年時点で透析導入原因の約半数を占めるのは糖尿病性腎症であり、透析患者はPADによる虚血のみならず、糖尿病による末梢神経障害（peripheral neuropathy；PN）、易感染性が加わり難治性の足潰瘍を生じる。

表 神戸分類

- Type I：PNにより生じる足趾の変形と、知覚障害による胼胝や靴擦れから生じる潰瘍
- Type II：PADを主病因とする虚血性潰瘍、いわゆる重症虚血肢（CLI）で、Fontaine IV度
- Type III：PNが原因で潰瘍を形成し、創部からの軟部組織感染症や骨髄炎に陥った病態
- Type IV：軟部組織感染症を契機に発症あるいは悪化したPADによる足潰瘍

〔文献5), 6) より〕

1 病型分類

前述のように透析患者は糖尿病を合併する率が高いため、糖尿病性足潰瘍の分類に従い説明する。糖尿病性足潰瘍の分類は、Wagner分類[2]やTexas大学の創傷分類[3]、重症下肢虚血ではWIfI分類[4]が有名であるが、複雑で治療に直接結びつきにくく、また肥満を伴う欧米の糖尿病患者向けである。米国のような足専門の医師である足病医（podiatrist）が存在せず、糖尿病性足潰瘍に対する治療に関して後進国である日本において、より簡潔で治療へのアルゴリズムがわかりやすい分類が必要と考え提唱されたのが神戸分類[5),6)]である。

神戸分類は糖尿病性足潰瘍を生じる多くの病因のなかから治療方法を決定するうえで重要な病因である、①PN、②PAD、③感染症に着目して足潰瘍の病態を四つのカテゴリーに分類し、治療の基本方針を掲げている（表）。

本稿ではこのうち、透析患者に生じやすいType IIおよびType IVにつき述べる。

1) Type II

PADによる虚血が原因で生じるため、形態はischemic necrosisおよび壊疽となる。趾尖部や隣接する趾や爪の当たる部位に生じやすく、びらんや発赤に始まる潰瘍で、最終的には黒色壊疽となる。診断には皮膚灌流圧（skin perfusion pressure；SPP）[7]が有用である。潰瘍部のSPPが40mmHg以下では創傷治癒機転が働かないため、バイパス術やEVT（endovascular therapy）による末梢血行再建術が必須である。しかし、高齢で全身状態の悪い透析患者では効果的な末梢血行再建術ができないこともしばしばある。血流が不十分な状態でのデブリドマンは禁忌であり、潰瘍を悪化させないようなフットウェアの使用、壊死組織を保存的に融解させる軟膏などで保存的に治療を行う。低比重リポ蛋白（LDL）アフェレーシスや高圧酸素療法などの補助療法も有用である。

2) Type IV

軟部組織感染症を契機に発症あるいは悪化したPADによる足潰瘍で、PNを合併することも多い。透析や糖尿病患者のPADは下腿動脈病変が多く、PNによる知覚鈍麻を合併し、また活動性が低い患者が多いため、間欠性跛行などの症状もなく無症候性に経過することも多い。ところが、白癬症や陥入爪、褥瘡などに細菌による軟部組織感染症が生じると容易にPADが悪化して潰瘍、壊疽を生じ重症虚血肢（CLI）となる。虚血と感染を合併するため、4タイプのなかでもっとも重症となりやすい。感染によりCLIとなった足は、血流不全のために発赤・熱感・腫脹、CRP上昇、といった感染徴候が隠れてしまうcritical colonizationといわれる状態を呈することがあり、注意が必要である。末梢血行再建により血流が回復す

ると潜んでいた細菌が栄養分を得て一気に繁殖する傾向にある．血行再建が成功したにもかかわらず，感染で脚を失わないためには，この時期の創部をよく観察し，適した抗生剤の投与と，適切な時期のデブリドマンを含む手術を施行しなければならない．以前に感染があったかどうかの病歴と，壊疽周囲の色素沈着や淡い発赤が critical colonization を疑う所見となる．

2 重症度分類

感染と虚血の程度により重症度が決まり，Texas 大学の創傷分類[3] や WIfI 分類[4] が有名である．感染の重症度については IWGDF/IDSA の分類[8] がわかりやすい．

文献

1) Okamoto, K., Oka, M., Maesato, K., et al.: Peripheral arterial occlusive disease is more prevalent in patients with hemodialysis: comparison with the findings of multidetector-row computed tomography. Am. J. Kidney Dis. 2006; 48: 269-276
2) Wagner, F. W.: Supplement: algorithms of foot care. Levin, M. E., O'Neal, L. W., (eds): The Diabetic Foot. 3rd ed., 1983, 291-302, CV Mosby, St. Louis,
3) Armstrong, D. G., Lavery, L. A. and Harkless, L. B.: Validation of a diabetic wound classification system: the contribution of depth, infection and ischemia to risk of amputation. Diabetes Care 1998; 21: 855-859
4) Mills, J. L., Conte, M. S., Armstrong, D. G., et al.: The Society for Vascular Surgery Lower Extremity Threatened Limb Classification System: risk stratification based on wound, ischemia, and foot infection (WIfI). J. Vasc. Surg. 2014; 59: 220-234
5) Terashi, H., Kitano, I., Tsuji, Y.: Total management of diabetic foot ulcerations-Kobe classification as a new classification of diabetic foot wounds. Keio J. Med. 2011; 60: 17-21
6) 寺師浩人：糖尿病性足潰瘍の100例．2016, 1-217, 克誠堂出版，東京
7) Castronuovo, J. J. Jr., Adera, H. N., Smiell, J. M., et al.: Skin perfusion pressure is valuable in the diagnosis of critical limb ischemia. J. Vasc. Surg. 1997; 26: 629-637
8) Lipsky, B. A., Aragón-Sánchez, J., Diggle, M., et al.: IWGDF guidance on the diagnosis and management of foot infections in persons with diabetes. Diabetes Metab. Res. Rev. 2016; 32: 45-74

藤井美樹，寺師浩人

I 臨床所見・徴候からのアプローチ

5 脱　水

Dehydration

1 定　義

　脱水は「体から排出される水分量が増加や、摂取する水分量の不足によって、体内の水分が正常と考えられるより少なくなった状態」を意味し、体液量減少（volume depletion）とも同じと考えられている。しかし、脱水（dehydration）を水分のみの欠乏（water deficiency）とし、体液量減少（volume depletion：hypovolemia）を細胞外液量〔extracellular fluid（ECF）volume〕の減少として区別する考え方がある[1]。水分のみの欠乏を意味する dehydration では血清ナトリウム（Na）濃度と血漿浸透圧は上昇し、高張性（hypertonicity）を示す。一方、ECF 量の減少を示す volume depletion では、水分喪失とともに ECF 中の主たる溶質である Na の喪失量の多少が症状に影響を与える。欧米でも以前は dehydration と volume depletion がほぼ同じ意味合いで使用していた[1]が、最近では「volume depletion versus dehydration：how understanding the difference can guide therapy」と両者を区別してきている[2]。表1に両者の違いを示した。論文によっては dehydration を「水分摂取不足により測定した血清浸透圧が 300 mOsm/kg 以上に上昇している場合を脱水とする」と定義を示している場合[3]もある。欧米の dehydration について書かれた論文を読む際には、dehydration が水分のみの欠乏を意味しているのか否かを確認する必要がある。

2 診　断

　体重測定による体重減少の確認が簡単で一番良い脱水の指標である。透析患者ではドライウエイト（DW）が決まっているので、DW より体重が下回って透析室に来室された場合に脱水を疑う。また、表2 の徴候や身体所見、検査結果での判断が必要となる。一般に1つの所見で脱水を診断できることは少なく、脱水の徴候/所見が多ければそれだけ診断が確かなものとなる。身体所見だけでは判断が難しく、脱水を疑った場合、血算、電解質、BUN、クレアチニンおよび浸透圧、総蛋白、血清アルブミン値などの血液検査を行う。

3 病態に基づく分類

　脱水の病態は高張性脱水、等張性脱水、低張性脱水の3つに分類されることが多い。高張性脱水は water deficiency によることが多いが、等張性脱水、低張性脱水では volume depletion の関与を考慮する。病態の推定は輸液内容の決定に重要である。

1）高張性脱水（水分喪失＞Na 喪失）

　経口摂取不良、著しい発汗などにより起こる。臨床的には発熱患者、意識障害患者、胃濃縮力が低下している幼少者や高齢者などにみられる。ECF から水分が失われ、血漿浸透圧・Na 濃度が上昇し、細胞内から ECF に水分が移動する。このため、ECF 減少所見は末期まで現れない。浸透圧上昇に伴う口渇感が強い。輸液は、自由水を補うために原則として 5％ブドウ糖液を用いる。

2）等張性脱水（水分喪失＝Na 喪失）

　出血、下痢、腹水、手術・外傷・熱傷などによるサードスペース形成などで起こる。血漿浸透圧・Na 濃度は正常範囲で、細胞内外の水分移動はない。輸液は生理食塩水などの等張液が基本である。

3）低張性脱水（Na 喪失＞水分喪失）

　電解質の補給が不適切な場合や慢性脱水時、水分のみ摂取した場合などで起こる。血漿浸透圧・Na 濃度は低下し、水分が細胞内へ移動し、細胞内溢水の症状として頭痛、嘔吐、痙攣、意識障害が起こる。

4 重症度分類

　透析患者では、DW から体重が減少している割

表1 体液量減少と高張性（水分喪失）の臨床的な違い

	体液量減少 (volume depletion)	高張性
精神状態の変化	+	3+
起立性血圧変動	2+	なし
口渇	+	3+
起立性頻脈	2+	なし
皮膚ツルゴールの低下	2+	+
頬粘膜の乾燥	+	3+
高Na血症	なし	3+
BUNの上昇	3+	+
血液濃縮	2+	+
投与液	生理的食塩水	5％ブドウ糖液
投与速度	急速	緩徐

+は程度を示す　　〔文献2) より改変・引用〕

表2 脱水の徴候

中等度脱水	・体重の5～10％減少 ・口渇を訴える ・口腔と舌の乾燥 ・涙出が少ない ・目のくぼみあり
高度脱水	・体重の10％以上減少 ・意識消失，脱力感 ・倦怠感強い ・脈は弱く，触れにくい ・水分を飲むことができない

〔文献4) より改変・引用〕

合〔(来診時の体重−DW)/DW×100〕でその重症度を判断する．体重減少が5％未満なら軽症，5～10％なら中等度，10％以上なら高度の脱水となる．中等度までなら，経口水分補充で対応可能であるが，高度の脱水には経静脈的治療が必要となる．一般的には病前の体重が不明なことが多く，臨床症状，身体所見などから総合的に判断して治療を行う（表2）．

5 高齢者と脱水

高齢者では，口の乾燥や眼球陥没などの脱水の症状/徴候が曖昧で診断が難しい．一般に若年者に比べ高齢者のECF量は減少しており，嚥下機能低下，認知能力の低下，口渇機能の低下や身体能力の低下により自由に水分摂取ができないことなどが認められ，容易に脱水症になる．体重測定がもっとも信頼できる指標である．高Na血症と体重減少を診たときにも脱水を考慮する．

透析患者ではないが英国の施設にて介護を受けている高齢者の20％に脱水があり，入院時に高齢患者の40％以上に脱水を認めた報告もある[3]．脱水がある高齢入院患者は非脱水患者に比べ入院期間が長く死亡率が高い[3]．谷口[5]は「体液喪失を疑わせる自覚症状が認められないにもかかわらず，血清浸透圧値が基準値上限を超えた292～300 mOsm/kg・H_2O」の状態を脱水の前段階と定義し，脱水を防ぐ目的で介護老人福祉施設に通所者において，①女性である（4点），②BMI≧25 kg/m^2（5点），③利尿薬を内服している（6点），④緩下薬を内服している（2点），⑤皮膚の乾燥やかさつきを認める（2点），⑥冷たい飲み物や食べ物を好む（2点）の6項目から構成される"改訂かくれ脱水発見シート"を考案し，この方法での9点以上では脱水前段階である危険性が高く，そのような患者は21.4％に認められたと報告した．透析患者では循環血液量過多が大きな問題となって頻度は少ないが，高齢透析患者では食欲不振や高温下では容易に脱水になりやすいことも念頭に置く必要がある．

文献

1) Spital, A. : dehydration versus volume depletion and the importance of getting it right. Am. J. Kidney Dis. 2007 ; 49 : 721-722
2) Bhave, G. and Neilson, E. G. : Volume depletion versus dehydration : how understanding the difference can guide therapy. Am. J. Kidney Dis. 2011 ; 58 : 302-309
3) Hooper, L., Abdelhamid, A., Ali, A., et al. : Diagnostic accuracy of calculated serum osmolarity to predict dehydration in older people : adding value to pathology laboratory reports. BMJ Open 2015 ; 5 : e008846
4) Chowdhury, F., Khan, A. I., Faruque, A. S., et al. : Severe, acute watery diarrhea in an adult PLoS. Negl. Trop. Dis. 2010 ; 4 : e898
5) 谷口英喜，秋山正子，五味郁子，他：高齢者用かくれ脱水発見シートの開発―介護老人福祉施設の通所者を対象とした検討．日老医誌 2015；52：359-366

伊丹儀友

I 臨床所見・徴候からのアプローチ

6 乏尿，無尿，多尿

Oliguric, Anuria, Polyuria

1 乏尿・無尿

以前より尿量の保持は腎機能の保持と同意語のように考えられてきた[1]．定義として，「1日尿量が400～500 mL 以下の場合を乏尿とする」がよく使用されている．これは1940年代に成人では最少尿量が500 mL/day であり，このレベルよりの尿量減少は糸球体濾過量の低下と関連することがわかったことに起因する[1]．以来，持続する乏尿は腎排泄機能の低下を意味するとの概念ができた．この概念は2004年以降に発表されたRIFLE[2]，AKIN[3]，KDIGO[4]（Kidney Disease Improving Global Outcomes）ガイドラインのステージ分類に血清クレアチニンとともに尿量を評価する形で残っている．RIFLE[2] ではF；failure，AKIN[3] はステージ3，KDIGO[4] ではステージ3でもともに24時間尿量が 0.3 mL/kg/hr の乏尿か無尿が12時間以上持続という提案をしている．無尿は，1日尿量が50～100 mL 以下の場合をいう．表に2012年に発表されたKDIGO[4] の分類を示す．ICU に入室した患者の69％に乏尿が認められ，乏尿自体が予後不良の因子とされる[5]．そのため乏尿と診断される前段階で時間尿量 0.5 mL/mg/hr 未満が2時間連続した場合に乏尿を疑うべきであるとの考えもある[5]．無尿，乏尿の原因疾患については，時間経過，解剖学的部位（腎前性，腎性，腎後性），原因により分類することができる．無尿，乏尿が腎機能障害によるものであった場合，重症度分類が，急性と慢性それぞれに存在している．

1）無尿，急性乏尿

急性に無尿をきたす疾患として，ショック，両側尿管閉塞，腎皮質壊死，両側腎動脈閉塞などが挙げられる．急性腎不全に乏尿性と非乏尿性がある．非乏尿性腎不全は乏尿性に比較して腎障害が軽度であり，予後も良好であると考えられている[5]．しかし，専門医に相談時に尿量が多かった患者群で予後不良であったとの報告[6] もあり，尿

表 KDIGO の分類

ステージ	血清 Cr	尿量
1	基礎値の1.5～1.9倍 or ≧0.3 mg/dL の増加	<0.5 mL/kg/時（6～12時間持続）
2	基礎値の2.0～2.9倍	<0.5 mL/kg/時（12時間以上持続）
3	基礎値の3倍 or ≧4.0 mg/dL の増加 or 腎代替療法開始 or 18歳未満の患者では，eGFR <35 mL/min/1.73 m² の低下	<0.3 mL/kg/時（24時間以上持続） or 無尿（12時間以上持続）

Cr：クレアチニン，eGFR：推算糸球体濾過量
AKI は，血清 Cr 値が≧0.3 mg/dL 上昇は48時間以内に，基礎 Cr より≧1.5倍の増加は7日以内に判断する．

〔文献4）より引用〕

量のみに注意を奪われることなく総合的に評価し，腎代替療法を開始する．

〈鑑別について〉

急性に乏尿，無尿をきたした場合，まず腎後性に乏尿・無尿をきたしている原因の有無を確認する．病歴（前立腺肥大，神経因性膀胱，薬剤性）や身体所見，画像所見（腹部エコー）が有用である．尿道カテーテルを挿入するなど閉塞を解除すれば，即座に乏尿が改善することがある．閉塞部位を明らかにするために順行性あるいは逆行性尿路造影が必要となることもある．腎前性（腎血流量の低下：脱水，ショックなど）であれば，心不全や肺水腫を増悪させないように注意したうえで輸液などの補正により尿量の改善が得られる．

2）慢性乏尿，無尿

透析導入後も尿排泄が保たれている（残腎機能の保持）患者の予後は良い．透析患者にも前述の急性乏尿，無尿と同様の原因で，乏尿，無尿をきたしうる．非透析患者と同じように考え，診断・治療を行う必要がある．

2 多　尿

正常人では1日尿量は1,300〜1,600 mL程度であるが，多尿は成人では1日尿量が3,000 mL以上であるというのが一般的である[7]．これはもとの基準は40 mL/kg（体重）以上であり，体重70 kgの人を標準としているためである[参考URL 1]．日本人の高齢者（65〜70歳の平均体重：男性62 kg，女性54 kg）では，2,480 mL，2,160 mLが多尿の基準になる．夜間多尿は，夜間尿量が24時間尿量の1/3を超えることをいうが，Honmaらは体重1 kg当り10 mL以上の夜間尿量があれば夜間多尿であるとしている[8]．多尿は尿浸透圧により，尿浸透圧が100 mOsm/kg以下の水利尿（water diuresis）と，300 mOsm/kg以上の浸透圧利尿（osmotic diuresis）に大きく分けられ[7]，いずれの場合も口渇を伴う（図）．

1）水利尿

水利尿の代表的な疾患は，多飲，視床下部-下垂体後葉の異常による抗利尿ホルモン（ADH）分泌低下（中枢性）および腎臓でのADH反応性低下（腎性）による尿崩症である．頭部外傷の既往，悪性腫瘍，急に出現した多尿や冷水を好んで飲水するなどがその手掛かりとなる．血清Na濃度が140 mEq/L以上であれば，多飲症以外の水利尿の可能性が高い．

2）浸透圧利尿

浸透圧利尿に関与する溶質はナトリウム（Na），カリウム（K），尿素，ブドウ糖，マンニトールであり，代表的な疾患は糖尿病である[7]．機序はブドウ糖，造影剤，マンニトールなどによる尿濃縮機能の阻害や腎尿細管の障害による．一般に1日尿浸透圧は食事により異なるが，溶質負荷は〜10 mOsm/kg/dayであるので，ほぼ500〜750

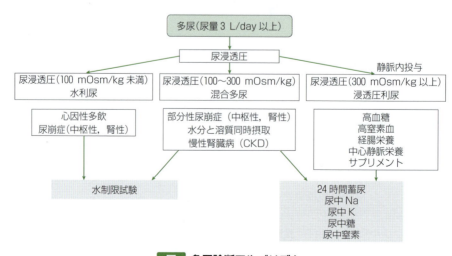

図　多尿診断アルゴリズム

〔文献7）より引用〕

mOsm/day 前後である[7]．溶質負荷が 900 mOsm/day を超えると尿量の増加がみられる[7]．糖尿による多尿では，尿浸透圧が尿中（Na＋K）濃度の 2 倍以上とかけ離れていることが多い．

多尿となると尿回数が増加することもよく認められる．患者の訴えが「多尿」でありながら，多尿ではなく頻尿な場合がある．前立腺肥大症，尿路閉塞後の浸透圧利尿などがそれ該当する．頻尿は，一般に尿量は多くないが回数に異常がある場合である．昼間頻尿は 8 回以上とされ，夜間頻尿を 1 回で定義するとあまりに頻度が高いため，臨床的に 2 回以上が問題とされる[参考URL 1]．多尿を伴わない頻尿は脳や脊髄神経の疾患に付随することも多く，尿流動機能検査などを目的に泌尿器科専門医に早期に相談する．

文献

1) Prowle, J. R., Liu, Y. L., Licari, E., et al. : Oliguria as predictive biomarker of acute kidney injury in critically ill patients. Crit. Care 2011 ; 15 : R172
2) Bellomo, R., et al. : Acute renal failure : Definition, outcome measures, animal models, fluid therapy and information technology needs. The Second International Consensus Conference of the Acute Dialysis Quality Initiativ (ADQI) Group. Crit Care 2004 ; 8 : R204-R212
3) Mehta, R. L., et al. : Acute Kidney Injury Network. Acute Kidney Injury Network : report of an initiative to improve outcomes in acute kidney injury. Crit. Care 2007 ; 11 : R31
4) Kidney Disease : Improving Global Outcomes (KDIGO) Practice Guidline for Acute Kidney Injury. Kidney Int. Suppl. 2012 ; 2 : 1-138
5) Rimmele, T., Kellum, J. A. : Oliguria and fluid overload. Ronco, C., Costanzo, M. R., Bellomo, R., Maisel, A. S. (eds) : Fluid Overload : Diagnosis and Management. Contrib Nephrol. Basel, Karger, 2010, vol 164, pp 39-45
6) Liano, F., Rao, M., Balakrishnan, V. S. et al. : Relationship of urine output to dialysis initiation and mortality in acute renal failure. Nephron. Clin. Pract. 2005 ; 99 : c56-c60
7) Bhasin, B., Velez, J. C. Q. : Evaluation of polyuria : The roles of solute loading and-water ; iuresis. Am. J. Kidney Dis. 2016 ; 67 : 507-511
8) Homma, Y., Yamaguchi, O., Kageyama, S., et al. : Nocturia in the adult : classification on the basis of largest voided volume and nocturnal urine production. J. Urol. 2000 ; 163 : 777-781

参考URL（2016 年 4 月現在）
1) 国立長寿医療センター泌尿器科 編：一般内科医のための高齢者排尿障害診療マニュアル
http://www.ncgg.go.jp/hospital/iryokankei/documents/urination_manualv2.pdf

〈伊丹儀友〉

I 臨床所見・徴候からのアプローチ

7 味覚異常

Dysgeusia

1 病型分類

　障害部位別分類として，味物質運搬障害，受容器（味蕾）障害，末梢神経障害，中枢神経障害，心因性に分類される．透析患者に多い病因として表に挙げた．

　透析患者は健常者に比べ，味覚の神経伝達速度の低下を認めていたり，甘味，塩味，酸味，苦味，うま味の5基本味質すべてにおいて，味覚閾値の低下を認めていたりする．とくに糖尿病を有する場合は苦味[1]ないし甘味[2]の味覚低下が強い傾向がある．

　ほかにも，透析導入期は維持期と比べ，味覚の低下が顕著であることや，維持期でも透析前と比べ，透析後に酸味や苦味の味覚障害が改善する[3]ことから，尿毒症の関連も示唆される．

　透析患者は健常者と比べ，口腔内の環境が悪化しやすい点も味覚障害の原因となる．透析患者は唾液腺の変性，萎縮により唾液分泌量が低下しやすく，味物質が溶解されにくい．そして，口腔内乾燥に伴い，舌炎，う蝕，尿毒症性口臭，口腔カンジダ症などが出現し，長期の透析により舌アミロイドーシスに至ることもある．

　亜鉛欠乏も，味覚障害の原因として以前から知られている．亜鉛は通常，舌上皮にも多く存在しており，不足すると味細胞の変性やturnoverの低下，味受容体の発現低下を認める[4]．透析患者を含む慢性腎不全患者は，舌の味蕾数が減少している[5]．また，亜鉛はたんぱく摂取により体内に取り込まれることが多く，慢性腎不全患者のたんぱく制限は体内亜鉛量の減少につながる．実際に透析患者は，毛髪中や血中の亜鉛値が低下しているが[6]，亜鉛投与により味覚が改善するか否かはどちらの報告もある[6],[7]．体内の亜鉛は，そのほとんどが筋肉，骨，肝臓などの組織に存在し，血清中は1%に満たず，血清亜鉛値と味覚障害の程度に相関を認めない報告[8]もあり，今後さらなる評価方法の確立が必要である．

　薬剤性味覚障害の原因としては，薬剤の亜鉛に対するキレート作用，これに続発する亜鉛欠乏による味細胞のターンオーバーへの影響や，唾液分泌低下作用がその原因として指摘されている．実際に，透析患者が頻用する薬剤でも味覚異常の報告を認める．たとえば，アンジオテンシン変換酵素阻害薬であるカプトリルは症例集積で10.5%に味覚障害をきたしたという報告がある[9]．カンデサルタンやバルサルタンやロサルタンといったアンジオテンシン受容体阻害薬も血清や唾液中の亜鉛値には影響を与えないが味覚障害をきたす報告が挙げられている[10),11]．これらは実際に患者が服薬してから味覚異常に気づくまで1週間から3カ月程度かかっている．カルシウム拮抗薬は，味蕾のCaチャネルを抑制することで味覚障害を引き起こすといわれている[12]．

2 診断基準

　味覚異常を診断するために，味覚機能検査法として，濾紙ディスク法，全口腔法，電気味覚検査法がある．濾紙ディスク検査法は，糖（甘味），食塩（塩味），酒石酸（酸味），塩酸キニーネ（苦味）の4種類の味質に対してI〜V段階の濃度を含んだ液を濾紙ディスクに含ませ，図の測定部位

表 透析患者の味覚異常の原因

味物質運搬障害	・口腔乾燥（薬剤，シェーグレン症候群，心因性，加齢）
受容器障害	・舌炎（舌カンジダ症） ・亜鉛・鉄欠乏 ・薬剤
末梢神経障害	・尿毒症 ・糖尿病
中枢神経障害	・脳梗塞，脳出血，認知症
心因性	・うつ病，不安障害，ヒステリー

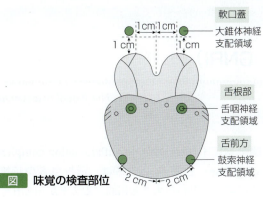

図 味覚の検査部位

に置き、低濃度（Ⅰ）から順に味が当てられるか否かを検査する．Ⅲまでに当てられなければ味覚減退と判断するが，60歳以上の高齢者ではⅣまでを正常とする．全口腔法は，同様の味液を口腔内に垂らして，口腔内全体で味を判断する方法である．簡便であるが，部位ごとの検査をしないため，味覚障害の原因特定には向かない．電気味覚検査は，味覚伝導路障害の診断に有効である．電気味覚計を使用し，図の測定部位に電極を当てて，直接電流を流すことで，金属味や酸味を感じることにより判定する．ある基準値以下で味を認知できれば正常ということになる．電気味覚は加齢とともに閾値が上昇するため解釈が難しいことがある．濾紙ディスク法と電気味覚検査法の結果に乖離がある場合は，初期の味覚障害や中枢性障害，認知障害，心因性を考える．

3 重症度と対策

現時点では味覚障害に関する重症度スコアは存在しない．味覚障害は，塩分，糖質の過剰摂取を招き，味覚の閾値はさらに上昇し，体液管理や血糖管理を困難にさせる．慢性腎不全患者では，減塩食を続けることで塩味の閾値が改善し[13]，糖尿病合併患者も，血糖降下薬やインスリンの治療効果により甘味の感受性が向上し，その嗜好を減少させることが知られている．一方，高度な味覚障害は食欲減退による低栄養をきたし，患者のQOL（quality of life）低下や生命予後の悪化につながる[14]．「食事が美味しくない」といった訴えがある場合は，味覚異常を疑い，味覚検査を行い，全身疾患の精査や疑わしい薬剤の中止，亜鉛剤の補給，口腔ケア，透析効率の見直しなどを検討する必要がある．

文献

1) Matsuo, S., et al.: Impaired taste acuity in patients with diabetes mellitus on maintenance hemodialysis. Nephron Clin. Pract. 2004; 94: c46-c50
2) 堀尾 強，他：血液透析患者の味覚閾値．栄養学雑誌 2007; 65: 173-177
3) Ciechanover, M., et al.: Malrecognition of taste in uremia. Nephron 1980; 26: 20-22
4) Ikeda, A., et al.: Expression and localization of taste receptor genes in the vallate papillae of rats: effect of zinc deficiency. Acta Otolaryngol. 2013; 133: 957-964
5) Astbäck, J., et al.: Taste buds and neuronal markers in patients with chronic renal failure. Perit. Dial. Int. 1999; 19 (Suppl. 2): S315-S323
6) Atkin-Thor, E., et al.: Hypogeusia and zinc depletion in chronic dialysis patients. Am. J. Clin. Nutr. 1978; 31: 1948-1951
7) Matson, A., et al.: Zinc supplementation at conventional doses does not improve the disturbance of taste perception in hemodialysis patients. J. Ren. Nutr. 2003; 13: 224-228
8) Vreman, H. J., et al.: Taste, smell and zinc metabolism in patients with chronic renal failure. Nephron 1980; 26: 163-170
9) Havelka, J., et al.: Long-term experience with captopril in severe hypertension. Br. J. Clin. Pharmacol. 1982; 14 (Suppl. 2): 71S-76S
10) Tsuruoka, S., et al.: Angiotensin Ⅱ receptor blocker-induces blunted taste sensitivity: comparison of candesartan and valsartan. Br. J. Clin. Pharmacol. 2005; 60: 204-207
11) Tsuruoka, S., et al.: Subclinical alteration of taste sensitivity induced by candesartan in healthy subjects. Br. J. Clin. Pharmacol. 2004; 57: 807-812
12) 田部井薫：透析と味覚障害．臨牀透析 2011; 27: 649-655
13) Kusaba, T., et al.: Sodium restriction improves the gustatory threshold for salty taste in patients with chronic kidney disease. Kidney Int. 2009; 76: 638-643
14) Lynch, K. E., et al.: Altered taste perception and nutritional status among hemodialysis patients. J. Ren. Nutr. 2013; 23: 288-295, e1

辻 尚子，辻 孝之

I 臨床所見・徴候からのアプローチ

8 栄養評価（SGA, MIS, GNRI）

Nutritional assessment

透析患者の栄養状態の評価法としては，①食事摂取量評価，②身体計測，③生化学的検査，④病歴や，①②③を組み合わせた包括的評価がある．包括的評価法としてよく使われてきたのが主観的包括的評価法（subjective global assessment；SGA）である．高齢者に対しては，最近では，より簡便な GNRI（Geriatric Nutritional Risk Index）が多く使われるようになってきた．ここでは，SGA とこれをもとに発展させた MIS（malnutrition–inflammation score），GNRI について述べる．

1 SGA（subjective global assessment）

患者の主観的な観点から，問診・身体計測・病歴を組み合わせて行う栄養状態のスクリーニング法である[1]．簡便であり，誰でも比較的容易に再現性のあるスクリーニングを行えることから，広く使われている（図1）．

＜利　点＞
① 簡便で誰でも比較的容易に施行できる．
② 再現性が高い．
③ 国際的に認知されている．
④ 透析患者の生命予後を予測する因子である[2]．

＜問題点＞
① 問診に時間と手間がかかる．
② 簡便ではあるが，慣れないと判断に迷いやすい．
③ 正確な評価のためには，生化学的検査など，客観的な評価も加える必要がある．
④ 透析に特化された評価法でないため，透析年数や合併症などの評価項目がない．

2 MIS（malnutrition–inflammation score）

透析患者の多くに，たんぱく質とエネルギーの両方が欠乏する PEW（protein–energy wasting）や炎症がみられる．PEW と炎症を同時にもつ状態を MICS（malnutrition–inflammation complex syndrome）と呼ぶ．MICS は，透析患者の予後や循環器疾患のリスクと相関することが知られている．そこで MICS を評価するためのスクリーニング法として，SGA をもとに MIS が考案された[3]（図2）（p.212 を参照）．

＜利　点＞
① 簡便で誰でも比較的容易に施行できる．
② 透析患者の栄養評価に当たり，感度・特異度が高く，優れた栄養指標である[4]．
③ 透析患者に特化されており，透析年数や合併症なども評価される．
④ 点数化されており，判断に迷うところが少ない．
⑤ アルブミン，TIBC（総鉄結合能）などの客観的な指標も加味されている．

＜問題点＞
① 問診に時間と手間がかかる．
② BMI（body mass index）を用いているため，身長の測定ができない（起立できない）患者についての評価ができない．
③ ネフローゼ症候群や肝硬変などのアルブミンが低下する疾患を合併する場合には正確な評価ができない可能性がある．

3 GNRI（Geriatric Nutritional Risk Index）

2005 年に，高齢者の栄養状態を評価するための，身長を使わず体重・膝高とアルブミン値を用いた新たな指標が考案された[5]（図3）．栄養障害を予測するカットオフ値は原法では 98 だが，透析患者については 90〜92 とする報告が多い．

＜利　点＞
① 評価項目が少なく，式に当てはめて計算できるので，短時間に簡潔に施行できる．
② 起立できない，または身長を正確に測れない高齢者でも，膝高を測定することによっ

```
〈病 歴〉                                                     点数
                                                              1～7
 1 体重変化
       6 カ月前のドライウエイト：_____kg
       現在のドライウエイト    ：_____kg
       過去 6 カ月の体重減少量   ：_____kg 減少率_____%
       過去 2 週間の体重変化    ：□変化なし □増加 □減少     _____

 2 食事摂取状況 □変化なし（適切） □変化なし（不足）
       変化：□食事摂取減少_____kcal たんぱく質_____g 期間：___週
           □流動食 □水分補給＋α 程度の流動食 □絶食           _____

 3 消化器症状
       症 状：      頻 度：         持続期間：
       □なし       _____        _____
       □悪心       _____        _____
       □嘔吐       _____        _____
       □下痢       _____        _____
       □食欲不振    _____        _____                _____
           なし，毎日，2～3 回/週，1～2 回/週  ＞2 週間，＜2 週間

 4 身体機能
       状 態：□障害なし □障害あり
           □歩行可能 □日常活動可能 □軽い活動可能
           □ベッド・椅子上での生活  □寝たきり                _____

 5 疾患および栄養必要量との関係
       初期診断：_____  合併症：_____
       栄養必要量    ：□標準 □増加 □減少
       急性代謝ストレス：□なし □軽度 □中等度 □重度            _____

〈身体所見〉
   皮下脂肪の減少（下眼瞼・上腕三頭筋・上腕二頭筋・胸部）：□複数箇所 □全箇所
   筋肉量の減少（こめかみ・鎖骨・肩甲骨・肋骨・
       大腿四頭筋・ふくらはぎ・膝・骨間）     ：□複数箇所 □全箇所
   低栄養に関連した浮腫/体重変化時に診る     ：□なし    □あり

〈SGA 栄養状態評価〉
       □軽度栄養障害～栄養状態良好：6～7 点が最も多い，改善傾向
       □中等度栄養障害：3～5 点が最も多い，良好とも重度栄養障害ともいえない
       □重度栄養障害：1～2 点が最も多い，明らかな栄養障害
```

図1 Subjective Global Assessment（SGA）（7点式）

〔文献 4）より引用〕

て評価できる．
③ 再現性に優れ，測定者間の誤差もない．
④ 透析患者の死亡のリスクとよく相関する[6)～8)]．

＜問題点＞
① 問診による主観的な評価や病歴が反映されないため，MIS に比べて感度，特異度がやや劣る．

② アルブミンの測定方法によって値が変わる可能性がある．
③ ネフローゼ症候群や肝硬変などのアルブミンが低下する疾患を合併する場合には，正確な評価ができない可能性がある．

ID：　　　　　　氏名：　　　　　　様

(A) 病歴

1-体重変化： 過去3〜6カ月におけるドライウエイトの変化

0	1	2	3
0＜体重減少＜0.5 kg	0.5≦体重減少＜1 kg	体重減少1 kg以上 ただし＜5％	体重減少＞5％

2-食事摂取：

0	1	2	3
食欲低下なく摂取良好	やや摂取不良	中等度摂取不良または流動食のみ摂取可能	少量の流動食または絶食

3-消化器症状：

0	1	2	3
問題なし 食欲良好	食欲不振から嘔気等の軽度症状あり	時々、嘔吐等の中等度症状あり	頻回の嘔吐・下痢・重度の食欲不振あり

4-身体機能：

0	1	2	3
正常もしくは改善傾向 気分不快なし	時々、歩行困難や倦怠感あり	日常生活に一部介助必要（入浴など）	自立生活困難 ベッド/車椅子上での生活

5-透析年数または合併症：

0	1	2	3
透析導入1年以内 健康状態良好	透析歴1〜4年 軽度合併症あり（MCC*は除く）	4年を超える透析歴 中等度合併症あり（MCC*を1つ含む）	重症で多数の合併症あり（MCC*2つ以上）

*MCC (Major Comorbid Condition)：心不全 class Ⅲ or Ⅳ、心筋梗塞、エイズ、中等度〜重症COPD、脳血管障害、悪性腫瘍の転移もしくは化学療法の施行

(B) 身体所見

6-皮下脂肪減少の有無：下眼瞼，三頭筋，二頭筋，胸部

0	1	2	3
変化なし	軽度	中等度	重度

7-筋肉量減少の有無：こめかみ，鎖骨・肩甲骨・肋骨・膝等の突出，大腿四頭筋部

0	1	2	3
変化なし	軽度	中等度	重度

(C) Body mass index：

8-Body mass index：$BMI = Wt(kg)/Ht^2(m)$

0	1	2	3
BMI≧20 kg/m²	BMI：18〜19.99 kg/m²	BMI：16〜17.99 kg/m²	BMI＜16 kg/m²

(D) 検査データ

9-血清アルブミン：

0	1	2	3
Alb≧4.0 g/dL	Alb：3.5〜3.9 g/dL	Alb：3.0〜3.4 g/dL	Alb：＜3.0 g/dL

10-血清TIBC（総鉄結合能）：§

0	1	2	3
TIBC≧250 mg/dL	TIBC：200〜249 mg/dL	TIBC：150〜199 mg/dL	TIBC：＜150 mg/dL

§ 血清トランスフェリンの場合は以下に従う：＞200(0)，170〜200(1)，140〜170(2)，＜140mg/dL(3)

総合評価：10項目の合計（0〜30）　　/30

0〜5点：栄養状態良好，6〜10点：軽度栄養障害リスク，11点以上：中等度・重度栄養障害

図2 Malnutrition-Inflammation Score (MIS)

〔文献3）より引用〕

$$\text{GNRI} = [1.489 \times 血清アルブミン(g/l)] + [41.7 \times (現体重/理想体重)]$$

理想体重は Lorentz equations（WLo）の式（下記），もしくは BMI＝22 となる体重とする[9]．
　男性：理想体重＝身長－100－[(身長－150)/4]
　女性：理想体重＝身長－100－[(身長－150)/2.5]
身長がわからない場合は下記で計算する．
　男性：身長(cm)＝[2.02×膝高(cm)]－[0.04×年齢(歳)]＋64.19
　女性：身長(cm)＝[1.83×膝高(cm)]－[0.24×年齢(歳)]＋84.88

ただし，現体重が理想体重よりも多いときには，現体重/理想体重を1とする．

＜原法での評価法＞

GNRI	評価
82未満	重度栄養リスク
82～91	中等度栄養リスク
92～98	軽度栄養リスク
99以上	リスクなし

＜熊谷らの評価法＞[4), 9)]

GNRI	評価
91以下	栄養障害リスク
92以上	リスクなし

図3 Geriatric Nutritional Risk Index（GNRI）
〔文献5）より引用〕

文献

1) Detsky, A. S., Mclaughlin, J. R., Baker, J. P., et al. : What is subjective global assessment of nutritional status? JPEN　1987 ; 11 : 8-13
2) Perez, V. B., Costa, T. C. J. : Are nutritional composed scoring systems and protein-energy wasting score associated with mortality in maintenance hemodialysis patients? J. Ren. Nutr. 2015 ; 15 : pil : S1051-2276 (15) 00198-3. doi : 10.1053/j.jrm.2015.11.003 [Epub ahead of print]
3) Kalantar-Zadeh, K., Kopple, J. D., Block, J., et al. : A malnutrition-inflammation score is correlated with morbidity and mortality in maintenance hemodialysis patients. Am. J. Kidney Dis. 2001 ; 38 : 1251-1263
4) 山田康輔，熊谷裕通：血液透析患者の栄養スクリーニング法．臨牀透析　2007 ; 23 : 1995-2002
5) Bouillanne, O., Morineau, G., Dupont, C., et al. : Geriatric Nutritional Risk Index : a new index for evaluating at-risk elderly medical patients. Am. J. Clin. Nutr. 2005 ; 82 : 777-783
6) Takahashi, H., Ito, Y., Ishii, H., et al. : Geriatric nutritional risk index accurately predicts cardiovascular mortality in incident hemodialysis patients. J. Cardiol. 2014 ; 64 : 32-36
7) Jung, Y. S., You, G., Shin, H. S., et al. : Relationship between Geriatric Nutritional Risk Index and total lymphocyte count and mortality of hemodialysis patients. Hemodial. Int. 2014 ; 18 : 104-112
8) Kobayashi, I., Ishimura, E., Kato, Y., et al. : Geriatric Nutritional Risk Index, a simplified nutritional screening index, is a significant predictor of mortality in chronic dialysis patients. Nephrol. Dial. Transplant. 2010 ; 25 : 3361-3365
9) Yamada, K., Furuya, R., Takita, T., et al. : Simplified nutritional screening tools for patients on maintenance hemodialysis. Am. J. Clin. Nutr. 2008 ; 87 : 106-113

田北貴子，熊谷裕通，加藤明彦

Ⅰ 臨床所見・徴候からのアプローチ

9 サルコペニア，フレイル

Sarcopenia, Frailty

1 定義

透析患者ではサルコペニア，フレイルの合併率は一般地域住民よりも約3倍多い．以下に，サルコペニアとフレイルの定義を示す．

1）サルコペニア

サルコペニア（sarcopenia）とは，ギリシャ（ラテン）語の"sarco"と"penia"を組み合わせた造語であり，「加齢に伴う筋力の低下，または老化に伴う筋肉量の減少」を意味する用語である．現在は，加齢による原発性サルコペニアのみならず，活動量の低下に関連する廃用や無重力，栄養に関連するエネルギー摂取不足や飢餓，疾患に関連する侵襲，悪液質などを原因とする二次性サルコペニアまで含めた広い概念になっている．

2）フレイル

フレイル（frailty）とは「身体的，精神・心理的，社会的側面により，筋力，持久力，生理機能が減衰する症候群であり，要支援・要介護状態や死亡に至りやすい脆弱な状態」と定義される．背景には，適切な運動，栄養補給，減薬などによってフレイルは改善しうる，という"可逆性"の意味合いが込められている．2014年5月，frailtyの日本語訳として「フレイル」を用いることが日本老年医学会から声明されて以来，フレイルの概念は急速に広まった．

2 診断基準

1）サルコペニア

2009年にイタリア・ローマで開催されたEuropean Working Group on Sarcopenia in Older People（EWGSOP）のコンセンサス・カンファレンス[1]において，サルコペニアの診断基準が初めて提唱された．その基準を踏襲するかたちで，2014年にはAsian Working Group for Sarcopenia（AWGS）より，日本人を含むアジア人の診断基準が公表されている（表1）[2]．

2）フレイル

Friedら[3]は，高齢者における特徴的な五つの症候をフレイルのphenotypeとして抽出し，これらの代替指標を用いることで，フレイルを定量的に評価することを提案した（表2）．最近は，日本人高齢女性の指標も報告されている（表2）[4]．地域居住の高齢日本人では，フレイルの合併率は10％前後と報告されているが，報告によって指標が異なり，いまだに統一された診断基準はない．

これらphenotypeによる診断基準は，おもに日常生活動作（activity of daily life；ADL）の障害を意識しているため，評価内容が身体面中心であり，軽度の認知機能低下など精神・心理面は加味され

表1 サルコペニアの診断基準

診断項目	評価法	基準値
1. 筋肉量の低下	電気インピーダンス法 二重エネルギーX線吸収測定法	男<7.0 kg/m^2，女<5.7 kg/m^2 男<7.0 kg/m^2，女<5.4 kg/m^2
2. 筋力の低下	握力	男<26 kg，女<18 kg
3. 身体能力の低下	通常歩行速度	<0.8 m/秒

基準1に加えて，その他（基準2か3）のどちらかに該当する場合を「サルコペニア」とする．筋肉量は，四肢の筋量（kg）を身長（m）の二乗で除したSMI（skeletal muscle index：kg/m^2）を用いる．

〔文献2）より作成〕

表2 フレイルの phenotype 代替指標

phenotype	Cardiovascular Health Study[3]	日本人高齢女性の研究[4]
からだの縮み (Shrinking)	体重減少：1年間で4.5 kg以上または5％以上（非意図的）	過去6カ月に2〜3 kg体重減少（非意図的）または BMI<18.5 kg/m²
疲れやすさ (Exhaustion)	過去1週間に何をするのも面倒だ，または物事が手につかない（週3〜4日以上に該当）	過去1週間に何をするのも面倒だ，または物事が手につかない（週3〜4日以上に該当）
活動の少なさ (Low activity)	Minnesota Leisure Time Physical Activities の質問（18項目）による評価 男性<383 kcal/週，女性<270 kcal/週	質問4項目中，3項目以上に該当： 1) まったく散歩をしない 2) 定期的に運動していない 3) 趣味や習い事に活発に参加していない 4) 集まりやボランティアに参加していない
動作の緩慢さ (Slowness)	15フィート（4.57 m）歩行速度（性・身長階級別の下位20％）	5 m通常歩行速度（前後に3 mずつの加速路と減速路あり）1.0 m未満
弱々しさ (Weakness)	握力（性・身長階級別の下位20％）	握力<19 kg

5項目中，1〜2項目に該当する場合はプレ・フレイル，3項目以上該当する場合はフレイルと定義する．

〔文献3），4）より作成〕

ていない．

一方，介護保険制度で用いられる「基本チェックリスト」には，暮らしぶり，運動器，栄養・口腔機能，こころに関する25の質問があり，フレイルの身体的，精神心理的，社会的側面のすべてを含んでいる．25項目中，8項目以上を満たす場合，フレイルの診断基準に相当する．海外からは，複数のフレイル指標が報告されているものの，いずれも項目数が多いうえに臨床評価まで必要であり，選択されている項目の妥当性や判定基準も明らかでないため，本邦では普及していない．

サルコペニアとフレイルの診断基準の関連性を図に示す．

3 病期分類

1) サルコペニア

EWGSOP[1] は，筋肉量減少のみを認める場合には「プレ・サルコペニア」，筋肉量に加えて筋力低下，または身体能力低下のいずれかを認める場合には「サルコペニア」，3つの基準すべてを満たす場合には「重症サルコペニア」と呼ぶ病期分類を定めた．しかし，筋肉量の減少が必ずしもサルコペニアの初期から起こるとは限らない問題

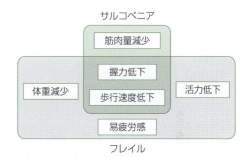

図 サルコペニアとフレイルの診断基準の関連性

がある．

一方，AWGS[2] では病期分類に触れていない．また，AWGS の発表した判定アルゴリズムでは，まずは握力と歩行速度を測定し，それらが基準値未満だった場合に，X線吸収測定（dual-energy X-ray absorptiometry；DEXA）法または電気インピーダンス（bioelectrical impedance analysis；BIA）法で筋肉量を測定するよう推奨している[2]．

2) フレイル

phenotype の代替指標を用いた研究[3,4] では，① 体重減少，② 易疲労感，③ 活力低下，④ 歩行速度の低下，⑤ 握力低下の5項目中，1〜2項目

が該当すれば「プレ・フレイル（フレイル予備軍）」，3項目以上が該当する場合は「フレイル」と診断する．

4 透析患者におけるサルコペニア・フレイル

1）サルコペニア

保存期腎不全に比べ，透析期になると骨格筋量はさらに減る．透析導入時にDEXA法で筋肉量を，握力で筋力を評価すると，20％の患者にサルコペニアを認める[5]．とくに，握力の低下（男性＜30 kg，女性＜20 kg）は，透析導入後の生命予後に関連する．

維持血液透析患者の筋肉量をBIA法で，筋力を握力で評価した報告[6]では，男性の37.0％，女性の29.3％にサルコペニアを合併しており，サルコペニア患者では認知機能低下やうつ症状を高率に認めた．

透析患者では，体内水分量の影響を受けにくく，再現性が高いことから，CT像から算出する骨格筋横断面積が筋肉量の指標に用いられる[7]．しかし，計測が煩雑であること，被曝リスクがあること，日本人の基準値がないこと，などより一般診療では普及していない．

2）フレイル

フレイルのphenotypeの代替指標を用いた研究によると，透析患者の24〜73％にフレイルを認め，透析患者の生命予後，転倒・骨折に関連する[8]．フレイルのphenotypeに含まれている歩行速度と握力の代わりに，SF-36の身体機能スケールを用いてフレイルを診断しても，身体計測と同程度に生命予後を予測できることから[9]，今後はより簡便な診断法が開発されることを期待したい．

文献

1) Cruz-Jentoft, A. J., Baeyens, J. P., Bauer, J. M., et al.：Sarcopenia：European consensus on definition and diagnosis：Report of the European Working Group on Sarcopenia in Older People. Age Ageing 2010；39：412-23
2) Chen, L. K., Liu, L. K., Woo, J., et al.：Sarcopenia in Asia：consensus report of the Asian Working Group for Sarcopenia. J. Am. Med. Dir. Assoc. 2014；15：95-101
3) Fried, L. P., Tangen, C. M., Walston, J., et al.：Frailty in older adults：evidence for a phenotype. J. Gerontol. A Biol. Sci. Med. Sci. 2001；56：M146-M156
4) Kim, H., Suzuki, T., Kim, M., et al.：Effects of exercise and milk fat globule membrane (MFGM) supplementation on body composition, physical function, and hematological parameters in community-dwelling frail Japanese women：a randomized double blind, placebo-controlled, follow-up trial. PLoS One 2015；10：e0116256
5) Isoyama, N., Qureshi, A. R., Avesani, C. M., et al.：Comparative associations of muscle mass and muscle strength with mortality in dialysis patients. Clin. J. Am. Soc. Nephrol. 2014；9：1720-1728
6) Kim, J. K., Choi, S. R., Choi, M. J., et al.：Prevalence of and factors associated with sarcopenia in elderly patients with end-stage renal disease. Clin. Nutr. 2014；33：64-68
7) Kato, A., Ishida, J., Endo, Y., et al.：Association of abdominal visceral adiposity and thigh sarcopenia with changes of arteriosclerosis in haemodialysis patients. Nephrol. Dial. Transplant. 2011；26：1967-1976
8) Johansen, K. L.：The frail dialysis population：a growing burden for the dialysis community. Blood Purf. 2015；40：288-292
9) Johansen, K. L., Dalrymple, L. S., Glidden, D., et al.：Association of performance-based and self-reported function-based definitions of frailty with mortality among patients receiving hemodialysis. Clin. J. Am. Soc. Nephrol. 2016；11：626-632

加藤明彦

10 嚥下・咀嚼機能

Swallowing function, Masticatory function

1 診断基準

　嚥下・咀嚼とは食物を口から摂取し，中下咽頭部を通じて食道から胃へと送り込む一連の過程をいい，機能的に口腔期，咽頭期，食道期の3期に分けられている．一般に口腔期の部分を咀嚼，咽頭期以降を嚥下としているが，嚥下障害を論じる場合，咀嚼，嚥下両方の障害をあわせて嚥下障害と呼んでいる．したがって，嚥下障害とは口腔期，咽頭期，食道期のいずれかの過程において障害があり，その結果，食物を「飲み込む」ことが障害されることである．

- 口腔期：食物を舌の運動により口腔内から咽頭へ送る過程
- 咽頭期：食物を中下咽頭から食道へ送る過程
- 食道期：食物を食道の入口部から食道を通って胃へ送る過程

　嚥下障害の診断は，臨床症状と各種検査結果からなされる．臨床症状からは，脱水や低栄養状態，拒食，食事時間が30分以上と長いこと，食事中や食後にむせや咳が多いこと，食後に嗄声があること，夜間にむせ込みがみられることなども有力な手がかりとなりうる．

　また，嚥下障害のスクリーニング検査として反復唾液嚥下テスト（30秒の間に何回唾液を飲み込めるか．3回以上を正常），水飲みテスト，食物テスト[1),2)]（表1）などがある．これらの結果から，さらに嚥下内視鏡や嚥下造影検査などで実際に嚥下の様子を動画で視ることによって，より正確な判断が得られる．

2 病型分類

① **機能的障害**：嚥下に関係する組織や器官の構造には問題はないが，動きの悪さが原因
② **器質的障害**：嚥下に関係する組織や器官の構造そのものの異常が原因

　機能的障害をさらに詳しく分類すると，球麻痺，仮性球麻痺などの中枢性疾患によるもの，咽頭や喉頭の筋を支配する末梢神経の障害によるもの，咽頭や喉頭の筋自体の障害によるものなどに分けられる．

　また器質的障害には，先天的な口腔，喉頭，咽頭などの形態異常によるものと，口腔，喉頭，咽頭などの腫瘍，炎症，外傷，術後など後天的な形態異常によるものがある．

　嚥下障害からの誤嚥は誤嚥性肺炎に直結するため，その有無についての注意を払っていかねばならない．誤嚥イコール誤嚥性肺炎という訳ではないが，誤嚥があれば，誤嚥性肺炎をきたしやすいのは事実である．

　誤嚥はさらに顕性誤嚥と不顕性誤嚥に分けられる．顕性誤嚥は誤嚥の際にムセや咳などによる異物を排除するという生体反応が外部からもはっきりわかる誤嚥であり，不顕性誤嚥は，そうした反

表1

- **改訂水飲みテスト**
  手　技：冷水3 mLを口腔内に注ぎ，嚥下してもらう．可能ならばさらに2回の嚥下運動を追加し，もっとも悪い症状を記載．

- **食物テスト**
  手　技：茶さじ1杯のプリンを舌前部に置き食べさせる．もし可能ならば2回嚥下運動させる．もっとも悪い嚥下活動を評価する．

- **評点，症状**
  1点：嚥下なし，むせるまたは呼吸切迫
  2点：嚥下あり，呼吸切迫を伴う（silent aspirationの疑い）
  3点：嚥下あり，呼吸は良好，むせる，または湿性嗄声を伴う
  4点：嚥下あり，呼吸良好，むせなし
  5点：4点の症状に加え，空嚥下が30秒以内に2回可能

〔文献1），2）より引用〕

表2 嚥下グレード

Ⅰ	重症 経口摂取不可	1	嚥下困難
		2	基礎的嚥下訓練の適応あり
		3	摂食訓練が可能
Ⅱ	中等症 経口と補助栄養	4	楽しみとしての摂食は可能
		5	一部（1～2食）経口摂取
		6	3食経口摂取＋補助栄養
Ⅲ	軽症 経口摂取	7	嚥下食で3食とも経口摂取
		8	特別に嚥下しにくい食品を除き，3食経口摂取
		9	常食の経口摂取可能，臨床的観察と指導を要する
正常		10	正常の摂食嚥下能力

〔文献4) p.85 より引用〕

応が乏しく，外部からは誤嚥の有無がはっきりしない誤嚥である．後者の不顕性誤嚥の場合，外部からは誤嚥の有無がはっきりとわからないため，顕性誤嚥と比べて問題となる．ムセや咳嗽が，誤嚥のサインとして認められず，発熱や膿瘍の状態になってから，肺炎がわかったということもありうるからである．このことが，実際の嚥下の様子を視ることができる嚥下造影検査や嚥下内視鏡検査が重要である大きな理由である．

健常人においては誤嚥があっても，こうした咳嗽反射や免疫などの作用により，肺炎に至るケースはまれであるが，透析患者の場合には，筋力低下による咳嗽反射の低下や免疫力の低下により，不顕性誤嚥に陥りやすく，誤嚥がきっかけで肺炎になりやすいといえる．

ところで栄養状態と嚥下機能については車の両輪のような関係にあり，どちらかに障害が現れても他方に影響し，患者の全身状態を悪化させていく．とくに透析患者においては栄養状態が不安定になることが多いが，その理由としては，①尿毒素の蓄積，②レプチン，炎症性サイトカインなど食欲抑制作用をもつ物質の血中濃度の上昇，③水分，カリウム，塩分などの摂取制限が挙げられる．また，腎不全に伴う代謝性アシドーシスは，筋蛋白異化を促進するとともに，蛋白合成を阻害する[3]．尿毒症に伴うインスリン抵抗性も筋蛋白異化を促進する[4]．したがって，低栄養，とくに筋蛋白の低下は嚥下筋の筋力低下を引き起こすことにより，器質的な障害による嚥下機能障害をきたす．

さらに透析患者では，心血管疾患のリスクが高いため，嚥下機能障害の最大の原因である脳血管障害を発症しやすくなる．脳血管障害などの合併症があれば，意識障害，口腔機能低下，嚥下筋の麻痺，咽頭感覚低下等の機能的な要因で嚥下機能障害が生じる．

3 重症度スコア

嚥下障害において重症度スコアを明示しているのは数少ないが，藤島らが1993年に発表した嚥下グレードが有名である[4]（表2）．こうした重症度スコアなどを参考にして，透析患者の最終的な摂食レベルを決定することが重要である．

文 献

1) 才藤栄一：平成13年度厚生科学研究補助金（長寿科学研究事業），「摂食・嚥下障害の治療・対応に関する統括的研究」総括研究報告書．2002, 1-17
2) 聖隷三方原病院嚥下チーム：スクリーニングテスト，検査，モニター．藤島一郎 編：嚥下障害ポケットマニュアル（第2版）．2004. 31-33, 医歯薬出版，東京
3) Chiu, Y. W., Kopple, J. D. and Mehrotra, R.：Correction of metabolic acidosis to ameliorate wasting in chronic kidney disease：goals and strategies.Semin. Nephrol. 2009；29：67-74
4) 藤島一郎：脳卒中の摂食・嚥下障害（第2版）．1998, 医歯薬出版，東京

美津島隆，蓮井　誠

I 臨床所見・徴候からのアプローチ

11 疲労感

Fatigue

疲労は現代人が抱える主たる自覚症状であり，QOLを悪化させることで生命予後に影響を及ぼすとの報告もある．疲労の出現は体内炎症とも関連し，MIA症候群の頻度が高い透析患者では頻度の高い自覚症状の一つであり，その頻度は60～97％にのぼる[1]．しかし，日常臨床で客観的に把握するよい指標が確立されていなかったため，われわれが開発した慢性疲労症候群の診断基準を基に，透析患者の疲労を質問票により定量化（疲労スコア）し評価を試みた．この方法により得られた疲労スコアをもとに，日本人血液透析患者の疲労感について述べる．

1 分類

日本疲労学会では，「疲労とは過度の肉体的および精神的活動，または疾病によって生じた独特の不快感と休養の願望を伴う身体の活動能力の減退状態，心身への過負荷により生じた活動能力（performance status；PS）の低下」と定義されている[2,3]（表1）．"疲労感"を伴うことが多いが，疲労感を感じずに過労死の結末を迎えることもあるため，必ずしも"疲労感"は伴わない．また"達成感"や"集中"により疲労感が前景に出ないこともよくある．

疲労には肉体的疲労と精神的疲労，さらに前者は全身的疲労と局所疲労とに分類される．別の観点からは時間的経過によって急性疲労と慢性疲労とに，また治療の必要性から生理的疲労と病的疲労とに分けられる．

疲労症状は，さまざまな疾病の予測因子と捉えられ，倦怠感は患者の主訴としてももっとも多いものの一つである．疲労を呈する代表的な疾患は悪性腫瘍，腎疾患，肝疾患，内分泌・代謝疾患，循環器疾患，呼吸器疾患，精神神経疾患など多岐にわたる．疲労の病因や病態は疾患特異的に異なる可能性があるため，これらを総合的に評価しなければならない．

当院の疲労クリニカルセンターの外来では，自己による疲労度の申告はVisual Analogue Scale（VAS）による申告に加えて，前述のPSの評価，Chalder[4]らが疲労スケールとして発表した身体的・精神的疲労の14の問診からなる質問票，さらに福田ら[5]が疲労関連項目より①疲労，②注意・集中・記銘力の低下，③痛み，④うつ，⑤過労，⑥感染症状，⑦睡眠障害，⑧自律神経失調の八つの因子を基礎尺度として因子解析の結果をもとに質問項目を選定した63項目の質問紙による評価を行っている．

表1 PS（performance status）による疲労・倦怠の程度

0：倦怠感がなく平常の社会生活ができ，制限を受けることなく行動できる．
1：通常の社会生活ができ，労働も可能であるが，疲労を感ずるときがしばしばある．
2：通常の社会生活はでき，労働も可能であるが，全身倦怠感のため，しばしば休息が必要である．
3：全身倦怠感のため，月に数日は社会生活や労働ができず，自宅にて休息が必要である．
4：全身倦怠感のため，週に数日は社会生活や労働ができず，自宅にて休息が必要である．
5：通常の社会生活や労働は困難である．軽作業は可能であるが，週のうち数日は自宅にて休息が必要である．
6：調子のよい日には軽作業は可能であるが，週のうち50％以上は自宅にて休息している．
7：身の回りのことはでき，介助も不要であるが，通常の社会生活や軽労働は不可能である．
8：身の回りのある程度のことはできるが，しばしば介助が必要で，日中の50％以上は就床している．
9：身の回りのこともできず，常に介助が必要で，終日就床を必要としている．

〔文献3）より引用〕

2 診断―透析患者の疲労（疲労スコア）の算出方法

1）近年報告されている疲労に関連する生化学的・生理学的検査

疲労を客観的に測定する目的で，疲労によって変化する画像検査での変化，血液・唾液を検体とするバイオマーカーの研究など，これらの比較的低侵襲な方法を利用して疲労を測定するさまざまな試みがなされている．

疲労の脳科学については，MRI，PETなどの画像検査や分子イメージングなど，低侵襲な方法でその結果が報告されている．前頭葉下部が健常者の疲労の脳担当部位として判明している一方で，慢性疲労症候群と診断される6カ月以上継続的に日常生活に支障をきたしうる疲労を訴える症候群患者では，前頭葉の可逆性萎縮，脳内の局所血流分布異常やセロトニン神経系異常などが明らかになっている[6]．また，生理学的検査の一つとして自律神経機能検査が挙げられる．心拍変動（heart rate variability）は，自律神経機能を反映する検査として臨床的に広く用いられている．心拍変動の周波数解析より低周波成分（low frequency；LF）や高周波成分（high frequency；HF）を算出する．LF/HFは交感神経機能を反映し，HFは副交感神経機能を反映しているが，疲労はLF/HFと正の相関，HFと負の相関を呈することが報告されている[7]．

さらに，疲労に特異的な生化学的・免疫学的バイオマーカーの検証が行われている．酸化ストレスマーカー（血液中 d-ROM，尿中 8-isoprostane

表2 疲労診断において除外すべき器質的疾患

1) 臓器不全（例：肺気腫，肝硬変，心不全，慢性腎不全など）
2) 慢性感染症（例：AIDS，B型肝炎，C型肝炎など）
3) リウマチ性，および慢性炎症性疾患（例：SLE，RA，Sjögren症候群，炎症性腸疾患，慢性膵炎など）
4) おもな神経系疾患（例：多発性硬化症，神経筋疾患，癲癇，あるいは疲労感を引き起こすような薬剤を持続的に服用する疾患，後遺症をもつ頭部外傷など）
5) 系統的治療を必要とする疾患（例：臓器・骨髄移植，がん化学療法，脳・胸部・腹部・骨盤への放射線治療など）
6) おもな内分泌・代謝疾患（例：下垂体機能低下症，副腎不全，甲状腺疾患，糖尿病など）
7) 原発性睡眠障害（例：睡眠時無呼吸，ナルコレプシーなど）
8) 双極性障害，統合失調症，精神病性うつ病，薬物乱用・依存症など

〔文献3）より引用〕

表3 疲労診断に有用である生化学的マーカー

1) 代謝関連：グルコース，乳酸，ピルビン酸，尿酸，尿素，アミノ酸，アルブミン，ケトン体，遊離脂肪酸，クレアチニン，カルニチン，ATP/ADP/AMP
2) サイトカイン：TGF-β，IFN-α，IL-1，IL-6，TNF-α，FGF，EGF
3) 酸化ストレスマーカー：8-OHdG，SH基含有物質，アスコルビン酸代謝回転，酸化型ビリルビン，NO代謝物
4) ビタミン関連：ビタミンB（B_1，B_6，B_{12}），ビタミンC，ビタミンE，葉酸
5) 内分泌・神経ペプチド関連：コルチゾル，ACTH，DHEA-S，TSH，T_3，T_4，インスリン，IGF，レニン・アンギオテンシン系，カテコラミン
6) 酵素関連：筋酵素（CPK，LDH，アルドラーゼ）
7) ウイルス，免疫関連：白血球分類，ヘルペスウイルス6型，7型DNA他各種ウイルスマーカー，NK細胞活性，抗核抗体，抗神経伝達物質受容体抗体

ATP/ADP/AMP：アデノシン三/二/一リン酸，TGF：トランスフォーミング成長因子，IFN：インターフェロン，IL：インターロイキン，TNF：腫瘍壊死因子，FGF：線維芽細胞成長因子，EGF：上皮成長因子．8-OHdG：8-ヒドロキシ-デオキシグアノシン，ACTH：副腎皮質刺激ホルモン，DHEA-S：デヒドロエピアンドロステロンサルフェート，TSH：甲状腺ホルモン，IGF：インスリン様成長因子，CPK：クレアチンホスホキナーゼ，LDH：乳酸脱水素酵素

〔梶本修身：医学のあゆみ　2009；228：659-663を基に作成〕

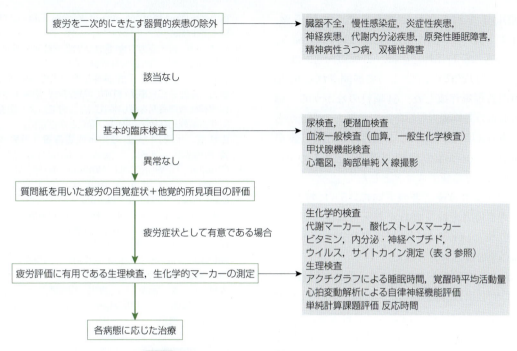

図 疲労診療における診断のフローチャート

表4 透析患者における疲労の質問票

1. Feeling so tired that I want to lie down at times
   (時々横になりたいほど疲れを感じる)
2. Feeling tired and without energy
   (元気がなく疲れていると感じる)
3. Becoming very tired with just a small amount of exercise or work
   (少しの運動や仕事で非常に疲れる)
4. Feeling sluggish lately
   (最近鈍くなったと感じる)
5. A recent lack of physical energy
   (最近体力が衰えたと感じる)
6. Thinking that the way I get tired recently is abnormal
   (最近の疲れ方が異常であると思う)
7. General fatigue lately
   (最近なんとなく疲れている)
8. Even after a night's sleep do not feel refreshed
   (一晩眠っても回復しない)

〔文献8)より作成〕

など),免疫学的因子(TGF-β, IFN-α, TNF-α, IL-6など),生化学的マーカー(LDH, CPKなど)が有用であることが報告されている.これまでより簡便に,客観的に疲労診療において活用できるよう除外すべきおもな器質的疾患・病態(表2)と,客観的評価検査(表3)が明示された[3].それらを踏まえて,疲労診療における考え方のフローチャートを図に示したので参照されたい.

2) 透析患者の疲労(疲労スコア)の算出方法

問診による疲労の評価方法としてChalder fatigue scale,問診による透析患者のQOLの評価方法としてKidney Disease Quality of Life(KD-QoL)が従来用いられてきた.そこで,透析患者の疲労を評価するために,Chalder fatigue scale

とKDQoLを組み合わせたうえで，①疲労感，②不安と抑うつ，③注意力・記憶力低下，④痛み，⑤過労感，⑥自律神経症状，⑦睡眠障害，⑧感染症状，の八つの因子によって展開される64項目の問診票を作成した．64項目のなかから，厚生労働省の慢性疲労症候群診断基準との関連がとくに強い8項目を抽出し，8項目の質問票（表4）を使用して0～5点の計40点満点としたものを透析患者における疲労スコアとした[8]．

疲労スコアは健常者の平均6.3±5.8に対して，血液透析患者では＋2SDを超える高度疲労患者が14.7％に認められ，透析患者は疲労感が極度に強い患者群と考えられた．

われわれが行った787名の透析患者を対象とした26ヵ月間の追跡調査では，心血管疾患（CVD）イベント発生は，高度疲労スコア群では，年齢，糖尿病罹患歴，CVD既往歴とは独立してCVD発生リスクと正（ハザード比2.17，$P<0.01$）に関連し，透析患者において，疲労症状が心血管予後の予知因子になりうることが示唆されている．

文献

1) Jhamb, M., Weisbord, S. D., Steel, J. L., et al. : Fatigue in patients receiving maintenance dialysis : A review of definitions, measures, and contributing factors. Am. J. Kidney Dis. 2008 ; 52 : 353-365
2) 平成24年 日本疲労学会 慢性疲労症候群研究班発表
3) 倉垣弘彦，他：慢性疲労症候群（CFS）診断基準（平成25年3月改訂），平成24年度厚生労働科学研究障害者対策総合研究事業（精神の障害/神経・筋疾患分野）自律神経機能異常を伴い慢性的な疲労を訴える患者に対する客観的な疲労診断法の確立と慢性疲労診断指針の作成．平成24年度 分担研究報告書（研究代表者 倉垣弘彦）．20-27, 平成25年（2013年）3月
4) Chalder, T., Wright, D., Wallace, E. P., et al. : Development of a fatigue scale. J. Psychosom. Res. 1993 ; 37 : 147-153
5) Fukuda, S., Kuratsune, H., Watanabe, Y., et al. : Development and validation of a new fatigue scale for fatigued subjects with and without chronic fatigue syndrome. 2008, 89-102, Springer, New York
6) 大村 裕，渡辺恭良：脳と疲労―慢性疲労とそのメカニズム. 2009. 共立出版ブレインサイエンスシリーズ，共立出版，東京
7) 吉原一文，久保千春：心身症とFunctional Somatic Syndrome (FSS). 日本臨牀 2009 ; 67 : 1652-1658
8) Koyama, H., Fukuda, S., Inaba, M., et al. : Fatigue is a predictor for cardiovascular outcomes in patients undergoing hemodialysis. Clin. j. Am. Soc. Nephrol. 2010 ; 5 : 659-666

山崎彰代

I 臨床所見・徴候からのアプローチ

12 不眠

Insomnia

透析患者には臨床的に睡眠障害が高頻度にみられることが明らかになってきた．睡眠障害としては，不眠のほか睡眠時無呼吸症候群，周期性四肢運動障害，むずむず脚（レストレスレッグ）症候群などがあり，それぞれ健常人に比し透析患者では頻度が高く，生命予後において大いに関連していると考えられている[1]．

1 睡眠障害の分類

睡眠障害の国際的分類としては米国精神医学会から精神疾患の診断・統計マニュアル（Diagnostic and Statistical Manual of Mental Disorders；DSM）と米国睡眠学会から睡眠障害国際分類（International Classification of Sleep Disorders；ISCD）が出されている．現在は，それぞれ改訂されDSM-5とISCD-3になっている．DSM-5では第12章に睡眠・覚醒障害群として記載されている[2]．不眠症，睡眠関連呼吸障害，中枢性過眠症，概日リズム睡眠・覚醒障害，睡眠時随伴症，睡眠関連運動障害の大きな6つのカテゴリーに分類されている．ISCD-3では，不眠症はISCD-2の細かい分類に比し大きく慢性不眠障害，短期不眠障害，その他の不眠障害，孤立性症候と正常範囲変異に分けられている[3]．

2 睡眠障害の診断

睡眠障害のうちで不眠の鑑別は，詳細な問診を行ったうえで図のようなわかりやすい診断フローチャートが提案されている[4,5]．このなかで維持透析患者にとくに関連があるのが，頻回の中途覚醒，睡眠中の窒息感，呼吸停止により中断される激しいいびきの睡眠時無呼吸症候群，入眠障害，就寝時の下肢の異常感覚のむずむず脚症候群，入眠困難，中途覚醒，睡眠時の下肢不随意運動の自覚，睡眠中の体動の増加の周期性四肢運動障害である．むずむず脚症候群および睡眠時無呼吸症候

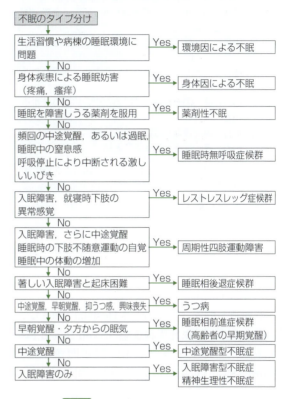

図 不眠の診断フローチャート

〔文献4）より引用〕

群については他項にて述べてあるので割愛する（p.97, 112）．睡眠時無呼吸症候群，むずむず脚症候群や周期性四肢運動障害の診断には，終夜睡眠ポリグラフィ（PSG）による検査が必要である．

3 睡眠の評価尺度

睡眠障害または眠気の評価には客観的にはPSGや入眠潜時反復測定法があるが，PSGの診断については睡眠時無呼吸症候群の項で触れられている（p.112）．

患者自身が自覚症状を評価する主観的評価方法には，エップワース睡眠尺度（Epworth Sleep iness Scale, 表1），ピッツバーグ睡眠質問表（Pitts-

表1 エップワース睡眠尺度
（Epworth Sleepiness Scale）

質問
1. 座って本を読んでいるとき，居眠りをすることは
2. テレビを見ているとき，居眠りをすることは
3. 人の大勢いる場所でじっと座っているとき，居眠りをすることは
4. ほかの人が運転する車に乗せてもらっていて，1時間くらい休息なしでずっと乗っているとき，居眠りをすることは
5. 午後じっと横になっているとき，居眠りをすることは
6. 座って人とおしゃべりしているとき，居眠りをすることは
7. お昼ごはんの後に座っているとき，居眠りをすることは
8. 自分が車を運転していて，数分間信号待ちをしているとき，居眠りをすることは

以上の8つの質問の各得点を加算し，総合点を算出する．得点が高いほど日中の眠気が強いと判断される．

0：絶対にない，1：時々ある，2：よくある，3：大体いつもある

〔文献5）より引用〕

表2 ピッツバーグ睡眠質問表
（Pittsburgh Sleep Quality Index）

過去1カ月間においての質問
1. 通常何時頃寝床についたか？
2. 寝床についてから眠るまでの時間は？
3. 通常何時頃起床したか？
4. 実際の睡眠時間は？
5. どれくらいの頻度で以下の理由で睡眠が困難だったか？
   1) 30分以内に眠ることができなかった
   2) 夜間または早朝に目が覚めた
   3) トイレに起きたから
   4) 息苦しかったから
   5) 咳が出たり，大きないびきをかいたから
   6) ひどく寒く感じたから
   7) ひどく暑く感じたから
   8) 悪い夢をみたから
   9) 痛みがあったから
   10) それ以外の理由
6. 睡眠の質をどのように評価するか？
7. どのくらいの頻度で薬を服用したか？
8. どのくらいの頻度で，眠ってはいけないときに起きていられなくなったか？
9. 物事をやり遂げるのに必要な意欲を持続するうえで，どのくらい問題があったか？

質問に対する評価を0～3点の得点算出方法にて総合得点を出す．

〔文献5）より引用〕

burgh Sleep Quality Index，表2），セントマリー病院睡眠質問表（St. Marry's Hospital Sleep Questionnaire），睡眠健康調査票（Sleep Health Risk Index），ノルディック基本睡眠質問票（Basic Nordic Sleep Questionnaire）などが用いられている．

表1にはエップワース睡眠尺度を示す[5,6]．日常生活のなかで読書やテレビを見るといった具体的な状況を設定し，眠気を8項目について自己記入式の評価尺度である．8つの質問項目の得点を総合し，評価するが，得点が高いほど日中の眠気が強いと評価される．

表2のピッツバーグ睡眠質問表は，睡眠とその質を評価するために過去1カ月間の18項目の質問に自己記入式の方法である．睡眠の質，睡眠時間，入眠時間，睡眠効率，眠剤使用，日中の眠気などの7つの要素からなっている．得点が高いほど睡眠が障害されていると判定する[5,7]．

文献

1) 原田孝司, 池田聡司：透析患者の睡眠障害に対する診断と治療. 日透医誌 2006；21：214-229
2) 日本精神神経学会：DSM-5 病名・用語翻訳ガイドライン. 精神神経学雑誌 2014；116：442-444
3) American Academy of Sleep Medicine：International Classification of Sleep Disorders（3nd）：Diagnostic and coding manual. American Academy of Sleep Medicine, Westchester, Illinois, 2014
4) 久保木富房, 井上雄一：睡眠障害診断の手順. 睡眠障害診療マニュアル―症例からみた診断と治療のすすめ方. 2003, 2-15, ライフ・サイエンス, 東京
5) 立花直子 編：睡眠医学を学ぶために―専門医の伝える実践睡眠医学. 睡眠診療で利用しやすい質問紙. 2006, 315-332, 永井書店, 東京
6) Johns, M. W.：A new method for measuring daytime sleepiness：the Epworth sleepiness scale. Sleep 1991；14：540-545
7) Buysse, C. L., Reynolds, C.F., Monk, T. H., et al.：The Pittsburgh Sleep Quality Index. An instrument for psychiatric practice and research. Psychiatry Res. 1988；28：193-213

原田孝司

I 臨床所見・徴候からのアプローチ

13 下痢，便秘

Diarrhea, Constipation

　下痢，便秘は日常診療のなかで透析患者に限らずよくみられる症状である．多くの患者では機能性下痢，便秘として対症療法で治療されるが，器質的疾患の除外や透析患者特有の便秘については熟知したうえで適切な対応が望まれる．本稿では下痢，便秘の定義と分類，透析患者における注意点を述べる．

1 下痢の診断基準と病型分類

　下痢とは，水様の便が排泄される症状であり，排便回数にかかわらず1日の便重量（水分含有量）が200 mL以上である状態と定義される．しかし，実際に便重量を測定することはないためこれが臨床的に用いられることはない．一般的にはブリストル・スケール[1]のType 6，7を下痢の糞便とする（図）．下痢の継続期間が2週間以上となる場合は持続性下痢，1カ月以上となる場合は慢性下痢と定義される．また，慢性下痢のうち機能性消化管障害の国際診断基準であるRome III[2]（表1）に従い，機能性下痢は過敏性腸症候群とは区別される（表2）．

Type
1 小塊が分離した木の実状の硬便・通過困難
2 小塊が融合したソーセージ状の硬便
3 表面に亀裂のあるソーセージ状の便
4 平滑で柔らかいソーセージ状の便
5 小塊の辺縁が鋭く切れた軟便・通過容易
6 不定形で辺縁不整の崩れた便
7 固形物を含まない水様便

図　ブリストル・スケールによる糞便の性状分類
・Type 1とType 2が便秘の糞便．
・Type 4が健常の糞便で，Type 3からType 5までが健常人の糞便の範囲．
・Type 6とType 7が下痢の糞便．
〔文献1）より作成〕

　発生機序からは，①浸透圧性下痢，②分泌性下痢，③滲出性下痢，④腸蠕動運動亢進による下痢に分類される（表3）．実際の臨床においては，

表1　Rome IIIによる機能性下痢と機能性便秘の診断基準

半年以上前から症状があり最近少なくとも3カ月間は下記の症状があること．

＜機能性下痢＞
　排便の75％以上が軟便（泥状便）または水様便であり，腹痛がない．

＜機能性便秘＞
　1. 以下の2項目以上の症状があること
　　a）排便の25％以上の頻度でいきみがある
　　b）排便の25％以上の頻度で兎糞状便または硬便がある
　　c）排便の25％以上の頻度で残便感を感じる
　　d）排便の25％以上の頻度で直腸肛門の閉塞感またはつまった感じがある
　　e）排便の25％以上の頻度で用手的に排便の介助をしている（摘便，骨盤外を圧迫する）
　　f）便回数が週に3回未満
　2. 緩下剤を使わないときに軟便や液状便になることはまれ
　3. 過敏性腸症候群の診断基準は満たさない

〔文献2）より作成〕

表2 RomeⅢによる過敏性腸症候群の診断基準

過去3カ月間，月に3日以上繰り返し起こる腹痛や腹部不快感があり，下記の2項目以上を満たす．
1. 摘便によって症状が改善する．
2. 発症時に排便頻度の変化がある．
3. 発症時に便の形状（外観）の変化がある．

・半年以上前から症状があり，最近少なくとも3カ月間は上記の基準を満たす．
・腹部不快感とは，痛みとは表現されない不快な感覚を意味する．
〔文献2〕より作成

表3 下痢の病態による分類

- 浸透圧性下痢：腸管内腔の浸透圧上昇を背景にする（乳糖，ソルビトール，Mg製剤，成分栄養剤など）
- 分泌性下痢：細菌毒素，ホルモン，脂肪酸などによる分泌過剰を背景にする
- 滲出性下痢：炎症による粘膜傷害を背景にして腸粘膜からの滲出液や漏出液のために起こる
- 腸蠕動亢進による下痢：腸蠕動運動が亢進し，便の腸管内通過時間が短縮して水分吸収が低下する

表4 便秘の病態による分類

器質性便秘
- 腸管の長さ，炎症，腸管内腔の狭窄など物理的な原因による便秘
（腫瘍，感染症，炎症性腸疾患，虚血，骨盤内疾患による圧迫，術後の癒着，先天異常など）

症候性便秘
- 内分泌疾患：甲状腺機能低下症，褐色細胞腫，下垂体機能低下症，副甲状腺機能亢進症など
- 代謝性疾患：糖尿病，アミロイドーシス，ポルフィリン症など
- 中毒疾患：鉛中毒，ヒ素中毒など
- 神経疾患：パーキンソン病，脳血管障害，多発性硬化症など
- 膠原病：強皮症など
- その他

機能性便秘
- 弛緩性便秘：腸管の緊張低下や運動の低下による
- 痙攣性便秘：副交感神経の過緊張による（過敏性腸症候群の便秘型）
- 直腸性便秘：直腸神経障害による排便反射の低下による

薬剤性便秘
- 蠕動運動低下作用のある薬剤，イオン交換樹脂製剤など

服薬や食事摂取内容の聴取，発症経過（急性，慢性）を見極めて，便培養などで感染症の検索を行いつつ，生検を含む内視鏡検査の必要性を判断する．透析患者の下痢では糖尿病性神経障害に伴う腸蠕動運動異常によるものが比較的多い[3]．

2 便秘の診断基準と病型分類

排便回数減少と糞便水分量低下がある場合を便秘とするが，個人差が大きく慢性便秘症の明確な本邦の診断基準は現在なく，臨床的にはRomeⅢの機能性便秘の診断基準が利用されることが多い（表1）．RomeⅢ基準では，「いきみ（排便の25％）」「便の硬さ（排便の25％）」「残便感（排便の25％）」「直腸肛門の閉塞感（排便の25％）」「排便時の用手の必要性（排便の25％）」「排便回数（週3回未満）」の6項目の2項目以上を有し，さらに下剤の未使用時には軟便にならないと規定し，過敏性腸症候群を除外するとしている（表2）．発生機序からは，①器質性便秘，②症候性便秘，③機能性便秘，④薬剤性便秘に分類され，機能性便秘はさらに痙攣性便秘，弛緩性便秘，直腸性便秘に分類される（表4）．

3 透析患者における便秘の注意点

維持血液透析患者では，さまざまな状況から便秘が悪化しやすい．カリウム制限の目的で野菜や果物の摂取を制限するため食物繊維摂取が不足する．また，水分制限のため便の水分量が減り，透析による除水で便秘が助長されやすい．糖尿病透析患者では，末梢神経障害の症状として糖尿病性胃腸症が便通異常の原因となる．透析患者で内服するカルシウム拮抗薬，炭酸カルシウム，セベラ

マー塩酸塩，ポリスチレンスルホン酸カルシウムが便秘の原因となる．そして高齢者が多く，腸管蠕動運動低下による便秘が多い．アミロイドーシスや血行障害などの合併も認められる[4]．

透析患者の便秘は時に虚血性腸炎を引き起こし，腸管壊死をきたす重症例も存在するため注意が必要である[3]．また，硬便が大量貯留した状態での刺激性下剤や浣腸による消化管穿孔にも注意が必要であり，日常診療においての生活指導と薬物療法での排便コントロールが重要である．

4 透析患者の下痢の注意点

透析患者の下痢では，特殊な疾患に注意したい．免疫力が低下している透析患者では抗菌薬投与に伴う *Clostridium difficile* による腸炎やメチシリン耐性黄色ブドウ球菌（MRSA）腸炎が起こりやすい．糖尿病性胃腸症では，便秘や下痢の交代，食欲不振などを認めることもある．長期透析例では透析アミロイドーシスにより吸収障害を伴う下痢を発症し，栄養不良を認めて生命予後を悪化させる一因となる．透析患者では便秘に対する下剤投与に伴う医原性の下痢も鑑別として考慮すべきである．

文献

1) Lewis, S. J. and Heaton, K. W. : Stool form scale as a useful guide to intestinal transit time. Scand. J. Gastroenterol. 1997 ; 32 : 920-924
2) Longstreth, G. F., Thompson, W. G., Chey, W. D., et al. : Functional bowel disorders. Gastroenterology 2006 ; 130 : 1480-1491
3) 西原　舞，平田純正：第Ⅰ部 臨床所見・徴候からのアプローチ 6下痢，便秘．臨牀透析 2008 ; 24 : 808-810
4) 鎌田一寿，宇田　晋：便秘症．加藤明彦 編：これだけはおさえたい透析患者のCommon Disease. 2013, 中外医学社, 東京

大澤　恵

I 臨床所見・徴候からのアプローチ

14 麻　痺

Torpor

透析患者は高血圧症や糖尿病など併存症の合併頻度が高く，また血液透析そのものの影響により脳血管障害をきたしやすい．透析患者が突発的，もしくは急性経過で麻痺症状を呈した場合には，まずは脳梗塞，脳出血などの脳血管障害を想起する必要がある．しかしながら，頻度は高くないものの脊髄障害や末梢神経障害をきたす疾患も，患者ADL（日常生活動作）に影響を与える鑑別疾患として重要である．

1 分　類

麻痺症状を呈する神経局在は，脳障害，脊髄障害，末梢神経障害（単神経障害，多発神経障害），筋障害に大別される（表1）．

1）脳障害

脳障害では，突発発症，急性経過で悪化する場合には前述のとおり脳血管障害の頻度が多い．神経症状として，片麻痺症状に加え意識障害や大脳皮質症状（失語，失行，失認など）を呈する場合には脳障害を考慮する．

2）脊髄障害

脊髄障害では，急性発症の場合には脊髄梗塞が鑑別になる．脊髄梗塞は画像診断の困難さがあり，突発発症の対麻痺，膀胱直腸障害，病変レベル以下での髄節性のある解離性感覚障害といった臨床症状が診断のヒントになる．疼痛を伴って麻痺症状を急性発症する場合には，脊髄硬膜外血腫が鑑別になる．慢性経過で進行する脊髄障害の場合には，透析性脊髄症など物理的神経圧迫をきたす疾患を鑑別に挙げる．

3）末梢神経障害

末梢神経障害は，単神経障害と多発神経障害に分類される．単神経障害では，透析アミロイドーシスが原因である手根管症候群が頻度として高い．手根管症候群では正中神経領域に限局した運動・感覚障害を呈する．透析時や夜間安静時のしびれ感の増悪，母指球筋の萎縮，Tinel徴候陽性などの症状が特徴的である．多発神経障害は，慢性経過では糖尿病性ニューロパチー，尿毒症性ニューロパチーによる軸索障害で脱力をきたしうる．これらのニューロパチーは感覚性障害が主であるが，長期経過では脱力の原因になりうる．一方，急性経過で増悪する多発神経障害の鑑別では自己免疫性機序の疾患が挙げられる．ギラン・バレー症候群，慢性炎症性脱髄性多発神経根炎（CIDP）などである．透析患者ではもともと糖尿病性・尿毒症性などニューロパチーの合併が多いため，これら自己免疫性機序による治療介入可能

表1 麻痺をきたす神経局在と鑑別診断（Common/Uncommon）

局　在	Common	Uncommon
脳	脳出血 脳梗塞	急性硬膜外血腫 posterior reversible encephalopathy syndorome（PRES）
脊髄	透析性脊髄症	脊髄梗塞 脊髄硬膜外血腫
末梢神経 （単神経障害）	手根管症候群	その他の絞扼性神経麻痺 （尺骨神経麻痺・腓骨神経麻痺）
末梢神経 （多発神経障害）	糖尿病性ニューロパチー 尿毒症性ニューロパチー	ギラン・バレー症候群（GBS） 慢性炎症性脱髄性多発神経根炎（CIDP）
筋肉	サルコペニア	※その他のミオパチー

表2 鑑別疾患とその症候，診断のための検査

診断	症候	検査
脳卒中（脳出血，脳梗塞）	片麻痺，意識障害，構音障害，失語	頭部 CT，頭部 MRI
脊髄障害（脊髄梗塞，透析性脊髄症など）	対麻痺，体幹・両下肢の感覚障害，膀胱直腸障害	脊髄 MRI
単神経障害（手根管症候群など絞扼性ニューロパチー）	単肢のしびれ感 筋萎縮	末梢神経伝導検査
多発神経障害（GBS，CIDP，DM性・透析性ニューロパチー）	四肢脱力，手袋靴下型感覚障害 筋萎縮 腱反射低下	末梢神経伝導検査 採血検査（血管炎や膠原病の背景疾患の検索，抗糖脂質抗体）
筋障害（サルコペニア，その他のミオパチー）	筋萎縮，脱力	採血検査（炎症性筋疾患の除外）

なニューロパチーの発症を見落としてしまう可能性があり，留意が必要である．

2 診 断

鑑別疾患と画像検査について表2に示す．脳障害を疑う場合には速やかに頭部 CT を施行し，出血性病変の鑑別を行う．脳障害が考えられ頭部 CT で所見が指摘できない場合には，脳梗塞を鑑別の中心として頭部 MRI の施行が必要である．急性経過で発症する脊髄障害も緊急性が高く，緊急での脊髄 MRI の施行が望ましい．

片側上肢など単肢に限局する神経症状である場合には，手根管症候群をはじめとした絞扼性機序による単神経障害を想起する．多発神経障害が疑われる場合には，ニューロパチーの背景疾患の検索を行い，神経内科へコンサルトする．末梢神経障害の鑑別では，末梢神経伝導検査が有用である．

3 鑑別疾患の重症度と診断的ピットフォール

発症が突発的，急性経過である場合には重症，緊急疾患の可能性が高い．この場合，脳・脊髄における血管障害を中心とした鑑別となり，速やかな治療的対応が必要とされる．発症経過が慢性進行性経過である場合には，透析性アミロイドーシスやニューロパチー，サルコペニアなどを鑑別として，原因評価を加える必要がある．

4 症例提示

最後に自験例を提示し，透析患者の麻痺症状診断のピットフォールになりうる症例について述べる．

症 例：糖尿病性腎症で維持透析中の62歳男性．
主 訴：両下肢脱力．
経 過：X年某月から両下肢の脱力を自覚．他院で入院，リハビリテーションをするも症状進行あり．下肢の感覚障害も合併し，糖尿病性ニューロパチーを疑われ約5カ月後当院へ紹介．同時点で四肢に筋萎縮を伴う脱力を認め，下肢は不動であった．末梢神経伝導検査では感覚神経は検出できず運動神経は脱髄性障害を認めた．CIDPと診断し，シャントを用いた血漿交換療法を施行し，下肢筋力は MMT2/5 まで改善した．しかしながら，筋萎縮進行は高度であり，それ以上の筋力の改善は乏しかった．

透析患者に合併したギラン・バレー症候群，CIDPの報告は散見され，四肢脱力を呈した場合の鑑別として重要である．治療としては一般的に免疫グロブリン静注療法が選択されることが多いが，透析患者での血液浄化療法の有効性についての報告もある[1]．治療においても透析医が関わる可能性がある疾患であり，留意が必要である．

文 献

1) 辻田 誠，押谷 創，杉山 豊，他：血漿交換が有効であったギラン・バレー症候群を合併した維持透析患者の4症例．透析会誌 2009；42：403-408

山本大介，内山 剛

I 臨床所見・徴候からのアプローチ

15 疼痛

Pain

透析患者の疼痛は日常的な身体症状ならびに苦痛の一つであり、日常生活活動（ADL）およびquality of life（QOL）を著しく損ねる．透析患者の1/3〜2/3が運動器慢性痛を有しており、そのうち65〜82％は中等度〜強度の疼痛であることが報告されている[1〜3]．

1 分類

疼痛は、末梢の侵害受容器が刺激されて生じる侵害受容性疼痛と体性感覚神経系の病変や疾患によって引き起こされる神経障害性疼痛に大別され、さらに、精神疾患や心理的な問題に起因して訴えられる非器質的疼痛、線維筋痛症や慢性腰痛などが該当すると考えられている中枢機能障害性疼痛も含め、それらが複雑に混在することも少なくない．

透析患者では、①透析アミロイドーシスやミネラル骨代謝異常など代表的な透析合併症のほか、②尿毒症や腎性貧血による倦怠感ならびに透析期間の長期化に伴う活動性低下（廃用症候群、現在では不活発症候群と呼ばれる）、③透析導入の原疾患（もっとも多い糖尿病性腎症[4]では有痛性糖尿病性ニューロパチーや閉塞性動脈硬化症）などにより、運動器慢性痛を生じる可能性がある．

透析アミロイドーシスは透析歴10年以上、高齢透析患者に多く発症し、20年以上の症例では50％に認められる[5]．アミロイド前駆蛋白であるβ_2ミクログロブリンが透析膜で完全に除去されずに血中濃度が高値となり、おもに腱や骨、軟骨、骨膜などに沈着することで、手根管症候群、破壊性脊椎関節症、骨嚢胞、骨破壊から神経絞扼症状、関節変形、病的骨折などを発症することにより、神経障害性疼痛ならびに骨関節痛を呈する．

ミネラル骨代謝異常は二次性副甲状腺機能亢進症により副甲状腺ホルモンが高くなることから骨の代謝回転が亢進し、加齢も加わることにより、骨の脆弱化を介した病的骨折、腰痛症や変形性関節症の進行が加速される[2]．

アミロイド沈着由来または有痛性糖尿病性ニューロパチーの末梢神経障害性疼痛の場合、四肢末端優位の感覚障害、筋力低下、筋萎縮、腱反射低下とともに、上行する疼痛やしびれを高率に認め、電撃痛に悩まされる患者も少なくない[5]．

閉塞性動脈硬化症は糖尿病の有無にかかわらずしばしば合併することがあり、血流不全による下肢などの疼痛の原因になっていることも考えられる．

運動器慢性痛を有する透析患者は、疼痛に加え、透析によっても活動性が低下することを契機に不活発症候群をきたし、それがさらに疼痛を増強、遷延化させているため活動性をなおいっそう低下させるという悪循環に陥りやすい．透析患者はADLの制限、健康の喪失、死の恐怖などの心理社会的ストレスにより抑うつに陥りやすいといわれており[3]、このような心理社会的問題も慢性痛をさらに増悪させる因子となっている．

以上より、透析患者では病態と原因によって、骨・関節の病変に起因する侵害受容性疼痛と末梢神経の絞扼やニューロパチーに由来する神経障害性疼痛、循環障害による疼痛、そこに加齢や低活動に伴う廃用性の運動器慢性痛を生じうる．

2 診断

透析患者の疼痛は、臨床症状、基礎疾患に加え、血液・尿検査や画像検査のほか、表在知覚（アロディニアや痛覚過敏を含む痛覚、触覚、振動覚など）や運動機能（筋力や筋萎縮程度）、神経反射（腱反射や病的反射）、自律神経機能（皮膚温、皮膚色、浮腫、発汗、皮膚・爪・毛の萎縮性変化）の検査、神経・関節・血管に物理的ストレスをかけることにより障害部位の局所に疼痛を誘発する疼痛誘発試験、神経生理学的検査（神経伝導速度、皮膚電

気知覚閾値など）によって診断を確定する．

末梢神経障害の評価は早期診断，鑑別が可能で早期治療につながるため重要であるが，一般的な神経伝導速度検査では細径神経障害の検索が困難であるため，定量的感覚検査にて客観評価を行い，また，皮膚生検にて表皮内の自由神経終末（細径線維）を検索する表皮内神経線維密度の評価などもある[5]．さらに，神経障害性疼痛に対しては「pain DETECT」のようなスクリーニングツールも有用である．一方，アミロイドーシスの鑑別には生検でのアミロイド沈着の検索と特異抗体による免疫組織化学染色などによって確定診断を行うこととなる．

疼痛機序を考える際には，これらに加えて実際に使っていく薬の効果などをもとにメカニズムを推定していく必要がある．

3 透析患者の疼痛の重症度と注意点（治療を考える）

確定診断に基づき適切な治療が行われなければ，透析アミロイドーシスではアミロイド沈着が持続し臓器障害が全身に進行し死に至る可能性があり，糖尿病性ニューロパチーの場合では糖尿病の悪化による重篤な結果に至り，骨関節破壊・脆弱化の進行によっては寝たきりに移行してQOL，生命予後を悪化させる．よって，適切な根治療法を速やかに行い，疼痛の病変に応じた対症療法を組み合わせ，患者の生命予後のみならず疼痛を管理することでQOLを維持することが重要となる．

侵害受容性（炎症性）疼痛であっても疼痛の重症化や遷延化によって神経系が過敏となり神経障害性疼痛に類似した疼痛を呈することもあることから，運動器慢性痛にはさまざまな疼痛の病態が混在している可能性がある．また，神経障害性疼痛は単一の疼痛疾患として扱うのではなく，患者の臨床症状と徴候が複雑に組み合わさった症候群として扱われるべきとされており，治療戦略を検討する場合には，個々の疾患名にとらわれることなく，症候群的に広い疾患概念としてとらえる必要がある[6]．

神経障害性疼痛に関しては，第一選択薬としてCaチャネル$\alpha_2\delta$リガンド（プレガバリン，ガバペンチン），三環系抗うつ薬（ノルトリプチリン，アミトリプチリン，イミプラミン），有痛性糖尿病性ニューロパチーの場合であればCaチャネル$\alpha_2\delta$リガンドとともにセロトニン・ノルアドレナリン再取り込み阻害薬（SNRI）（デュロキセチン），抗不整脈薬（メキシレチン），アルドース還元酵素阻害薬（エパルレスタット）も考慮する．第二選択薬としてデュロキセチンとメキシレチン，第三選択薬として麻薬性鎮痛薬（フェンタニル，モルヒネ，オキシコドン，トラマドール，ブプレノルフィン）が診療ガイドラインで示されている[7]．

しかし，透析患者の疼痛に対しては，非ステロイド性抗炎症薬（NSAIDs）をはじめとした従来の治療で十分な効果が得られず，また，一般的に薬物療法の選択や投与量が制限される（とりわけ腎排泄型の薬剤については慎重に用量調節を行う必要がある）ため，慢性痛に対する鎮痛薬の効果にも限界がある．よって，少量でも著効が期待されるプレガバリン，アミトリプチリン，デュロキセチンなどが推奨されている[5]．また，電撃痛に対してはカルバマゼピン，関節痛にはNSAIDsやアセトアミノフェン，手根管症候群などの神経絞扼障害に対しては手術療法が適応される．一方，透析アミロイドーシスに対してはβ_2ミクログロブリン吸着型血液浄化器によるリクセル療法により，β_2ミクログロブリンの除去率を上げる．透析の原因となった原疾患による病態が及ぼす影響については考える必要がある．閉塞性動脈硬化症でみられる血流不全による下肢などの痛みに対しては，フットケアなどの治療と同時に抗血小板薬やベラプロストなどの薬剤の導入も検討すべきである．

透析患者では前述のとおり薬物療法に限界があるため，運動療法を取り入れることの有効性も近年報告されている．運動により透析患者の身体機能維持・向上，情動・認知面の改善とともに疼痛を軽減する可能性も示され始めている[8]．

文献

1) Davison, S. N. : Pain in hemodialysis patients : prevalence, cause, severity, and management. Am. J. Kidney Dis. 2003 ; 42 : 1239-1247
2) 中村雅人：透析患者における運動器慢性疼痛治療の現

状と今後の課題．Pharma Medica　2012；30：70-76
3) 森田善仁，原田和博，宮島厚介，他：透析患者における慢性痛の状況とQOLに関する調査．慢性疼痛　2014；33：211-215
4) 政金生人，中井　滋，和田篤志，他；日本透析医学会統計調査委員会：図説 わが国の慢性透析療法の現況（2014年12月31日現在）．2015
5) 増田曜章，安東由喜雄：アミロイドーシス．井関雅子編：臨床に役立つ神経障害性疼痛の理解．2015，246-251，文光堂，東京
6) 住谷昌彦：神経障害性疼痛とはなにか―定義とその臨床的意義．医のあゆみ　2013；247：311-315
7) 三木健司，史　賢林，行岡正雄：診療ガイドラインとNSAIDs以外の鎮痛薬．脳21　2014；17：198-206
8) 池田裕貴，森田善仁，橘　愛花，他：透析患者の慢性腰痛に対する運動プログラムの試み．日本運動器疼痛学会誌　2015；7：145-152

松原貴子，牛田享宏

I 臨床所見・徴候からのアプローチ
16 ADL・運動能力の評価

Activities of daily living, Exercise capacity

1 ADLの概念

日本リハビリテーション医学会では「ADL（activities of daily living，日常生活活動）とは，一人の人間が独立して生活するために行う基本的な，しかも各人ともに共通に毎日繰り返される一連の身体的動作群をいう」と定義している[1]．

ADLは，日常生活において基本的な排泄や移動，清潔，食事，更衣のような生命・清潔維持に関連した直接的な活動である基本的ADLと，買い物，食事の支度，お金の管理など周辺環境・社会とのかかわりの活動である手段的ADLとに分けられる．

2 基本的ADLに関する評価尺度

基本的ADLは，食事，更衣，整容，トイレ，入浴といった身の回りの動作項目と，起居，移乗，歩行といった移動動作項目から構成され，代表的な評価尺度としてBarthel index（BI）[2]，Katz Index of ADL，Kenny Self-Care Evaluationがある．また，基本的ADL項目に身体状況，感覚的要素，知的情緒的状態の3項目を加えた機能的自立度評価法（functional independence measure；FIM）[3]がある．ここでは，臨床の場で多く用いられているBIとFIMについて解説する．

BI（表1）は食事，移乗，整容，トイレ，入浴，平地歩行，階段昇降，更衣，尿便自制の10項目で構成され，総得点は最高が100点，最低が0点である．BIが60点以上であれば介助量は少なくなり，40点以下であればかなりの介助を必要とし，20点以下では全介助となる．利点として単純で短時間で測定できること，自記可能であることが挙げられるが，一方で感度が低く，総点の差分のもつ意味が個々で異なること，認知機能について含まれない，軽度の障害を評価する場面では使いにくいといった欠点もある．

FIM（表2）はセルフケア，排泄コントロール，移乗，移動の基本的ADL 13項目と，コミュニケーション2項目，社会的認知3項目の計18項目から構成され，遂行に必要となる介助量により7段階に評点づけを行う．総点は完全自立で126点の満点となり，全介助では最低点の18点となる．各項目ごとに7段階の評定を行うため，感度が良くADL能力の細かな変化を把握しやすいという利点がある．しかし，その一方で判定が難しく，評価に時間がかかるという欠点も指摘されている．

3 手段的ADLに関する評価尺度

基本的ADLと比較すると手段的ADLに含まれるべき項目は対象者の年齢や生活環境によって必要度が異なるため，汎用性をもった評価尺度を設定することが難しい．よく用いられている老研式活動能力指標[4]（表3）は手段的自立5項目，知的能動性4項目，社会的役割4項目の13項目から構成されており，満点13点，最低点0点である．質問が単純で答えが2択という利点があるものの，質問によっては居住地域による周辺環境の違いや性差，世代差により重要度が異なる項目があるといった欠点も指摘されている．

4 透析患者の運動耐容能

慢性腎臓病（chronic kidney disease；CKD）患者の運動耐容能は，腎機能障害の重症度に伴い低下することが認められている[5,6]．血液透析（hemodialysis；HD）患者においても，運動耐容能は健常成人に比べて，嫌気性代謝域値（anaerobic threshold；AT）レベルの酸素摂取量および最高酸素摂取量（peak $\dot{V}O_2$）が年齢や性別，体重で補正した基準値の50〜60％程度であることが報告されている．HD患者の運動耐容能は，New York Heart Association（NYHA）心機能分類 class III

表1 Barthel index

項　目	点数	記　述	基　準
1. 食　事	10	自立	手の届くところに誰かが食物を置いてくれれば，トレイやテーブルから食物を取って食べることができる．必要であれば自助具を使用してもよく，食物を切る，塩や胡椒をかける，パンにバターを塗るなどができる．食事を妥当な時間で終える．
	5	部分介助	なんらかの介助・監視が必要（食物を切るなど）
2. 車椅子・ベッド間の移乗	15	自立	すべての動作が可能．車椅子で安全にベッドに近づく．ブレーキをかける．フットレストを上げる．安全にベッドに移る．臥位になる．ベッドの端で坐位になる．安全に車椅子へ移乗するために必要ならば，車椅子の位置を変える．
	10	最小限の介助	上記動作のいずれかで，最小限の介助を必要とする．または，安全のための指示や監視が必要である．
	5	移乗の介助	介助なしに坐位になれるが，ベッドから持ち上げてもらう，あるいは移乗の際にかなりの介助が必要である．
3. 洗面・整容	5	自立	手と顔を洗う．髪をとかす．歯を磨く．髭を剃る（道具は何を使用してもよいが，引き出しや戸棚から取り出し，操作・管理ができなければならない）．女性は化粧も含む（ただし髪を結ったり，整えたりすることは含まない）．
4. トイレ動作	10	自立	トイレの出入り，衣服の着脱ができ，衣類を汚さず，介助なしにトイレットペーパーを使用できる．手すりを使用してもよい．トイレの代わりに差し込み便器を使用する場合には，便器の清浄管理ができる．
	5	部分介助	バランスが悪いため，あるいは衣類の処理やトイレットペーパーの扱いに介助が必要．
5. 入　浴	5	自立	浴槽，シャワー，スポンジ（簡単な沐浴，スポンジで洗い流す）のいずれかが使用できる．どの方法であっても，他人の介助なしにすべての動作が可能．
6. 移　動	15	自立	介助・監視なしで，少なくとも50ヤード（約45 m）歩くことができる．義肢・装具や杖・歩行器（車輪付きは除く）を使用してもよい．装具使用の場合には，立位や坐位でロック操作が可能である（装具の着脱は更衣の項目とする）．
	10	部分介助	上記事項のいずれかで介助あるいは監視があれば，少なくとも50ヤード歩くことができる．
	5	車椅子使用（歩行不能）	歩くことはできないが，自ら車椅子操作（角を曲がる，方向転換，テーブルやベッド・トイレなどへの操作）ができる．少なくとも50ヤード移動できる．歩行可能であれば採点しない．
7. 階段昇降	10	自立	介助や監視なしに，安全に次の階まで階段の昇降ができる．手すり・杖・クラッチを使用してもよい．
	5	部分介助	上記事項のいずれかで介助あるいは監視が必要である．
8. 更　衣	10	自立	すべての衣服の着脱，ボタンかけ，靴紐を結ぶことができる．また，処方されていればコルセットや装具の着脱も含む．必要であれば，ズボン吊りやローファー（靴）・前開き衣類を使用してもよい．
	5	部分介助	上記事項のいずれかで介助が必要であるが，少なくとも半分は自ら行える．また，妥当な時間内で終える．
9. 排便自制	10	自立	排便のコントロールができ，失敗することはない．必要なときは，坐薬や浣腸を使用できる（排便訓練を受けた脊髄損傷患者など）．
	5	部分介助	坐薬や浣腸の使用に介助を要する．あるいは時々失敗する．
10. 排尿自制	10	自立	日夜，排尿のコントロールができる．集尿バッグを使用している脊髄損傷患者は，装着・清掃管理ができる．
	5	部分介助	時々失敗する．トイレに行くことや便器の使用が間に合わない．集尿バッグの操作に介助を要する．

〔文献2)より引用〕

表2 機能的自立度評価法（FIM）

レベル		
自立 　7　完全自立（時間，安全性含めて） 　6　修正自立（補装具などを使用）		介助者なし
部分介助 　5　監視または準備 　4　最小介助（患者自身で75％以上） 　3　中等度介助（50％以上） 完全介助 　2　最大介助（25％以上） 　1　全介助（25％未満）		介助者あり

セルフケア	
食事	咀嚼，嚥下を含めた食事動作
整容	口腔ケア，整髪，手洗い，洗顔など
入浴	風呂，シャワー，などで首から下（背中以外）を洗う
更衣（上半身）	腰より上の更衣および義肢装具の装着
更衣（下半身）	腰より下の更衣および義肢装具の装着
トイレ動作	衣服の着脱，排泄後の清潔，生理用具の使用
排泄コントロール	
排尿	排尿コントロール，器具や薬剤の使用を含む
排便	排便コントロール，器具や薬剤の使用を含む
移　乗	
ベッド，椅子，車椅子	それぞれの間の移乗，起立動作を含む
トイレ	便器への移乗，便器からの移乗
浴槽，シャワー	浴槽，シャワー室への移乗
移　動	
歩行，車椅子	屋内での歩行，または車椅子移動
階段	12〜14段の階段昇降
コミュニケーション	
理解	聴覚または視覚によるコミュニケーション
表出	言語的または非言語的表現
社会的認知	
社会的交流	他患者，スタッフなどとの交流，社会的状況への順応
問題解決	日常生活上での問題解決，適切な決断能力
記憶	日常生活に必要な情報の記憶

〔文献3）より引用〕

の心不全患者に相当する非常に低い値である[7]．

5　運動負荷試験

心肺運動負荷試験（Cardiopulmonary Exercise Test；CPX）は，運動療法における運動強度決定や効果判定など，運動耐容能の評価方法のゴールドスタンダードである．HD患者においてもCPXにより得られるpeak $\dot{V}O_2$ は重要な予後規定因子でもある．

CPXを実施する際の禁忌・中止基準として「心血管疾患におけるリハビリテーションに関するガイドライン（2012年改訂版）」[参考URL 1)]の基準が勧められている．

CPXを実施する負荷方法として，漸増負荷法と定常負荷法とがある．漸増負荷法として連続的に負荷量を増加させていくランプ負荷法と，一定

表3 老研式活動能力指標

毎日の生活についてうかがいます．以下の質問のそれぞれについて，「はい」「いいえ」のいずれかに〇をつけて，お答えください．質問が多くなっていますが，ご面倒でも全部の質問にお答えください．

〈手段的自立〉
(1) バスや電車を使って一人で外出できますか ……………1. はい 2. いいえ
(2) 日用品の買い物ができますか …………………………1. はい 2. いいえ
(3) 自分で食事の用意ができますか ………………………1. はい 2. いいえ
(4) 請求書の支払いができますか …………………………1. はい 2. いいえ
(5) 銀行預金・郵便貯金の出し入れが自分でできますか …1. はい 2. いいえ

〈知的能動性〉
(6) 年金などの書類が書けますか …………………………1. はい 2. いいえ
(7) 新聞を読んでいますか …………………………………1. はい 2. いいえ
(8) 本や雑誌を読んでいますか ……………………………1. はい 2. いいえ
(9) 健康についての記事や番組に関心がありますか ……1. はい 2. いいえ

〈社会的役割〉
(10) 友だちの家を訪ねることがありますか ………………1. はい 2. いいえ
(11) 家族や友だちの相談にのることがありますか ………1. はい 2. いいえ
(12) 病人を見舞うことができますか ………………………1. はい 2. いいえ
(13) 若い人に自分から話しかけることがありますか ……1. はい 2. いいえ

はい：1点，いいえ：0点

〔文献4）より引用〕

時間ごとに段階的に負荷量を増加していく多段階負荷法がある．漸増負荷法は，最大運動能力の測定や運動制限因子の解析，ATの測定に適している．定常負荷法は，運動維持能の決定や定常状態でのガス交換など肺生理機能の検査に適している．

1）6分間歩行試験[8]

定常負荷法の1つで，自分のペースで6分間に歩ける最大距離を測定する．運動負荷試験時にはパルスオキシメーターを用いて脈拍数や動脈血酸素飽和度の測定，Borg Scaleによる自覚的運動強度の評価も同時に行う．

2）トレッドミル負荷試験[9]

傾斜と速度を設定したベルト上を歩くことで運動負荷をかける．漸増負荷としては一定時間ごとに傾斜と速度を増加することで負荷量を設定する．心電図と血圧計を装着することで心筋虚血や運動誘発性不整脈の検出ができ，呼気ガス分析を併用することで運動耐容能を評価することも可能である．

3）エルゴメーター負荷試験[9]

ペダルの抵抗と回転数で仕事量を設定し，運動負荷をかける方法である．仕事率を直接測定できる利点がある．トレッドミル負荷試験と同様に心筋虚血や運動誘発性不整脈の検出，運動耐容能を評価することが可能である．

6 運動能力の評価尺度

運動耐容能を評価するためには，前述のCPXが有用ではあるが，呼気ガス分析装置など特別な機器が必要である．そのため，川江[10]は特別な機器などを使用せず，体力を評価する方法として，10 m全力歩行時間や6分間歩行距離，Timed Up and Go Test（TUGT），片脚立位保持時間，最大1歩幅，握力を示している．これらの評価法のうち，非透析患者に対してではあるが，歩行速度や6分間歩行距離，TUGT，握力において，その身体機能低下が生命予後に大きく影響しているとの報告[11]があり，HD患者においても予後規定因子となりうることも予想できる．

HD患者では，長期間HDにより心不全や低血圧などの合併症が発生し，安静を余儀なくされ，ADLや運動耐容能の低下を招き，廃用症候群に陥ってしまうことがある．

しかしながら，上月[12]は運動療法，教育，食事療法，薬物療法，精神的ケアを含む包括的リハビリテーションを行うことで，ADLが改善し，

HD患者の予後改善に好影響をもたらしたことを報告しており，HD患者に対して，その運動機能の維持・改善といった目的からも，さらなる腎臓リハビリテーションの普及が期待される．

文献

1) 今田　拓：ADL評価について．リハ医学　1976；13：315
2) Mahoney, F. I. and Barthel, D. : Functional evaluation : The Barthel Index. Md. State Med. J. 1965 ; 14 : 61-65
3) 千葉直一 監訳：FIM：医学的リハビリテーションのための統一データセット利用の手引き（第3版）．1991, 医学書センター，東京
4) 古谷野亘，柴田　博，中里克治，他：地域老人における活動能力の測定―老研式活動能力指標の開発．日本公衆衛生誌　1987；34：109-114
5) Molsted, S., Prescott, L., Heaf, J., et al. : Assessment and clinical aspects of health-related quality of life in dialysis patients and patients with chronic kidney disease. Nephron Clin. Pract. 2007 ; 106 : 24-33
6) Odden, M.C., Whooley, M.A. and Shlipak, M.G. : Association of chronic kidney disease and anemia with physical capacity : the heart and soul study. J. Am. Soc. Nephrol. 2004 ; 15 : 2908-2915
7) Painter, P. L. : Exercise in end-stage renal disease. Exerc. Sport Sci. Rev. 1988 ; 16 : 305-339
8) Enright, P.L. : The six-minute walk test. Respir. Care 2003 ; 48 : 783-785
9) 上月正博 編著：腎臓リハビリテーション．2012, 医歯薬出版，東京
10) 川江章利：すぐにできる運動療法と体力評価―透析患者の運動習慣化を目指して．MB Med. Reha. 2011 ; 131 : 5-13
11) Roshanravan, B., Robinson-Cohen, C., Patel, K. V., et al. : Association between physical performance and all-cause mortality in CKD. J. Am. Soc. Nephrol. 2013 ; 24 : 822-830
12) 上月正博：腎臓リハビリテーション―現況と将来展望．リハ医学　2006；43：105-109

参考URL（2016年4月現在）

1) 日本循環器学会，他：心血管疾患におけるリハビリテーションに関するガイドライン（2012年改訂版）．循環器病の診断と治療に関するガイドライン（2011年度合同研究班報告）
http://www.j-circ.or.jp/guideline/pdf/JCS2012_nohara_h.pdf

須田千尋，上月正博

I 臨床所見・徴候からのアプローチ

17 QOLの評価

Quality of life

　FDA（米国食品医薬品局）ガイダンスによると，patient reported outcome（PRO），すなわち患者立脚型アウトカムとは，臨床医やほかの誰の解釈も介さず，患者から直接得られる患者の健康状態に関するすべての報告を示し，患者がもっともよく知っている，あるいは患者の視点から測定することがもっとも適しているような概念の測定においては，PRO尺度を使うことが推奨されている[参考URL 1)]．またPRO尺度は，臨床試験において医療介入の効果を測定するために使用することができるとも明記されている．しかしながら，生存や血圧といった，よくアウトカムとして用いられる確立された臨床指標とは違って，PROは尺度の使用の仕方や得られる潜在的な概念の解釈の仕方を含めて，根拠となる十分なデータや経験が不足しており，研究や臨床の現場で使用するに当たっては多くの問題を孕んでいる．ここでは，PROの代表ともいえる健康関連 quality of life（QOL）について，その使用の仕方や結果の解釈に関し，どのような方法があって，どのような問題が内在し，どのような注意が必要なのかを概説する．

1 健康関連QOLとは何か？

　そもそもQOLという概念は，身体面・精神面の健康状態から，幸福感や満足度，さらには居住環境や経済状態など広範な領域をも含むことのできる曖昧なものである．そこで，健康状態や医療行為を評価するアウトカムとしてQOLを用いる際には，尺度を構成する要素を健康状態に直接関連する項目に限定したものとして「健康関連QOL」が定義され，国際的コンセンサスが形成された．「身体機能」「メンタルヘルス」「社会生活・役割機能」という3つの要素が基本となり，それに加えて「痛み」「活力」「睡眠」「食事」「性生活機能」などの要素も付加的に含まれることがある．

　健康関連QOLを測定する尺度は，包括的尺度と疾患特異的尺度に大別される．包括的尺度とは一般住民を含め，疾患の種類を問わずさまざまな人の健康関連QOLの測定を目的とした尺度であり，あらゆる集団間での比較が可能である．SF-36として知られる Medical Outcomes Study 36-Item Short Form はその代表的なものである[1]．最近ではこのSF-36から，経済評価で用いられる単一指標である効用値（utility）を推定する方法が英国の Brazier らとともに筆者らによって考案された．日本人を対象とした研究も筆者らによって行われ，SF-Dとして活用可能となっている[2]．

　一方，疾患特異的尺度は，対象疾患に特有の問題による健康度や日常生活機能への影響を測定・評価するように作られている．包括的尺度に比べ反応性（経時的な変化に対する感度）が高い利点がある．たとえば透析患者でもよく測定される，The Kidney Disease Quality of Life（KDQOL）はその代表的なものと言える[3]．

2 健康関連QOLはどのように活用できるか？

　健康関連QOLは測定することにその目的があるのではなく，これをいかに臨床研究に活用し，診療に還元するか，医療政策に還元するかにつきる．表1に健康関連QOLの活用目的についてまとめた[4,5]．健康関連QOLは，疾患が個人や社会に及ぼす負担度を定量化する方法として，異なる疾患や異なる国家間の比較，治療効果の評価指標として，など多様な目的に活用可能である．

　健康関連QOLが患者・社会に与える burden（負荷）を定量化する研究の一例として，われわれのグループは，末期腎不全で血液透析を受けている患者の国際コホート研究である DOPPS（the Dialysis Outcomes and Practice Patterns Study）のなかで，血液透析患者のQOLは国民標準値と比べて相当低く，国によってQOLスコアが異な

表1	QOLはどのように活用できるか？

1. 治療（予防）の効果の検証研究におけるアウトカムとして
2. 疾患や症状が患者や社会に与えるburdenを定量化する研究
3. 将来のアウトカム（生命予後，医療資源消費など）を予測する因子として
4. 治療のアドヒアランス，治療抵抗性などを説明する要因として
5. 診療現場，患者個人レベルでの活用；モニタリング，患者－医師関係の改善，など

表2	QOL尺度に求められる要件

1. 信頼性：測定の精度はどうか？　測定尺度のきめの細かさ
2. 妥当性：測りたいもの（概念）を測っているか？
3. 標準化：スコアリングの標準化，標準値の作成
4. 分　布：研究対象から予測される回答データの分布＝天井・床うち効果がない

ることを明らかにした[6]．また，健康関連QOLが将来のアウトカムを予測する研究の一例として，このDOPPS研究のなかで，SF-36で測定したサマリースコアが古典的な予後予測因子とは独立して透析患者の生命予後を予測することも明らかにしている[7]．

健康関連QOLの活用に関し，近年大きな要望となっているのは臨床の現場における個人レベルでの活用である．残念ながら，現存の健康関連QOL尺度は精度の問題上個人レベルでの応用に限界があり臨床応用は現実的ではないが，項目反応理論などを活用した精度の高い新たなQOL測定法の開発・研究に期待が寄せられている．もっとも既存の健康関連QOL尺度であっても，特定の疾患のスクリーニングに使える可能性などは示されている．たとえば山崎らはSF-36がうつ病のスクリーニングツールとして使用できる可能性を報告している[8]．

3　健康関連QOLの使用上の注意点

臨床研究や臨床試験において健康関連QOLを使用する際には知っておかなければならないいくつかの注意点がある．1つは，使おうとしているQOL尺度が「ものさし」として本当にふさわしいのかどうかということである．QOLを測定する際の尺度として求められる要件を表2にまとめた．このうち信頼性と妥当性は，測定尺度を科学的に検証する際に重視される，もっとも重要な要件である．また，これら2要件に比してあまり知

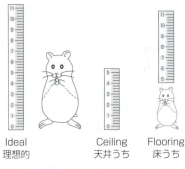

図	測定対象と測定範囲

〔文献4）より引用〕

られておらず，意外と検討されていないのが研究対象から予想されるQOLの回答データの分布への配慮である．特定の対象でQOLを測定した場合，データの分布が著しく偏っていると尺度でカバーできず，天井うち（ceiling effect）や床うち（flooring effect）などの現象が起こることはまれではない．図[4]はハムスターの身長測定の例を用いてこれを説明したものである．

もう1つは，複数項目を有する尺度を使用する際の統計解析上の問題点である[9]．臨床的，統計学的に妥当であればアウトカムとして一つのサマリースコアにまとめたものを使用することもできるし，サブスコアの1つを使用することも，また2つのサブスコアを用いて2つの主要エンドポイントとすることもできる．つまり，エンドポイントとして必ずしもサマリースコアにまとめる必要

はない．むしろ，いくつかのサブスコアを1つにまとめて統計的に評価する際には各項目間の相関や対象集団の異質性などに関し十分検討する必要がある．また，対象とする疾患が複数の症候からなるものの場合，臨床的に複数のサブセットで評価するほうが疾患として解釈しやすいかもしれない．しかしその場合，統計的な解釈は複雑になるし，サンプルサイズとしてより多くが必要となる．

複数のドメインからなるQOL尺度では，個々のドメインのスコアから全般的スコアを算出することにより，複合エンドポイントを構成する．複合エンドポイントには，いくつかの利点（たとえば，多重性の問題を軽減できるなど）があるが，検証的な臨床試験において治療のベネフィットを示し，適応申請を行うために用いる場合は，さまざまな問題や困難さの原因となる．一方，複合エンドポイントの個々の構成要素を適応申請のために用いると，多重性の問題が生じる．そのため，複合エンドポイントの構成要素の検定には，逐次的なアプローチを使用する．つまり，複合エンドポイントが統計的に有意であった場合にのみ，構成要素を検定する．この際の多重性への対処法として，大きく分けてGatekeeping＋BonferroniとFallback procedureの2つの方法が用いられるが，その詳細は成書に譲りたい．

4 得られた結果をいかに解釈するか？

アウトカムがたとえばヘモグロビン（Hb）A1cや骨密度などの臨床的な指標である場合，多くの人がその差の臨床的な意義を理解しているため，結果を解釈・理解することは比較的容易である．しかし，アウトカムがQOLである場合，患者はおろか臨床医であってもその意味を理解することは容易ではない．治療・予防介入によって，たとえQOLスコアで統計的に有意な改善が認められたとしても，その改善が臨床的・社会的にどのような意味があるのかを示さなければその有用性を真に判断することはできない．

QOLスコアをどのように解釈するかについてはさまざまな評価法が考えられている．表3はそのおもな方法をまとめたものである．その1つが，近年臨床試験などの治療評価で用いられている，minimal clinically important difference（MCID）

表3 QOL尺度を用いた結果を解釈する方法

1. カットオフ値に基づく解釈
2. 母集団・国民標準値に基づく解釈
3. MCIDに基づく解釈
4. 臨床的・社会的インパクトに基づく解釈

というコンセプトである．これも詳細は成書を参照していただきたいが，MCIDとは，実際に得られた効果の大きさがどれくらいであり，その差が統計的な有意差だけでなく，臨床的，あるいは社会的にどのくらい意味のあるものなのかを評価する方法である[10]．臨床的・社会的インパクトに基づいて解釈する方法の例としては，われわれのグループで行った，慢性腎臓病患者の腎性貧血に対するエリスロポエチン製剤の無作為化比較試験における「活力（vitality）」に関する研究を挙げる[11]．ここでは，アウトカムをvitalityの代わりに患者・社会にとって重要と考えられる「外出の頻度」に置き換えて評価した．その結果，貧血治療によるvitalityの改善が大きいほど「外出の頻度」が増加することがわかった．患者・社会の視点でより切実で重要なアウトカムと関連づけることによって，vitalityといった曖昧な概念の解釈を深めることができたといえる．

欧米を中心に近年大きく注目されるようになった健康関連QOL．しかしその評価に関してはまだまだ課題も多い．今後，より多くの臨床医や患者，さらには社会全体が関心をもち，これらの課題に取り組んで，医療や社会の改善につながることを期待する．

文献

1) Fukuhara, S., Bito, S., Green, J., et al.: Translation, adaptation, and validation of the SF-36 Health Survey for use in Japan. J. Clin. Epidemiol. 1998;51:1037-1044, 1998
2) Brazier, J. E., Fukuhara, S., Roberts, J., et al.: Estimating a preference-based index from the Japanese SF-36. J. Clin. Epidemiol. 2009;62:1323-1331
3) Green, J., Fukuhara, S., Shinzato, T., et al.: Translation, cultural adaptation, and initial reliability and multitrait testing of the Kidney Dis-

ease Quality of Life instrument for use in Japan. Quality of Life Research 2001 ; 10 : 93-100
4) 竹上未紗, 福原俊一：誰も教えてくれなかったQOL活用法. 2009, 健康医療評価研究機構, 東京
5) Fukuhara, S., Yamazaki, S., Hayashino, Y., et al. : Measuring health-related quality of life in patients with end-stage renal disease : why and how. Nature Clin. Prac. Nephrol. 2007 ; 3 : 352-353
6) Fukuhara, S., Lopes, A. A., Bragg-Gresham, J. L., et al. : Health-related quality of life among dialysis patients on three continents : The Dialysis Outcomes and Practice Patterns Study. Kidney Int. 2003 ; 64 : 1903-1910
7) Mapes, O. L., Lopes, A. A., Satayathum, S., et al. : Health-related quality of life as a predictor of mortality and hospitalization : the Dialysis Outcomes and Practice Patterns Study (DOPPS). Kidney Int. 2003 ; 64 : 339-349
8) Yamazaki, S., Fukuhara, S. and Green, J. : Usefulness of five-item and three-item Mental Health Inventories to screen for depressive symptoms in the general population of Japan. Health and Quality of Life Outcomes 2005 ; 3 : 48
9) Izem, R., Kammerman, L. A. and Komo, S. : Statistical challenges in drug approval trials that use patient-reported outcomes. Statistical Methods in Medical Research 2014 ; 23 : 398-408
10) Cappelleri, J. C. and Bushmakin, A. G. : Interpretation of patient-reported outcomes. Statistical Methods in Medical Research 2014 ; 23 : 460-483
11) Fukuhara, S., Akizawa, T., Morita, S., et al. : Understanding measurements of vitality in patients with chronic kidney disease : connecting a quality-of-life scale to daily activities. PLoS One 2012 ; 7 : e40455

参考URL（2016年4月現在）
1) U. S. Department of Health and Human Services : Guidance for industry : patient-reported outcome measures : use in medical product development to support labeling claims http://www.fda.gov/downloads/Drugs/Guidance/..ComplianceRegulatoryInformation/Guidances/UCM193282.pdf (2009, accessed 3 February 2016)

大前憲史, 福原俊一

I 臨床所見・徴候からのアプローチ

18 介護保険の判定基準

Decision criteria for long-term care insurance

　高齢社会の到来と透析技術の進歩につれて，透析導入患者と維持透析患者の高齢化は年々著明となり，腎不全に加えて多くの合併症を抱える高齢透析患者における介護は一般高齢者以上に深刻な問題となっている．

　2000年4月に施行された介護保険制度により，以前なら社会的入院を余儀なくされた高齢透析患者においても，血液透析のための通院や，在宅医療としての腹膜透析の継続が可能となっている．

　しかしながら，介護保険制度の普及と要介護高齢者の増加により，介護保険の総費用が急速に，また予想以上に増大した．そして，将来のわが国の高齢化のピークに備えるために，2005年6月に介護保険法が一部見直され，2006年4月改正介護保険法の全面施行という介護保険制度改革[参考URL1]が行われた．制度の見直しの全体像の一つとして，予防重視型システムの確立があり，軽度者ができるかぎり要支援・要介護状態にならない，あるいは重度化しないよう介護予防を重視したシステムの確立を目指している．

　さらに，2025年に向けての「地域包括ケアシステム」を実現するために，2014年に「地域における医療及び介護の総合的な確保を推進するための関係法律の整備等に関する法律」（医療介護総合確保推進法）が成立した．そのようななか，2015年に行われた介護報酬改定の基本的な考え方は，①中重度の要介護者や認知症高齢者への対応のさらなる強化，②介護人材確保対策の推進，③サービス評価の適正化と効率的なサービス提供体制の構築とされた[参考URL2]．

1 要介護認定

　介護保険の被保険者が介護サービスを利用するためには，介護の必要性の有無やその程度などについての認定（要介護認定）を保険者である市町村から受ける必要がある．この要介護認定は，市町村などによる調査による情報および主治医の意見書に基づき，介護認定審査会において全国一律の基準に従って行われている．

　要介護認定は一次判定と二次判定を経て決定されるが，介護サービスの必要度（どれくらい，介護サービスを行う必要があるか）を判断するものであり，疾患の重症度と要介護度が必ずしも一致しない場合がある．介護サービスの必要度の判定は，客観的で公平な判定を行うため，コンピュータによる一次判定と，それを原案として保健・医療・福祉の学識経験者が行う二次判定の2段階で行われる．

1) 一次判定

　一次判定は，訪問調査の結果をコンピュータで解析処理し，5分野の介護行為（直接生活介助，間接生活介助，問題行動関連介助，機能訓練関連行為，医療関連行為）により算出された要介護基準時間数に基づいて要介護度の一次判定結果を出し，二次判定の原案としている．コンピュータによる一次判定は，その方の認定調査の結果を基に，約3,500人に対し行った「1分間タイムスタディ・データ」から推計している．

　介護老人福祉施設や介護療養型医療施設などの施設に入所・入院されている3,500人の高齢者について，48時間にわたり，どのようなサービスがどれくらいの時間にわたって行われたかを調べた結果を「1分間タイムスタディ・データ」と呼んでいるが，実際に家庭で行われる介護時間とは異なる．推計は，5分野について，要介護認定等基準時間を算出し，その時間と認知症加算の合計を基に要支援1〜要介護5に判定される[参考URL3]．

- 要支援1：要介護認定等基準時間が25分以上32分未満またはこれに相当すると認められる状態
- 要支援2，要介護1：要介護認定等基準時間が32分以上50分未満またはこれに相当すると認

表1 障害高齢者の日常生活自立度（寝たきり度）の判定基準

J	何らかの障害等を有するが，日常生活はほぼ自立しており，独力で外出する　　1. 交通機関等を利用して外出　　2. 隣近所へなら外出	
A	屋内の生活はおおむね自立しているが，介助なしには外出しない　　1. 介助により外出し，日中はほとんどベッドから離れて生活　　2. 外出の頻度が少なく，日中も寝たり起きたりの生活	
B	屋内の生活は何らかの介助を要し，日中もベッド上での生活が主体だが，座位を保つ　　1. 車いすに移乗し，食事，排泄はベッドから離れて行う　　2. 介助により車いすに移乗	
C	1日中ベッド上で過ごし，排泄，食事，着替えにおいて介助を要する　　1. 自力で寝返りをうつ　　2. 自力では寝返りもうたない	

（平成3年11月18日 老健第102-2号 厚生省大臣官房老人保健福祉部長通知）

められる状態
- 要介護2：要介護認定等基準時間が50分以上70分未満またはこれに相当すると認められる状態
- 要介護3：要介護認定等基準時間が70分以上90分未満またはこれに相当すると認められる状態
- 要介護4：要介護認定等基準時間が90分以上110分未満またはこれに相当すると認められる状態
- 要介護5：要介護認定等基準時間が110分以上またはこれに相当すると認められる状態

2）二次判定

　二次判定は，一次判定の結果をもとに市町村に設置された「介護認定審査会」で行われる．二次判定の結果で，「非該当（自立）」と「該当」が判断され，該当者は「要支援1，2」と「要介護1〜5」の7段階に区分される．この認定結果は，要介護者の状態の変化に応じて一定期間ごとに見直される必要がある．

2 主治医意見書

　要介護認定の結果によって高齢者が介護保険によるサービスを利用できるかどうか，またその内容が決定されることから，主治医意見書の役割はきわめて大きい．

　主治医意見書の構成は，①傷病に関する意見，②特別な医療（透析が含まれている），③心身の状態に関する意見，④生活機能とサービスに関する意見，⑤特記すべき事項，の5項目からなっている．

　主治医意見書の項目のなかでも，心身の状態に関する意見のなかにある日常生活の自立度についての次の2つのランク度の判定は，透析患者においてはとくに重要と考えられる．すなわち，障害高齢者の日常生活自立度（寝たきり度）と認知症高齢者の日常生活自立度である．

①障害高齢者の日常生活自立度（寝たきり度）の判定基準（表1）

　生活機能に着目して能力に応じて判定し，補装具・車椅子などを使用している場合は，使用している状態で判定する．

②認知症高齢者の日常生活自立度の判定基準（表2）

　意思疎通の程度，症状・行動に着目し，評価に当たっては家族など介護者からの情報も参考にする．遷延性の意識障害などで判断ができない場合は，「□M」にチェックしたうえで，「3.（4）その他の精神・神経症状」の欄に「遷延性の意識障害」などと記入し，「1.（3）生活機能低下の直接の原因になっている傷病または特定疾病の経過及び投薬内容を含む治療内容」に具体的な状態を記入する．

　主治医の意見書は，介護認定審査会において，次の目的に使用される[1]．

　1）第2号被保険者の場合，生活機能低下の直接の原因となっている疾病が特定疾病に該当するかどうかの確認：申請者が40歳以上65歳未満の場合，要介護状態の原因である身体上または精神上の生活機能低下が政令で定められた16の特定疾病によることが必要であり，意見書内に診断名や診断根拠の記載が必要になる．

　2）介護の手間がどの程度になるかの確認：介護認定審査会では，心身の状況に関する74項目

表2 認知症高齢者の日常生活自立度の判定基準

I	何らかの認知症を有するが，日常生活は家庭内および社会的にほぼ自立している
II	日常生活に支障を来すような症状・行動や意思疎通の困難さが多少見られても，誰かが注意していれば自立できる 　II a　家庭外で上記IIの状態がみられる 　II b　家庭内でも上記IIの状態がみられる
III	日常生活に支障を来すような症状・行動や意思疎通の困難さが見られ，介護を必要とする 　III a　日中を中心として上記IIIの状態が見られる 　III b　夜間を中心として上記IIIの状態が見られる
IV	日常生活に支障を来たすような症状・行動や意思疎通の困難さが頻繁に見られ，常に介護を必要とする
M	著しい精神症状や周辺症状，あるいは重篤な身体疾患が見られ，専門医療を必要とする

(平成5年10月26日 老健第135号 厚生省老人保健福祉局長通知)

の調査と主治医意見書に基づく一次判定結果を原案として，介護の手間の程度や状況が総合的に判断されることから，意見書に介護の具体的な状況についての記入が求められている．

3) 状況の維持・改善可能性の評価：改正介護保険法の規定に基づき，「要介護1相当」と判定された場合は，続いて「要支援2」「要介護1」のいずれに該当するかの判定を行う．認定調査項目や，特記事項，意見書に記入された医学的観点からの意見等を加味して，心身の状態が安定していない者や，認知症などにより予防給付の利用に係る適切な理解が困難な者を除いた申請者を「要支援2」としている．

4) 認定調査による調査結果の確認・修正：認定調査員の専門分野がさまざまであることから，申請者に対して長期間にわたり医学的管理を行っている主治医の意見がより正確に申請者の状況について把握していることが明らかな場合には，調査結果を修正し，改めて一次判定からやり直すことになる．

5) 介護サービス計画作成時の利用：介護サービスを提供するに当たっての医学的観点からの意見や留意点などについての情報を，申請者の同意を得てサービス提供者に提供することになっていることから，介護サービス計画作成等に有用となる留意点を具体的に記入することが必要となる．

高齢透析患者の多くは，"透析"という医療を抱えていても外来通院が可能であれば，ADL（日常生活動作）が維持できていると判断されることから，介護度はおおむね低く判定される．しかしながら，独居や介護力の乏しい家庭では，日常生活の援助（ヘルパー利用）の比重が大きくなり，在宅医療に必要な訪問看護のための介護度の枠が制限されることになる．

「透析をしていることが介護保険の判定基準に十分反映されない」という現状を考えるとき，高齢透析患者が介護保険による恩恵を受けることができるための情報を提供する主治医意見書を書くことにより，施設と在宅の橋渡しが可能になる．

高齢透析患者が人生の最後まで尊厳ある生き方ができるためには，高齢者の自立と自立を支援することが大切であり，今後さらに増加すると予測される後期・超高齢者の透析療法に介護保険制度が強い追い風となることを期待したい．

文献

1) 遠藤英俊, 見平 隆, 川島圭司：新介護認定審査会委員ハンドブック（第2版）．2006, 医歯薬出版, 東京

参考URL（2016年4月現在）

1) 厚生労働省：介護保険制度改革の概要―介護保険法改正と介護報酬改定
http://www.mhlw.go.jp/topics/kaigo/topics/0603/dl/data.pdf
2) 厚生労働省：平成27年度介護報酬改定の骨子
http://www.mhlw.go.jp/file//06Seisakujouhou-12300000-Roukenkyoku/0000081007.pdf
3) 厚生労働省：要介護認定はどのように行われるのか
http://www.mhlw.go.jp/topics/kaigo/nintei/gaiyo2.html

平松　信, 三上裕子, 丸山啓輔

Ⅰ 臨床所見・徴候からのアプローチ

19 看護ニーズの量

Nursing care needs

1 透析室における看護師の配置数

　安全な透析療法を継続的に遂行するうえで，そこに配置される看護師および准看護師（以下，看護師）はいったいどれだけの数が必要なのか，という問題についての統一した基準は現在のところ存在していない．そのため，各施設によってまちまちの看護師の配置数となっている．日本透析医学会は毎年末の患者10人対専従看護師数を調査している（図）[1]．このグラフによれば，患者10人対看護師数は1.23人程度（1999〜2000年頃）が限界点のようにみられていたが，2006年末では1.21まで落ち込み，その後も下げ止まることはなく，2014年末には1.11まで低下した．

2 1回の同時透析当りの看護師数

　一般に透析患者の治療は6営業日に3日行い，看護師は6営業日に5日出勤する．このことから1回の同時透析治療における患者数と看護師数の比は1.11（2014年末の患者10人対専従看護師数）×5（日）÷3（日）となる．つまり，1.85となり，これは「5.41人対1看護」となる．たとえば1回の同時透析30人当りでは，看護師の数は5.55人配置されていることになる．この数字は入院も外来も導入期も維持期も含めた全体の平均であり，当然，入院を中心としてみているセンター的病院と外来患者だけをみているサテライト施設では異なっている．おそらく，現実には患者30人に対して看護師が3人しか配置されていない施設（部署）もあれば，10人以上配置されている施設（部署）も存在しているはずである．看護師1人当りの受け持ち患者数は，明らかに大きな差が出ていることになる．そして，その差は現場の必要性から生じたものであり，「患者1人の看護ニーズの量の差」を反映したものである．

3 看護師の「傾斜配置」の根拠

　患者1人の看護ニーズの量の差による看護師の「傾斜配置」に対して，その差を客観的な数字によって「看護師1人当りの看護の量については差がない」と証明することは困難なことであった．そこで，もし，患者数対看護師数が10対1でも20対1であっても，ある指標を用いるとその看護師配置数の差がなくなるようなものがあれば，それを利用して必要看護師数の配置基準を求めることが可能となるだろう．その努力は，透析の現場にかぎらず看護界全体でさまざまに検討されてきた．

4 言葉の定義

　ところで，看護の量を測定するものの呼称として「看護度」「看護量」「看護必要度」「看護の必

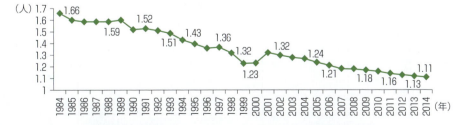

図　専従看護師数の推移（患者10人対，1984〜2014年）

〔文献1）より改変・引用〕

表 「血液透析場面における看護実施評価票」(2016年)

部署：　　　　　シフト：　　　　　氏名：

分類	分類項目	番	測定項目	0点	1点	2点
S	障害の程度・自立度（生活基礎情報）	0	障害者加算（著しく人工腎臓が困難）	なし	あり	
		1	糖尿病（原疾患として）	なし	あり	
		2	年齢（その年の10月1日現在）	75歳未満	75～85歳未満	85歳以上
		3	障害老人自立度判定	ランクJ	ランクA	ランクB・C
		4	認知障害の有無	未	ときどき見守りが必要	ほぼ常時見守りが必要
		5	要介護認定	自立	一部支援1・2	要介護1～5
		6	通院状況（入院患者は入院前の状況）	あり	一部介助（家族を含む）	
		7	同居家族の有無（同じ敷地内は同居）	あり	なし（一人暮らし）	
A	透析の基礎情報	1	入院・外来	外来	入院	
		2	本日の他科受診	なし	あり（院内）	あり（他院）
		3	導入からの回数	13回目以降	4～12回目	3回目以内
		4	透析時間	4時間未満	4時間	4時間以上
		5	バスキュラーアクセス	自己血管内シャント	自己動脈・人工血管内シャント・外シャント	カテーテル
B	重症度1	1	酸素飽和度の測定	なし	あり	
		2	心電図モニター	なし	あり	
		3	カテーテルの挿入介助（挿入済は「なし」）	なし	あり	12誘導をとった。(HD室で)
		4	人工呼吸器の装着	なし	あり	
		5	特殊な治療方法（HDF、吸着療法等）	なし	あり	
C	重症度2	1	呼吸ケア（酸素・吸引・吸入の有無）	なし	あり	
		2	輸液ポンプ・シリンジポンプの使用	なし	あり	
		3	定時以外の血圧測定	0回	1～5回	6回以上
		4	創傷処置（シャント手術創も含む）	なし	あり	
		5	透析中の排泄	なし	あり（HD中断なし）	あり（HD中断あり）
D	透析ADL	1	ベッドまでの移動と離床と帰室（透析室外）	自立	見守り・一部介助が必要	全介助
		2	体重測定	自立	見守り・一部介助が必要	全介助
		3	内服薬の管理	自立・なし	見守り・一部介助が必要	全介助
		4	透析後の止血および止血確認	自立・なし	見守り	全介助
		5	透析終了からベッドの離床まで	10分以内	10分～30分未満	30分以上（ベッド移動）
E	教育・コミュニケーション	1	他者への意思の伝達	できる	ときどきできない	できない
		2	診療・療養上の指示が通じる	通じる	一部通じない	通じない
		3	最近1カ月以内に透析スキップがあった	なし	1回あった	2回以上あった
		4	計画に基づいた10分以内の指導	なし	30分以内で終了	30分以上を要した
		5	10分以上の意思決定支援・トラブル対処	なし	30分以内に解決した	30分以上、解決に要した

備考 食事・アレルギー・その他の特記事項

年間（長期）受持ちナース氏名：　　　　主治医：

（増子記念病院）

要量」「重症度」「手の掛かり度」などの言葉が使われている．このうち，「看護必要度」は「病棟入院基本料」の算定条件の一つとなっており参考URL1)，わが国で広く用いられている．したがって，本稿では，「看護必要度」以外の一般的な「看護の手の掛かり度」を表現する言葉として「看護ニーズの量」という表現を用い，実際に行った看護の量のことを「看護実施量」と呼ぶこととする．

5 「血液透析場面における看護実施評価票」

当院で作成した「血液透析場面における看護実施評価票」(2016年) を表に示した．このツールは血液透析場面における実際の看護行為を患者の基礎情報とともに網羅したものである．すべてを点数で表現することで施設別，経年別に比較することを容易にしようと意図した．したがって，この票のすべての項目が看護ニーズの量を示すものではなく，患者像を把握するための指標を点数化するという意図をも含んでいる．したがって，たとえば，B，C，D項目のうち，「看護必要度」と関連する項目だけを評価して，「重症患者が何％いるか」という視点から比較することも可能である．

6 実際に測定してみて

「血液透析場面における看護実施評価票」を使って，実際に看護ニーズの量を測定してみた．その結果，患者数対看護師数の比率が10対1の部署と5対1の部署であっても，看護ニーズの量ではほぼ1対1に近づくという結果が示された[2]．このことから，「血液透析場面における看護実施評価票」は，現実の看護師・臨床工学技士の配置人員数を客観的な数値で裏付けるツールとなりうる可能性をもっているといえよう．

7 看護師配置数の基準作りに向けて

「血液透析場面における看護実施評価票」を用いることで，人員配置数の安全基準を議論することも可能になると考える．今後，こうした血液透析患者の看護ニーズの量を測定することで，安全で効率的な人員配置数についての標準化や基準作りに着手していく必要があるだろう．それは透析室における看護の質を量的に保証するものとなるだろう．

文献

1) 日本透析医学会統計調査委員会 編：慢性透析療法の現況 (2014年12月31日現在)．2015
2) 佐藤久光：透析室における「看護必要度」開発と測定意義．臨牀透析 2008；24：297-306

参考URL（2016年4月現在）
1) 日本看護協会：重症度・看護必要度に係る評価票
https://www.nurse.or.jp/nursing/practice/housyu/pdf/2010/hitsuyoudo3.pdf

佐藤久光

I 臨床所見・徴候からのアプローチ

20 医療倫理

Medical ethics

1 医療の目的

「医療の務めは生命をできる限り延長することだ」とする「延命至上主義または生命の神聖主義」は，生命を有する生命体自身が己の生命の質をどう捉えるかによって進退を決定できるという「生命の質主義」に置き換えられつつある．したがって，医療の役目は「個々人の人生にとって最善となるように，その生命を調整することだ」と言い換えられる．ただ，このように定義してみても，「最善とはなにか」という重大で困難な命題が厳しく問われる．

2 医療倫理の意味するところ

大小さまざまな組織（家族・地域社会・国家・世界）は個別的な規範（道徳）を内蔵する個人で成立するが，その組織が一定の調和と秩序を保持しながら存続するために行動に結びつくべき，道徳よりも広い社会的な規範が「倫理」である．道徳と倫理を勘案して，強力な抑制力（罰則）を備えた「法律」が出現する．これを踏まえると，医療倫理は，「医療者が患者や社会との関係を中心に医業を行ううえで，医療行為・研究など広範囲な医療分野に関して遵守すべきまたは遵守することを期待されている実践的社会的責務である」と理解できる．パーソンズ（1902～1976）は[1]「医療人は通常の職業とは異なり，自己利益ではなく，まず他者の権利つまり患者の福利を最優先することを制度的に求められている特異な職業である」と厳しい注文を医療者に突きつけているが，この言葉のなかに医療者が具備すべき倫理観が内包されている．

3 医療倫理の原則

倫理的な判断を行う際の尺度としてビーチャムらの4大原則：① 自立性，② 無害性，③ 慈愛，④ 正義，がよく知られている[2]．清水[3]はこれらを表1のように換言していて理解しやすい．表1の1），2）は医療の目的であり，3）は医療方針を決定する場合の原則となる．4）は患者の決定，または医療者との共同の意思決定が社会的な見地から妥当であるか否かを検討することを意味しており，自己決定への抑制・歯止めである．ここには自己決定ができる強い自我の存在が必要となる．これに対して，カール・ベッカー[4]は日本人が種々の決定を成す際の心理特性として，① 自立に対する相互依存の優位，② 平等に対するヒエラルキーの優位，③ 権利に対する義務の優位，④ 自己に対する他者の優位，⑤ 対立に対する協調の優位，⑥ 変化に対する安定の優位，を挙げており納得できる．つまり，ビーチャムらの原則主義に対して，気遣い・信頼・愛情などにも依存して個々の事例を分析して解決に至ろうとする「臨床倫理」という立場もある．

4 自己決定権─現代医療の根幹

米連邦政府が1991年に制定した「自己決定権法」は医療への人権思想の浸透として日本にも大きな影響を与え，わが国でも原則的に容認されてきた．2002年最高裁がエホバの証人輸血事件に対して下した「自己決定権は法的に容認され，個人が憲法上保有する権利である」とする判決は，こ

表1 臨床上の倫理的問題を判断する場合の尺度（評価基準）

1) 患者の利益になることをなせ（beneficence）
2) 患者に害を与えるな（non-maleficence）
3) 患者の自律性を尊重せよ（respect for autonomy）（自己決定の尊重）
4) 患者の決定に対して，正義または公平を保てるか（justice and/or equality）（他者に危害を与えないという条件下で許容される）

〔文献3）より作成〕

表2 「維持血液透析の開始と継続に関する意思決定プロセスについての提言」の要旨

提言1	患者への適切な情報提供と患者が自己決定を行う際の支援 ・医療チームは患者に十分な情報を提供する ・医療チームは患者から十分な情報を収集する ・医療チームは患者が意思決定した過程を共有して，尊重する
提言2	自己決定の尊重 ・患者に事前指示書を作成する権利があることを説明する
提言3	同意書の取得 ・維持血液透析の開始前に透析同意書を取得する
提言4	維持血液透析療法の見合わせを検討する状況 ・患者の尊厳を考慮した時，血液透析の見合わせも最善の治療を提供するという選択肢の一つになりうる ・維持血液透析の見合わせを検討する場合，患者ならびに家族の意思決定プロセスが適切に実施されていることが必要である ・見合わせた維持血液透析は，状況に応じて開始または再開される
提言5	維持血液透析見合わせ後のケア計画 ・医療チームは血液透析を見合わせた患者の意思を尊重したケア計画を策定し，提供する

〔文献5）より引用〕

れまで道義的・倫理的観点でしか論じられなかったわが国の「自己決定（権）」に法的な裏づけを与えきわめて重要な意義をもつ．すべての医療行為の開始と継続・非開始と継続中止に際して，患者の自己決定を十分に尊重することが医療者に課せられた重大な責務となった．医療者の「説明責任」は，この患者による自己決定を可能にするために必須であり義務的な職務となったと理解したい．しかし，自己決定（権）はオールマイティーではなく，「他者に対して危害を加えない限りにおいて容認される」という条件が課せられ，ここに微妙な難しい問題が生ずる危惧がある[3]．自己決定できないか逡巡する患者に対しては「共同の意思決定」が奨励されるが，医療者には患者の自立性を損なわない難しい絶妙な介入度合いが要求される．

5 日本透析医学会の提言（表2）[5]

患者の高齢化に伴って出現したさまざまな問題のなかに，透析の非開始・継続中止という倫理的な難問がある．このような状況下にある医療者と家族などが，医療方針を決める際の指針として提言が作成された．同問題解決への一助となることが期待されている．表2の提言1・2・3は自明の理である現代医療の根幹を明記したものである．提言5も当然の帰着であり，説明を要すまい．本提言の要は「提言4」にあるが，その説明文に透析の見合わせを検討する具体的な病態が列記されている．どのような病態を透析の非開始または継続中止とするかを提示したものではなく，どのように意思決定を行うかというプロセスを提示したものである．

6 医療倫理と法的規制・経済性・行政の役割

医療倫理は医療現場の実情に即して問題の解決を目論むものであり，法律・経済・行政との連携を無視できない．医療倫理はこのように種々の要因に関連するのであり，医療者は広い視野をもって個々の事例に対処しなければならない．

文 献

1) パーソンズ：医療の本質．佐藤 勉 訳：社会体系論．1974，89-96，青木書店，東京
2) Beauchamp, T. L., Childress. : Principles of Bioethics (5th ed.), 2001, Oxford University Press, Oxford
3) 清水哲郎：医療現場に臨む哲学Ⅱ―ことばに与る私たち．2011，勁草書房，東京
4) Becker, C. : Social ethics in east asia. Drug Information Journal 1997 ; 31 : 1089-1096
5) 日本透析医学会・学術委員会：維持血液透析の開始と継続に関する意思決定プロセスについての提言．透析会誌 2014 ; 47 : 269-285

大平整爾

第Ⅱ章　臓器別のアプローチ

中枢神経系
呼吸器系
循環器系
腎　臓
内分泌・代謝
感染症
消化器
血液疾患
眼疾患
骨・関節疾患

II 臓器別のアプローチ──中枢神経系

1 意識障害

Disturbance of consciousness

　意識障害を伴う疾患はきわめて多岐にわたるため，原因の判別に難渋することが多い．そのため，意識障害を呈する傷病者に対して，迅速な観察，原因となる病態の推定などの能力を身につける目的でPCEC（Prehospital Coma Evaluation & Care）のガイドブックが出版されている[1]．PCEC自体は，病院前救護における意識障害患者を対象としているが，透析患者の意識障害に対しても有用であると考えられる．

1 病　態

　意識とは，外界および自己を認識し，その認識に適切に反応する総合的生理反応である．一般に，意識清明な状態では，外界および自己の内部から入ってきた情報は，感覚・知覚経路とは別に脳幹の脊髄網様体路を介して上行する．これがいわゆる脳幹網様体賦活系であり，入った情報は視床の内髄板によって統合され，大脳皮質に投射される．その結果，適切な命令が大脳より発せられる[2]．

　透析患者特有の病態として，透析性認知症や尿毒症などがあり，意識障害を呈することがある．尿素窒素やクレアチニンは，腎機能や腎排泄機能の指標として使われるが，これら2つの物質自体は尿毒症への直接的な関与はなく，数百種類もの尿毒素の蓄積が尿毒症に関わっているとされている．

2 評　価

　以下に一般的に使用されている意識障害の評価スケールについて簡単に述べる．

　急性期の意識障害の程度を，患者の開眼，発語，運動の3つの要素で"覚醒状態"を判定するスケールにGlasgow Coma Scale[3]がある（表1）．外傷患者を対象に作成されたが，脳卒中などの意識障害の判定にも広く利用されている．正常は15点，もっとも意識の悪い状態は3点となる．この

表1 Glasgow Coma Scale

E：開眼（Eye Opening）
　4点　自発的に
　3点　音声により
　2点　疼痛により
　1点　開眼せず
V：発語（Best Verbal Response）
　5点　指南力良好
　4点　会話混乱
　3点　言語混乱
　2点　理解不明の声
　1点　発語せず
M：運動機能（Best Motor Response）
　6点　命令に従う
　5点　疼痛部認識可能
　4点　四肢屈曲反応，逃避
　3点　四肢屈曲反応，異常
　2点　四肢伸展反応
　1点　まったく動かず

〔文献1）より引用〕

スケールは医師だけでなく，すべての医療関係者のなかで一致した評価が得られやすいという面で優れている．問題点は，合計点数が同じになる複数の組み合わせがあるため，点数が同じでも意味の異なる患者が存在する点や，best motor responseのなかの"異常な屈曲反応"の異常と正常の鑑別が困難な点などがある．

　わが国においては，太田らによる3-3-9度方式であるJapan Coma Scale[4]が汎用されている．基本的に覚醒状態を3段階で分けているため，記憶が容易である反面，大雑把であるため日本国内でしか普及していない．

　GCSとJCSの長所を取り入れ，より的確に意識状態を評価できるように考案された新しいコーマスケールにECS（Emergency Coma Scale）がある[1]（表2）．

　いずれの評価スケールを使用しても，正確に意識状態の変化をとらえることが難しいケースがあ

表2 Emergency Coma Scale（2003）

Ⅰ桁	覚醒している（自発的な開眼，発語，または合目的な動作を認める）
1	見当識あり
2	見当識なしまたは発語なし

Ⅱ桁	覚醒できる（刺激による開眼，発語または従命をみる）
10	呼びかけにより
20	痛み刺激により

Ⅲ桁	覚醒しない（痛み刺激でも開眼・発語および従命なく運動反応のみを見る）
100L	痛みの部位に四肢を持っていく，払いのける
100W	引っ込める（脇を開けて）または顔をしかめる
200F	屈曲する（脇を閉めて）
200E	伸展する
300	動きがまったくない

L：Localization, W：Withdrawal, F：Flexion, E：Extension

〔文献1）より引用〕

り，瞳孔径や対光反射の有無，四肢の麻痺の有無などの基本的な神経学的所見を参考に観察していく必要があると思われる．

3 原因

意識障害の原因となる病態を考えるときに使用される分類として「一次性脳障害」と「二次性脳障害」がある（表3）．さまざまな要因で脳自体に生じた病変によって意識障害が生じる場合を一次性脳障害と呼び，脳卒中などが原因となる．一方で，脳自体には異常を認めないが呼吸や循環，あるいは，全身の代謝異常や中毒物質などが脳の機能低下を引き起こして意識障害が発生する場合を，二次性脳障害と呼ぶ．

透析患者の意識障害の原因として尿毒症などの二次性脳障害を疑いやすいが，慢性腎臓病は脳卒中のリスク要因でもある．病院内で意識障害を認めた場合には，一次性脳障害を鑑別するため頭部CT検査を行うべきである．

意識障害の要因はさまざまであるため，各々の透析患者の病態を十分に把握し，起こりうる合併症を想定しておくという日頃からの準備が不可欠である．

表3 意識障害の原因（内因性）

① 一次性脳障害（頭蓋内病変によるもの）
  1) 脳血管障害：脳出血，脳梗塞など
  2) 脳腫瘍
  3) 感染：髄膜炎，脳炎など
  4) てんかん
  5) 精神疾患：緊張性分裂病，ヒステリーなど

② 二次性脳障害（頭蓋内病変以外の原因）
  1) 循環障害：各種ショック，不整脈など
  2) 低酸素症：急性／慢性呼吸不全
  3) エネルギー源の減少：糖尿病性低血糖発作など
  4) 異常体温：悪性症候群
  5) 電解質異常：低／高ナトリウム血症
  6) 神経細胞の活動抑制
     代謝性：糖尿病性昏睡，肝性昏睡など
     全身感染症：重症敗血症

文献

1) 日本臨床救急医学会：PCECガイドブック―救急隊員による意識障害の観察・処置の標準化2016. 2015, へるす出版，東京
2) 藤井良幸，田崎 修，嶋津岳士：意識障害. ICUとCCU 2007；31(2)：109-114
3) Jennett, B. and Teasdale, G.：Aspects of coma after severe head injury. Lancet 1977；1：878-881
4) 太田富雄，利賀志郎，半田 肇，他：意識障害の新しい分類法試案―数量的表現（Ⅲ群3段階方式）の可能性について．脳神経外科 1974；2：623-627

藤井良幸，山本陵平，新沢真紀，木村良紀

II 臓器別のアプローチ — 中枢神経系

2 認知機能

Cognitive function

透析患者の認知機能に関わる因子は多く存在するが，なかでも動脈硬化性病変が原因の血管性認知症の関与が強いと考えられる．認知機能障害を認めたときには，まず薬剤の影響を除外したうえで，炎症の有無・栄養状態（ビタミン欠乏を含む）・貧血の有無・透析効率・甲状腺機能・血清カルシウム（Ca）値に留意する．透析患者の認知機能維持にはバイタル管理がとくに重要であり，脳虚血予防のため透析中の良好な血圧維持と透析低血圧の予防を積極的に行う一方，心不全予防のためドライウエイトの細やかな管理が必要である．アミロイドβの関与については今後もさらなる検討が必要である．

1 診断基準・重症度分類

1) 認知症とは

生後いったん正常に発達した種々の精神機能が慢性的に減退・消失することで日常生活・社会生活を営めない状態．後天的原因による知能の障害であり，知的障害（精神遅滞）とは異なる．広範囲の大脳病変をきたす器質性疾患が認知症の原因となる[1]．

2) 認知症の診断・重症度

実診療での診断は神経心理学的検査・二次性認知症除外目的で行う画像検査の2つを主体とする．健常から認知症までの間をMCI（mild cognitive impairment）と呼ぶ．両診断基準を表1に示す．

健忘型MCIは髄液tau蛋白増多を認めアルツハイマー病（AD）へ進展しやすい．MCIの14〜44％は正常に戻る[3]．

3) 認知症に対するアプローチ

① 神経心理学的検査

本格的な検査（認知機能評価バッテリー）は専門的知識と技量を要するためここでは割愛する[4]．スクリーニング検査にはMMSE（mini mental state examination）やHDS-R（Hasegawa dementia rating scale-revised）があり，それぞれ24・21

表1 認知症（アメリカ精神医学会によるDSM-IV）・MCIの診断基準

認知症の診断基準
A. 多発性認知障害の発生；(1)，(2)の両者
(1) 記憶障害（新しい情報の学習障害，または過去に学習した情報の想起障害）
(2) 以下の認知障害が1つ以上ある
(a) 失語（「あれ，それ」など代名詞ばかりの会話，無関連の話題の繰り返し）
(b) 失行（複雑な図形の描画模写ができなくなる構成失行など）
(c) 失認（視空間知覚障害，操作障害；自動販売機にお金を入れられない　など）
(d) 遂行機能（計画，組織，持続，抽象）の障害（仕事・社会生活を円滑に遂行する能力）
B. A (1)，(2)の認知障害のために社会的または職業上の障害が起こり，以前の機能水準からの低下が明瞭である．
MCIの診断基準
1. 人または家族による物忘れの訴えがある
2. 全般的な認知機能は正常
3. 日常生活動作は自立している
4. 認知症ではない
5. 年齢や教育レベルの影響のみでは説明できない記憶障害が存在する

〔文献2), 3)より作成〕

点以下を認知症とする．簡易スクリーニング検査は多種存在するが meta-analysis で ACE（Addenbrooke's Cognitive Examination）が有用とされた（日本語版は ACE-J）[5]．

MCI は MMSE 26〜27 点，HDS-R 22〜26 点に相当する．前述の meta-analysis で MoCA（Montreal Cognitive Assessment）が有用であった[5]．MoCA は所用時間約 10〜15 分，30 点満点（26 点以上が健常）で実行機能評価（mini-TMT test）を含む（日本語版は MoCA-J）．MMSE や HDS-R で MCI と診断したときに施行するほうが実際的である．

② 画像検査

CT や MRI で形態的な変化を，PET（positron emission tomography）や SPECT（single photon emission CT）で機能的な変化を評価する．SPECT は脳虚血部を認知症原因疾患別に表示し早期診断に有用である．画像検査では二次性認知症の鑑別・除外を行う．脳アミロイド β（Aβ）沈着を評価する Pittsburgh compound-B（PIB）-PET もあるが保険適用外検査である．

2 病型分類・SPECT 所見（表 2）

表 2 中 1〜4 は「臨床診断名」である．脳病理学的に脳血管性認知症（VaD）と AD の混合型は臨床的 VaD，AD 中 20％弱を占め，脳に十分量の AD 病変を認めても臨床的 AD を発症していない例の存在などから臨床診断と画像・病理の関係については今後整備されると考えられる[2]．AD と脳血管障害は相互関係が深い[7]．

3 透析患者診療における用い方・考え方

1）どのような認知症が多いのか？

透析患者は動脈硬化性疾患合併が多く進行が速いこと，頭部 MRI 上白質病変やラクナ梗塞が多く高頻度に VaD が関与している．加えて認知機能に関わる透析特有の病態（尿毒症・貧血・Ca/リン代謝異常・血液透析における循環動態変動・栄養障害）や薬物も関与し，原因疾患を分ける意義は乏しい．

2）透析患者に対するアプローチはどのように行うのか？

まず薬物（精神科系薬・抗菌薬・降圧薬・消化器用薬剤・血糖降下薬・抗凝固薬），炎症の影響について検討する．

① 簡易スクリーニングテスト

透析患者では認知機能のうち実行機能の低下がより著しい．血液透析患者の MCI 診断に実行機能検査（mini-TMT）を含む MoCA をスクリーニング検査として用い 24 点を cut-off とすると MMSE より高感度[8]であった．検査は透析前後の循環動態の影響を受け，透析前施行のほうがより正確に認知機能を反映した[9]．そのほか，MMSE を改変した 3MS（Modified Mini Mental State；100 点満点）もよく用いられる．

② 採血検査

透析効率（尿毒症の影響），貧血の有無[10]，Ca 値に常時注意する．さらに甲状腺機能・栄養状態を評価する．腎不全下のビタミン B_{12} や葉酸欠乏，甲状腺機能低下症は高ホモシステイン（Hcy）血症をきたすが，Hcy は脳微小循環を悪化させる[11]．当院の検討で透析患者の高 Hcy 血症は海馬萎縮に関連した．ビタミン補充による改善効果は統一した見解はない．

③ 画像検査

透析患者は脳萎縮が著明である．当院 Kobayashi ら[12]や Isshiki ら[13]による脳血流シンチグラフィの検討で，血液・腹膜透析両患者群とも MMSE 平均 26〜27 点であったが，全例 rCBF（regional cerebral blood flow）低下（虚血）領域を認めた．rCBF 低下は透析歴とともに顕著となり血中 $β_2$ ミクログロブリン（$β_2MG$）高値と関連した．透析長期化とともに脳酸素化低下[14]を示した報告もあり，透析患者の認知機能低下予防には脳虚血予防が重要で透析中の良好な血圧維持・急激な血圧低下の回避が必要である．

④ AD バイオマーカー

腎不全下では血中 Aβ が増加し，一方血液透析は血中 Aβ を除くため認知機能維持に有用と期待される[15]が，脳アミロイド蓄積時は髄液および血中 Aβ が低下すること[16]，血中 Aβ を AD バイオマーカーとすることに慎重な意見[17]もあり，透析患者の血中 Aβ の意義は明確ではない．透析患者髄液 Aβ の測定が AD 診断に有用[18]との 3 例の報告もあるが，潜在的出血傾向の存在下で侵襲的な髄液検査の施行は困難と思われる．脳血管ア

表2 認知症の病型分類

1. 脳血管性認知症（VaD）		認知機能の変化はさまざま．認知症症状出現と脳血管障害発症の時間的関連性が重要
2. アルツハイマー病（AD）		早期から記憶障害（近時記憶・エピソード記憶）を認めSPECT上側頭・頭頂葉・帯状回後部の虚血が優位
3. 前頭側頭型認知症（ピック病）		記憶障害より性格・行動面の変化が目立ちSPECTで前頭・側頭部の虚血が優位
4. レビー小体型認知症		ADとパーキンソン病の特徴を併せもちSPECT上後頭葉虚血が優位
5. 可逆性認知症		うつ病の仮性認知症，薬物惹起性の認知症様状態などに加え下記に示す多岐疾患に留意[6]
	1）内分泌疾患	甲状腺機能低下症
	2）栄養障害	ビタミンB_1欠乏症，葉酸欠乏症，ビタミンB_{12}欠乏症，ニコチン酸欠乏症
	3）電解質異常	高カルシウム血症
	4）膠原病	SLE，神経ベーチェット病
	5）中枢神経感染症	神経梅毒，結核性髄膜炎，細菌性髄膜炎，ウイルス性髄膜炎（HIVなど），プリオン
	6）頭蓋内圧亢進をきたす疾患	慢性硬膜下血腫，正常圧水頭症，良性脳腫瘍
	7）薬物	抗精神病薬・抗うつ薬，抗不安薬・睡眠薬，抗痙攣薬，抗コリン薬，抗パーキンソン病薬，降圧薬，強心薬，生物学的製剤，抗菌薬，抗ウイルス薬，消化器用薬，抗酒薬，ステロイド，血糖降下薬，麦角薬，経口避妊薬，抗癌剤
	8）毒物	アルコール，麻薬・覚せい剤，農薬中毒，金属，有機溶剤，有機ガス
	9）その他	低酸素脳症，慢性腎不全，不均衡症候群，肝性脳症，膵性脳症，高Na血症，低Na血症，高K血症，低K血症，低Ca血症，甲状腺機能亢進症，副甲状腺機能低下症，高血糖，低血糖，ポルフィリア，好酸球増多症候群

ミロイドアンギオパチーは脳血管壁にAβが沈着しmicrobleedingを起こすが，血液透析による血中Aβ除去が同疾患予防に有用か，さらに検討が必要である[19]．

⑤ その他

睡眠時無呼吸症候群（SAS）[20]や心不全[10,21]の存在は認知機能を悪化させる．両病態とも透析患者には容易に起こるため血圧管理と同時に適切なドライウエイト管理が重要である．

文献

1) 三好功峰：認知症とは何か．平井俊策 編：認知症のすべて—よくわかって役に立つ（改訂第3版）．2011，1-10，永井書店，大阪
2) 森松光紀：認知症はどのような病気で起こるか．認知症のすべて（改訂第3版）．2011，11-28，永井書店，大阪
3) 荒井啓行：認知症の前駆状態とMCI．認知症のすべて（改訂第3版）．2011，40-48，永井書店，大阪
4) 杉下守弘：認知機能評価バッテリー．日老年医会誌 2011；48：431-438
5) Tsoi, K. K., Chan, J. Y., Hirai, H. W., et al.：Cognitive tests to detect dementia：A systematic review and meta-analysis. JAMA Intern. Med. 2015；175：1450-1458
6) 中村重信：治療の容易な認知症．平井俊策 編：認知症のすべて—よくわかって役に立つ（改訂第3版）．2011，371-384，永井書店，大阪
7) Liu, W., Wong, A., Law, A. C. K., et al.：Cerebrovascular disease, amyloid plaques, and dementia. Stroke 2015；46：1402-1407
8) Tiffin-Richards, F. E., Costa, A. S., Holschbach, B., et al.：The montreal cognitive assessment (MoCA)— a sensitive screening instrument for detecting cognitive impairment in chronic hemodialysis patients. PLoS One 2014；9：e106700
9) Tholen, S., Schmaderer, C., Kusmenkov, E., et al.：Variability of cognitive performance during hemodialysis：standardization of cognitive assessment. Dement. Geriatr. Cogn. Disord. 2014；38：31-38
10) Pulignano, G., Del Sindaco, D., Di Lenarda, A., et al.：Chronic renal dysfunction and anaemia

are associated with cognitive impairment in older patients with heart failure. J. Cardiovasc. Med.　2014 ; 15 : 481-490
11) Henriksen, O. M., Jensen, L. T., Krabbe, K., et al. : Resting brain perfusion and selected vascular risk factors in healthy elderly subjects. PLoS One　2014 ; 9 : e97363
12) Kobayashi, S., Mochida, Y., Ishioka, K., et al. : The effects of blood pressure and the renin-angiotensin-aldosterone system on regional cerebral blood flow and cognitive impairment in dialysis patients. Hypertens. Res.　2014 ; 37 : 636-641
13) Isshiki, R., Kobayashi, S., Iwagami, M., et al. : Cerebral blood flow in patients with peritoneal dialysis by an easy Z-score imaging system for brain perfusion single-photon emission tomography. Ther. Apher. Dial.　2014 ; 18 : 291-296
14) Ito, K., Ookawara, S., Ueda, Y., et al. : Factors affecting cerebral oxygenation in hemodialysis patients : cerebral oxygenation associates with pH, hemodialysis duration, serum albumin concentration, and diabetes mellitus. PLoS One　2015 ; 10 : e0117474
15) Kato, M., Kawaguchi, K., Nakai, S., et al. : Potential therapeutic system for Alzheimer's disease : removal of blood Aβs by hemodialyzer and its effect on the cognitive functions of renal-failure patients. J. Neural. Transm. 2012 ; 119 : 1533-1544
16) Kawarabayashi, T., Younkin, L. H., Saido, T. C., et al. : Age-dependent changes in brain, CSF, and plasma amyloid β protein in the Tg2576 transgenic mouse model of Alzheimer's disease. J. Neurosci.　2001 ; 21 : 372-381
17) Toledo, J. B., Shaw, L. M. and Trojanowski, J. Q. : Plasma amyloid beta measurements-a desired but elusive Alzheimer's disease biomarker. Alzheimer's Res. & Ther.　2013 ; 5 : 8
18) Shea, Y. F., Chu, L., Mok, M. M., et al. : Amyloid beta 1-42 and tau in the cerebrospinal fluid of renal failure patients for the diagnosis of Alzheimer's disease. J. Nephrol.　2014 ; 27 : 217-220
19) Kitaguchi, N., Kawaguchi, K., Nakai, S., et al. : Reduction of Alzheimer's disease amyloid-β in plasma by hemodialysis and its relation of cognitive functions. Blood Purif.　2011 ; 32 : 57-62
20) Pan, W. and Kastin, A. J. : Can sleep apnea cause Alzheimer's disease? Neurosci. Biobehav. Rev.　2014 ; 47 : 656-669
21) Abete, P., Della-Morte, D., Gargiulo, G., et al. : Cognitive impairment and cardiovascular diseases in the elderly. A heart-brain continuum hypothesis. Ageing Res. Rev.　2014 ; 18 : 41-52

真栄里恭子，守矢英知，小林修三

II 臓器別のアプローチ―中枢神経系

3 うつ病と抑うつ症状

Depression

　透析患者には高い頻度でうつ病が発病する．うつ病は患者に強い苦痛を与えるばかりでなく，生命的予後を悪化させる[1]．うつ病に注意し，診断して，適切な治療[2,3]を行うことは重要な課題である．

1 うつ病を発見する手がかり

　うつ病を発見する手がかりになる症状は，①不眠，②「身体疾患によって説明されない身体症状（medically unexplained physical symptoms）」（倦怠感，いわゆる自律神経失調症状，筋緊張症状などで，腎不全・透析および他の身体疾患によると思われない場合），③言動に活気がない，④それまで良好だった治療アドヒアランスの悪化，などである．さらに，⑤以下に述べる心理検査を行い，合計スコアが検査ごとに定められたスクリーニングのための閾値を超えたときもうつ病の可能性がある．

　このようなときは，患者の気分の状態を質問することがよい．たとえば，「気持ちのつらさはどうか？」などと尋ねる．その患者がうつ病であれば，自分からは述べないとしても，質問されれば抑うつ気分などを肯定し，症状をさらに詳しく述べることが多い．

2 診断基準

　以上からうつ病が疑われたときは，診断基準を用いてうつ病の有無の確認，うつ病の診断を行う．代表的な診断基準は，アメリカ精神医学会が作成したDSM（the Diagnostic and Statistical Manual of Mental Disorders）である．DSMは1994年の第4版（DSM-IV）から2013年に第5版（DSM-5）に改訂され，2014年に日本語版も出版された[4]．

　DSM-5にはほとんどすべての精神疾患の診断基準とその解説が掲載されている．うつ病に該当するDSM-5の診断大カテゴリーは「抑うつ障害群（depressive disorders）」である．これはさらにいくつかの亜型に分類されるが，実際にはそのうち典型的な抑うつ症状のそろった「大うつ病性障害（major depressive disorder）」を診断することが重要である．また，透析患者には，大うつ病よりも症状は軽症だが，慢性の経過をとる「気分変調症（dysthymia）」がみられることも多い．この気分変調症についても，診断して治療することが望ましい．表1と表2にそれぞれの診断基準（一部抜粋）を示した．

　DSM-5の大うつ病性障害と気分変調症の診断基準は，除外規定以外には原因に関する判定を含まず，症状とその短期経過のみに簡略化されている．DSM-5のほかの多くの精神疾患の診断基準も同じ形式である．このような簡略化に伴う短所はあるが，長所は判定者間の診断一致率が高まること，そして精神科以外の医療者もこの診断基準を用いて精神疾患を診断することができることである．

3 重症度スコア

　一般に用いられる重症度スコアは，患者が記載する自記式心理検査である．外部から医療者が判定する重症度スコアもあるが，精神科以外では使いにくい．抑うつ症状を測定する自記式心理検査には，PHQ-9（Patient Health Questionnaire, 9-Item Version），SDS（Self-rating Depression Scale），CES-D（The Center for Epidemiologic Studies Depression Scale），BDI（Beck Depression Inventory）などがある．どれを用いてもよい．いずれも市販されている．

　これらの心理検査の用途は，うつ病と診断されたあとの重症度とその経時的な変化の測定，および上に述べたうつ病のスクリーニングである．心理検査の結果とうつ病の診断は異なり，心理検査そのものによってうつ病を診断することはできないことを確認しておきたい．

表1 大うつ病性障害の診断基準（DSM-5，抜粋）

① ほとんど1日中，ほとんど毎日の抑うつ気分
② ほとんど1日中，ほとんど毎日の興味や喜びの喪失
③ ほとんど毎日の食欲減退，または体重減少
④ ほとんど毎日の不眠
⑤ ほとんど毎日の精神運動制止（外からみて元気がない）または焦燥（外からみて落ち着かない）
⑥ ほとんど毎日の気力の減退
⑦ ほとんど毎日の無価値感または罪責感
⑧ ほとんど毎日の思考力・集中力低下または決断困難
⑨ 自殺念慮，自殺企図
　以上のうち，①または②を含む5つ以上の症状が2週間以上持続し，患者に強い苦痛を与えるか生活を妨げ，これが身体疾患や薬の副作用によるものではないときに，大うつ病性障害と診断する．

表2 気分変調症の診断基準（DSM-5，抜粋）

A．抑うつ気分が2年以上続いている．
B．この間，以下のうち2つ以上の症状がある．
　① 食欲減退
　② 不眠
　③ 気力の減退
　④ 自尊心の低下
　⑤ 集中力低下または決断困難
　⑥ 絶望感
　以上の基準を満たし，症状が患者に強い苦痛を与えるか生活を妨げ，これがほかの精神疾患（注釈）や身体疾患，薬の副作用などによるものではないときに，気分変調症と診断する．
　注釈（筆者による）：大うつ病性障害と診断されたときは，気分変調症と診断されないことになる．

文献

1) 堀川直史：透析患者の心理的・精神医学的問題：最近の所見．日透医誌　2016；30：548-549
2) 堀川直史：精神疾患と疲労感．臨牀透析　2015；31：1497-1504
3) 堀川直史：透析患者の心理と心理的ケア．透析ケア　2015；21：82-93
4) 日本精神神経学会：DSM-5 精神疾患の診断・統計マニュアル．2014，医学書院

堀川直史

II 臓器別のアプローチ―中枢神経系

4 パーキンソン病

Parkinson's disease

　パーキンソン病は中脳にある黒質ドパミン神経細胞が変性脱落する変性疾患であり，神経細胞内のレヴィー小体が特徴的病理所見である．日本における有病率は人口10万人に対して約100人であり，発症年齢は20歳代から80歳代まで幅広いが60歳代に多い．多くは孤発性であるが少数の家族性パーキンソン病が発見され，そのうちのいくつかは原因遺伝子が同定されている．

1 運動症状

　パーキンソン病は主症状である運動症状（パーキンソニズム）により初期診断され[1〜3]，4つの主症状は振戦（Tremor），筋固縮（Rigidity），無動（Akinesia），姿勢保持障害（Postural instability）であり，TRAPとして覚えやすい．

　パーキンソン病における特徴的な振戦は4〜6Hzの安静時振戦であり，動作時には振戦は軽減消失するので，書字や箸の使用時に振戦が支障になることは少ない．姿勢保持では振戦は軽減するが，同じ姿勢を保ち続けると再び現れることが多い．振戦が高度の症例では動作時にも減弱せず動作障害を起こす．筋固縮は持続性の筋伸張反射の亢進状態であり，ゆっくりとした伸張で比較的一定の抵抗を感じる（鉛管様）．パーキンソン病ではガクガクとしたリズミカルな歯車様の筋固縮となることが多い．無動と寡動の中核的な症候は動作緩徐，運動量の乏しさと運動開始困難である．姿勢保持障害は転倒しやすさとして現れる．Pull試験は背後から患者の両肩を引いて立位保持の立ち直り能力を調べる診察法である．パーキンソン病の典型例では，外乱が加わったときに体幹の屈伸によりバランスを取ろうとする反応が欠如し，足の踏み出しもなくそのままの姿勢で倒れ込む．

2 診断基準

　パーキンソン病診断のゴールドスタンダードは，病理検索による黒質における神経細胞脱落とレヴィー小体の出現である．この最終的な病理診断に基づいて臨床的診断基準が検討され作られてきた．英国Parkinson's Disease Society Brain Bankの臨床的診断基準[3]を表1に示す．これは国際的にもっとも多く採用されている診断基準の一つである．

3 鑑別

　鑑別すべきパーキンソン症候群を挙げると，進行性核上性麻痺，多系統萎縮症，大脳皮質基底核変性症，レヴィー小体型認知症などの変性疾患と，脳血管障害，薬剤性，正常圧水頭症，脳炎後遺症などがある．透析患者では大脳基底核へのマンガンの蓄積により二次性にパーキンソン症候群を生じる場合があることが報告されている[4]．

4 臨床診断基準の問題点と新しい基準案

　パーキンソン病の分子遺伝学的研究が進み，症候学的な亜型も明らかになってきたことにより，これまでの病理診断基準ではパーキンソン病を包括できないことが問題となってきた．Movement Disorder Societyでは専門委員会を作ってパーキンソン病の疾患概念と問題点を検討し[5]，新しい診断基準を提示した[6]．必須条件であるパーキンソニズムを「寡動に加えて安静時振戦，筋固縮またはその両者があること」と定義した．次に，原因疾患について絶対除外項目，支持項目，陰性項目からパーキンソン病かどうかを判別する．画期的な点の一つは，MIBG心筋シンチグラフィーやシナプス前ドパミン系の画像所見が補助診断項目に入っていることである．

5 重症度評価スコア

　Unified Parkinson's Disease Rating Scale（UPDRS）（表2）[7]が多くの治療試験で用いられてい

表1 UK Brain Bank の臨床的パーキンソン病診断基準

Step 1　パーキンソニズムの診断

寡動と以下の症候のうち少なくとも1つ以上あるもの
- 筋固縮
- 4〜6Hz の安静時振戦
- 視覚性，前庭性，小脳性，深部感覚障害によらない姿勢保持障害

Step 2　パーキンソン病の除外事項
　　　（パーキンソン病以外の疾患を示唆する）

- パーキンソン症状の階段状悪化を伴う反復する脳卒中の既往がある
- 反復する頭部外傷の既往がある
- 明らかな脳炎の既往がある
- 発症時に抗精神病薬を服用している
- 近親者に2名以上の発症者がいる
- 持続的な症状の自然寛解がある
- 発症から3年以上経って一側性である
- 核上性注視麻痺がある
- 小脳症状がある
- 初期に重度の自律神経症状がある
- 初期に記憶障害，失語，失行を伴う重度の認知症がある
- バビンスキー徴候が陽性
- 画像検査で脳腫瘍や水頭症がある
- ある程度の量のL-ドーパ投与で改善がみられない（消化管での吸収障害のない場合において）
- MPTP（1-methyl-4-phenyl-1,2,3,6-tetrahydropyridine）への曝露歴

Step 3　パーキンソン病を示唆する事項
　　　（3つ以上あると確実）

- 一側性の発症であること
- 安静時振戦がみられること
- 進行性であること
- 症状の非対称性が持続すること
- L-ドーパで症状の著明な改善がみられること
- 重度のL-ドーパ誘発性ジスキネジアを伴うこと
- L-ドーパの効果が5年以上続くこと
- 10年以上の経過であること

〔文献3）より訳して引用〕

表2 Unified Parkinson's Disease Rating Scale (UPDRS)

Part I　精神活動，行動，気分（総点16）
1. 知能障害，2. 思考障害，3. 抑うつ，4. 意欲

Part II　日常生活動作（onとoffで分けて評価，総点52）
5. 話し方，6. 唾液，7. 嚥下，8. 書字，9. 食事動作，10. 着衣，11. 衛生動作，12. 寝返りと寝具の扱い，13. 転倒（すくみ足と無関係），14. すくみ足，15. 歩行，16. 振戦，17. パーキンソニズムに関連する感覚障害

Part III　運動試験（onとoffで分けて評価，総点108）
18. 言語，19. 顔貌，20. 安静時振戦（顔面領域，左右上下肢），21. 動作振戦・姿勢振戦（左右上肢），22. 筋固縮（頸部，左右上下肢），23. 指タップ（左右上肢），24. 手の開閉（左右上肢），25. 上肢回内回外変換動作（左右上肢），26. 片足踏み（左右下肢），27. 椅子からの立ち上がり，28. 姿勢，29. 歩行，30. 姿勢の安定性，31. 全身性の動作緩慢

Part IV　治療の合併症（総点23）

A. ジスキネジア
32. ジスキネジアの出現頻度，33. ジスキネジアによる障害度，34. ジスキネジアに伴う痛み，35. 早朝ジストニアの有無
B. 日内変動
36. 服薬後の予測できるoff（wearing-off）の有無，37. 服薬後の予測できないoffの有無，38. 突発する短時間のoff（on-off）の有無，39. offの頻度
C. その他の合併症
40. 食欲低下，悪心・嘔吐の有無，41. 睡眠障害の有無，42. 立ちくらみの有無

〔文献7）より評価項目のみ訳して引用〕

る．運動症状だけでなく，精神症状，自律神経症状，疼痛，治療の合併症まで総計42の評価項目よりなる．程度の評価は0〜4の5段階，有無の評価は0, 1の2段階で行い，総スコア199である．信頼性の高さはよく実証されており，慣れれば20分以内で実施できる．

2008年にMovement Disorder Society がUPDRSの改訂版であるMovement Disorder Society-sponsored revision of the Unified Parkinson's Disease Rating Scale（MDS-UPDRS）を発表した[8]．このスケールは，評価基準の明確化，非運動症状評価項目の追加，などの改良がされ，今後汎用されるようになると考えられる．

6　病　期

Hoehn and Yahr[9] はパーキンソン病患者856名を調べ，運動症状による機能障害度に基づいて5つの病期に分けて1967年に発表した（表3）．L-ドーパが開発される前であり，パーキンソン病の無治療での経過を簡潔な指標により分類した点で高く評価され汎用されている．

2004年にMovement Disorder Society はmodified Hoehn and Yahr scaleを発表した[10]．5段階

表3 Hoehn and Yahr Stage

Stage 1	一側性症状のみ．機能障害はあってもわずか
Stage 2	両側性症状または体幹症状あり．平衡障害なし
Stage 3	立ち直り反射の障害あり．軽度または中等度の機能障害があるが日常生活は自立している
Stage 4	機能障害は重篤であるが，支持なしで起立歩行がなんとか可能
Stage 5	介助なしでは寝たきり状態

〔文献9）より訳して引用〕

Stageの基準はほぼ同じで，Stage 1 を 1.0 と 1.5 に，Stage 2 を 2.0 と 2.5 に細分化しそれらの基準を示した．最近の多くの臨床試験で使われている．

文献

1) Calne, D. B., Snow, B. J. and Lee, C. : Criteria for diagnosing Parkinson's disease. Ann. Neurol. 1992 ; 32 (Suppl. 1) : S125–S127
2) Gelb, D. J., Oliver, E. and Gilman, S. : Diagnostic criteria for Parkinson's disease. Arch. Neurol. 1999 ; 56 : 33–39
3) Gibb, W. R. G. and Lees, A. J. : The relevance of the Lewy body to the pathogenesis of idiopathic Parkinson's disease. J. Neurol. Neurosurg. Psychiat. 1988 ; 51 : 745–752
4) Ohtaka, T., Negishi, K., Okamoto, K., et al. : Manganese-induced Parkinsonism in a patient undergoing maintenance hemodialysis. Am. J. Kidney Dis. 2005 ; 46 : 749–756
5) Berg, D., Postuma, R. B., Bloem, B., et al. : Time to redefine PD? Introductory statement of the MDS task force on the definition of Parkinson's disease. Mov. Disord. 2014 ; 29 : 454–462
6) Postuma, R. B., Berg, D., Stern, M., et al. : MDS clinical diagnostic criteria for Parkinson's disease. Mov. Disord. 2015 ; 30 : 1591–1601
7) Fahn, S., Elton, R. L. and members of the UPDRS Development Committee : Unified Parkinson's Disease Rating Scale. Fahn, S., Marsden, C. D., Calne, D. B., et al. (eds.) : Recent developments in Parkinson's disease. 1987, 153–163, Macmillan Healthcare Information, Florham Park, NJ
8) Goetz, C. G., Tilley, B. C., Shaftman, S. R., et al. : Movement disorder society-sponsored revision of the United Parkinson's Disease Rating Scale (MDS-UPDRS) : scale presentation and clinimetric testing results. Mov. Disord. 2008 ; 23 : 2129–2170
9) Hoehn, M. M. and Yahr, M. D. : Parkinsonism : onset, progression, and mortality. Neurology 1967 ; 17 : 427–442
10) Goetz, C. G., Poewe, W., Rascol, O., et al. : Movement Disorder Society task force report on the Hoehn and Yahr staging scale : status and recommendations. Mov. Disord. 2004 ; 19 : 1020–1028

橋本隆男

II 臓器別のアプローチ—中枢神経系

5 てんかん

Epilepsia

てんかんは，なんらかの病因によって障害された大脳神経細胞の過剰な放電が引き起こす反復する慢性の脳疾患である．

1 分類と発作型

てんかんの国際分類[1]を表1に示す．病因から遺伝的素因のみの予後良好な特発性と器質的障害が明らかで一般に予後不良な症候性とに二分され，発作型[2]（てんかん発作の国際分類，1981年）から，部分発作をもつ部分てんかんと，全般発作をもつ全般てんかんに二分される．これらの組み合わせによる4タイプに大別される．病因には潜因性の概念もあるが，これは症候性と思われるものの特定できない場合をいう．

1）部分てんかん

発作は一側大脳半球に限局した異常放電に由来するため，その始まりは意識が保たれることが多く，患者はその皮質機能に応じた症状（運動，感覚，自律神経，精神）を自覚できる（単純部分発作）．しかし，放電が周囲に拡延すれば意識減損（複雑部分発作）に至り，このとき無目的な動作（自動症）をみることがある．さらに全般化すれば全身痙攣（二次性全般化）となる．特発性部分てんかんの代表は中心・側頭部に棘波をもつ良性小児てんかんである．症候性には側頭葉てんかん，前頭葉てんかんなどがある．

2）全般てんかん

発作は両側大脳半球の異常放電に由来するため，初期から意識障害をきたす．発作型は欠神発作，強直発作，ミオクロニー発作，強直間代発作，脱力発作などである．特発性全般てんかんの代表は小児欠神てんかんである．潜因性または症候性ではWest症候群，Lennox-Gastaut症候群が知られている．

2 診断，重症度

診断は，発作症状と脳波検査によるてんかん波の確認によってなされるが，さらに病因の検索が必要である．てんかん分類は予後判定に，発作型分類は薬剤選択に重要である．

重症度は発作型と頻度，合併する身体・知能・精神医学的障害によって判定されるが，臨床に広く用いられる判定基準はない．ここでは精神障害者保健福祉手帳の障害等級判定基準[3]を挙げる（表2）．記載は国際分類によらず転倒の有無など，状況の危険度からの判定を用いており評価が容易である．なお，精神医学的障害などが重複する場合は，発作との比較から重症度の高いほうで等級は判定される．

表1 てんかんおよびてんかん症候群の国際分類（1989年）

Ⅰ．部分（局在関連性）てんかんおよび症候群
　1）特発性 （例）中心・側頭部に棘波をもつ良性小児てんかんなど
　2）症候性 （例）側頭葉てんかん，前頭葉てんかん，後頭葉てんかんなど

Ⅱ．全般てんかんおよび症候群
　1）特発性 （例）小児欠神てんかん，覚醒時大発作てんかんなど
　2）潜因性または症候性 （例）West症候群，Lennox-Gastaut症候群など
　3）症候性 （例）サプレッション・バーストを伴う早期乳児てんかん性脳症

Ⅲ．焦点性か全般性かが決定できないてんかんおよび症候群

〔文献1）より作成〕

表2 障害等級の判定基準

等 級	発作のタイプ	発作間欠期の精神神経症状・能力障害
1級程度	ハ, ニの発作が月に1回以上ある場合	精神障害がある場合, 日常生活および社会生活能力から1級～3級を判定する
2級程度	イ, ロの発作が月に1回以上ある場合 ハ, ニの発作が年に2回以上ある場合	
3級程度	イ, ロの発作が月に1回未満の場合 ハ, ニの発作が年に2回未満の場合	

注)「発作のタイプ」は以下のように分類する.
　イ. 意識障害はないが, 随意運動が失われる発作
　ロ. 意識を失い, 行為が途絶するが, 倒れない発作
　ハ. 意識障害の有無を問わず, 転倒する発作
　ニ. 意識障害を呈し, 状況にそぐわない行為を示す発作

〔精神障害者保健福祉手帳より引用〕

3 腎障害（腎不全），透析における薬物療法の留意点

腎不全では腎由来の代謝酵素の減少や二次的に肝代謝酵素活性が抑制される可能性があり，薬物動態に注意が必要となる．体内蓄積と半減期の延長をきたすからである．カルバマゼピン（CBZ）やエトスクシミドは腎不全でも健常者と同量でよいとする報告がある一方で，常用量の75％にすべきとする見解がある．フェノバルビタール（PB），プリミドンも投与間隔の延長や減量の必要性が指摘されている[4]．フェニトイン（PHT），バルプロ酸（VPA）については常用量でよいとされる．なお，スルチアムは腎不全での使用は禁忌である．

血液透析による除去効果は，VPAは分布容量が0.2 L/kgと小さく，蛋白結合率は高いが，腎不全では低アルブミン血症となるため除去が期待できる．また，PHTは約20％が，PBは約50％の除去が可能とされる．CBZは高性能膜を使用することで除去は可能である．ゾニサミド（ZNS）の分子量は小さく，低アルブミン血症では除去率は増大する．

新規抗てんかん薬[5]ではガバペンチンはほとんどが腎から排泄されるため，腎障害ではクレアチニンクリアランス値（Ccr）を参考に量の調整が必要となる．レベチラセタムもまたおもに腎より排泄される．したがって腎障害ではCcrに応じた減量が必要となる．肝障害については軽度であれば量の調整は必要ない．トピラマートは50％以上が腎排泄であり，Ccrが70 mL/min未満では投与量は半分とすべきとされる．ラモトリギンはおもにグルクロン酸抱合により代謝され，大部分が尿中に排泄される．したがって肝障害では半減期は延長するため投与量を減らす必要があり，腎不全を合併する場合にも同様である．これら新規薬剤は透析により除去されるため透析実施日は補充投与が必要となることがある．

文 献

1) Proposal for revised classification of epilepsies and epileptic syndromes. Epilepsia　1989 ; 30 : 389-399
2) Proposal for revised clinical and electroencephalographic classification of epileptic seizures. Epilepsia　1981 ; 22 : 489-501
3) 岩佐博人：てんかんと社会生活．兼子　直編：てんかん教室．2012, 230-251, 新興医学出版社, 東京
4) 堀川直史, 山崎友子, 小川雅美, 他：腎不全・人工透析患者への向精神薬療法．臨床精神医学　1991 ; 20 : 265-273
5) 猿渡淳二：臨床薬理学的側面からみた新薬の特徴．兼子　直編：てんかんの薬物療法．2010, 19-31, 新興医学出版社, 東京

須江洋成, 中山和彦

II 臓器別のアプローチ―中枢神経系

6 くも膜下出血（SAH）

Subarachnoid hemorrhage

くも膜下出血（SAH）は，脳血管障害の10％弱を占め，中高年に好発し，高い死亡率（25〜50％）を有する．本邦では年間約20人/10万人の発症率で，女性に多い（1：2）．原因の大部分（85％）は脳動脈瘤の破裂であり，外科的根治術を必要とする．予後にもっとも関係するのは発症時の重症度であるが，悪化させる因子として再出血，遅発性脳血管攣縮と全身合併症がある．SAHの発症には，高血圧，喫煙，多量飲酒などの因子が関与し，SAHの家族歴や多発性嚢胞腎を有する症例などでは脳動脈瘤の合併頻度が高いことが知られている．

透析症例でのSAH発症頻度はより高く年間0.8人/1,000人，発症早期（30日以内）の死亡率はきわめて高いと報告されており，管理に難渋するため病態の正確な把握が必要となる．

1 診　　断

SAHの診断の遅れは転帰の悪化につながるため，迅速で的確な診断と専門医による治療が求められる．突然の激しい頭痛が特徴で，局所神経徴候を欠く場合はとくに疑われる．発症直後には項部硬直は認めない．重篤な出血に先行する少量出血（警告徴候）では頭痛が一過性のこともある．また破裂直前の瘤が動眼神経を圧迫して眼瞼下垂をきたすこともある．

発症24時間以内であれば頭部CTでの診断率は90％以上であるが，脳内血腫・脳室内出血・脳室拡大のみを示す場合もある．症状・画像所見が疑わしい症例では，（頭蓋内圧亢進がないことを前提に，十分な鎮痛・鎮静後に）腰椎穿刺による髄液検査を行う．MRIの撮影法（FLAIRなど）によっては微小出血・亜急性期の出血を検出でき，同時にMRアンギオ（造影剤不要）を行うことで瘤の同定も可能となる．動脈瘤の正確な診断には脳血管撮影（DSA）を行うが，約20％で多発性である．

また初回検査で5〜15％が出血源不明とされ，再検査を必要とする．発症6時間以内では脳血管撮影に伴う再出血のリスクが高く，この時間の検査を控えることが多い．最近は比較的低侵襲の3D-CTアンギオによる診断率が向上しており，多くの症例において術前検査として有益である．

2 臨床的重症度分類

SAHの臨床的重症度に関してはHunt & Hess分類（表1）[1),注]および世界脳神経外科連合（WFNS）分類（表2）[2)]があり，古典的ではあるが汎用されている．後者はGlasgow Coma Scale（GCS）による意識レベル評価が必須である．臨床的重症度は転帰に強く相関しGradeが高いほど予後不良である．

3 初期治療・術前管理

再出血（瘤の再破裂）はSAHにおける最大の予後不良因子であり，発症24時間以内（とくに発症早期）に多い．重症例や高度の高血圧症例に多いとされ，十分な鎮静と（ニカルジピン持続注などで）

表1 Hunt & Hess の重症度分類

重症度	徴　候
Grade I	無症状，または軽度の頭痛・項部硬直
Grade II	中等度〜高度の頭痛・項部硬直（脳神経麻痺以外の神経脱落症状はない）
Grade III	意識障害（傾眠・錯乱），または軽度の巣症状を示す
Grade IV	昏迷状態，中等度〜高度の片麻痺を示す時に除脳硬直・自律神経障害を伴う
Grade V	深昏睡，除脳硬直，瀕死の状態

〔文献1）より引用〕

注）Hunt & Kosnik分類を使用する場合もある．基本的には同じであるが，Grade 0：未破裂動脈瘤，Grade Ia：急性の症状はなく神経学的失調が固定しているもの，が加わる．

表2 世界脳神経外科連合（WFNS）の重症度分類

重症度	GCSスコア	主要な局所神経症状（失語あるいは片麻痺）
Grade I	15	なし
Grade II	14〜13	なし
Grade III	14〜13	あり
Grade IV	12〜7	不問
Grade V	6〜3	不問

〔文献2）より引用〕

積極的な降圧をはかる．（血液浄化療法などの）侵襲的な処置は避け，すみやかに専門施設へと搬送する．すべての抗凝固薬・抗血小板薬は中止し，PT-INR延長時は第IX因子複合体・ビタミンKなどでリバースする．抗線溶薬の投与による再出血予防効果は明らかでなく，虚血性合併症誘発の可能性もあるため使用しても短期間とする．SAH急性期には交感神経緊張による不整脈が高率でみられ，重症例では致死的心室性不整脈やたこつぼ型心筋症の合併もある．また神経原性肺水腫を生じることがあり，適切な呼吸管理も必要である．

4 急性期外科治療の適応

破裂動脈瘤に対しては発症早期の再出血予防処置（開頭脳動脈瘤頸部クリッピング，またはコイル塞栓術）が強く勧められるが，その適応や治療法の選択は臨床的重症度，年齢，全身合併症，瘤の形状などで総合的に判断される．軽度〜中等度（Grade I〜III）では，年齢や他の制限がないかぎり発症72時間以内に再出血予防処置を行う．腎不全症例は管理の点からも可及的早期の治療が望まれる．比較的重症（Grade IV）では，合併する頭蓋内病変（水頭症・脳内血腫など）を治療することで状態の改善が期待できる場合は積極的治療を行う．頭蓋内圧亢進に対して脳室ドレナージなどが優先される場合もある．最重症（Grade V）では原則として経過中に改善がみられないかぎりは保存的治療を行う．

外科治療の過半数は依然として開頭クリッピングが占めているが，近年その低侵襲性から高齢者，全身合併症を有する症例，また椎骨脳底動脈系動脈瘤などを主体にコイル塞栓術（血管内治療）の頻度が増加している．一般的な治療成績に関してコイル塞栓術は開頭術に比べ同等かやや優れているとの報告もある．コイル塞栓術は（発症72時間以上など）治療時期による成績への影響がより少ないという利点があるが，できるだけ早期の治療が望まれる．腎不全症例では脳血管撮影に引き続いてコイル塞栓術を行い（場合により局所麻酔でも可），使用する造影剤を最小限として必要に応じて術後に血液浄化療法（ナファモスタット使用）を行うことが可能である．

5 亜急性期〜慢性期の治療

SAH発症4〜14病日に主幹動脈において遅発性・遷延性の脳血管攣縮を生じ10〜30％が症候性となる．不可逆性血管攣縮（脳梗塞）への移行を予防するための早期の診断・治療（ファスジル，オザグレルナトリウムの投与など），頭蓋内圧のコントロール（持続腰椎ドレナージなど）を行う．貧血・低アルブミン血症・低ナトリウム血症の補正も大切であるが，腎不全症例においては循環血液量や血圧の変動が状態を急速に悪化させることがあり，厳重な循環管理が必要である．慢性期には10〜20％の症例で続発性水頭症に対するシャント術（脳室-腹腔など）が必要となる．

前述のごとくSAHでは周術期〜脳血管攣縮期の循環動態の安定化はきわめて重要であり，透析が必要な場合は影響が少ない持続血液濾過（CHF）または持続血液濾過透析（CHDF）が推奨される．脳血管攣縮期を過ぎ循環動態が安定すれば血液透析（HD）への移行も考慮する．

文献

1) Hunt, W. E., et al. : Surgical risk as related to time of intervention in the repair of intracranial aneurysms. J. Neurosurg. 1968 ; 28 : 14-20
2) Drake, C. G. : Report of World Federation of Neurological Surgeons Committee on a Universal Subarachnoid Hemorrhage Grading Scale. J. Neurosurg. 1988 ; 68 : 985-986

参考文献
1) 田村 晃, 他 編：EBMに基づく脳神経疾患の基本治療指針（第4版）2016, メジカルビュー社, 東京
2) 山浦 晶編：脳神経外科学大系4. 周術期管理. 2005, 中山書店, 東京
3) 日本脳卒中学会：脳卒中治療ガイドライン2015. 2015, 協和企画, 東京

陶山一彦

II 臓器別のアプローチ—中枢神経系

7 脳梗塞

Cerebral infarction

透析患者は使用できる薬剤や輸液量の制限もあり，脳梗塞を生じた際にはしばしば治療に難渋する．ここでは脳梗塞患者の症状，病態，診断，重症度スコア，透析との関連に限定して解説する．

1 分類と特徴（表1）

脳梗塞急性期の臨床症状では，運動障害，感覚障害，言語障害，歩行障害，意識障害などがみられる．脳梗塞のおもな病型には，単一穿通動脈の血栓性閉塞であるラクナ梗塞，頭頸部の主幹動脈のアテローム変化が原因で起こるアテローム血栓性脳梗塞，心房細動などの心疾患を原因として生じる心原性脳塞栓症がある．

ラクナ梗塞は径1.5 cm以下の小梗塞で，一般に意識障害はなく，片麻痺のみ，半身の感覚障害のみなど，単一の神経症候を呈することが多い．血管病変は通常の画像診断で描出できない．

アテローム血栓性脳梗塞は，主幹脳動脈の狭窄または閉塞に起因し，粥状硬化が通常動脈の分岐部に生じやすいため，内頸動脈起始部，中大脳動脈水平部起始部，脳底動脈起始部などに認められることが多く，症状発現のメカニズムも血行力学的，血栓状閉塞，動脈原性塞栓症とさまざまである．

一方，心原性脳塞栓症は心内血栓が頸部〜頭蓋内動脈を閉塞して起こり，内頸動脈遠位部，中大脳動脈分岐部，脳底動脈遠位端など，栓子が滞りやすい部位に認められる．心原性脳塞栓症では急速に閉塞するため側副血行路の発達が不十分なため，広範な梗塞を生じ，脳浮腫が顕著である．多血管領域の閉塞所見や，閉塞血管の再開通も心原性脳塞栓症に特徴的である．

このうち透析患者に頻度が高いものは，ラクナ梗塞とアテローム血栓性脳梗塞である．

2 診断

脳梗塞の病変は頭部CTで低吸収域として，MRIではT1強調画像で低信号，T2強調画像で高信号域病変として検出される（図1）．ただし，頭部CTでは発症数時間以内の超急性期梗塞を描出することは難しく，また，脳幹の小梗塞巣などの診断精度もMRIには劣る．一方，MRIでは拡散強調画像を用いて発症超急性期の梗塞巣の同定も可能であり，造影剤を用いなくとも頭頸部の主幹動脈の評価も可能である．通常，頭部CTで脳出血（高吸収域として描出）を除外する．病巣部位の急性期同定および脳血管の主幹動脈の評価が必要な場合はMRIも撮像すべきである．また，これまでペースメーカー植え込み患者に対してMRI撮像は禁忌であったが，近年MRI対応ペースメーカーが本邦でも導入され，条件付きであるが撮像可能となっている．

3 病態のスコア

脳卒中の病態および重症度の評価スケールとしては，National Institutes of Health Stroke Scale（NIHSS）が標準的に広く用いられている（表2）[1]．また，脳卒中患者の日常生活の動作能力の簡易スケールとして障害なし〜寝たきりの5段階のmodified Rankin Scale（mRS）が用いられている[2]．

NIHSSは42点満点で，障害のない場合を0点，最重症では40点であり，障害に応じて加点されていくようになっている．わが国の脳卒中急性期患者のデータベースによると脳梗塞発症後入院時の重症度としてラクナ梗塞では3.76点，アテローム血栓性梗塞では6.82点，心原性塞栓症では12.7点とラクナ梗塞では比較的軽症が多いが，心原性塞栓症ではより重度であった[3]．

表1　脳梗塞の病型およびその特徴

	ラクナ梗塞	アテローム血栓性梗塞	心原性塞栓症
危険因子	高血圧，糖尿病，脂質異常症，喫煙		心疾患（とくに心房細動）
発症年齢	壮年〜高齢者		各年代〜高齢者
前駆症状	stereotype な TIA	微小栓子，血流不全による TIA	TIA ありうる
発症時期	安静時に多い		日中活動時
経過	比較的緩徐	緩徐，階段状増悪	突発完成，時に急速改善
意識障害	ほとんどない	軽〜中等度	遅れて増悪
頭部 CT　低吸収域	穿通枝領域の 1.5 cm 以下の低吸収域	皮質下や境界域に多い．まだら状	皮質含む広範な病変（多発性もあり）
出血性変化	ない	まれ	しばしば
脳浮腫	ない	軽度	高度のことが多い

〔九州医療センター　岡田　靖（2016年）〕

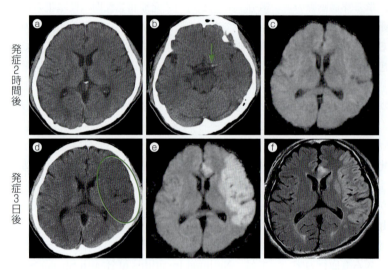

図1　脳梗塞急性期の画像所見

55 歳男性，意識障害，右片麻痺，失語で発症した，心原性脳塞栓症による中大脳動脈領域を中心とする脳梗塞．

上段：頭部 CT（a）および頭部 MRI 拡散強調画像（c）でもまだ病変は描出されていないが，CT では（b）Hyperdense MCA（middle cerebral artery）sign を認め，血栓を反映した高吸収構造を示している．

下段：頭部 CT では，左中大脳動脈領域皮質下に低吸収域（d），拡散強調画像（e）および FLAIR 画像（f）でも高信号病変として梗塞巣が描出されている．

発症2時間後／発症3日後

4　透析患者と脳梗塞の関係

　日本透析医学会によると，わが国の維持透析患者数は 2014 年末で 32 万人に達し，その原因疾患としては 1998 年以降糖尿病が最大の原因となり，新規導入患者の 44％ と約半数近くを占めている[4]．これまでの疫学調査では，透析患者の心血管死は一般住民よりも 10〜20 倍高いことが報告されている[5]．透析患者の死因では，脳血管障害は第 4 位（4.5％）であり，また比較的若年でのおもな死因となっている[4]．透析導入時における脳梗塞ないし一過性脳虚血発作（TIA）の既往も全体の 15.6％ にみられる．

　沖縄県の維持透析患者 1,069 人を対象とした前向き研究[6] では，脳卒中発症の相対危険率は 5.2，脳梗塞，脳出血ではそれぞれ 2.0，10.7 であり，発症年齢も非透析患者より 10 歳若かった．さらに維持透析患者 3,741 人における 10 年間の検討[7]では，271 件の脳血管障害（脳梗塞 97 件，脳出血 162 件，くも膜下出血 12 件）が発症した．このように透析患者の脳卒中は，非透析患者より脳出血の占める割合が多いが（図 2a，b）[3),7)]，近年脳出血の割合は減少し，代わりに脳梗塞が増加している（図 2c）[8]．糖尿病，高齢化，降圧薬やダイアライザの改良，それに伴うヘパリンの減量，また CT や MRI による診断技術の向上による影

表2 NIHSS (National Institutes of Health Stroke Scale)

意識水準	0：完全に覚醒，的確に反応する，1：簡単な刺激で覚醒，2：繰り返し刺激，強い刺激で覚醒，3：完全に無反応
質問	検査日の月名，年齢　0：両方の質問に正解，1：一方の質問に正解，2：両方とも不正解
命令	開閉眼，手の開閉　0：両方とも可能，1：一方だけ可能，2：両方とも不可能
注視	0：正常，1：部分的注視麻痺，2：完全注視麻痺
視野	0：視野欠損なし，1：部分的半盲，2：完全半盲，3：両側性半盲
麻痺（顔）	0：正常な対称的な動き，1：鼻唇溝の平坦化，笑顔の不対称，2：顔面下半分の完全あるいはほぼ完全な麻痺，3：顔面半分の動きがまったくない
麻痺（上肢）左右で評価	0：90°（仰臥位では45°）に10秒間保持可能，1：90°（45°）に保持可能も，10秒以内に下垂，2：重力に抗せるが，90°（45°）まで挙上できない，3：重力に抗せない，ベッド上に落ちる，4：まったく動きが見られない，N：切断，関節癒合（合計には加えない）
麻痺（下肢）左右で評価	0：30°を5秒間保持可能，1：30°を保持可能も，5秒以内に下垂・ベッドを打つようには下垂しない，2：重力に抗せるが，落下する，3：重力に抗せない，即座にベッド上に落ちる，4：まったく動きが見られない，N：切断，関節癒合（合計には加えない）
運動失調	0：なし，1：1肢に存在，2：2肢に存在，N：切断，関節癒合（合計には加えない）
感覚	0：正常，1：軽度から中等度，2：触れられていることもわからない
言語	0：正常，1：軽度から中等度の失語，2：重度の失語，3：有効な発語や聴覚理解はまったく認められない
構音障害	0：正常，1：少なくともいくつかの単語で構音が異常で，悪くとも何らかの困難は伴うものの理解しうる，2：構音異常が強く，検者が理解不能である，N：挿管，身体的障壁（合計には加えない）
消去現象	0：正常，1：視覚，触覚，聴覚，視空間，あるいは自己身体に対する不注意，一つの感覚様式で2点同時刺激に対する消去現象，2：重度の半側不注意あるいは二つ以上の感覚様式に対する半側不注意

〔文献1）より引用〕

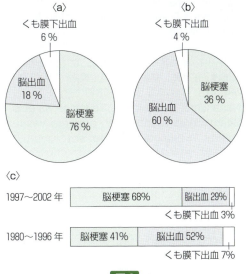

図2
a：脳卒中データバンクによる急性期脳卒中の内訳〔文献3）より〕
b：The Okinawa Dialysis Study (OKIDS) Groupによる急性期脳卒中の内訳〔文献7）より〕
c：Toyodaらによる年代別における急性期脳卒中の内訳〔文献8）より〕

響と考えられている[9]．

5 透析患者における脳梗塞の特徴

維持透析患者の脳卒中に関する研究で，脳梗塞との関係に注目した報告は少ない．

豊田ら[10]は，急性期脳梗塞患者で維持透析患者32例と非腎不全患者100例を比較し，前者で糖尿病，高血圧を有する患者が有意に多く，椎骨脳底動脈系に発症が多いことを報告した（透析患者63％，非透析患者37％）．また，穿通枝領域梗塞が多く，トロンビン・アンチトロンビン複合体（thrombin antithrombin complex；TAT），D-dimerも対照群に比べ有意に上昇していた．このように，透析患者では血管病変の分布や凝固系マーカーの病態で非透析患者と異なることが示唆されている．

6 透析患者の脳梗塞危険因子

維持透析患者の脳梗塞の特徴としては，高血圧症，糖尿病，脂質異常症や喫煙，加齢といった従来から指摘されている動脈硬化性の危険因子だけではなく，腎不全特有の容量負荷，骨ミネラル代謝異常，貧血，酸化ストレス，交感神経過剰亢進，低栄養や慢性炎症との関係も指摘されている[9]．維持透析患者では，非透析患者に比較して無症候性脳梗塞が有意に多く（48％ vs. 9.6％），腎不全，高血圧，喫煙，年齢が無症候性脳梗塞の関連因子であった[11]．

7 透析患者における脳梗塞の特殊性

また，透析による除水に伴う血液粘度の上昇，透析中に発現する心房細動など血液透析自体が脳梗塞発症に関与しているとも考えられる．透析による急激な血行動態の変化，透析液の使用，シャント，透析アミロイドーシスや透析歴も関与していると考えられている[9]．透析患者の脳梗塞の34％は，血液透析中ないし透析終了後30分以内に生じたとの報告もある[10]．内シャント造設に伴い，シャント血流の増加が鎖骨下動脈盗血現象を生じ，椎骨動脈血流不全を生じる可能性も指摘されている[12]．

まとめ

維持透析患者における脳卒中では，以前は脳出血が大部分を占めていたが，高齢化，糖尿病の増加，危険因子の管理の向上，透析機器の性能向上，新規抗血栓薬の登場とともに，脳出血が減少し，脳梗塞の割合が増加している．画像診断の進歩で脳梗塞は超急性期より診断可能となっている．血液透析による体液量の急激な変化が，脳虚血を誘発する原因ともなり，主幹動脈病変を有する症例では注意が必要である．発症後の予後も悪いことから，臨床透析医も脳梗塞の徴候に留意し，危険因子を管理して発症予防に努めることが望まれる．

文献

1) Lyden, P., Brott, T., Tilley, B., et al. : Improved reliability of the NIH Stroke Scale using video training. NINDS TPA Stroke Study Group. Stroke 1994 ; 25 : 2220–2226
2) van Swieten, J. C., Koudstaal, P. J., Visser, M. C., et al. : Interobserver agreement for the assessment of handicap in stroke patients. Stroke 1988 ; 19 : 604–607
3) 小林祥泰編：脳卒中データバンク2005. 2005, 中山書店，東京
4) 日本透析医学会：わが国の慢性透析療法の現況（2014年12月31日現在）. 2015
5) Foley, R. N., Parfrey, P. S. and Sarnak, M. J. : Epidemiology of cardiovascular disease in chronic renal disease. J. Am. Soc. Nephrol. 1998 ; 9 (Suppl. 12) : S16–S23
6) Iseki, K., Kinjo, K., Kimura, Y., et al. : Evidence for high risk of cerebral hemorrhage in chronic dialysis patients. Kidney Int. 1993 ; 44 : 1086–1090
7) Iseki, K., Fukiyama, K. ; Okinawa Dialysis Study Group : Clinical demographics and long term prognosis after stroke in patients on chronic hemodialysis. The Okinawa Dialysis Study (OKIDS) Group. Nephrol. Dial. Transplant. 2000 ; 15 : 1808–1813
8) Toyoda, K., Fujii, L., Fujimi, S., et al. : Stroke in patients on maintenance hemodialysis : a 22-year single-center study. Am. J. Kidney Dis. 2005 ; 45 : 1058–1066
9) Naganuma,T. and Takemoto,Y. : New Aspects of Cerebrovascular Disease in Dialysis Patients. Contrib. Nephrol. 2015 ; 185 : 138–146
10) 豊田一則，藤井健一郎，熊井康敬，他：血液透析患者における脳梗塞．病巣局在と発生機序．第6回日本脳卒中学会 平成13年3月15–16日
11) Naganuma, T., Uchida, J., Tsuchida, K., et al. : Silent cerebral infarction predicts vascular events in hemodialysis patient. Kidney Int. 2005 ; 67 : 2434–2439
12) 尾前 豪，岡田 靖：維持透析患者の脳梗塞急性期における疾患の特徴(特殊性)．血管医学 2004 ; 5(3) : 287–292

橋本 治，岡田 靖，中山 勝

II 臓器別のアプローチ─中枢神経系

8 脳出血

Cerebral hemorrhage

日本透析医学会の統計調査[1]によると，本邦の慢性維持透析患者数は2011年に30万人を超過し，現在も増加傾向である．透析患者の死亡原因の第1位は心不全であり，2014年では全体の26.3％を占める．死亡原因としては漸減している脳血管障害（7.1％），心筋梗塞（4.3％）と併せると，全体の37.7％が心血管疾患による死亡と考えられ，これは一般住民と比較して非常に高い割合である．血液透析患者は年間0.6〜1.0％に脳内出血を発症し，一般住民と比べ5〜10倍の危険性があるとされる[2)〜5)]．血液透析患者の脳出血は非透析患者と比較して，脳出血による死亡率が高いことが特徴である[6),7)]．

外傷を除く脳内出血（くも膜下出血を除く）の最大の危険因子は高血圧であることはいうまでもない．このことは，慢性腎不全患者および透析患者にも当てはまる．

本稿では透析患者の脳出血における病態，治療などについて概説する．

1 成因

脳出血のなかで，高血圧性脳出血は非外傷性脳出血の大部分を占める．そのうち，被殻出血と視床出血が70％を占め，小脳出血，脳幹出血が15％程度を占める．高血圧性脳出血の成因は，中膜壊死を背景とする動脈壊死と，その結果としてのmicroaneurysm（微小動脈瘤）の形成とされる[8)]．脳出血のほとんどは脳深部穿通枝領域に発生するが，①穿通枝は皮質枝に比べて血行力学的に減圧されにくいこと，②血管運動神経が豊富で血管攣縮をきたしやすいこと，③栄養血管を欠いているため中膜とその外層は栄養不良となりやすいこと，④血管壁の厚さに比して内腔が広いこと，などが中膜壊死の背景にある[9)]．

高血圧性脳出血とは異なるが，高齢者の増加とともに注目される脳アミロイドアンギオパチー（cerebral amyloid angiopathy）では，おもに大脳皮質の小血管の中膜にアミロイドが沈着し，70歳以上の30％，90歳以上の50％でみられると報告されている[10)]．本症では，小動脈中膜が変性し，閉塞して虚血を発症させ，あるいは破綻して脳葉型血腫（lobar hematoma）を生ずる．

2 病態

脳出血急性期の病態は，血腫による脳実質破壊である一次損傷と，続発する頭蓋内圧亢進，脳循環代謝障害，脳浮腫による二次損傷に分けられる．

1) 一次損傷

血腫による脳実質破壊により局所神経脱落症状が出現する．一次損傷自体に対する治療手段はなく，出血の持続や再出血による一次損傷の拡大をきたせば症候は増悪する．高血圧性脳出血の14〜46％に超急性期の血腫の増大を認め，血腫増大例の転帰は不良である[11),12)]．

2) 二次損傷

① 脳循環代謝障害

Mayerら[13)]は，脳出血後の血腫周囲は，single photon emission computed tomography（SPECT）による脳血流測定で低灌流を示し，positron emission tomography（PET）では血腫側の脳血流低下と酸素摂取率上昇を認めたことから，脳出血では，血腫周囲で脳虚血が生じていることを報告した．

② 脳浮腫

脳浮腫には細胞膜のエネルギー不全により細胞内に水分が貯留する細胞毒性浮腫と，脳血液関門の破綻により血管透過性が亢進し，細胞間隙に水分貯留を生ずる血管原性浮腫がある．前述のように血腫周囲では，脳虚血が生ずるが，一般に虚血後早期には細胞毒性浮腫が，続いて血管原性浮腫が発生することから，血腫周囲浮腫の成因には，両者の関与が推察される．

3 診　断（図）

1）頭部 CT 検査

臨床的に CT がもっとも威力を発揮するのは出血性病変の検出で，常に high density として描出される．脳血管障害を疑った際には，まずは頭部 CT で迅速に出血の有無を確認することが重要である．

2）頭部 MRI 検査

脳実質内に生じた血腫は赤血球中のヘモグロビンの変化と赤血球の破壊により経時的に MR 信号が変化する．この変化は MRI 画像に反映され，出血巣の時間的経過を推定することができる．くも膜下出血における急性期の MRI 検査の意義は，原因となった脳動脈瘤や動静脈奇形を同定することである．また，未破裂動脈瘤のスクリーニングには，MRA が非侵襲的で有用である．

4 治　療

本邦の「血液透析患者における心血管合併症の評価と治療に関するガイドライン」[14]，「脳卒中治療ガイドライン2015」[15] に準じて急性期管理のポイントを示す．また，本邦の脳卒中ガイドライン委員会の治療推奨グレードを表1[15] に示す．表2中のカッコ内は，同ガイドライン委員会の治療推奨グレードである．

表1　脳卒中の recommendation grade に関する分類

推奨のグレード	内容
A	行うよう強く勧められる
B	行うよう勧められる
C1	行うことを考慮してもよいが，十分な科学的根拠がない
C2	科学的根拠がないので，勧められない
D	行わないよう勧められる

〔文献15）より引用〕

1）透析療法の選択

脳血管障害発症直後は，頭蓋内圧の自動調節能が破綻していることが多い[16]．このため，脳血管障害発症直後は，頭蓋内圧亢進が急速に進んでおり，発症当日は可能なかぎり血液透析（HD）を避けることが望ましい．HD により溶質除去と除水が進むと，不均衡症候群のため頭蓋内圧亢進が増悪する[17]．「脳卒中治療ガイドライン2015」では，腎不全患者に起こった脳出血時における透析方法は，HD よりも腹膜透析または持続的血液濾過（CHF）が望ましく，間歇的血液濾過または持続的血液透析濾過（CHDF）を経て，神経症候の安定を観察しながら HD への移行を検討することを推奨した[15]．慢性透析患者で血液浄化療法

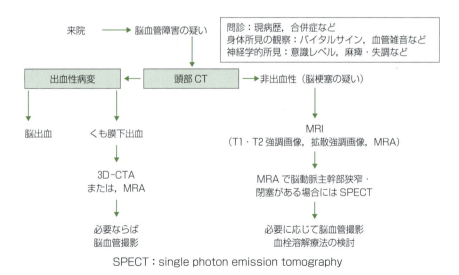

図　脳血管障害を疑った場合の診断アルゴリズム

SPECT：single photon emission tomography

〔文献10）より引用・改変〕

表2 高血圧性脳出血の手術適応（開頭手術，神経内視鏡手術）

1. 脳出血の部位に関係なく，血腫量 10 mL 未満の小出血または神経学的所見が軽度な症例は手術を行わないよう勧められる（グレードD）．また，意識レベルが深昏睡（Japan Coma Scale：JCS で 300）の症例に対する血腫除去は科学的根拠がない（グレードC2）．
2. 被殻出血：神経学的所見が中等症，血腫量が 31 mL 以上でかつ血腫による圧迫所見が高度な被殻出血では手術の適応を考慮しても良い（グレードC1）．特に，JCS で 20〜30 程度の意識障害を伴う場合は，定位的脳内血腫除去術が勧められ（グレードB），開頭血腫除去術を考慮しても良い（グレードC1）．
3. 視床出血：急性期の治療としての血腫除去術は，科学的根拠がないので勧められない（グレードC2）．血腫の脳室内穿破を伴う場合，脳室拡大の強いものには脳室ドレナージ術を考慮しても良い（グレードC1）．
4. 皮質下出血：脳表からの深さが 1 cm 以下のものでは，特に手術の適応を考慮しても良い（グレードC1）．
5. 小脳出血：最大径が 3 cm 以上の小脳出血で神経学的症候が増悪している場合，または小脳出血が脳幹を圧迫し脳室閉塞による水頭症を来たしている場合には，手術を考慮する（グレードC1）．
6. 脳幹出血：急性期の脳幹出血例に血腫除去を勧めるだけの根拠はないので，勧められない（グレードC2）．脳幹出血のうち脳室内穿破が主体で，脳室拡大の強いものは，脳室ドレナージ術を考慮しても良い（グレードC1）．
7. 成人の脳室内出血：脳血管の異常による可能性が高く，血管撮影などにて出血源を検索することが望ましい（グレードC1）．急性水頭症が疑われるものは脳室ドレナージを考慮する（グレードC1）．血腫除去を目的とする血栓溶解薬の投与を考慮しても良い（グレードC1）．
8. 脳内出血あるいは脳室内出血の外科的治療に関しては，神経内視鏡手術あるいは定位的血腫除去術を考慮しても良い（グレードC1）．

〔文献 15）より引用〕

を要する場合には，その必要性を慎重に決定し，施行する場合は頭蓋内圧への影響が小さく，脳灌流圧が維持できる持続緩徐透析法を選択することが望ましい．

2）降圧および脳浮腫対策

脳出血の急性期治療は脳浮腫増悪と再出血の予防がもっとも重要で，グリセリン（グリセロール®）投与が中心となり，全身血圧の管理は病型で異なる．脳出血では発症直後より血圧上昇が高度で，再出血，血腫拡大，脳浮腫増悪を予防する目的で積極的な降圧が必要である．脳出血急性期の降圧については，本邦の「脳卒中治療ガイドライン 2015」[15]では，できるだけ早期に収縮期血圧を 140 mmHg 未満に降下させ，7日間保つことを推奨した．脳卒中急性期に投与する降圧薬としては，カルシウム拮抗薬であるニカルジピン，ジルチアゼムや硝酸薬であるニトログリセリン，ニトロプルシドの点滴静注が推奨される[15]．グリセロールの静脈内投与は脳浮腫を軽減し，脳代謝を改善するため，脳出血の急性期に推奨される．脳出血急性期にマンニトールの有効性は確認されていないが，進行性に頭蓋内圧が亢進した場合や mass effect に随伴して臨床所見が増悪した場合には考慮する[15]．この時期の血液浄化療法はできるかぎり避けるべきであるが，施行時にはグリセロールを持続投与（100〜200 mL/hr，200〜600 mL/day）し，抗凝固薬はメシル酸ナファモスタット（フサン®）を使用する[14]．

3）外科治療

脳出血の外科治療（血腫除去術，脳室ドレナージなど）については，十分な科学的根拠となるランダム化比較試験（RCT）が少なく明確な適応基準はない（表2）．外科治療については，脳外科医との緊密な連携が重要である．

透析患者の脳出血について概説した．危険因子や治療の原則については，通常の脳出血と差異はないであろう．脳出血の治療の有効性については，科学的根拠が得られた知見はまだまだ少ない．新たに提唱されたガイドラインを通して，その改善をめざす前向きの研究が必要であろう．透析患者については脳出血の急性期の透析方法や抗凝固薬の選択において専門的技術を要する．常に，脳外科医との緊密な連携が必要である．

文献

1) 日本透析医学会統計調査委員会：わが国の慢性透析療法の現況（2014年12月31日現在）．2015
2) Iseki, K., et al.：Clinical demographics and long-term prognosis after stroke in patients

on chronic haemodialysis. The Okinawa Dialysis Study (OKIDS) Group. Nephrol. Dial. Transplant. 2000 ; 15 : 1808-1813
3) Onoyama, K., Kumagai, H., Mishima, T., et al. : Incidence of strokes and its prognosis in patients on maintenance hemodialysis. Jpn. Heart. J. 1986 ; 27 : 685-691
4) Iseki, K., Kinjo, K., Kimura, Y., et al. : Evidence for high risk of cerebral hemorrhage in chronic dialysis patients. Kidney Int. 1993 ; 44 : 1086-1090
5) Seliger, S., Gillen, D. L., Longstreth, W. T. Jr., et al. : Elevated risk of stroke among patients with end-stage renal disease. Kidney Int. 2003 ; 64 : 603-609
6) Onoyama, K., Ibayashi, S., Nanishi, F., et al. : Cerebral hemorrhage in patients on maintenance hemodialysis. CT analysis of 25 cases. Eur. Neurol. 1987 ; 26 : 171-175
7) Davenport, A. : Changing the hemodialysis prescription for hemodialysis patients with subdural and intracranial hemorrhage. Hemodial. Int. 2013 ; 17 : S22-S27
8) Wakai, S., et al. : Histological verification of microaneurysms as a cause of cerebral haemorrhage in surgical specimens. J. Neurol. Neurosurg. Psychiatry 1989 ; 52 : 595-599
9) Masawa, N. : Morphometry of structural preservation of tunica media in aged and hypertensive human intracerebral arteries. Stroke 1994 ; 25 : 122-127
10) Warlow, C. P., et al. : What caused this intracerebral haemorrhage? Stroke-A Practical Guide to Management. 1996, 661-688, Blackwell Science, Oxford
11) Becker, K. J., et al. : Extravasation of radiographic contrast is an independent predictor of death in primary intracerebral hemorrhage. Stroke 1999 ; 30 : 2025-2032
12) Fujii, Y., et al. : Hematoma enlargement in spontaneous intracerebral hemorrhage. J. Neurosurg. 1994 ; 80 : 51-57
13) Mayer, S. A., et al. : Perilesional blood flow and edema formation in acute intracerebral hemorrhage : a SPECT study. Stroke 1998 ; 29 : 1791-1798
14) 日本透析医学会：血液透析患者における心血管合併症の評価と治療に関するガイドライン．透析会誌 2011 ; 44 : 337-425
15) 日本脳卒中学会脳卒中ガイドライン委員会：脳卒中治療ガイドライン 2015. 2015, 協和企画, 東京
16) Dernbach, P. D., et al. : Altered cerebral autoregulation and CO_2 reactivity after aneurismal subarachnoid hemorrhage. Neurosurgery 1988 ; 22 : 822-826
17) Walters, R. J., et al. : Heamodialysis and cerebral oedema. Nephron 2001 ; 87 : 143-147

藤﨑毅一郎

II 臓器別のアプローチ―中枢神経系

9 脳萎縮

Cerebal atrophy

脳と腎臓が機能的に密接に関連しているという概念，「脳腎連関」が提唱されて以降，病態機序の解明を目的とした研究がさまざまに行われている．また研究の過程で，腎機能障害そのものが，血管病危険因子を介さずに神経機能障害や死亡のリスクとなることも明らかとなってきている[1]．

生理的な脳萎縮は 55 歳以下ではきわめてまれであるが，透析患者では若年齢層においても脳萎縮の合併頻度が高いことが報告されている．本稿では，血液透析患者における脳萎縮に関する知見を紹介し，概説する．

1 血液透析患者における脳萎縮の評価

Savazzi らは定性評価ではあるが，頭部 CT を用いて血液透析患者 111 名と健常対照 60 名の比較を行った[2]．加齢の影響を少なくするために，両群とも頭部 CT 撮影時の年齢が 55 歳以下の者に限定している．対照群には大脳萎縮例は存在しなかったが，血液透析群では 77.5 ％に大脳萎縮を認めた．なお，同研究では非透析腎不全患者 55 例でも頭部 CT での検討を行っており，50.9 ％に大脳萎縮が認められている．

本邦でも，Kamata らが brain atrophy index（BAI），ventricular area index（VAI），frontal atrophy index（FAI）（図）を用いた頭部 CT での定量評価を行っている[3]．臨床症候や経過，頭部 CT で脳血管障害の既往が除外された血液透析患者 56 名と健常対照 42 名を比較した．BAI と VAI は両群においていずれも年齢に相関して増加していたが，対照群に比較して血液透析群でより高値であった．その差は，60 歳未満における BAI，50 歳未満における VAI で有意であった．また FAI/BAI が 60 歳未満の血液透析群でも有意に高値であり，萎縮部位は前頭葉優位であった．

また，近年では 3 テスラ頭部 MRI を用いた臨床研究が報告されている．Drew らは透析患者 45

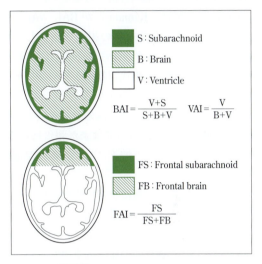

図 脳萎縮定量評価の指標

〔文献 1）より引用〕

名〔平均年齢 55±17 歳（SD）〕と健常者 67 名〔平均年齢 53±13 歳（SD）〕の定性評価による比較を行った[4]．大脳萎縮は，脳溝拡大（10 段階評価で，患者 vs 健常者＝2.3 vs 0.6），脳室拡大（10 段階評価で 2.3 vs 0.9），海馬面積（4 段階評価で 1.3 vs 1.0）のいずれの評価においても透析患者群で有意に認められた．年齢，性別，人種，糖尿病の有無，心血管イベントの既往，高血圧の有無を因子に加えた多変量解析では，脳溝拡大，脳室拡大，海馬面積いずれに対しても有意差を生じるリスク因子は，年齢と人工透析の有無の 2 つであった．

2 血液透析患者における脳萎縮の原因

透析患者の脳萎縮の原因としては，①高血圧・糖尿病・二次性副甲状腺機能亢進症などを介した動脈硬化および石灰化，②腎性貧血・心不全・透析中の血圧低下による低酸素・脳血流量の変化，③酸化ストレス，④ヘパリンなど抗凝固薬使用による無症候性微小出血，⑤慢性炎症，⑥ホモ

システイン高値，⑦アルミニウムおよび尿毒症性物質など，さまざまな機序が関連するといわれている[1]．このうち，慢性のアルミニウム毒性はすでに過去の要因となっており，臨床上は無視してよいものと考える．これらのさまざまな機序のうち，どの機序が主たる要因かを確定するのはレトロスペクティブな臨床解析では難しい．

貧血に関しては，KamataらがBAI，VAIとヘマトクリット値に有意な負の相関を指摘している[3]．また，貧血を有する慢性腎不全（CKD）患者における脳循環・酸素代謝障害が相対的に前頭葉に著しいことも指摘されている[5]．しかし，エリスロポエチン製剤による貧血の改善が脳萎縮の進行を軽減できるかについては未だ報告はなく，動物実験での脳虚血・低酸素に対する細胞保護作用の報告[6]に留まっている．

血液透析が脳循環動態に及ぼす影響を検討した報告では，透析後に脳血流量が低下するという報告がある[7]．また，Mizumasaらによる3年間の前向き研究では，透析中の血圧低下の回数が，その間のラクナ梗塞の増加数および前頭葉萎縮の進行度と有意な相関を認めている[8]．Drewの報告では，深部白質病変についての多変量解析で，加齢と透析の有無が独立した危険因子であると報告されている[4]．CKD患者では相対的に多くの血管病リスクを有するため，動脈硬化および石灰化の影響は大きいと推察される．また，低酸素・脳血流量低下が脳萎縮に対して大きな影響を及ぼしている可能性は高いと考えられる．

一方，Yakushijiらの透析導入前のCKD患者610名における報告では，推算糸球体濾過量（eGFR）低下が脳萎縮の独立した危険因子であった[9]．透析中の低血圧，不均衡，ヘパリン使用やそれに伴う無症候性微小出血など，血液透析に関連する要因だけで脳萎縮を説明するのは難しいかもしれない．

なお，画像評価による脳萎縮と，臨床症状としての認知症や精神症状は切り離せないものであるが，認知症やうつ状態については他項をご参照いただきたい．脳萎縮と血液透析の関連は明確であり，臨床的には各種の予防・治療の介入による脳萎縮（および認知症）の発症・進行の抑制が次の課題となる．

文献

1) Monk, R. D. and Bennet, D. A. : Reno-cerebrovascular disease? The incognito kidney in cognition and stroke. Neurology 2006 ; 67 : 196-198
2) Savazzi, G. M., Cusmano, F. and Musini, S. : Cerebral imaging changes in patients with chronic renal failure treated conservatively or in hemodialysis. Nephron 2001 ; 89 : 31-36
3) Kamata, T., Hishida, A., Takita, T., et al. : Morphological abnormalities in the brain of chronically hemodialyzed patients without cerebrovascular disease. Am. J. Nephrol. 2000 ; 20 : 27-31
4) Drew, D. A., Bhadelia, R., Tighiouart, H., et al. : Anatomic brain disease in hemodialysis patients : a cross-sectional study. Am. J. Kidney Dis. 2013 ; 61 : 271-278
5) Kuwabara, Y., Sasaki, M., Hirakata, H., et al. : Cerebral blood flow and vasodilatory capacity in anemia secondary to chronic kidney failure. Kidney Int. 2002 ; 61 : 564-569
6) Leconte, C., Tixier, E., Freret, T., et al. : Delayed hypoxic postconditioning protects against cerebral ischemia in the mouse. Stroke 2009 ; 40 : 3349-3355
7) Hata, R., Matsumoto, M., Handa N., et al. : Effects of hemodialysis on cerebral circulation evaluated by transcranial Doppler ultrasonography. Stroke 1994 ; 25 : 408-412
8) Mizumasa, T., Hirakata, H., Yoshimitu, T., et al. : Dialysis-related hypotension as a cause of progressive frontal lobe atrophy in chronic hemodialysis patients : a 3-year prospective study. Nephron Clin. Pract. 2004 ; 97 : 23-30
9) Yakushiji, Y., Nanri, Y., Hirotsu, T., et al. : Marked cerrbral atrophy is correlated with kidney dysfunction in nondisabled adults. Hypertens. Res. 2010 ; 33 : 1232-1237

黒田　龍，宮嶋裕明

II 臓器別のアプローチ—中枢神経系

10 むずむず脚症候群

Restless legs syndrome

　むずむず脚症候群（レストレス・レッグス症候群；RLS）は夕方から夜間の時間帯，安静時に両脚（とくに下腿）の深部や足底部に，皮下を虫が這うような蟻走感，むずむず感や火照り感などの不快感を生じる疾患である．不快感を改善させるために両足を動かすなどすると一時的に症状は軽快するが運動を中止すると症状が再燃する．いらいらや不眠，うつの原因にもなる．

　人口の5～15％にみられ，欧米では日本を含むアジア圏に比べて有病率は高い．女性に多く，加齢に伴い増加する．発症のピークは中年期である．

1 腎不全とRLS

　日本人透析患者でのRLS合併頻度は14.1～23.2％[1)～3)]であり，一般の頻度と比べて高い．腎不全患者において非透析患者と透析患者，血液透析（HD）患者と腹膜透析（CAPD）患者のRLS頻度に有意な差はない[4)]が，腎移植患者のRLS頻度は透析患者と比べ有意に低いと報告されている[5)]．

　保存期慢性腎不全（CKD）患者のRLSでは尿素窒素やクレアチニン濃度が高いほどRLS合併頻度が増加すると報告されている他，低フェリチン血症（<70 ng/mL）はRLSの危険因子になる[6)]．とくに透析患者のRLSは特発性のRLSと比較して睡眠時周期性四肢運動の回数がきわめて多く，睡眠の質が著明に低下する[7)]．

2 診断基準

1）RLSの4徴候

　診断は，問診によって行う．国際RLS研究グループ（IRLSSG）の提唱する診断基準（表1）[8)]では，以下に示す4徴候をすべて満たすことが必須とされている．

① 不快な症状により，脚を動かしたいという強い欲求がある．不快な症状は下肢全体に存在することが多く，局所的ではない．
② 症状は臥床時などの安静時に出現・増悪する．
③ 症状は下肢の運動により症状が改善する．

表1　RLSの診断基準

必須項目
1. 脚を動かしたいという欲求が存在し，その欲求は通常下肢へ不快な異常感覚に伴って生じる
2. 座っている時や静かに横になっている時などの非活動時や休息時に出現，悪化する
3. 歩いたり下肢を伸ばすなどの運動によって，その運動が続く限りは部分的または完全に改善する
4. 日中と比較して夕方～夜に出現，増悪する
5. これらの特徴は他の疾患や習慣的行動によるものではない（筋肉痛，静脈うっ滞，下腿浮腫，関節炎，こむら返り，姿勢による不快感，フットタッピングなど）

臨床的経過を規定する因子
A. 慢性RLS：過去1年間で症状は最低でも平均2回/週以上出現している
B. 間欠的RLS：過去1年間で症状は平均2回/週未満であるが，過去5回以上出現している （いずれも未治療の場合）

臨床的有意性を規定する因子
RLSの症状は睡眠や活力，日常生活，行動，認知機能や気分へ影響し，それにより社会的，職業的，教育的あるいはその他の重要な場面で著明な苦痛や障害をきたしている

〔文献8）より作成〕

症状は単純な姿勢の変更のみでは軽快しない．下肢の運動により一時的に症状は軽快するものの，運動を止め安静にすると再燃する．

④ 症状は夕方〜夜間にかけて増悪する．RLSの症状は夕方〜夜間にかけて出現・増悪し，もっとも症状の少ないのは朝とされている．重症患者では明らかでないこともあるため病初期の状態の問診も重要である．

4 徴候の他に，診断を補助する特徴としてはRLSの家族歴，ドパミン作動薬への反応性が良好，周期性四肢運動の存在が挙げられる．

2）病型分類

RLSの病型は，続発性と特発性に分けられる．続発性（二次）は，RLSと関連することが明らかな身体疾患/症状に伴って生じるもので，原因は多数存在する．おもなもので腎不全のほか妊婦，パーキンソン病，鉄欠乏性貧血，胃切除術後，高

表2　RLS重症度評価票

このスケールには患者さんの症状について，評価するよう以下の質問があります．これらの質問に対する回答は患者さん自身で判断してください．また，質問の内容がわからない場合や何か質問がある場合には，患者さんが正しく理解して答えることができるように医師が説明します．
すべての質問は，この1週間でどうだったかを思い出して判断してください．

1. この1週間を全体的にみてレストレスレッグス症候群（むずむず脚症候群）による足や腕の不快な感覚は，どの程度でしたか？
   4）とても強い　3）強い　2）中くらい　1）弱い　0）まったくなし
2. この1週間を全体的にみて，レストレスレッグス症候群（むずむず脚症候群）の症状のために動きまわりたいという欲求はどの程度でしたか？
   4）とても強い　3）強い　2）中くらい　1）弱い　0）まったくなし
3. この1週間を全体的にみて，レストレスレッグス症候群（むずむず脚症候群）によるあなたの足または腕の不快な感覚は，動きまわることによってどれくらいおさまりましたか？
   4）まったくおさまらなかった　3）少しおさまった　2）中くらい
   1）まったくなくなった，または，ほぼなくなった
   0）レストレスレッグス症候群による症状はなかった
4. レストレスレッグス症候群（むずむず脚症候群）の症状によるあなたの睡眠の障害は，どれくらいひどかったですか？
   4）とても重症　3）重症　2）中くらい　1）軽い　0）まったくなし
5. レストレスレッグス症候群（むずむず脚症候群）の症状によるあなたの昼間の疲労感または眠気はどれくらいひどかったですか？
   4）とても重症　3）重症　2）中くらい　1）軽い　0）まったくなし
6. 全体的に，あなたのレストレスレッグス症候群（むずむず脚症候群）は，どれくらいひどかったですか？
   4）とても重症　3）強い　2）中くらい　1）弱い　0）まったくなし
7. あなたのレストレスレッグス症候群（むずむず脚症候群）の症状はどれくらいの頻度で起こりましたか？
   4）とても頻繁（1週間に6〜7日）　3）頻繁（1週間に4〜5日）
   2）時々（1週間に2〜3日）　1）たまに（1週間に1日）　0）まったくなし
8. あなたにレストレスレッグス症候群（むずむず脚症候群）の症状があったとき，平均してどれぐらいひどかったですか？
   4）とても重症（24時間のうち，8時間以上）　3）重症（24時間のうち，3〜8時間以上）
   2）中くらい（24時間のうち，1〜3時間以上）
   1）軽い（症状があるのは24時間のうち，1時間未満）　0）まったくなし
9. この1週間を全体的にみて，レストレスレッグス症候群（むずむず脚症候群）の症状は，あなたが日常的な生活をするうえで，どれくらいひどく影響しましたか？
   たとえば，家族との生活，家事，社会生活，学校生活，仕事などについて考えてみてください．
   4）とても強く影響した　3）強く影響した　2）中くらい影響した
   1）軽く影響した　0）まったく影響なし
10. レストレスレッグス症候群（むずむず脚症候群）の症状によって，たとえば，腹が立つ，ゆううつ，悲しい，不安，イライラするといったあなたの気分の障害はどれくらいひどかったですか？
    4）とても重症　3）重症　2）中くらい　1）軽い　0）まったくなし

軽度：0〜10点，中等度：11〜20点，重症：21〜30点，最重症：31〜40点

〔文献8）より作成〕

コレステロール血症，糖尿病でみられることが知られている．また，アルコールやカフェイン，ニコチン，抗精神病薬などの薬剤も症状の出現や増悪に寄与する．

一方，特発性（一次）は併存する症状がないもので，小児期からみられることもあり，家族歴があることが多い．メカニズムは明らかになっていないが，脳内のドパミン合成障害が有力な仮説とされている．

3　重症度分類

IRLSSGによるRLS重症度評価票（表2）では，直近1週間の症状が1日に占める時間や随伴症状（不眠）などの10項目を5段階（とくに重症〜まったくなし）で判定し，その合計点数を評価する．40点中11点以上が中等症，21点以上が重症である．

4　鑑別診断

診断基準の5項目目には，RLSに類似する症状を呈する病態や疾患の除外が挙げられている．RLSと類似する症状を伴う病態/疾患は多く存在し，表3に代表的なものを示す．4徴候をすべて満たすものの，他の病態/疾患の診断がつくものは24％に上ると報告されており[9]，詳細な問診が重要である．

表3　RLSと類似する病態/疾患

- 筋痙攣
- 姿勢による不快感
- 下肢の局所的な傷/関節炎
- 局所的な虚血によるしびれ
- 神経障害（末梢神経障害，神経根障害）
- ジャーキング（睡眠中の痙攣現象）
- 関節痛
- 無意識/習慣的な足の動き（貧乏ゆすりなど）
- 不安

文献

1) Kawauchi, A., Inoue, Y., Hashimoto, T., et al.: Restless legs syndrome in hemodialysis patients: health-related quality of life and laboratory data analysis. Clin. Nephrol. 2006; 66: 440-446
2) 小池茂文：慢性腎不全患者（血液透析患者）の睡眠障害．Medical ASAHI 2006; 832-883
3) Takaki, J., Nishi, T., Nangaku, M., et al.: Clinical and psychological aspects of restless legs syndrome in uremic patients on hemodialysis. Am. J. Kidney Dis. 2003; 41: 833-839
4) Merlino, G., Lorenzut, S., Romano, G., et al.: Restless legs syndrome in dialysis patients: a comparison between hemodialysis and continuous ambulatory peritoneal dialysis. Neurol. Sci. 2012; 33: 1311-1318
5) Molnar, M.Z., Novak, M., Ambrus, C., et al.: Restless legs syndrome in patients after renal transplantation. Am. J. Kidney Dis. 2005; 45: 388-396
6) Quinn, C., Uzbeck, M., Saleem, I., et al.: Iron status and chronic kidney disease predict restless legs syndrome in an older hospital population. Sleep Med. 2011; 12: 295-301
7) Wetter, T., Stiasny, K., Kohnen, R., et al.: Polysomnographic sleep measures in patients with uremic and idiopathic restless legs syndrome. Movement Disorders 1998; 13: 820-824
8) Allen, R. P., Picchietti, D., Garcia-Borreguero, D., et al.: Willis Restless legs syndrome/Willis Ekbom disease diagnostic criteria: updated international restless legs syndrome study group (IRLSSG) consensus criteria. Sleep Med. 2014; 15: 860-873
9) Hening, W. A., Allen, R. P., Washbum, M., et al.: The four diagnostic criteria for restless legs syndrome are unable to exclude confounding conditions ("mimics"). Sleep Med. 2009; 10: 976-981

小曽根基裕，堀地彩奈，伊藤　洋

II 臓器別のアプローチ―呼吸器系

1 呼吸モード

Pattern of breathing

1 正常呼吸

呼吸に際しての肺の収縮・拡張は，胸郭および横隔膜の運動により受動的に起こる．安静時における成人の呼吸数は1分間16〜20であり，その深さもリズムも規則正しい．呼吸数と脈拍数はほぼ1：3〜4である．このような正常な呼吸リズムの形成には，延髄における呼吸中枢 medullary respiratory centers，橋の下2/3における apneustic center，橋上部における pneumotaxic center が関与していると考えられている．

延髄の呼吸中枢群は，dorsal respiratory group (DRG) と，ventral respiratory group (VRG) に二大別される．このうち，DRG が本質的な中枢性呼吸調節活動を行う細胞群であるとの意見が有力である．呼吸中枢群に対する入力としては，純粋な神経経路を介するもの（肺の伸展や気道内の刺激に対する機械受容器よりの入力，呼吸筋からの反射，大脳皮質運動野による随意性調節）と，液性刺激を介する化学反射系（$PaCO_2$，PaO_2，pHに対する化学受容器よりの入力）の二つに大別することができる．

1) 機械受容器

機械受容器には，肺，上気道に存在する伸展受容器，被刺激受容器，J受容器がある．伸展受容器は吸気に伴う肺の伸展による圧変化を気道平滑筋中のA線維を介して呼吸中枢に伝える．この結果，吸息活動が停止し，呼息に切り替わる反射〔Hering-Breuer inflation reflex (HBIR)〕が起こる．被刺激受容器は肺の急速な収縮，喫煙，大気汚染などの外来性の刺激物，毛細血管充血，浮腫を感知し，A線維を介して呼吸中枢に伝え，呼吸刺激の反射を引き起こす．J受容器は，phenyl diguanide，capsaicin を特異的に感知し，無随C線維により呼吸中枢に伝え，呼吸刺激の反射を引き起こす．また，肺毛細血管のうっ血，肺高血圧などによる呼吸促進は，J受容器を介する反射ではないかと考えられている．

このように，呼吸運動は自動的，無意識的に調節されることが多いが，随意性調節もなされる．随意性調節は大脳皮質運動野からの指令が呼吸中枢をバイパスして錐体路を下降する．この経路は脊髄側索を下降し，呼吸中枢よりの指令の下降路は脊髄前根に近い腹側である．したがって2つの呼吸伝達系が別々に障害されることがある．随意調節のみが残るときは意識のある間は呼吸が維持できるが，睡眠時には呼吸が止まる（Ondine の呪い）．一方，錐体路のみが障害された場合には呼吸の自動的反射調節は維持されるが，随意的に呼吸を調節することができなくなる．

2) 化学受容器

中枢化学受容器は延髄腹側に存在し $PaCO_2$ の増加に伴い換気量を増量させる．末梢受容器としては，頸動脈小体と大動脈小体があるが，前者が主たるもので PaO_2 の低下に伴い換気量を増加させる．

2 異常呼吸

以上に述べてきたいずれの経路，受容器への障害，受容器に対する刺激により，さまざまな異常呼吸が発現する．呼吸運動の異常には，体位-換気様式，数，深さ，規則性，胸郭運動の異常があり，それらの有無を平静呼吸時に観察する必要がある．胸郭運動の観察に関しては，深呼吸時にのみ異常が認められることがある．

おもな異常呼吸とそれらをきたす代表的な疾患を表に示す．呼吸の異常としては，数の異常，呼吸の深さの異常，リズムの異常，体位-換気様式の異常，またそれらの複合がある．呼吸異常のなかでも，とくに注意を要するのは，リズムの異常である．呼吸リズムの異常を見た場合には，呼吸中枢，すなわち脳幹部に病変が及んでいる可能性

表 おもな異常呼吸とそれらをきたす疾患

1. 呼吸数の異常
   頻呼吸：発熱, 貧血, 過換気症候群, うっ血性心不全, 大葉性肺炎, 髄膜炎
   徐呼吸：脳圧亢進, 睡眠薬, モルヒネなどの薬物中毒, 急性アルコール中毒, 糖尿病性昏睡, 尿毒症
2. 呼吸の深さの異常
   浅呼吸：睡眠時, 鎮静薬
   深呼吸（Kussmaul 呼吸）：糖尿病性ケトアシドーシス, 尿毒症
3. リズムの異常
   Cheyne-Stokes 呼吸：脳血管障害, 脳腫瘍, 尿毒症, 重症心疾患
   Biot 呼吸：脳腫瘍, 髄膜炎, 脳炎, 橋出血
4. 体位-換気様式の異常
   起坐呼吸：左心不全, 気管支喘息, 慢性閉塞性呼吸器疾患（COPD）
   側臥位呼吸：胸水, 気胸
   奇異呼吸：胸部外傷
   振り子呼吸：肺結核後遺症
   抑制呼吸：胸膜炎, 肋骨骨折, 胸膜悪性腫瘍, 胸郭の筋痛

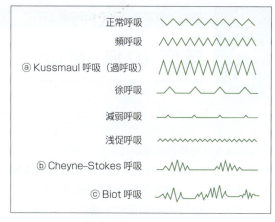

図 呼吸様式の模式図

があり, 頭部画像診断などの迅速な対応が必要である. また, 呼吸の深さの異常に関しては視診のみでは鑑別不可能なことも多く, 血液ガス検査を施行することによって初めて詳細が判明することもある.

3 代表的な異常呼吸（図）

1) Kussmaul 呼吸

代謝性アシドーシスに基づく呼吸中枢の興奮によって起こるもので, アシドーシスを呼吸性に代償するための呼吸と理解されている. 数, 深さともに大きくなった呼吸が持続する（図ⓐ）.

2) Cheyne-Stokes 呼吸

呼吸期と無呼吸期が交互に繰り返される周期性呼吸である. 小さく緩徐な呼吸から始まり, 徐々に数と深さを増して最大に達し, 次いで再び数も深さも徐々に減じ, やがて無呼吸期へ移行する. 1回の全周期は通常約 30〜70 秒である. 末梢化学受容器または呼吸中枢が $PaCO_2$ の変動に過敏となっている状態と考えられている（図ⓑ）.

3) Biot 呼吸

深さが不定の呼吸と無呼吸を交互に反復する呼吸である. Cheyne-Stokes 呼吸とは異なり, 呼吸期と無呼吸期の周期は不定である. また時に不規則な無呼吸期や溜息様呼吸が挿入される. 通常, 髄膜炎, 脳炎でみられるが, 脳出血, とくに橋の障害でみられることがある（図ⓒ）.

維持透析患者の合併症として, 出血傾向, 易感染性, 酸塩基平衡異常は比較的多くみられる. これまで述べてきたように, 脳幹部出血では Biot 呼吸, 尿毒症では Cheyne-Stokes 呼吸, Kussmaul 呼吸, 代謝性アシドーシスでは Kussmaul 呼吸, 大葉性肺炎, うっ血性心不全（梢水状態）では頻呼吸と維持透析患者においては, 時に比較的特徴的な呼吸異常をきたすことがあるため, 呼吸様式の異常を見た際に上述の鑑別疾患を念頭におき, 迅速に診断を進めていくことが肝要である.

参考文献

1) 古河太郎, 本田良行：現代の生理学（改訂第3版）. 1994, 金原出版, 東京
2) 武内重五郎：内科診断学（改訂第15版）. 1997, 南江堂, 東京

深堀 範, 迎 寛

II 臓器別のアプローチ―呼吸器系

2 喀痰（P痰・M痰）

Spitting

喀痰検査は呼吸器感染症において重要であることはいうまでもない．とくに透析患者における呼吸器感染症は，一般患者と比較し死亡率が高いため，迅速かつ適切な初期治療を選択するうえで，喀痰検査を行うことの意義は大きい．本稿では，喀痰検査の概説と透析患者における留意点について述べる．

1 喀痰の採取・評価方法

喀痰の採取には，食物残渣などの混入をできるだけ避け，口腔・咽頭の常在菌を少なくするため，水道水でのうがいや歯磨きをさせた後，深い咳とともに喀出させる．自己にて喀出できない場合には，超音波ネブライザーなどにより生理食塩水や高張食塩水を吸入させると誘発できる．また侵襲的な方法として，経気管吸引法や気管支鏡下採痰法などがある[1]．

採取された喀痰は，まず肉眼的に観察する．粘性（mucus；M），膿性（purulent；P）に大別され，肉眼的評価の方法として，Miller & Jones の分類が広く用いられている（表1）．この分類で，M1，M2 の検体は唾液が多く，通常細菌検査には適さない．またグラム染色による塗抹検査が可能であれば，Geckler の分類により，再度検体の評価を行う（表2）．この評価方法は，検体中の扁平上皮細胞数と白血球数から 6 群に分類され，1～3 群に当たる扁平上皮細胞の多い検体は唾液の混入が多く，検査に適さない．

検査に適した喀痰塗抹標本で観察された菌体の形態や染色性から，細菌の推定はある程度可能である．これらの菌が好中球とともに多数混在していたり，好中球に貪食されている像を確認できれば，呼吸器感染症の原因菌である可能性がきわめて高い．

グラム染色で菌を認めない場合には，ほかの特殊な染色法で同定しなければならない場合があ

表1 肉眼による品質評価（Miller & Jones の分類）

M1	唾液，完全な粘性痰
M2	粘性痰の中に膿性痰が少量含まれる
P1	膿性痰で，膿性部分が 1/3 以下
P2	膿性痰で，膿性部分が 1/3～2/3
P3	膿性痰で，膿性部分が 2/3 以上

表2 顕微鏡による品質評価（Geckler の分類）

群	細胞数/1 視野（100 倍率で観察）	
	扁平上皮細胞	白血球
1	>25	<10
2	>25	10～25
3	>25	>25
4	10～25	>25
5	<10	>25
6	<25	<25

る．とくに重要なものとして，結核菌（チール・ネールゼン染色，蛍光染色），レジオネラ（ヒメネス染色），真菌（PAS染色，グロコット染色），ニューモシスチス・イロベチイ（Diff-Quick®染色，ギムザ染色，トルイジンブルー染色，グロコット染色）がある．

2 透析患者の起炎菌と喀痰採取

透析患者では細胞性免疫が低下している状態にあり，呼吸器感染症による死亡率は一般患者より高く，とくに肺炎は予後に大きな影響を及ぼす．ATS/IDSA（American Thoracic Society/Infectious Disease Society of America）ガイドラインでは，過去 30 日以内の維持透析を受けた患者の肺炎は，緑膿菌やメチシリン耐性黄色ブドウ球菌（MRSA）などの多剤耐性菌のリスク因子として医療ケア関連肺炎（HCAP）に分類されている[2]．一方，本邦のガイドラインでは，通院にて継続的に透析を

受けている患者の肺炎は，医療・介護関連肺炎（NHCAP）に分類されている[3]．医療環境の違いから患者背景や病態がHCAPと同一ではないことが記されているが，通常の市中肺炎と異なるという点では一致している．

実際，わが国や海外の入院症例における透析患者肺炎の起炎菌について，緑膿菌，MRSA，グラム陰性腸内細菌の頻度が高い[4,5]．また，これらの菌の保菌リスクについて調査した研究では，透析患者の約1〜2割が保菌者であると報告されている[6,7]．透析患者の喀痰検査において，通常の市中肺炎の起炎菌頻度とは違うことに留意する必要がある．

透析患者における喀痰の採取日について，透析後よりも体液量の多い透析前のほうがGeckler分類で良質な喀痰検体が得られ，起炎菌検出率や喀痰培養陽性率が高率であったとの報告[4]がある．単施設の後ろ向き研究ではあるが，呼吸器感染症を疑った場合には，透析前に喀痰検査を行うことが勧められる．

文献

1) 日本呼吸器学会呼吸器感染症に関するガイドライン作成委員会：成人市中肺炎診療ガイドライン．2007, 14-23, 日本呼吸器学会, 東京
2) American Thoracic Society / Infectious Diseases Society of America：Guidelines for the management of adults with hospital-acquired, ventilator-associated, and healthcare-associated pneumonia. Am. J. Respir. Crit. Care Med. 2005；171：388-416
3) 医療・介護関連肺炎（NHCAP）ガイドライン作成委員会：医療・介護関連肺炎（NHCAP）ガイドライン．2011, 3-7, 日本呼吸器学会, 東京
4) 佐々木公一, 山口 慧, 部坂 篤, 他：維持透析患者における肺炎の起炎菌および菌検出の因子の検討．日腎会誌 2014；56：524-531
5) Berman, S. J., Johnson, E. W., Nakatsu, C., et al.：Burden of infection in patients with end-stage renal disease requiring long-term dialysis. Clin. Infect. Dis. 2004；39：1747-1753
6) Pop-Vicas, A., Strom, J., Stanley, K., et al.：Multidrug-resistant gram-negative bacteria among patients who require chronic hemodialysis. Clin. J. Am. Soc. Nephrol. 2008；3：752-758
7) Zacharioudakis, I. M., Zervou, F. N., Ziakas, P. D., et al.：Meta-analysis of methicillin-resistant *Staphylococcus aureus* colonization and risk of infection in dialysis patients. J. Am. Soc. Nephrol. 2014；25：2131-2141

古橋一樹，須田隆文

II 臓器別のアプローチ―呼吸器系

3 呼吸困難感

Sensation of dyspnea

1 呼吸困難

呼吸に際し，なんらかの努力感，もっと空気がほしいという空気飢餓感を伴う場合を呼吸困難（dyspnea）という．呼吸困難感は本来自覚的症状であるため，呼吸困難感の存在が呼吸不全の存在を意味するわけではないが，多くの場合呼吸不全患者にみられる．逆に呼吸不全が存在しても，慢性閉塞性肺疾患などの緩徐進行性の肺疾患患者では呼吸困難感を訴えないことが多い．

また，呼吸困難は自覚症状であるが，他覚的にもこれを知りうる．正常呼吸は，横隔膜，および肋骨の運動により行われ，胸鎖乳突筋，斜角筋，肩甲挙筋，大胸筋，小胸筋，僧帽筋，大菱形筋などの呼吸補助筋は関与しないが，呼吸困難がある程度以上になると，これらの呼吸補助筋が呼吸運動に関与し，努力性呼吸となる．したがって，これらの筋の関与が認められれば呼吸困難感があると判断できる．これらの他覚所見は意識障害などの患者で，自ら呼吸困難感を訴えることができない場合に，非常に有用な所見である．

2 機　序

呼吸困難は大脳で自覚される感覚であり，さまざまな感覚受容器の刺激により発生する．

1）迷走神経受容器

気道や肺にはさまざまな受容器が存在し，その多くは肺迷走神経によって支配されている．肺刺激受容器，C線維受容器，肺伸展受容器などである．肺刺激受容器，C線維受容器は機械的刺激やヒスタミン，ブラジキニン，プロスタグランジンなどの物質で刺激され，咳嗽や気管支収縮などの惹起を介し，呼吸困難感の発生に関与するといわれている．

2）化学受容器

PaO_2の低下，$PaCO_2$の上昇，pHの低下などが生じるとこれらの変化が延髄腹側の中枢性化学受容体や頸動脈小体の末梢性化学受容体を刺激し，換気を増大するように作用する．この際，化学受容器への刺激が呼吸中枢活動亢進を介して間接的に呼吸困難感の発生に関与するといわれている．

3）機械受容器

肋間筋などの呼吸筋に存在する筋紡錘が機械受容器として深吸気時などの肺伸展時に興奮し，気管支拡張などを起こすといわれているが，これは呼吸困難の発生には抑制的に関与しているため，この機械受容器の抑制や低下が呼吸困難感の発生に関与するといわれている．

4）呼吸中枢受容器

呼吸中枢から呼吸筋へ活動増加の指令が出されると，その呼吸中枢活動の変化が大脳皮質感覚野（中枢受容器の存在が想定されている）に伝えられ，呼吸困難感として自覚される．

3 評価―Fletcher-Hugh-Jones 分類

呼吸困難の評価は自覚的な要素が強いため，客観的な評価が難しい．現在では運動の強度と呼吸困難の程度に基づき問診などで医療スタッフが間接的に評価するスケールであるFletcher-Hugh-Jones分類（表1）[1]やMRC息切れスケール[2]，

表1 Fletcher-Hugh-Jones 分類

Ⅰ．同年齢の健常者と同様の労作ができ，歩行，階段昇降も健常者並みにできる．
Ⅱ．同年齢の健常者と同様に歩行できるが，坂，階段昇降は健常者並みにできない．
Ⅲ．平地でさえ健常者並みには歩けないが，自分のペースでなら 1.6 km 以上歩ける．
Ⅳ．休みながらでなければ 50 m 以上歩けない．
Ⅴ．会話，着物の着脱にも息切れがする．息切れのため外出できない．

〔文献1）より引用〕

表2 呼吸困難感の発症のしかた・呼吸パターンによる分類

a：急性or慢性発症による分類

1. 急性呼吸困難の原因疾患
   気道内異物，気胸，急性肺血栓塞栓症，狭心症，急性心筋梗塞，うっ血性心不全，
   心因性（ヒステリー，過換気症候群，パニック障害）
2. 慢性呼吸困難の原因疾患
   気管腫瘍，慢性閉塞性肺疾患，特発性肺線維症，胸郭形成術後，胸膜腫瘍，
   胸膜炎（胸水貯留），慢性肺血栓塞栓症，原発性肺高血圧症，うっ血性心不全，
   重症筋無力症，筋萎縮性側索硬化症

b：呼吸パターンによる分類

- 速く浅い呼吸：肺水腫，ARDS，急性胸膜炎，気胸，急性肺血栓塞栓症
- 速く深い呼吸：激しい運動後，糖尿病性ケトアシドーシス，過換気症候群，急性肺血栓塞栓症
- 遅く深い呼吸：気管支喘息，慢性閉塞性肺疾患の急性増悪，中枢気道の閉塞

表3 呼吸困難感の随伴症状による鑑別

- 乾性咳嗽：気胸，急性胸膜炎，異型肺炎，肺血栓塞栓症，広義の間質性肺炎
- 湿性咳嗽：細菌性肺炎，うっ血性心不全，肺胞上皮癌
- 血痰/喀血：肺梗塞，肺癌，肺結核，肺胞出血
- 胸　痛：肺炎，胸膜炎，心筋梗塞，狭心症
- 発　熱：細菌性肺炎，肺梗塞，急性胸膜炎
- チアノーゼ：肺水腫，急性肺血栓塞栓症，ARDS，重症肺炎，緊張性気胸
- 冷　汗：急性心筋梗塞，狭心症，急性肺血栓塞栓症，緊張性気胸
- 喘　鳴：気管支喘息，慢性閉塞性肺疾患，うっ血性心不全，気道内異物
- 起座呼吸：うっ血性心不全，気管支喘息

直接患者が呼吸困難を評価するスケールである修正Borgスケール[3]などが一般的に用いられている．

4 疾患の鑑別（表2，3）

呼吸困難感をきたす疾患はさまざまであり，発症のしかた（急性か慢性か？），発症（または改善）の誘因，持続時間，進行性の有無，随伴症状などを問診にて詳細に聴取し，併せて聴診などの身体所見，心電図，各種画像検査，動脈血液ガス分析などの検査結果を総合評価し，鑑別を進めていく必要がある．

5 透析患者における呼吸困難感

透析患者においては，うっ血性心不全，肺炎，心筋梗塞などは比較的よくみられる疾患であり，呼吸困難感を訴えた場合，まずは上記の疾患を念頭におき，鑑別を進めていくことが肝要である．しかし，透析患者には，affective disorder（うつ病）を合併していることが多く，affective disorderがある場合，呼吸困難感の訴えが多いとの報告があるため[4]，背景にaffective disorderがないかということをチェックし，上記疾患が完全に否定され，実際に呼吸不全がない場合には心理的サポートが必要となる．

文献

1) Hugh-Jones, P. and Lambert, A.V. : A simple standard exercise test and its use for measuring exertion dyspnoea. Brit. Med. J. 1951 ; 1 : 65-71
2) Fletcher, C.M. : The clinical diagnosis of pulmonary emphysema ; an experimental study. Proc. Royal. Soc. Med. 1952 ; 45 : 577-584
3) Borg, G. : Psychophysical bases of perceived exertion. Medicine and Science in Sports and Exercise 1982 ; 14 : 377-381
4) Barrett, B. J., Vavasour, H. M., Major, A., et al. : Clinical and psychological correlates of somatic symptoms in patients on dialysis. Nephron 1990 ; 55(1) : 10-15

参考文献

1) 古河太郎，本田良行：現代の生理学（改訂第3版）．1994，金原出版，東京
2) 武内重五郎：内科診断学（改訂第15版）．1997，南江堂，東京
3) Burki, N. K., and Lee, L. Y. : Mechanism of dyspnea. Chest 2010 ; 138 : 1196-1201

深堀　範，迎　寛

II 臓器別のアプローチ—呼吸器系

4 市中肺炎，急性肺炎，肺炎

Pneumonia

肺炎は2011年に，わが国において死因全体のなかで第3位となった[1]．

肺炎診療に関しては，発症場所によって市中肺炎（community-acquired pneumonia；CAP），院内肺炎（hospital-acquired pneumonia；HAP），そしてCAPとHAPの中間，すなわち長期療養型施設の高齢者や透析患者の肺炎〔医療・介護関連肺炎（NHCAP：nursing and healthcare-associated pneumonia）〕の3つに分類して考えるとよい．それは，発症場所による分類によって，その患者背景，原因菌，そして使用すべき抗菌薬まで，推定可能となるからである．

わが国では，CAPガイドライン[1]，HAPガイドライン[2]に引き続き，NHCAPガイドラインが発刊されており[3]，それぞれに関して，一定の診断，治療の方向性が示されている．透析患者に関しては，メチシリン耐性黄色ブドウ球菌（methicillin-resistant *Staphylococcus aureus*；MRSA）など耐性菌の関与が特徴とされ，NHCAPに分類することになっているが，よりCAPに近いため，本稿では，おもにCAPに準じて肺炎診療の考え方を概説する．

表1 いくつかの重症度分類法

		PSI	CURB-65	A-DROP
患者背景	男性 女性 ナーシングホーム居住	年齢数 年齢数−10 ＋10	65歳以上	男性70歳以上 女性75歳以上
合併症	悪性腫瘍 肝疾患 うっ血性心不全 脳血管障害 腎疾患	＋30 ＋20 ＋10 ＋10 ＋10		
身体所見	精神状態の変化 呼吸数＞30回/分 収縮期血圧＜90 mmHg 体温＜35℃か＞40℃ 脈拍数＞125回/分	＋20 ＋20 ＋20 ＋15 ＋10	昏迷 呼吸数30/min以上 収縮期血圧90 mmHg未満 拡張期血圧60 mmHg未満	脱水 意識障害 収縮期血圧90 mmHg以下
検査値	動脈血pH＜7.35 BUN＞30 mg/dL Na＜130 mEq/L 血糖値＞250 mg/dL Ht＜30％ PaO_2＜60 Torr 胸水の存在	＋30 ＋20 ＋20 ＋10 ＋10 ＋10 ＋10	BUN 7mmol/L以上	BUN 21 mg/dL以上 SpO_2 90％以下 （PaO_2 60 Torr以下）
重症度評価	合計点数 90点以下：軽症 91〜130点：中等症 130点以上：重症		0〜1：軽症 2：中等症 ＞3：重症	0：軽症 1〜2：中等症 3：重症 4〜5：超重症 （ショックは1項目で超重症）

〔成人の新型インフルエンザ診療ガイドライン2014 参考URL1) より引用〕

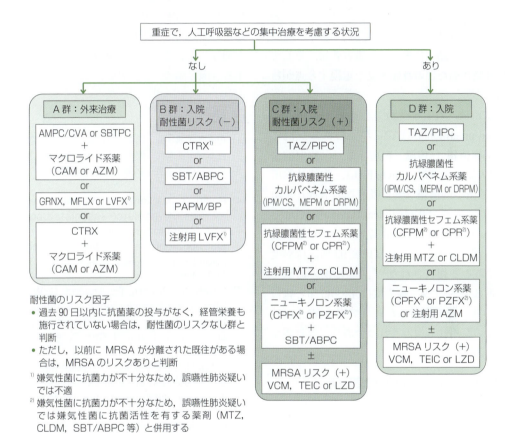

表2 CPIS（臨床肺感染スコア）

項　目	1ポイント	2ポイント
体温（℃）	38.5〜38.9℃	39℃以上か36℃以下
白血球数（μL）	4,000未満11,000以上	4,000未満か11,000以上，桿状球が50％以上
気道分泌物	膿性ではない	膿性
PaO_2/FiO_2比		240以下でARDSではない
浸潤影（胸部X線）	びまん性	限局性

〔文献4），5）より作成〕

耐性菌のリスク因子
- 過去90日以内に抗菌薬の投与がなく，経管栄養も施行されていない場合は，耐性菌のリスクなし群と判断
- ただし，以前にMRSAが分離された既往がある場合は，MRSAのリスクありと判断

1) 嫌気性菌に抗菌力が不十分なため，誤嚥性肺炎疑いでは不適
2) 嫌気性菌に抗菌力が不十分なため，誤嚥性肺炎疑いでは嫌気性菌に抗菌活性を有する薬剤（MTZ，CLDM，SBT/ABPC等）と併用する

AMPC/CVA：アモキシシリン/クラブラン酸，SBTPC：スルタミシリン，CAM：クラリスロマイシン，AZM：アジスロマイシン，GRNX：ガレノキサシン，MFLX：モキシフロキサシン，LVFX：レボフロキサシン，CTRX：セフトリアキソン，SBT/ABPC：スルバクタム/アンピシリン，PAPM/BP：パニペネム/ベタミプロン，TAZ/PIPC：タゾバクタム/ピペラシリン，IPM/CS：イミペネム/シラスタチン，MEPM：メロペネム，DRPM：ドリペネム，CFPM：セフェピム，CPR：セフピロム，MTZ：メトロニダゾール，CLDM：クリンダマイシン，CPFX：シプロフロキサシン，PZFX：パズフロキサシン，VCM：バンコマイシン，TEIC：テイコプラニン，LZD：リネゾリド

図 NHCAPガイドライン 推奨抗菌薬
〔日本呼吸器学会：医療・介護関連肺炎診療ガイドライン[3]より引用〕

1 原因菌

　原因菌としては肺炎球菌が最多であり，インフルエンザ菌がそれに続く[1]．これにモラクセラ菌を加えて3大原因菌とするが，一般細菌以外で，マイコプラズマの頻度が高く，注意が必要である．

　このほか，重症化し治療が遅れると致死的となるレジオネラ菌，インフルエンザなどウイルス，

さらには腎不全患者に多い高齢者では，感染管理上大きな問題となる結核の可能性を常に念頭において，鑑別を進めるべきである．

2 診断と治療

実際の診断の流れとしては，まず患者の状態，すなわち重症度（予後不良か否か？）を判断することが重要である．この際，欧米で用いられるCURB-65や肺炎重症度指数（pneumonia severity index；PSI）といったシステムのほか，わが国ではA-DROPというシステムが用いられてきた（表1）．いずれもC反応性蛋白（CRP）などの検査所見よりも，年齢に代表される患者背景，そして血圧や呼吸状態などの身体所見を重視する点が特徴である[4),5)]．

このほかに，人工呼吸器関連肺炎（ventilator-associated pneumonia；VAP）が疑われる症例について臨床情報〔（体温，白血球数，動脈血酸素分圧/吸入気酸素濃度（PaO_2/FiO_2），胸部X線所見）〕と細菌学的情報（気管吸引物の培養）を組み合わせてスコア化（Clinical Pulmonary Infection Score；CPIS）する試みが提案されている（表2）[4),5)]．6ポイント以上あれば感度93％，特異度100％であると報告された[1),3)]．その後の追試では，感度は72〜77％，特異度は42〜85％と報告されている．若干修正したスコア表やVAP以外の肺炎での有用性も報告されつつあり，きわめて参考となる[6)]．

3 治療─抗菌薬の選択と使い方

耐性菌の増加を防ぐため，あくまでもペニシリン系薬を比較的高用量で用いることが基本方針となる[1)〜3)]．また，治療期間はできるだけ短いほうが望ましく，できるだけ早期に抗菌薬を開始し，かつ早期に終了すべきである．そのためには，効果的な抗菌薬をまず的確に選択し，3日目，7日目を目安に，解熱や白血球数，CRP，胸部X線写真なども考慮して，総合的に治療効果を判断する．

ニューキノロン系薬やカルバペネム系薬はあくまでも「切り札」的存在として位置づけられる．とくに近年はモキシフロキサシンやシタフロキサシンに代表される「レスピラトリーキノロン」の開発が進み，元来適応のなかった一般細菌によるCAPに対して目覚しい治療効果がみられている．もちろん，マイコプラズマやクラミドフィラなど「非定型肺炎」，そしてレジオネラ症に代表される「超重症肺炎」においても選択すべき抗菌薬として挙げられる．なお，マクロライド系薬の重症化抑制効果が近年報告され，とくに「重症肺炎」では併用されることが多くなっている[3)]．

透析患者の肺炎の場合は前述のようにNHCAPに分類されるが，基本方針はCAPと同様であり，あとは，たびたび問題となるMRSAなど耐性菌が関与している可能性を考慮して，抗菌薬を選択する（図）．

文 献

1) 日本呼吸器学会：市中肺炎ガイドライン．2007
2) 日本呼吸器学会：院内肺炎ガイドライン．2008
3) 日本呼吸器学会：医療・介護関連肺炎ガイドライン．2014
4) Pugin, J., Auckenthaler, R., Mili, N., et al.：Diagnosis of ventilator-associated pneumonia by bacteriologic analysis of bronchoscopic and nonbronchoscopic blind bronchoalveolar lavage fluid. Am. Rev. Respir. Dis. 1991；143：1121-1129
5) Singh, N., Rogers, P., Atwood, C. W., et al.：Short-course empiric antibiotic therapy for patients with pulmonary infiltrates in the intensive care unit. Am. J. Crit. Care Med. 2000；162：505-511
6) Luna, C. M., Blanzaro, D., Niederman, M. S., et al.：Resolution of ventilator-associated pneumonia：prospective evaluation of the clinical pulmonary infection score as an early clinical predictor of outcome. Crit. Care Med. 2003；31：676-682

参考URL（2016年4月現在）

1) 厚生労働省 新型インフルエンザ等新興・再興感染症研究事業：成人の新型インフルエンザ治療ガイドライン．2014
http://www.mhlw.go.jp/seisakunitsuite/bunya/kenkou_iryou/kenkou/kekkaku-kansenshou/infulenza/dl/guideline.pdf

関　雅文

II 臓器別のアプローチ—呼吸器系

5 気管支喘息発作

Bronchial asthma

1 気管支喘息の診断と喘息発作

　気管支喘息（以下，喘息）は気道の慢性炎症を本態とし，臨床症状として変動性を持った気道狭窄（喘鳴，呼吸困難）や咳で特徴づけられる疾患である[1,2]．喘息の診断は，① 発作性の呼吸困難，喘鳴，咳，胸苦しさなどの症状の反復，② 可逆性の気流制限，③ 気道過敏性の亢進，④ 他の心肺疾患などの除外による．過去の救急外来受診歴や喘息治療薬による症状の改善は診断の参考になる．喘鳴や呼吸困難を認めず，診断に苦慮する場合は，気道過敏性試験を依頼するか，吸入ステロイド薬や$β_2$刺激薬による治療的診断を考慮する．

　喘息発作とは呼吸困難，喘鳴，咳などの喘息症状が急性進行性に悪化することをいう．増悪は通常，数時間から数日かけて起こるが，わずか数分の間に急激な悪化をきたす場合もある．また家庭での治療にて対応可能な発作から致死的なものまで発作強度もさまざまである．

　喘息発作との鑑別が重要な疾患としては，発症が急激な場合には，誤嚥・異物などによる気道閉塞，気胸，肺塞栓症などが，また数時間から数日かけて増悪が進行する場合には，肺炎などの呼吸器感染症，慢性閉塞性肺疾患（COPD）増悪，心不全，貧血，過換気症候群，vocal cord dysfunctionなどが挙げられる．

2 喘息発作強度の分類

　日本アレルギー学会の喘息ガイドライン（JGL 2015）[2]では，喘息発作強度をおもに呼吸困難の程度で判定する（表1）．呼吸困難感はあるが横になれる程度の発作を軽度，苦しくて横になれず，かろうじて歩行できる程度の発作を中等度，苦しくて動けず，歩行や会話も困難な程度の発作を高

表1 喘息発作の強度と目安になる発作治療ステップ

発作強度*	呼吸困難	動作	検査値				選択する発作治療ステップ
			PEF	SpO_2	PaO_2	$PaCO_2$	
喘鳴/胸苦しい	急ぐと苦しい 動くと苦しい	ほぼ普通	80％以上	96％以上	正常	45 mmHg未満	発作治療ステップ1
軽度（小発作）	苦しいが横になれる	やや困難					
中等度（中発作）	苦しくて横になれない	かなり困難 かろうじて歩ける	60～80％	91～95％	60 mmHg超	45 mmHg未満	発作治療ステップ2
高度（大発作）	苦しくて動けない	歩行不能 会話困難	60％未満	90％以下	60 mmHg以下	45 mmHg以上	発作治療ステップ3
重篤	呼吸減弱 チアノーゼ 呼吸停止	会話不能 体動不能 錯乱，意識障害，失禁	測定不能	90％以下	60 mmHg以下	45 mmHg以上	発作治療ステップ4

*：発作強度はおもに呼吸困難の程度で判定する（他の項目は参考事項とする）．異なる発作強度の症状が混在する場合は強いほうをとる．
〔文献2）より引用〕

表2 喘息の発作治療ステップ

- **治療目標**：呼吸困難の消失，体動，睡眠正常，日常生活正常，PEF 値が予測値または自己最良値の 80％以上，酸素飽和度＞95％（気管支拡張薬投与後の値を参考とする），平常服薬，吸入で喘息症状の悪化なし
- **ステップアップの目安**：治療目標が 1 時間以内に達成されなければステップアップを考慮する．

	治　療	自宅治療可，救急外来入院，ICU 管理[*1]
発作治療ステップ1	短時間作用性β_2刺激薬吸入[*2] ブデソニド/ホルモテロール吸入薬追加吸入	自宅治療可
発作治療ステップ2	短時間作用性β_2刺激薬ネブライザー吸入反復[*3] アミノフィリン点滴静注[*4] 酸素吸入（SpO$_2$ 95％前後を目標） ステロイド薬全身投与[*5] 抗コリン薬吸入 ボスミン®（0.1％アドレナリン）皮下注[*6]	救急外来 ・1 時間で症状が改善すれば帰宅 ・2〜4 時間で反応不十分　｝入院治療 ・1〜2 時間で反応なし 入院治療：高度喘息症状として発作治療ステップ 3 を施行
発作治療ステップ3	短時間作用性β_2刺激薬ネブライザー吸入反復[*3] ステロイド薬全身投与の反復[*5] 酸素吸入（SpO$_2$ 95％前後を目標） アミノフィリン点滴静注（持続）[*7] 抗コリン薬吸入 ボスミン®（0.1％アドレナリン）皮下注[*6]	救急外来 1 時間以内に反応なければ入院治療 悪化すれば重篤症状の治療へ
発作治療ステップ4	上記治療継続 症状，呼吸機能悪化で挿管[*1] 酸素吸入にもかかわらず PaO$_2$ 50 mmHg 以下および/または意識障害を伴う急激な PaO$_2$ の上昇 人工呼吸[*1]，気管支洗浄 全身麻酔（イソフルラン，セボフルランなどによる）を考慮	直ちに入院，ICU 管理[*1]

[*1]：ICU または，気管挿管，補助呼吸，気管支洗浄などの処置ができ，血圧，心電図，パルスオキシメーターによる継続的モニターが可能な病室．重症呼吸不全時の挿管，人工呼吸装置の装着は，時に危険なので，緊急処置としてやむを得ない場合以外は複数の経験のある専門医により行われることが望ましい．

[*2]：短時間作用性β_2刺激薬 pMDI の場合：1〜2 パフ，20 分おき 2 回反復可．

[*3]：短時間作用性β_2刺激薬ネブライザー吸入：20〜30 分おきに反復する．脈拍を 130/分以下に保つようにモニターする．

[*4]：アミノフィリン 6 mg/kg を等張補液薬 200〜250 mL に入れ，1 時間程度で点滴投与する．副作用（頭痛，吐き気，動悸，期外収縮など）の出現で中止．発作前にテオフィリン薬が十分に投与されている場合は，アミノフィリンを半量もしくはそれ以下に減量する．可能な限り血中濃度を測定しながら投与する．

[*5]：ステロイド薬点滴静注：ヒドロコルチゾン 200〜500 mg，メチルプレドニゾロン 40〜125 mg，デキサメタゾン，あるいはベタメタゾン 4〜8 mg を点滴静注．以後ヒドロコルチゾン 100〜200 mg またはメチルプレドニゾロン 40〜80 mg を必要に応じて 4〜6 時間ごとに，あるいはデキサメタゾンあるいはベタメタゾン 4〜8 mg を必要に応じて 6 時間ごとに点滴静注．またはプレドニゾロン 0.5 mg/kg/日，経口．ただし，アスピリン喘息の場合，あるいはアスピリン喘息が疑われる場合は，コハク酸エステル型であるメチルプレドニゾロン，水溶性プレドニゾロンの使用を回避する．

[*6]：ボスミン®（0.1％アドレナリン）：0.1〜0.3 mL 皮下注射 20〜30 分間隔で反復可．原則として脈拍は 130/分以下に保つようにモニターすることが望ましい．虚血性心疾患，緑内障〔開放隅角（単性）緑内障は可〕．甲状腺機能亢進症では禁忌，高血圧の存在下では血圧，心電図モニターが必要．

[*7]：アミノフィリン持続点滴：最初の点滴（上記*6 参照）後の持続点滴はアミノフィリン 250 mg を 5〜7 時間で（およそ 0.6〜0.8 mg/kg/時）で点滴し，血中テオフィリン濃度が 10〜20 μg/mL（ただし最大限の薬効を得るには 15〜20 μg/mL）になるように血中濃度をモニターして中毒症状の発現で中止．

〔文献2〕より引用〕

度，チアノーゼ・意識障害などを認める発作を重篤と判定する．一部の患者では自覚症状に比べ肺機能が著明に低下していることがあるため，客観的な指標としてはピークフロー（peak expiratory flow；PEF）やパルス・オキシメーターによる経皮酸素飽和度（SpO$_2$）の測定が有用である．PEF の自己最良値に対する発作時の PEF 値の割合（％PEF）が 80％以下に低下している場合は中等度以上の発作が生じていることを示唆する．また高度の喘息発作では PaCO$_2$ が上昇していることも

あり，SpO_2 の測定だけでなく血液ガスを調べることが望ましい．PaO_2 60 mmHg 以下，$PaCO_2$ 45 mmHg 以上であれば高度の気流制限の存在を示す．

3 喘息発作の治療と透析患者における注意点

喘息発作が疑われる患者が来院したら，バイタルサインを含めた理学的所見を迅速に取り，喘息発作強度を判定するとともに，呼吸困難をきたす他疾患と鑑別する．さらに感染などの増悪をきたした原因，これまでの喘息治療の内容と服薬状況，および以前の喘息発作に関連する救急受診，入院，人工呼吸管理の既往について要領よく問診する．即座に治療を先行させなければ危険な場合もあり，臨機応変な対応が必要である．

発作強度に応じて発作治療ステップ 1～4 までの治療内容が推奨される（表2）．初期治療を開始しても増悪する場合には，さらに上のランクの発作強度と判定する[2]．発作治療に用いられる薬剤は，主として短時間作用性吸入 β_2 刺激薬（SABA），ステロイド薬，テオフィリン薬である．SABA は発作治療の第一選択薬であり，加圧式定量吸入器（pMDI）の場合は 1 回 1～2 パフを反復投与する．アミノフィリンの経静脈投与は血中濃度の有効域（10～20μg/mL）と副作用が出現する血中濃度が近いためテオフィリンのクリアランスに影響を及ぼす因子（肝障害，心不全，併用薬など）に注意する．中等度以上の発作に対しては全身的にステロイドを投与する．緊急の場合にはボスミン®（0.1％アドレナリン）の皮下注射を不整脈や心停止に注意しながら慎重に併用してもよい．静注ステロイド薬を追加しても改善しなければ入院加療とする．最大限の酸素投与を行っても PaO_2 50 mmHg 以下および/または意識障害を伴う急激な $PaCO_2$ の上昇を生じた場合には，気管挿管および人工呼吸管理の適応となる．

慢性腎不全・血液透析時には通常，テオフィリン，β_2 刺激薬，ステロイドを減量する必要はない[3]．透析中には透析回路の滅菌に使用されている EO ガスや透析膜にアレルギー反応を起こして喘息発作が誘発されることがある[4]．この対策としては，生体適合性の良好な透析膜を選択し，喘息予防のための内服薬投与が必要となる．また透析により血中テオフィリン濃度の半減期が短縮されて喘息発作が誘発されやすいとの報告がある．

4 ACOS の提唱

最近，喘息と CODP の要素を併せ持ち，持続的な気流閉塞を呈する asthma-COPD overlap syndrome（ACOS）という疾患概念が提唱されている[2]．ACOS では，喘息や COPD 単独と比較して，増悪の頻度が高く，QOL が低く，呼吸機能が急速に低下し，予後が不良である．高齢者喘息の約半数，また COPD 患者の 20～30％と高率に ACOS が存在するとされる．

文献

1) National Heart Lung, and Blood Institute Organization. Global initiative for Asthma : Global Strategy for Asthma Management and Prevention (2015 up date). GINA 2015, NIH Publication, Bethesda
2) 「喘息予防・管理ガイドライン 2015」作成委員会；日本アレルギー学会喘息ガイドライン専門部会監：喘息予防・管理ガイドライン 2015. 2015, 協和企画, 東京
3) 臨牀透析編集委員会：腎不全時の薬物使用. 臨牀透析 2007；23：2194-2197
4) 大庭 敬：呼吸不全. 越川昭三編：透析療法における合併症. 1994, 64-67, 医薬ジャーナル社, 東京

亀山伸吉

II 臓器別のアプローチ—呼吸器系

6 睡眠時無呼吸症候群

Sleep apnea syndrome

　睡眠時無呼吸症候群（sleep apnea syndrome；SAS）の分類としては，呼吸が完全に停止する無呼吸と，換気量が低下する低呼吸に分けられる．無呼吸・低呼吸ともに呼吸努力の認められる閉塞性（混合性を含む）と呼吸努力の認められない中枢性に分けられている．

　透析患者のSASの特徴は，一般患者に多い閉塞性無呼吸の成分よりも閉塞性低呼吸の成分が多いこと，さらに睡眠効率が悪い（検査時間に占める睡眠時間が短い）ことも特徴である．そのため脳波を測定しない簡易診断装置を用いた透析患者のSAS診断はきわめて困難となる．透析患者におけるSASは睡眠障害の原因として重要であるが，近年心腎関連の観点からもSAS治療が注目を集めている．正しい知識と適正な検査に基づいてSASの診断を行ったうえで治療法を決める必要がある．

　本稿では新診断基準に基づいて解説する．

1 2014年の新診断基準

　2014年に睡眠障害国際分類ICSD II[1]がICSD III[2]に改訂された．そのなかでSASに対する診断基準も見直されている．今までは睡眠1時間当り5回以上の無呼吸が終夜睡眠ポリグラフ検査（polysomnography；PSG）で認められ，眠気の症状あるいは無呼吸の症状あるいはベッドパートナーからいびきや無呼吸の指摘があれば閉塞性SASと診断できた．新しい基準ではPSG検査に代わり，在宅検査装置でも診断が可能となった．さらに，自覚症状がなくても高血圧，気分障害，認知機能障害，冠動脈疾患，うっ血性心不全，心房細動があればPSGにより睡眠1時間当り5回以上の無呼吸イベントがあれば閉塞性SASと診断できるようになった（表1)[2]．

　一方，チェーンストークス呼吸を伴う中枢性SASについては，心房粗動あるいは細動，うっ血性心不全，神経疾患の存在で起きやすいことが診

表1 閉塞性睡眠時無呼吸障害群の診断基準（ICSD III）

AとB，またはCで基準を満たす
A：以下の最低1つ
1. 患者が眠気，休めない睡眠，疲労感，あるいは不眠の症状を認める．
2. 患者が呼吸停止，喘ぎ，窒息感で目覚める．
3. ベッドパートナーや他の観察者が患者の睡眠中に習慣性いびき，呼吸の中断，あるいは両方を報告する．
4. 患者が高血圧，気分障害，認知機能障害，冠動脈疾患，うっ血性心不全，心房細動，あるいはII型糖尿病と診断されている．

B：終夜睡眠ポリグラフ検査（PSG）あるいはセンター外睡眠検査（OCST）で以下を認める
1. 優位な5以上の閉塞性呼吸イベント
（閉塞性あるいは混合性無呼吸，低呼吸あるいは呼吸異常関連覚醒反応（RERA））がPSGでは睡眠1時間当り，OCSTでは記録時間中に認められる．

あるいは，
C：PSGあるいはOCSTで以下を認める
1. 優位な15以上の閉塞性呼吸イベント（無呼吸，低呼吸，あるいはRERA）がPSGでは1時間当り，OCSTでは記録時間中に認められる．

〔文献2)より引用〕

表2 中枢性睡眠時無呼吸症候群(チェーンストークス呼吸を伴うもの)の診断基準(ICSD Ⅲ)

AまたはBおよびCおよびDを満たす
A：以下の最低1つの存在
　1. 日中の眠気
　2. 入眠困難や睡眠維持困難，頻回の覚醒，爽快感のない睡眠
　3. 呼吸困難による覚醒
　4. いびき
　5. 無呼吸の観察
B：心房細動/粗動，うっ血性心不全，あるいは神経疾患の存在
C：PSG(診断検査あるいはPAPタイトレーション検査)で以下のすべて
　1. 睡眠1時間当り5以上の中枢性無呼吸か中枢性低呼吸
　2. 中枢性無呼吸や中枢性低呼吸の総数が無呼吸と低呼吸の総数のうち50％以上を占める
　3. 換気パターンがチェーンストークス呼吸の基準を満たす
D：この障害が現在の睡眠障害，身体的あるいは神経疾患，薬物(麻薬など)や物質の使用によるものではないこと

〔文献2)より引用〕

断基準に明記されている(表2)[2]．言い換えれば腎不全だけではチェーンストークス呼吸を伴う中枢性SASは起きにくいことを意味する．もし患者にチェーンストークス呼吸を伴う中枢性SASがある場合は，慢性腎不全に心房細動やうっ血性心不全が合併するか，脳梗塞や脳出血などの神経疾患を合併していることを意味する．また中枢性SASの診断は，チェーンストークス呼吸の有無に関係なくPSGが必須であり，簡易診断装置では認められていない．新診断基準で閉塞性SASの診断に対して簡易装置が許されているのは医学的理由ではない．日本よりもはるかに充実した米国の睡眠医療体制(一定規模の認定施設が日本の10倍以上もある)であっても検査需要にまったく対応できないことや，睡眠における検査医療費が高騰し，医療費抑制の観点からPSGに代えて簡易診断装置で代用できるようにしたことが背景にある(検査費用が数分の1に減少)．しかも簡易診断装置を用いて閉塞性SASの診断ができるのは睡眠の専門医に限定されている．

2　SASの病態(自覚症状，身体所見など)

SASの自覚症状としては，日中の眠気，性格変化，気力低下，記憶力低下，認知障害，抑うつ気分，性機能低下(ED)，高血圧，夜間頻尿，痩せにくい，頭痛や頭重感，不整脈などの多彩な症状を呈するが，これらの多くは尿毒症の症状でもあり，臨床的な症状では両者の区別がつかない．また一般患者のSASに特徴的とされるいびきやアルコール摂取についても透析患者の場合には関連がないことが指摘されている[3]．

身体所見としては，SASの有病率あるいは重篤度と肥満はまったく関連がない．むしろ痩せの患者でも重症のSASがあることが透析患者の特徴である．

緩衝液が酢酸透析の時代には中枢性SASが多かったが，重炭酸緩衝液が主流の現在は圧倒的に閉塞性SASが多い．透析量を増やすことでSASが改善したり，腎移植で改善する症例があることも報告されている．SASの合併頻度と透析方法との関連では血液透析，腹膜透析，夜間透析の間に明らかな差はない．BUN(血中尿素窒素)，血清クレアチニン，ヘマトクリット，覚醒時の動脈血液ガス，透析指標などの生化学検査とSASとの相関はないことも指摘されている[3]．最近では，SAS患者では夜間低酸素により腎機能が悪化しやすいことから慢性腎疾患の危険因子の可能性も指摘されている．

3　SASの重症度スコア

SASの重症度は，PSGによって検出された1時間当りの無呼吸あるいは低呼吸の数(Apnea-

Hypopnea Index；AHI）と日中眠気などの症状により総合判定を行い，どちらか重いほうで重症度を診断する．AHI による重症度は正常範囲は AHI<5，軽症は 5≦AHI<15，中等度は 15≦AHI<30，重症は AHI≧30 に分けられている．

4 透析患者の SAS の報告

Parker[3] の論文に引用された記述を詳細に検討すると SAS は PSG では 53.3〜88.9 %[4),5)] に合併し，性能の劣る簡易診断装置の検査では 30.9〜31.0 %[6),7)] に合併していることが報告されている．

5 当院透析患者の SAS の頻度と特徴

2012 年 8 月までの当法人 3 施設での透析患者 559 例（平均年齢 64.4±10.8 歳）の集計では AHI≧5 で 496 人（88.7 %），AHI≧15 で 360 人（64.4 %）であった．このうち中枢性 SAS と判定できるものは 5 例のみ（360 人中 5 人：1.4 %）であった．5 例の内訳は重症心疾患 4 例と脳梗塞後遺症の 1 例であり，腎不全単独例はなかった．また腹膜透析患者を PSG で調べた 2005 年の高見澤ら[8)]（日本睡眠学会認定施設）も，SAS（AHI≧15）を 70 % に認めたこと，さらに全例閉塞性 SAS であったことを報告している．透析患者では透析方法に関係なく，きわめて高頻度に SAS を合併していることが日本でも明らかになっている．また日本睡眠学会認定施設のような一定レベルの検査センターで行うと透析患者の中枢性 SAS はきわめて少ないことがわかる．

6 SAS の治療

SAS に対する治療は，経鼻的持続陽圧呼吸療法（CPAP 治療）と口腔内装置（PMA）により行われている．耳鼻科的手術は扁桃肥大の遺残症例，鼻閉に対する手術以外はほとんど行われていない．SAS の治療の目標が眠気の改善だけではなく合併症管理（高血圧，糖尿病，脂質代謝異常，肥満，多血症，高尿酸血症，逆流性食道炎，頻尿，夜尿症，ED，心不全，不整脈，記憶力障害，免疫低下など）にあるためである．眠気や合併症に対する十分な治療効果は，口蓋垂口蓋咽頭形成術（UPPP）などの手術では不完全であり，CPAP 治療に勝る治療は今のところない．CPAP 治療ができない場合は睡眠時には横向きに寝るよう指導し，喫煙・飲酒は中止させる．睡眠薬（睡眠導入剤）は中止が原則だが SAS の症状が軽い場合には，服用も可能である．ただし，その際も筋弛緩作用がないもの，あるいは少ないものを選択すべきである．透析患者であっても肥満がある場合には減量が必要になる．

7 透析患者の SAS 治療と保険診療の問題

近年，学会報告などで，有意な中枢性 SAS がないにもかかわらず安易に適応補助換気（adaptive servo-ventilation：ASV）治療を行う風潮があるが厳に慎むべきである．理由は，海外で行われた SERVE-HF Study（心不全を伴った中枢性無呼吸患者 1,325 人に対する比較対象研究）において対照群に比較し，ASV 治療群で有意に死亡率が増加した，という報告[9)] があったからである．そのため 2015 年 6 月以降，心不全を伴った中枢性無呼吸患者に対する ASV 治療は，海外では禁忌となっている現状がある．日本における保険診療ではチェーンストークス呼吸のない中枢性 SAS では在宅酸素，ASV の保険診療が正式には認められていなかった．また心不全に対する ASV も保険診療では認められていなかった（厚生労働省の見解では，心不全に対する ASV 治療は実験的治療であり保険診療対象とは認めていない）．2016 年 4 月の診療報酬の改定により，中枢性 SAS に対する ASV 治療は正式に評価された．チェーンストークス呼吸を伴った中枢性 SAS を一定以上伴う NYHA（New York Heart Association）Ⅲ度以上の心不全，かつ CPAP を使用しても AHI が 15 以上残るものは保険診療で正式に認められた（過去 2 年は ASV 診療は暫定的評価）．一方，心不全に対する ASV 治療は日本循環器学会，日本心不全学会による ASV 適正使用に関するステートメントに留意したうえで，ASV 療法を継続せざるをえないものが新規に認められた（すでに ASV を使用し中止できない心不全患者の救済策）．2016 年 4 月の診療報酬改定でも心不全に対する ASV の使用は明確な有効性が示されていないとして，新規患者には制限されている（第 319 回，第 325 回，第 328 回中央社会保険医療協議会答申より）．

まとめ

透析患者のSASを見つけ適切に治療することは患者のQOL（quality of life）だけでなく，予後にも良い結果をもたらす．透析患者のSASの治療を推進することは非常に重要な事柄である．しかし同時に診断する医師に対しては，SASに対する知識と診断機器の特性を理解した運用が課せられている．

文献

1) American Academy of Sleep Medicine : Obstructive Sleep Apnea Syndromes. International Classificaton of Sleep Disorders, 2nd ed. : Diagnostic & Coding Manual. Sateia MJ Editor. Westchester, Illinois : American Academy Sleep Medicine 2005 ; 51-59
2) 篠邉龍二郎, 山城義弘, 塩見利明：睡眠関連呼吸障害群（SRBDs）．睡眠医療 2015 ; 9 ; 161-174
3) Parker, K. P. : Sleep disturbances in dialysis patients. Sleep Med Rev. 2003 ; 7 ; 131-143
4) Mendelson, W. B., Wadhwa, N. K., Greenberg, H. E., et al. : Effects of hemodialysis on sleep apnea syndrome in end-stage renal disease. Clin Nophrol. 1990 ; 33 ; 247-251
5) Jean, G., Piperno, D., Francois, B., et al. : Sleep apnea incidence in maintenance hemodialysis patients : influence of dialysate buffer. Nophron. 1995 ; 71 ; 138-142
6) Venmans, B. J., van Kralingen, K. W., Chandi, D. D., et al. : Sleep complaints and sleep disordered breathing in hemodialysis patients. Neth J Med. 1999 ; 54 ; 207-212
7) Kuhlmann, U., Becker, H. F., Birkhahn, M., et al. : Sleep-apnea in patients with end-stage renal disease and objective results. Clin Nephrol. 2000 ; 53 ; 460-466
8) 高見澤明美, 長沢正樹, 田村克彦, 他：腹膜透析患者における睡眠呼吸障害の実態．日呼吸器管理会誌 2005 ; 14 ; 487-490
9) Cowie, M. R., Woehrle, H., Wegscheider, K., et al. : Adaptive servo-ventilation for central sleep apnea in systolic heart failure. N. Engl. J. Med. 2015 ; 373 ; 1095-1105

小池茂文

II 臓器別のアプローチ—呼吸器系

7 急性呼吸窮迫症候群（ARDS）

Acute respiratory distress syndrome

急性呼吸窮迫症候群（acute respiratory distress syndrome；ARDS）は1967年にAshbaughらによって初めて報告された[1]．ショックや外傷，熱傷など各種の侵襲後に急性，進行性に生じる呼吸不全であり，胸部X線写真上，両側びまん性浸潤影を呈し，肺コンプライアンスの低下を特徴とする．ARDSの本態は血管透過性の亢進による肺間質の浮腫と肺水腫であり，静水圧上昇による溢水や心原性肺水腫とは明確に区別される．急性期の病理学的特徴は浮腫，炎症，硝子膜形成，出血などを示すびまん性肺傷害（diffuse alveolar damage；DAD）であることが知られている．

近年の病態生理の解明に伴い，ARDSの病態には，侵襲に続発する全身性炎症反応症候群（systemic inflammatory response syndrome；SIRS）が深く関与していることが明らかにされている[2]．透析患者では溢水や心不全による肺水腫の頻度が高いため，呼吸状態が悪化した際にはまずそれらを疑うことは当然である．しかし，溢水や心不全のリスクが低い患者に突然肺水腫が生じたときや，発熱や頻脈，頻呼吸，白血球数増多やプロカルシトニンの上昇など炎症反応を伴う場合には，ARDSの可能性を考えながら呼吸管理に当たるとともに，敗血症などの原因病態を検索する必要がある．

1 診断基準と病型分類

ARDSの診断基準は最近まで，1994年にアメリカ胸部疾患学会とヨーロッパ集中治療医学会の合同カンファレンス（American-European Consensus Conference；AECC）で提唱された診断基準[3]（表1）が広く用いられてきた．この診断基準によってARDSの概念は世界に広く認識され，またこの定義を用いて多くの臨床研究が行われることでARDSに関する多くの知見が得られた．一方で，AECCの定義は時代とともに①急性の

表1 AECCによるALI/ARDSの定義

	急性肺傷害（ALI）	急性呼吸窮迫症候群（ARDS）
経過	急性	
肺酸素化能	PaO_2/FiO_2 ≦300 mmHg	PaO_2/FiO_2 ≦200 mmHg
胸部X線写真	両側性浸潤影	
肺動脈楔入圧	≦18 mmHg または理学的に左房圧上昇の所見なし	

AECC：American-European Consensus Conference
ALI：acute lung injury
ARDS：acute respiratory distress syndrome

〔文献3）より引用・改変〕

定義が明らかでない，② P/F（PaO_2/FiO_2）比の評価にPEEP（呼気終末陽圧）が考慮されていない，③ 肺動脈楔入圧を測定する機会が激減している，④ 原因疾患がない（他の原因による）低酸素血症がARDSと診断されてしまう，といった多くの問題点が指摘されるようになった．そのため，ヨーロッパ集中治療医学会が主導して，アメリカ胸部疾患学会とアメリカ集中治療医学会が推奨する新しい診断基準が2012年に発表された（表2）[4]．この新しい診断基準は，原案が発表された地にちなんで「Berlin Definition（ベルリン定義）」と呼ばれている．

ベルリン定義ではALI（acute lung injury；急性肺傷害）という用語を廃止し，ARDS全体をmild（軽症），moderate（中等症），severe（重症）の3群に分類している．さらに，これまであいまいであった「急性発症」の定義が「発症1週間以内」と明確になり，P/F比の評価をPEEPの存在下に行うことも明記され，臨床医にとって理解しやすいものとなった．ベルリン定義はAECCの定義を否定するものではなく，AECCの定義を発展させたものとなっている．そのため今後，臨床・

表2 ベルリン定義

	mild ARDS	moderate ARDS	severe ARDS
経過		1週間以内[注1]	
肺酸素化能	PEEPまたはCPAP ≥ 5 cmH$_2$Oの存在下に $200 < $ P/F ≤ 300（mmHg）	PEEP≥ 5 cmH$_2$Oの存在下に $100<$ P/F ≤ 200（mmHg）	PEEP≥ 5 cmH$_2$Oの存在下に P/F≤ 100（mmHg）
胸部画像所見[注2]	両側性浸潤影（胸水，無気肺，結節などで説明できない）		
肺水腫の原因	心不全や体液過剰で説明できない呼吸不全[注3]		

[注1]：既知の侵襲や新規の呼吸症状の出現，既存の呼吸症状の増悪を起点とする．　[注2]：胸部X線写真またはCT検査，
[注3]：危険因子が存在しない場合には，心エコーなどの客観的評価が必要

ARDS：acute respiratory distress syndrome, PEEP：positive end expiratory pressure, CPAP：continuous positive airway pressure, P/F：PaO$_2$/FiO$_2$

〔文献4）より引用・改変〕

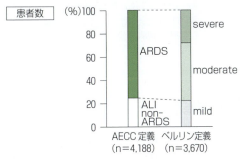

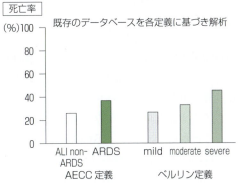

図　各定義に基づく患者数と転帰
〔文献4）より作成〕

れ24％，76％，死亡率は26％，37％であった[4]（図）ことから，従来のALIに相当する患者がベルリン定義のmild ARDSに分類され，ARDSとされていた群がmoderate ARDSとsevere ARDSに細分化されたと考えられる．

またmild ARDSの29％が7日以内にmoderate ARDSへ，4％がsevere ARDSへと進展した[4]．さらにmoderate ARDSの13％が7日以内にsevere ARDSに進展した[4]．人工呼吸を要した期間もmild，moderate，severeと段階的に延長しており[4]，ベルリン定義はARDSの診断基準としてだけではなく，重症度評価の指標としても有用であると考えられる．

研究いずれの面においても広く用いられていくものと思われる．

2 重症度分類

ベルリン定義を用いて大規模多施設研究などの7つのデータベースを解析したところ，mild/moderate/severe ARDSの割合はそれぞれ22％，50％，28％であり，死亡率は各27％，32％，45％であった[4]（図）．同じデータベースをAECCの定義で解析するとALI，ARDSの割合はそれぞ

文献

1) Ashbaugh, D. G., Bigelow, D. B., Petty, T. L., et al.：Acute respiratory distress in adults. Lancet 1967；2：319-323
2) Ware, L. B. and Matthay, M. A.：The acute respiratory distress syndrome. N. Engl. J. Med. 2000；342：1334-1349
3) Bernard, G. R., Artigas, A., Brigham, K. L., et al.：The American-European Consensus Conference on ARDS. Definitions, mechanisms, relevant outcomes, and clinical trial coordination. Am. J. Respir. Crit. Care Med. 1994；149：818-824
4) Ranieri, V. M., Rubenfeld, G. D., Thompson, B. T., et al.：Acute respiratory distress syndrome：the Berlin Definition. JAMA 2012；307：2526-2533

服部憲幸，織田成人

II 臓器別のアプローチ―循環器系

1 高血圧

Hypertension

血液透析患者の高血圧症の頻度は高く，とくに透析導入直後の高血圧の頻度は，80〜90％ともいわれている[1]．

1 病型分類

〈透析患者の高血圧〉（表1）

透析患者の高血圧の原因をもとにした分類を示す．

ナトリウム（Na）と水の貯留によるすなわち体液量増加による高血圧がもっとも多く，次に多いのは，レニン・アンジオテンシン（RA）系の亢進による高血圧である[2]．

①Naと水貯留

腎臓からのNaと水の排泄障害で体液量が増大し，血圧が上昇する．

②RA系の亢進

体液量に比して，RA系が亢進し，血圧が上昇する．

③交感神経系の亢進

障害された腎臓からの求心性のシグナルにより交感神経系が亢進し，血圧が上昇する．

④血管収縮作動物質（エンドセリン）の増加

エンドセリンの分泌が上昇する．

⑤血管拡張作用物質（一酸化窒素；NO）の減少

血管拡張作用物質であるNOの産生を抑制するジメチルアルギニンが増加し，NO産生が低下し，血圧が上昇する．

⑥エリスロポエチンの投与

エリスロポエチンによる貧血是正が急激な場合，血圧が上昇する．

⑦血管の石灰化

血管の石灰化により，血管抵抗が増大し，血圧が上昇する．

⑧副甲状腺ホルモン（PTH）過剰分泌

PTH上昇で細胞内カルシウム（Ca）が増加し，血管平滑筋が収縮することで血圧が上昇する．

表1 透析患者の高血圧の原因

1. Naと水貯留
2. RA系の亢進
3. 交感神経系の亢進
4. 血管収縮作動物質の増加
5. 血管拡張作用物質の減少
6. エリスロポエチンの投与
7. 血管の石灰化
8. PTH過剰分泌

2 診断基準

透析患者には，透析日・非透析日，さらに血液透析（HD）前・HD後と血圧を測定する条件によって血圧値は変動する．HD後測定値，24時間血圧測定値，家庭血圧値が予後を反映するなどと評価時間・方法についても，さまざまな意見がある[3〜5]．そのため，至適血圧値の決定は困難であるが，透析患者の高血圧の主因が体液量であることから，まず正しいドライウエイト（DW）を設定することが第一である．DWの決定方法は，一般的には，心胸郭比，心臓エコー検査による評価，心房性Na利尿ペプチド（ANP）などの内分泌検査，下大静脈径などで決定されている[6]（表2）．体液量コントロール後でも25〜30％に降圧薬が必要である．

HD患者における心血管合併症の評価と治療に関するガイドライン，日本高血圧学会ガイドラインともに至適血圧値は明記されておらず，まず適切なDWを決定すること，透析前で140/90 mmHg未満，透析後で130/80 mmHg未満，家庭血圧の収縮期血圧（SBP）125〜145 mmHg，24時間血圧測定で昼135/85 mmHg未満，夜120/80 mmHg未満が推奨されている[7,8]（表3）．

降圧薬は，Caチャネル拮抗薬，RA系抑制薬，β遮断薬が，透析患者の降圧に推奨されている．

表2 ドライウエイトの決定のための指標

1. 血圧
2. 心胸郭比
3. 心臓エコー所見（心房，心室径）
4. 体液組成測定
5. 体液量測定
6. 下大静脈径測定
7. 内分泌（ANP）

〔文献 6) より作成〕

表3 至適血圧値
適切な DW を決定した後で

透析前	140/90 mmHg 未満
透析後	130/80 mmHg 未満
24時間血圧測定 昼	135/85 mmHg 未満
夜	120/80 mmHg 未満
家庭血圧 収縮期血圧	125～145 mmHg

〔文献 7), 8) より作成〕

Ca 拮抗薬：体液非依存性の高血圧にもっとも効果がある．長時間作用型の Ca 拮抗薬がよい．血圧の低下しやすい患者には，投与法などの工夫が必要になる[9]．

RA 系抑制薬：透析患者の心血管イベント発症予防のため，RA 系は推奨される薬剤である[10]．高カリウム血症，ある種の透析膜でアナフィラキシー反応，エリスロポエチンに対する効果の減弱の報告もあり注意する．

β 遮断薬：透析患者の交感神経系の亢進と虚血性心疾患の心保護作用にも効果がある．リモデリングの有意の減少，心室腔の減少，駆出率（EF）の改善を認め，心疾患関連死，入院率の減少の報告もある．

そのほか，副甲状腺機能亢進や血管の石灰化なども高血圧の原因となるため，Ca とリン（P）の管理が重要である．すなわち透析効率上昇も降圧効果があると考えられており，フランスや欧州のガイドラインでは，透析回数の増加（6～7日）や透析期時間の延長（1回の透析を8時間で週に3回）で，降圧薬が不要になったとの報告がある[11]．

3 重症度分類

心血管イベント発症，生命予後不良を重症と考える．一般の高血圧患者では，血圧を下げることが重要である．しかし，透析患者においては，むしろ J カーブ，U カーブ現象といわれるように低血圧と死亡率が関連することが報告されている[12]．

透析患者における予後不良（重症）な高血圧症についての研究結果を示す．

1）観察研究

透析患者において，non dipper タイプと dipper タイプの高血圧では，non dipper タイプの高血圧で心血管病による生命予後が不良である．また血圧変動が大きいほど生命予後が不良である．脈圧の大きいものは，すなわち同じ拡張期血圧（DBP）なら SBP の上昇が，同じ SBP なら DBP が低い場合に予後不良であることが示されている[13]．

これらのことから，重症度と動脈硬化が関与していることが明らかである．

2）介入研究

介入研究では，SBP を 4～5 mmHg，DBP を 2～3 mmHg 低下させると心血管病の発症リスク，死亡率，心血管病による死亡率を低下させることが示されている[14]．降圧剤の種類については，何が良いかという報告はあまりないが，Peters ら[15]は，一般の CKD に推奨されているアンジオテンシンⅡ受容体拮抗薬（ARB）の効果の有無について報告した．しかし，140未満に血圧を低下させるために ARB のあるなしでは，脈波伝播速度（PWV），Central Blood Pressure，Augmentin index などの臨床指標に差を認めなかった．ただし血圧が下がる程度と LVMI, arterial stiffness は相関していた．すなわち透析患者においては，血圧を下げることは生命予後に関与するが，降圧薬の種類は関係しなかった[15]．

文献

1) Agarwal, R., Nissenson, A. R., Batlle, D., et al.: Prevalence, treatment, and control of hypertension in chronic hemodialysis patients in the United States. Am. J. Med. 2003; 115: 291-297
2) Zoccali, C.: 31 高血圧. Daugirdas, J. T., et al. (eds.): 臨床透析ハンドブック（改訂第4版）．

2009, 401-495, メディカル・サイエンス・インターナショナル, 東京

3) Kooman, J. P., Gladziwa, U., Bocker, G., et al. : Blood pressure during the interdialysis period in hemodialysis patients : estimation of representative blood pressure values. Nephrol. Dial. Transplant. 1992 ; 7 : 917-923

4) Alborzi, P., Patel, N., Agarwal, R., et al. : Home blood pressure of greater prognostic value than haemodyalyis unit recording. Clin. J. Am. Soc. Nephrol. 2007 ; 2 : 1228-1234

5) Moriya, R., Oka, M., Maesato, K., et al. : Weekly averaged blood pressure is more important than a single point blood pressure measurement in the risk stratification of dialysis patients. Clin. J. Am. Soc. Nephrol. 2008 ; 3 : 416-422

6) Ozkahya, M. : Pharmacological and non- pharmacological treatment of hypertension in dialysis patients. Kidney Int. 2013 ; (Suppl. 3) : 380-382

7) 日本透析医学会 編：血液透析患者における心血管合併症の評価と治療に関するガイドライン 第2章血圧異常．透析会誌 2011 ; 44 (5) : 358-362

8) 日本高血圧学会 編：高血圧治療ガイドライン（2014年版）臓器障害を合併症する高血圧 第6章6）透析患者．2014, 72-73

9) Martin, T., et al. : Effect of amlodipine on cardiovascular events in hypertensive heamodialysis patients. Nephrol. Dial. Transplant. 2008 ; 23 : 3605-3612

10) Suzuki, H., Kanno, Y., Sugahara, S., et al. : Effect of angiotensin receptor blockers on cardiovascular events in patients undergoing hemodialysis : an open-label randomized controlled trial. Am. J. Kidney Dis. 2008 ; 52 : 501-506

11) Chazot, C., Charra, B., Laurent, G., et al. : Intradialysis blood pressure control by long hemodialysis sessions. Nephrol. Dial. Transplant. 1995 ; 10 : 831-837

12) Heerspink, J., Ninomiya, T., Zoungas, S., et al. : Effect of lowering blood pressure on cardiovascular events and mortality in patients on dialysis : A systematic review and meta-analysis of randomised controlled trials. Lancet 2009 ; 373 : 1009-1015

13) Tozawa, M., Iseki, K., Iseki, C., et al. : Evidence for elevated pulse pressure in patients on chronic hemodyallysis ; A case-control study. Kidney Int. 2002 ; 61 : 717-726

14) Heerspink, H. J., Ninomiya, T., Zoungas, S., et al. : Effect of lowering blood pressure on cardiovascular events and mortality in patients on dialysis : a systematic review and meta-analysis of randomized controlled trials. Lancet 2009 ; 373 : 1009-1015

15) Peters, C. D., Kjaergaard, K. D., Jensen, J. D., et al. : No significant effect of angiotensin II receptor blockade on intermediate cardiovascular end points in hemodialysis patients. Kidney Int. 2014 ; 86 : 625-637

渋谷祐子

II 臓器別のアプローチ―循環器系

2 慢性心不全

Chronic heart failure

1 心不全の定義―"症候群"

慢性心不全とは，狭義には，慢性の心筋障害により心臓のポンプ機能が低下し，末梢主要臓器の酸素需要量に見合うだけの血液量を相対的に拍出できない状態で，肺・体静脈系または両系にうっ血をきたし日常生活に障害を生じた状態と定義される 参考URL 1)．心臓は全身および肺から血液を受け取り，かつ絶え間なく送り出し続けている．このためには，①適正な環境と代謝にある心筋組織が，解剖学的に適正な構造に保たれ，②冠動脈を介し自らへ酸素を供給しつつ，③神経支配による適正なリズムの発生と伝達されること，のすべてが備わり働く必要がある．これらの要素のうち，どれかが欠けても心機能の適正な発揮ができない．つまり，心不全の原因にはいくつかの側面がある．表1に心不全の原因を要素別に示す．

2 透析患者と心不全

わが国では透析治療は世界でもっとも普及しており，いきいきと生活されている元気な透析患者を多くみかける．しかし，一方で透析患者（平均67.54歳）の粗死亡率はいまだ年間9.6％であり，死亡原因の約30％が心臓死である（心不全25.2％，心筋梗塞4.6％）[1]．心疾患の治療は透析医療の重要な一角をなしている．透析患者に心疾患が多いことは，そもそも慢性腎臓病（CKD）患者に心血管障害の合併が多いこと[2]と軌を一にする．CKD症例は心血管疾患の危険因子を多く有するため，透析導入に至る以前に心血管合併症で死亡する例が多い[2]．透析導入症例のなかには，透析導入以前から虚血性心疾患を発症している症例が多い[3]．また，導入直後あるいは数年のうちに虚血性心疾患を発症する例が多い[4]．導入以降の維持期において，導入時に合併症のない患者においても，加齢，長期透析に並行して虚血性心疾患が発症してくる[5]．

3 透析患者の心機能低下

透析患者は，心疾患の発症因子や心不全の増悪因子を多く有している．心不全発症の誘因として，短期間に変動する因子としては，感染症，発熱，貧血，塩分摂取過剰と水分過剰，ドライウエイトの不適正などの病態がある．心不全に関わる弁膜症としては，石灰化や線維化に関連して大動脈弁狭窄（AS）や僧帽弁逆流（MR）が多い．また，慢性的な心不全の促進増悪因子としては，内シャント血流過剰があることも忘れてはならない．

4 診断

臨床症状を見極めることが大切だが，「診察所見」は心不全診断の感受性，陽性的中率が高いとはいえない．したがって，適切な検査により診断を確実にすることと合わせた2点が重要なポイントである．起座呼吸，頻脈，ラ音，頸静脈怒張などはきわめて特異性が高いが，感度が低く陽性的中率が信頼に足るものではない．つまりこれらの臨床所見単独では心不全の疑いをもつきっかけにはなりえても確定診断にはならない．ギャロップ

表1 心不全の原因となる要素

心筋の異常
- 心筋細胞脱落（例：心筋梗塞の心筋壊死）
- 心筋収縮の位相のずれ（例：左脚ブロック）
- 収縮力の低下（例：心筋症，心毒作用の薬剤）
- 心筋細胞の配列の乱れ（例：心臓肥大）

過剰な心仕事量
- 高血圧，高心拍出量

心臓弁膜症
- 大動脈弁狭窄症，僧帽弁逆流など

不整脈
- 頻脈性不整脈，徐脈性不整脈

心外膜異常や心嚢水貯留
- 心タンポナーデ，収縮性心膜炎

表2 心不全のタイプ分類（いろいろな表現がある．これらは互いに排他的でなく重複がある）

うっ血性心不全：心不全であり，肺うっ血，頸静脈の怒張，浮腫などが前面に出る状態をいう．
収縮障害：倦怠感，息切れ，運動耐応低下があり，心臓は内腔が拡大し収縮障害がある．典型的な拡張型心筋症．
拡張障害：心臓収縮能は保たれておりEFは正常にとどまっている．心臓は拡大がなく（心胸比は正常），内腔の拡大もない．しかし，左室肥大を伴うことが多く，左室の血液による充満が不十分になっている．典型的には，著しい左室肥大，収縮性心膜炎がある．
右心不全：静脈圧の上昇，全身浮腫，頸静脈怒張，腹水などをさす．原因としては，原発性肺高血圧，三尖弁逆流，右室心筋梗塞（右冠動脈閉塞），そしてもっとも高頻度なのが左心不全である．
左心不全：おもに肺うっ血（肺水腫）をきたす状態をさす．起座呼吸，喘鳴，肺のラ音がある．左心不全は，右心不全の原因になる．

EF：左室駆出分画（通常，正常≧55％）　　　　　　　　　　　〔文献5）より改変・引用〕

表3 心不全の臨床所見（心筋梗塞で心カテーテルを受ける患者で，EF<40％を心不全とした場合の臨床所見の感度，特異度，陽性的中率）

	感度（％）	特異度（％）	陽性的中率（％）
病歴			
息切れ	66	52	23
起座呼吸	21	81	2
夜間呼吸困難	33	76	26
浮腫の既往	23	80	22
身体所見			
頻脈	7	99	6
ラ音	13	99	6
浮腫	10	93	3
ギャロップ音（Ⅲ音）	31	95	61
頸静脈怒張	10	97	2
胸部写真			
心拡大	62	67	32

〔文献7）より引用〕

表4 NYHA心不全重症度分類

心疾患を有する患者に適応される．
　Ⅰ．心疾患はあるが，身体活動の制限がない．日常生活では心不全症状が出ない
　Ⅱ．安静時は無症状で快適だが，身体活動は少し制限される．強い身体活動で心不全が起きる
　Ⅲ．安静時は無症状で快適だが，身体活動はひどく制限される．軽い身体活動で心不全が起きる
　Ⅳ．身体活動では必ず不快症状が起きる．安静時にも起きることがあり，どんな身体活動をしても悪くなる

〔文献5）より改変・引用〕

リズムは身体所見のなかでは感度が比較的高い．陽性的中率はほかの身体所見よりもはるかに高く，重要な診察所見になる．ヒト脳性ナトリウム利尿ペプチド（BNP）は，心不全の診断や重症度評価などに有用である[6]．適正ドライウエイトにあり，心不全症候を認めない時点の値を基準とし，有症状時に基準値からの変化量を求めて心負荷の程度を推測する[6]．

5 まとめ

いずれにしても，これらの臨床所見を組み合わせ，診断の手がかりにすることが重要である（表2）．NYHA（New York Heart Association）の心不全重症度の判定は，臨床症状をランク付けすることによって患者の病状の重症度，予後の判定に役立てるものである．定量性や客観性に乏しいという問題はあるが，簡便であり，患者の自覚である点が重要である[参考URL 1]．表3に示す臨床所見に注目し，表4のNYHA心不全重症度分類に照らし重症度を判断する．正しい治療に進むためには，心電図，胸部X線写真，心エコー図，血中BNP濃度，CTなどの臨床検査を並行して進め，病態を正しく判断する必要がある．

文献

1) 日本透析医学会：わが国の慢性透析療法の現況（2014年12月31日現在）．透析会誌　2016；49：1-34
2) Deo, R., Fyr, C. L., Fried, L. F., et al.：Kidney dysfunction and fatal cardiovascular disease-an association independent of atherosclerotic events：results from the Health, Aging, and Body Composition (Health ABC) study. Am. Heart J. 2008；155：62-68
3) 西　隆博，清水英樹，崔　啓子，他：血液透析導入患者の虚血性心臓合併症に関する検討．透析会誌 2006；39：1143-1147
4) 清水英樹，崔　啓子，熊谷天哲，他：透析患者の虚血性心疾患の臨床的検討．透析会誌　2005；38：1571-1574
5) Dar, O. and Cowie, M.：Epidemiology and diagnosis of heart failure. Fuster, V., O'Rourke, R. A., et al. (eds.)：Hurst's the Heart. 2007, p.714, McGraw Hill
6) 日本透析医学会：血液透析患者における心血管合併症の評価と治療に関するガイドライン．透析会誌 2011；44：339-425
7) Harlan, W. R., Oberman, A., Grimm, R., et al.：Chronic congestive heart failure in coronary artery disease：clinical criteria. Ann. Intern. Med. 1977；86：133-138

参考URL（2016年4月現在）

1) 日本循環器学会：循環器病の診断と治療に関するガイドライン（2009年度合同研究班報告）：慢性心不全治療ガイドライン（2010年改訂版）
http://www.j-circ.or.jp/guideline/pdf/JCS2010_matsuzaki_h.pdf

三瀬直文，杉本徳一郎

3 心雑音

Heart murmur

1 透析患者における心血管系の合併症

透析患者では約80％が，虚血性心疾患や弁膜症，心筋症，心膜炎などを合併している[1,2]．これらの心疾患により心不全や不整脈が起こるが，明らかな心疾患を認めなくても，体液量過剰，重症貧血，過大血流量内シャントなどが原因となって症候を呈することも多い．心血管合併症の徴候としては，バイタルサインの変化，体重増加，不整脈や心不全徴候に注意する．心音の聴診はとくに重要であり，心雑音や過剰心音の聴取，不整脈の感知は，心血管合併症の早期診断や重症度の評価に役立つ．

2 評価基準

①時相すなわち収縮期か拡張期かを聞き分ける．Ⅰ-Ⅱ音間の雑音は収縮期雑音であり，Ⅱ-Ⅰ音間は拡張期雑音である．頻拍時などⅠ音とⅡ音の同定が困難な場合は，頸動脈の触診を用いて判断する．心尖部から大動脈弁領域で移行聴診（inching）を行い，②最強点，③強さ（Levine分類：Ⅰ～Ⅵ），④パターン（ダイヤモンド型か汎収縮期か），⑤音質（ピッチ），⑥放散を評価する．Ⅰ音，Ⅱ音の変化やⅢ音，Ⅳ音の聴取も診断に役立つ．

3 鑑別診断

収縮期雑音は生理的な機能性雑音もあるが，大動脈弁狭窄症，僧帽弁閉鎖不全症，左室流出路狭窄（左室肥大に伴う），三尖弁閉鎖不全症を考える．時相が収縮後期になるほど，また雑音が大きく粗いほど病的であり，重症例ではスリルを触れる場合もある．

拡張期雑音は病的であり，大動脈弁閉鎖不全症，僧帽弁狭窄症が原因となる．

内シャント音が大きいときは，上胸部で連続性雑音として聞かれることがあり，心雑音と誤りやすいので注意する．また，心膜炎でも雑音を聴取する場合がある（表）．

表 心雑音による心疾患の鑑別診断

時相	疾患	パターン/音調	最強点	その他の所見
収縮期	大動脈弁狭窄症	駆出性（ダイヤモンド型）	2RSB	頸部へ放散，Ⅳ音
	左室肥大（左室流出路狭窄）	駆出性（ダイヤモンド型）	3～4LSB	Ⅳ音
	僧帽弁閉鎖不全症	汎収縮期（高調）	心尖部	左腋窩へ放散
	三尖弁閉鎖不全症	汎収縮期	5LSB	吸気時に増強
	機能性雑音	駆出性	2LSB～2RSB	限局性，軽度
拡張期	大動脈弁閉鎖不全症	灌水様（高調）	3LSB（Erb領域）	Austin-Flint雑音
	僧帽弁狭窄症	輪転様（低調）	心尖部	僧帽弁開放音
収縮期～拡張期	大動脈弁狭窄兼閉鎖不全症/重症大動脈弁閉鎖不全症	往復性（to and fro）	3LSB（Erb領域）	
	内シャント	連続性	2LSB～2RSB	
	尿毒症性心膜炎	三相性（心膜摩擦音）	5LSB	

LSB，RSB：傍胸骨左縁，同右縁

4 疾患と重症度

1) 大動脈弁膜症

大動脈弁石灰化は透析患者の25〜55％に認められ，15〜20％が狭窄症を有する[3]．重症化速度は，非慢性腎臓病患者の2〜5倍と速く，手術適応となる場合が多い．弁石灰化の進展因子として，加齢，透析期間，糖尿病，カルシウム・リン酸，高血圧，炎症，カルシウム製剤の服用などがある．心雑音は，収縮期駆出性雑音であり，比較的高調だが低音成分も混在して騒々しい．ダイヤモンド型波形を示し，重症例では，ピークが収縮期後半へ移る．最強点は，通常は第2肋間胸骨右縁にあるが，心尖部までの線上に広く存在する．また，雑音は両側頸部に放散する．IV音の亢進は，左室コンプライアンス低下に対する左房収縮の増強により生じる．しかし，心筋障害が進行して左室収縮能が低下すると，重症にもかかわらず雑音が減弱し，狭窄度を過少評価することがある．

一方，大動脈弁閉鎖不全症の原因は多彩であり，石灰化や加齢変性以外に，感染性心内膜炎や大動脈解離，二尖弁などがある．心雑音は，第3肋間胸骨左縁（Erbの領域）に拡張期の高調な灌水様雑音として聴取される．大動脈弁狭窄兼閉鎖不全症または重症大動脈弁閉鎖不全症では，往復性（to and fro）雑音として収縮期，拡張期両方で雑音が聴かれる．また，相対的僧帽弁狭窄による拡張期ランブル音（Austin-Flint雑音）を聴取することがある．

2) 僧帽弁膜症

僧帽弁輪石灰化（mitral annular calcification；MAC）は末期腎不全患者の10〜50％に生じ，僧帽弁閉鎖不全症の原因となる．透析患者の13〜27％が中等度〜高度の僧帽弁閉鎖不全症を有する．また，急性の僧帽弁閉鎖不全症では，感染性心内膜炎を鑑別する．心雑音は，心尖部あるいはその外側に最強点を有する汎収縮期雑音であり，中等度から高度になるとIII音を聴取する．重症例では，僧帽弁通過血流の増加を反映して拡張中期雑音（Carey Coombs雑音）を聴取する．

3) 心筋症

慢性透析患者では，しばしば左室の拡大や肥大が出現し，特発性心筋症様の病態を呈する．また，虚血性や心アミロイドーシス，ファブリー病など二次性の心筋症を合併することもある．末梢血管抵抗の増大，大血管の石灰化，レニン-アンジオテンシン系の活性化，酸化ストレス，容量負荷，貧血，動静脈シャントが原因となり，組織学的には心筋細胞の肥大，錯綜配列，間質の線維化が高率に認められる[2]．左室拡張例では弁輪や大動脈の拡大，乳頭筋の牽引（tethering）によって僧帽弁，三尖弁，大動脈弁閉鎖不全症を生じ，逆流性の雑音を聴取する．また，肥大例では，左室流出路狭窄により，収縮期駆出性雑音を聴取することがある．

4) 尿毒症性心膜炎

心膜炎の頻度は，5〜20％と報告されているが[4]，タンポナーデをきたして臨床的に問題になることはまれである．尿毒素の蓄積，ウイルス感染などが原因となり，滲出性または血性心嚢水が貯留する．発症は緩徐であり吸気時の前胸部痛として出現し，心電図上のST-T波変化を伴う．聴診では，心膜摩擦音（friction rub）を聴取することがある．前傾姿勢で息止めをさせると傍胸骨左縁に三相からなる摩擦音を聴取するが，一過性で心嚢水の増加により消失するため，聴取は困難になる場合が多い．

透析患者に心雑音を聴取した場合は，弁膜症の存在や心不全，心膜炎の合併を考え，心電図や胸部X線，心エコー検査，心臓カテーテル検査を行い，確定診断に結びつけることが重要である．

文 献

1) Foley, R.N., Parfrey, P.S., Harnett, J.D., et al.：The prognostic importance of left ventricular geometry in uremic cardiomyopathy. J. Am. Soc. Nephrol. 1995；5：2024-2031
2) Di Lullo, L., Gorini, A., Russo, D., et al.：Left ventricular hypertrophy in chronic kidney disease patients：From pathophysiology to treatment. Cardiorenal Med. 2015；5：254-266
3) 相川 大，渡辺弘之，住吉徹哉：第II部 臓器別アプローチ—循環器系．1．心雑音．臨牀透析 2008；24：887-889
4) Sadjadi, S.A. and Mashahdian, A.：Uremic pericarditis：a report of 30 cases and review of the literature. Am. J. Case Rep. 2015；16：169-173

佐藤 洋

II 臓器別のアプローチ—循環器系

4 急性心筋梗塞

Acute myocardial infarction

急性心筋梗塞に合併するポンプ失調の重症度評価としてKillip分類[1]がある.

1967年Killipらが報告したこの分類は，40年以上経過した現在も急性心筋梗塞患者の初期診療において使用されている．Class I〜IVの4つに分類され，Class I は心不全のない状態，Class II は軽度〜中等度の心不全の状態，Class III は重症心不全，肺水腫の状態，Class IV は心原性ショックの状態をいう．この分類は身体所見から評価するため非常に簡便であり，治療方針の決定や予後の推定にも有用である．Class III，IVに当たる患者では，経皮的冠動脈インターベンションによる再灌流療法を積極的に考慮するが，同時に強心薬の投与や，人工呼吸器，大動脈内バルーンパンピングを必要とするケースが多い．

Killip分類は，本来急性心筋梗塞に伴う心不全の重症度評価として提唱されたものであるが，一般的な急性左心不全の治療指針決定のためにも流用することができる．

1 Killip分類[1]

急性心筋梗塞による心不全の重症度を胸部の理学所見から分類を試みたものである（表）．

- Class I：肺野にラ音なく，III音を聴取しないもの
- Class II：肺野の50％未満の範囲でラ音を聴取あるいはIII音を聴取するもの
- Class III：肺野の50％以上の範囲でラ音を聴取するもの
- Class IV：心原性ショック

心聴診において，III音は左室充満圧上昇を伴った重症左室機能不全を反映しており，拡張早期性ギャロップとして聴診される．肺聴診では，軽症では座位にて吸気時に下肺野の水泡音（coarse crackles）を聴取し，心不全の進展に伴い肺野全体で聴取される．急性肺水腫に陥ると頸静脈怒張，喘鳴，ラ音を伴う起座呼吸，ピンク色・血性泡沫状喀痰を伴う．心原性ショックでは収縮期血圧90 mmHg未満，もしくは通常血圧より30 mmHg以上の低下がみられ，意識障害，乏尿，四肢冷感，チアノーゼを認める．

2 分類の予後評価についての報告

Killipらは，入院時にこのように分類することで，Classが重症化するほど院内死亡率が高いことを示した．彼らのデータは急性心筋梗塞に対する再灌流療法が行われる以前のデータであり，再灌流療法の普及や薬物療法の進歩によって，死亡率は当時報告されたものより現在ははるかに低下している．本邦で2009〜2010年の間に急性心筋梗塞で入院した4,329例を対象とした調査[2]では，83.5％の患者が経皮的冠動脈インターベンションを受けており，Class III，IVの高度肺うっ血や心原性ショックを認める患者は約12％で，全患者における院内死亡率は7.0％であった．

2004年に報告された急性冠症候群13,707例を対象とした観察研究（GRACE study[3]）では，入院時Killip分類Class I，II，IIIの院内死亡率は

表　Killip分類：発現率と院内死亡率

Class		発現率	死亡率
I	心不全なし 肺野にラ音なし	30〜40％	5％
II	軽度〜中等度の心不全 肺野の50％未満にラ音聴取あるいはIII音あり	30〜50％	17％
III	重症心不全，肺水腫 肺野の50％以上でラ音聴取	5〜10％	38％
IV	心原性ショック 低血圧・乏尿・チアノーゼ・意識障害を伴う	10〜20％	81％

〔文献1）より引用・改変〕

それぞれ2.9％，9.9％，20.4％とClassが上がるにつれて死亡率が上昇した．入院時ClassⅡ，Ⅲの心不全を有する例では，ClassⅠの心不全のない例に比べ，退院6カ月後の死亡率は約3倍，再入院率は約1.5倍と高率であり，短期予後評価としてのKillip分類の有用性が現在の医療においても示された．さらに，非ST上昇型やST上昇型心筋梗塞あるいは不安定狭心症に分けて検討しても同様の結果であった．GRACE studyではClass Ⅳは症例数が少なかったため解析から除外されているが，2015年CarvalhoらはClass Ⅳ症例を含めたKillip分類の長期予後に関する有用性を報告している[4]．急性心筋梗塞のため入院した15,235例を入院時のKillip分類でClass分けをし，最長で12年間のフォローアップで，ClassⅠに対するClassⅡ，Ⅲ，Ⅳの調整ハザード比はそれぞれ1.13（95％CI 1.06-1.21），1.49（95％CI 1.37-1.62），2.8（95％CI 2.53-3.1）であった．Classが上がるほど死亡率が高いという傾向は長期においても変わりなかった．ただしClass Ⅳの入院30日以降の死亡率の上昇はなだらかであり，心原性ショックに対する早期の適切な治療介入によって急性期を乗り切れれば，予後を改善できる可能性が指摘された．

一方，この重症度分類は，身体所見のみから循環動態を推測し重症度を評価するため，心不全全体を対象とした場合，特異性が必ずしも高くない点に注意する必要がある．すなわち，肺の湿性ラ音が心不全によるものではなく，肺炎や急性呼吸促迫症候群のような肺毛細血管の透過性亢進による肺水腫や肺胞出血の可能性がある．ショックであっても敗血症が背景にある場合もあるため，個々の症例において血液データ，心電図，心エコーなどで確認する必要がある．また，急性心筋梗塞では合併症（致死性不整脈，心室中隔穿孔，僧帽弁乳頭筋断裂，左室自由壁破裂）の出現により重症度が変化するため，入院時の重症度評価にとらわれすぎると誤った病態把握につながることになる．

本邦における透析導入の原因のトップが糖尿病による慢性腎不全であることから，透析患者での虚血性心疾患の有病率は今後も増えてくるものと推測される．さらに透析患者では恒常的に過剰な循環血液量の状態にあり，シャントや腎性貧血の存在は心不全を悪化させやすい条件にもなる．急性心筋梗塞などの虚血によって劇的なポンプ不全に陥ることが多く，その治療においては積極的にアプローチする必要がある．

文献

1) Killip, T. Ⅲ and Kimball, J. T. : Treatment of myocardial infarction in a coronary care unit : A two year experience with 250 patients. Am. J. Cardiol. 1967 ; 20 : 457-464
2) Miyachi, H., Takagi, A., Miyauchi, K., et al. : Current characteristics and management of ST elevation and non-ST elevation myocardial infarction in the Tokyo metropolitan area : from the Tokyo CCU network registered cohort. Heart Vessels 2016 Jan 12 [Epub ahead of print]
3) Steg, P. G., Dabbous, O. H., Feldman, L. J., et al. : Determinants and prognostic impact of heart failure complicating acute coronary syndromes : observations from the Global Registry of Acute Coronary Events (GRACE). Circulation 2004 ; 109 : 494-499
4) de Carvalho, L. P., Gao, F., Chen, Q., et al. : Long-term prognosis and risk heterogeneity of heart failure complicating acute myocardial infarction. Am. J. Cardiol. 2015 ; 115 : 872-878

〔山本正也，原　久男〕

Ⅱ 臓器別のアプローチ―循環器系

5 感染性心内膜炎

Infective endocarditis

感染性心内膜炎（infective endocarditis；IE）は，心内膜，とくに弁やその支持組織に病原微生物を含む疣腫（vegetation）と呼ばれる感染巣を形成し，菌血症，塞栓症，心不全，伝導障害などの多彩な臨床症状を呈する全身性敗血症性疾患である．

1 透析患者にIEが多い

透析患者においてIEの頻度は高く，予後も不良である．非透析患者では一般的に10万人に1～5人/年と比較的まれな疾患とされているが，MarajらはIE維持透析患者でIEを発症するのは1.4%/年と高率であると報告している[1]．Abbottらは維持透析患者10万人に267人/年がIEを発症するとして，非透析患者の17.9倍であるとしている[2]．またひとたび透析患者がIEを発症すると，院内死亡率23.5%，1年死亡率56.3～61.6%としており[1,3]，Leitherらは弁置換術などの手術を行っても1年死亡率は50%であったと報告している[4]．

透析患者にIEが多い理由として，内シャント，人工血管，留置カテーテルなどの血管アクセスが感染源になりやすいこと，基礎心疾患として弁膜症の頻度が高いこと，さらに腎不全や糖尿病による免疫機能低下状態にあること，などが挙げられる．血管アクセスの種類により感染源になりやすさが異なる．Stevensonらの報告によると一番感染源になりにくい内シャントと比較すると，人工血管グラフトは2.2倍，皮下植え込み型カテーテルは13.6倍，一時留置型カテーテルは32.6倍感染源になりやすい[5]．

透析患者のIEではおもに僧帽弁が侵され，連鎖球菌ではなく黄色ブドウ球菌が起炎菌としてもっとも多い．発症すると進行が早く重篤化しやすいため，早期の診断と治療が重要である．

2 発症リスク

IEは弁膜症や先天性心疾患における異常血流による心内膜の損傷や人工弁置換術の影響で生じた非細菌性血栓性心内膜炎（non bacterial thrombogenic endocarditis；NBTE）が存在するところに歯科処置，泌尿器処置などによって一過性の菌血症が生じ，NBTEの部位に病原微生物が付着，増殖し疣腫が形成され発症すると考えられている．疣腫には細菌，真菌，クラミジア，リケッチア，ウイルスなどの病原微生物に，フィブリン，血小板血栓が付着している．したがってNBTEを有する可能性があるハイリスク症例が，菌血症を生じやすい手技後に発熱したり，新たに心雑音が出現した場合は，IEを疑うことが重要である．

IEの発症は基礎心疾患をもつ症例が55～75%とされているが，18～45%の症例では明らかな基礎心疾患もなく発症するといわれている[参考URL1]．感染経路が明らかなもののなかで一番多いのは歯科処置である．日本循環器学会のガイドラインでは，IEを発症しやすいハイリスク症例と菌血症をきたしやすい処置を挙げ，抗菌薬の予防投与を勧めている[参考URL1]．ハイリスク症例としては，人工弁置換後（生体弁，同種弁を含む），IEの既往，複雑性チアノーゼ性先天性心疾患，体循環と肺循環の短絡手術後がclass Ⅰ，その他の先天性心疾患，後天性弁膜症（弁逆流を伴う僧帽弁逸脱症，大動脈弁逆流など），閉塞性肥大型心筋症がclass Ⅱaで，歯科処置前の抗菌薬の予防投与が推奨されている[参考URL1]．また歯科処置以外にも，開心術や耳鼻科領域の手術（扁桃やアデノイド摘出術）の際も，class Ⅰで抗菌薬の予防投与が推奨されている[参考URL1]．

3 診断基準

IEの診断は，2000年に改訂されたModified

表 Modified Duke Criteria

【IE 確定】
病理学的基準
　(1) 培養または組織検査により疣腫，塞栓となった疣腫または心内膿瘍において証明された菌
　(2) 組織学的に活動性を呈する疣腫や心筋膿瘍などの病変
臨床的基準
　(1) 大基準 2 つ
　(2) 大基準 1 つと小基準 3 つ
　(3) 小基準 5 つ

【IE 可能性】
　(1) 大基準 1 つと小基準 1 つ
　(2) 小基準 3 つ

【否定的】
　(1) 心内膜炎症状に対する別の確実な診断
　(2) 心内膜炎症状が 4 日以内の抗菌薬により消退
　(3) 4 日以内の抗菌薬投与後の手術時または剖検時に IE の病理学所見なし
　(4) 上記の IE 可能性の基準を満たさないもの

臨床的基準
(大基準)
　1. IE に対する血液培養陽性
　　A. 2 回の血液培養で以下のいずれかが認められた場合
　　(i) *Streptococcus viridans*，*Streptococcus bovis*，HACEK グループ，*Staphylococcus aureus*
　　(ii) *Enterococcus* が検出され（市中感染），他に感染巣がない場合
　　B. 次のように定義される持続性の IE に合致する血液培養陽性
　　(i) 12 時間以上間隔をあけて採取した血液検体の培養が 2 回以上陽性
　　(ii) 3 回の血液培養すべてあるいは 4 回以上の血液培養の大半が陽性（最初と最後の採血間隔が 1 時間以上）
　　C. 1 回の血液培養でも *Coxiella burnetti* が検出された場合，あるいは抗 phase1 IgG 抗体価 800 倍以上
　2. 心内膜が侵されている所見で A または B の場合
　　A. IE の心エコー図所見で以下のいずれかの場合
　　(i) 弁あるいはその支持組織の上，または逆流ジェット通路，または人工物の上にみられる解剖学的に説明のできない振動性の心臓内腫瘤
　　(ii) 膿瘍
　　(iii) 人工弁の新たな部分的裂開
　　B. 新規の弁閉鎖不全（既存の雑音の悪化または変化のみでは十分でない）
(小基準)
　1. 素因：素因となる心疾患または静注薬物常用
　2. 発熱：38.0℃以上
　3. 血管現象：主要血管塞栓，敗血症性梗塞，感染性動脈瘤，頭蓋内出血，眼球結膜出血，Janeway 発疹
　4. 免疫学的現象：糸球体腎炎，Osler 結節，Roth 斑，リウマチ因子
　5. 微生物学的所見：血液培養陽性であるが上記の大基準を満たさない場合，または IE として矛盾のない活動性炎症の血清学的証拠

〔文献 6) より引用・改変〕

Duke Criteria が汎用されている（表）[6]．この診断基準は，血液培養陽性所見と心エコー図所見を確定診断の 2 つの柱にしているのが特徴である．フォーカスが不明な発熱では積極的に IE を疑い，血液培養と心エコーを行う．初回の心エコー結果が陰性でも，心エコーの所見は時間経過とともに変化するため，IE が疑われる場合は 5～7 日以内に再度心エコー検査を再検することが推奨されている[7]．さらに，① 臨床的に IE が疑われるが経胸壁心エコー図では十分な画像が得られない場合，② 臨床的に IE が強く疑われるも経胸壁心エコー図では陰性の場合，③ 人工弁置換術後の場合，④ 適切な抗菌薬治療がされているにもかかわらず持続あるいは進行する感染徴候がみられ弁輪部膿瘍・短絡などの合併症が疑われる場合は，積極的に経食道心エコー検査を行い診断すべきで

ある参考URL 1). しかし透析患者では，まず血液培養の陽性の原因となりうる血管アクセスが血管内にあることが多く，またIEを発症しても発熱をきたす頻度が透析患者では45〜70％と，非透析患者の80〜90％と比べると低いと報告されている[1]．それに加えて血沈，炎症反応，貧血など他の検査所見も診断的でないことも多い．そのため透析患者ではIEの診断が難しく，診断までに時間がかかることがある[8]．フォーカスが不明な発熱では積極的にIEを疑い，血液培養や心エコーを複数回行い，早期に診断，治療することが救命につながる[8]．

文献

1) Maraj, S., Jacobs, L. E., Kung, S. C., et al. : Epidemiology and outcome of infective endocarditis in hemodialysis patients. Am. J. Med. Sci. 2002 ; 324 : 254-260
2) Abbott, K. C. and Agodoa, L.Y. : Hospitalizations for bacterial endocarditis after initiation of chronic dialysis in the United States. Nephron 2002 ; 91 : 203-209
3) Shroff, G. R., Herzog, C. A., Ma, J. Z., et al. : Long-term survival of dialysis patients with bacterial endocarditis in the United States. Am. J. Kidney Dis. 2004 ; 44 : 1077-1082
4) Leither, M. D., Shroff, G. R., Ding, S., et al. : Long-term survival of dialysis patients with bacterial endocarditis undergoing valvular replacement surgery in the United States. Circulation 2013 ; 128 : 344-351
5) Stevenson, K. B., Hannah, E. L., Lowder, C. A., et al. : Epidemiology of hemodialysis vascular access infections from longitudinal infection surveillance data : predicting the impact of NKF-DOQI clinical practice guidelines for vascular access. Am. J. Kidney Dis. 2002 ; 39 : 549-555
6) Li, J. S., Sexton, D. J., Mick, N., et al. : Proposed Modifications to the Duke Criteria for the Diagnosis of Infective Endocarditis. Clin. Infect. Dis. 2000 ; 30 : 633-638
7) Habib, G., Lancellotti, P., Antunes, M. J., et al. : 2015 ESC Guidelines for the management of infective endocarditis : The Task Force for the Management of Infective Endocarditis of the European Society of Cardiology (ESC) Endorsed by : European Association for Cardio-Thoracic Surgery (EACTS), the European Association of Nuclear Medicine (EANM). Eur. Heart. J. 2015 ; 36 : 3075-3128
8) Nucifora, G., Badano, L. P., Viale, P., et al. : Infective endocarditis in chronic haemodialysis patients : an increasing clinical challenge. Eur. Heart J. 2007 ; 28 : 2307-2312

参考URL（2016年5月現在）
1) 宮武邦夫，赤石　誠，石塚　尚，他：日本循環器学会合同研究班報告 感染性心内膜炎の予防と治療に関するガイドライン（2008年改訂版）. Circulation Journal 2008
http://www.j-circ.or.jp/guideline/pdf/JCS2008_miyatake_h.pdf

三原裕嗣，渡辺弘之，住吉徹哉

II 臓器別のアプローチ―循環器系

6 末梢動脈疾患（PAD）

Peripheral arterial disease

透析患者は，動脈硬化性血管疾患を高率に合併する．なかでも，末梢動脈疾患（peripheral arterial disease；PAD）はQOLや生命予後を著しく低下させる疾患であるため，初期からの病態に合わせたマネージメントが非常に重要である．PADの診断と治療に関し2000年にTASC（Trans-Atlantic Inter-Society Consensus）[1]，2007年には血管専門医以外の臨床医にも配慮されたTASC II[2]が発表された．また，2005年にACC/AHAガイドライン[3]，2011年にはその改訂版[4]，さらにはESC（ヨーロッパ心臓病学会）からもガイドラインが発表された[5]．本稿では，これらのガイドラインに基づきPADの病態分類と診断基準（方法）を紹介し，透析患者における注意点について言及する．

1 病態分類・重症度スコア

PADとは動脈硬化により，動脈内腔が狭小化し循環障害をきたした状態であり，病変部位や程度によりさまざまな臨床症状を呈する．重症度分類としてはFontaine分類とRutherford分類が使われている（表1）．Fontaine I度およびRutherford 0度の「無症候」とは病変が存在しないということではなく，血行動態的に有意な狭窄・閉塞病変には至っていない状態をさす．間欠性跛行はその程度から軽度・中等度・重度に細分類される．軽度の跛行とは日常生活に支障の出ない程度であり，Fontaine IIbは通常200 m以下の跛行で日常生活に支障をきたす程度をさす．Fontaine III度あるいはRutherford II度4群以上の重症例を総称して，「重症虚血肢（critical limb ischemia；CLI）」と称する．CLIとは，慢性動脈閉塞による安静時痛や潰瘍・壊疽が2週間以上継続した状態と定義されている．

PADの危険因子として年齢，喫煙，糖尿病，高血圧，脂質異常などが知られているが，慢性腎臓病も独立した危険因子である．透析患者において注意すべき点は，無症候な状態からいきなり重症虚血肢として発症する場合が多いことである．糖尿病合併例では，下腿動脈病変が中心であることや，虚血が進行していても身体活動度が低いため，間欠性跛行の症状を訴えることなく，比較的小さな外傷（しばしば自傷による）を契機に発症するためである．糖尿病性末梢神経障害を合併していると，安静時疼痛を訴えることなく，潰瘍・壊疽で発症することが多い．さらに，糖尿病性網膜症・白内障による視力低下も，足趾潰瘍の発見が遅れる原因となる．したがって，透析患者においては医療サイドから積極的に末梢動脈の触診や足病変に関する評価を行うべきである．

表1 PADの分類：Fontaine分類とRutherford分類

Fontaine分類		Rutherford分類		
度	臨床所見	度	群	臨床所見
I	無症候	0	0	無症候
IIa	軽度の跛行	I	1	軽度の跛行
IIb	中等度から重度の跛行	I	2	中等度の跛行
		I	3	重度の跛行
III	虚血性安静時疼痛	II	4	虚血性安静時疼痛
IV	潰瘍・壊疽	III	5	小さな組織欠損
IV		III	6	大きな組織欠損

〔文献2）より〕

2 診断基準（方法）

PADの診断は，問診・病歴・動脈硬化危険因子の有無・身体所見などで方向づけた後，足関節上腕血圧比（ankle-brachial index；ABI）の測定で重症度を判定する（表2）．

1）身体所見

PADの間欠性跛行症状は，「ある程度の距離を

表2 安静時 ABI および TBI の評価基準

ABI	
>1.40	圧迫不能の動脈(下腿動脈高度石灰化)
1.00〜1.40	正常
0.91〜0.99	境界域
0.41〜0.90	軽度〜中等度病変
0.00〜0.40	重度病変

TBI	
≧0.7	正常
<0.7	異常

〔文献 2), 4) より〕

表3 重症虚血肢の客観的指標

足関節血圧	50〜70 mmHg(潰瘍患者) 30〜50 mmHg(安静時疼痛患者)
足趾血圧	50 mmHg 未満(潰瘍患者) 30 mmHg 未満(安静時疼痛患者)
$TcPO_2$	30 mmHg 未満

$TcPO_2$:経皮的酸素分圧(transcutaneous oxygen pressure)

〔文献 1) より〕

歩行すると痛み(おもにふくらはぎ)を生じるが,少し休むとまた歩けるようになる」という特徴がある.鑑別疾患として腰部脊柱管狭窄症があるが,前屈位で症状が軽減する,腰痛を伴うことがあるといった点でPADと異なる.PADは全身の動脈硬化症の一部分症であるため,動脈硬化危険因子を複数保有し,虚血性心疾患や脳血管障害を合併していることが多く,確認が必要である.動脈拍動は大腿・膝窩・足背・後脛骨動脈の触診を行い,++(正常),+(減弱),-(消失)の3段階に分けて評価する.たとえば,片側性に大腿動脈の拍動が減弱・消失している場合には腸骨動脈病変が疑われる.

2) ABI および TBI の測定

ABIは簡便であり,信頼性も高く汎用されているが,透析患者では下腿動脈の石灰化による足関節圧の偽上昇が問題となる.したがって,透析患者ではABIが正常でも足趾上腕血圧比(toe-brachial index;TBI)が異常の場合が多いため,ABIとTBIの同時測定が推奨される.一般に,安静時ABI≦0.90では下肢動脈病変の存在があると考えてよい.正常範囲あるいは境界域の 0.91≦ABI≦1.40 であっても,PADによる跛行症状が疑われる場合にはトレッドミル負荷試験を行う.トレッドミルは12%勾配,3.2 km/hrで設定するのが一般的であるが,トレッドミルが利用できなければ階段を上ったり,廊下を歩くことで代替負荷試験を行う.CLIの診断にはABIではなく,足関節血圧あるいは足趾血圧の絶対値が用いられる(表3).

潰瘍例では治癒に要する血液灌流量が多いため足関節および足趾血圧は虚血性安静時疼痛時の血圧よりも高く設定されているが,確定的な規準を提示することは困難で,数値に幅を持たせている点に注意する必要がある.下腿動脈の高度石灰化,足趾切断術後などでABI/TBI測定不能例では皮膚組織灌流圧(skin perfusion pressure;SPP)が測定されることがある.SPP 40 mmHg 未満でCLIと診断することが提唱されているが,安定した室温・環境下においてベッド上安静で測定することが必要である[6].

無侵襲診断によりPADの診断が確定したのち,さらに侵襲的治療や詳細な検討が必要な場合には,超音波検査,CT,MRI,血管造影などの画像診断が必要となる.

文献

1) Dormandy, J. A. and Rutherford, R. B.: Management of peripheral arterial disease (PAD). TASC Working Group. TransAtlantic Inter-Society Consensus (TASC). J. Vasc. Surg. 2000; 31: S1-S296
2) TASC II Working Group: Inter-Society Consensus for the Management of Peripheral Arterial Disease (TASC II). TASC II. J. Vasc. Surg. 2007; 45: S1-S68
3) Hirsch, A. T., Haskal, Z. J., Hertzer, N. R., et al.: ACC/AHA 2005 Practice Guidelines for the management of patients with peripheral arterial disease. Circulation 2006; 113: e463-654
4) 2011 ACCF/AHA Focused Update of the Guideline for the Management of patients with peripheral artery disease (Updating the 2005 Guideline): a report of the American College of Cardiology Foundation/American Heart Association Task Force on practice guidelines. Circulation 2011; 124: 2020-2045
5) ESC Guidelines on the diagnosis and treat-

ment of peripheral artery diseases : Document covering atherosclerotic disease of extracranial carotid and vertebral, mesenteric, renal, upper and lower extremity arteries : the Task Force on the Diagnosis and Treatment of Peripheral Artery Diseases of the European Society of Cardiology (ESC). Eur. Heart. J. 2011 ; 32 : 2851-2906

6) Yamada, T., Ohta, T., Ishibashi, H., et al. : Clinical reliability and utility of skin perfusion pressure measurement in ischemic limbs – comparison with other noninvasive diagnostic methods. J. Vasc. Surg. 2008 ; 47 : 318-323

中村　隆

II 臓器別のアプローチ—循環器系

7 大動脈瘤

Aortic aneurysm

　大動脈瘤の成因は，加齢や動脈硬化を背景とする変性がもっとも多く，高齢化・生活習慣の欧米化に伴い本邦でも増加している．2012年の外科系関連学会調査では，解離を含む大動脈疾患の手術数は胸部・腹部合わせて3万件以上に達しており，とくにステントグラフト治療の導入後，より高齢でリスクを有する患者の治療例が増加している．一方，透析患者に動脈硬化性の心臓血管疾患合併が多いことはよく知られており，手術を実施する機会も少なくない．しかし，透析患者における大動脈疾患の有病率に関するデータはない．

　筆者の担当診療科では，2013〜2015年に719件の心臓大血管手術を実施しているが，透析患者は25例（3.5％）であった．このうち虚血性心疾患が14例，大動脈弁狭窄症をはじめとする弁膜疾患が7例であったのに対し，胸部・胸腹部大動脈手術は3例，腹部は1例であった．これは，同期間の当該疾患手術数の7％，4％，1.7％，1.4％に相当し，大動脈手術例における透析患者の占める割合は少なかった．これが有病率の差なのか，手術リスクを考慮した紹介元の選択なのかは不明であるが，動脈壁石灰化をきたしやすい透析患者心血管病変の特性による有病率の差を反映している可能性もある．

1 診断基準

　大動脈瘤は大動脈壁の限局的な1.5倍以上の全周性拡大，または壁円周の一部の局所性突出と定義される．好発部位は腎動脈下腹部大動脈で，危険因子は高齢者，男性，喫煙者，家族歴を有する者などである．多くは破裂するまで無症状で，CTや胸部X線単純写真で偶然発見される．腹部では拍動性腫瘤を触知できる場合もある．激しい疼痛は（切迫）破裂の徴候である．非破裂症状としては，弓部大動脈瘤にみられる嗄声（左反回神経麻痺）を代表とする圧迫症状がある．末梢動脈への塞栓や消費性凝固障害をきたす場合もある．

　成因は，変性のほかにマルファン症候群などの遺伝的素因，炎症（炎症性大動脈瘤＝一部はIgG4関連疾患とされる，高安動脈炎，ベーチェット病など），感染などがある．最近は非症候群性の家族性胸部大動脈疾患の遺伝子解析が進んでいる．感染性大動脈瘤は，菌血症により細菌が大動脈壁に着床して生じる仮性瘤が多い．近年，医原性のものが増加しており，血管穿刺の機会が多い透析患者では注意が必要と思われる．

　診断にはCTが有用である．大動脈緊急症や解離，血栓などの評価には，単純X線撮影後に造影CTの動脈相と後期相を撮影するのが標準的である．最大径の評価には，軸位断面の最大短径が広く用いられるが，弓部や横隔膜上では頭尾側方向の拡大を評価できないため，任意多断面再構成（MPR）を用いた大動脈長軸に直交する面での評価が望ましい．感染性大動脈瘤の場合，多房性の嚢状瘤が典型的である（図）．

2 病型分類

　形状により紡錘状（全周性拡大）と嚢状（局所性突出）に分類される．後者は小さくても破裂することが知られている．大動脈壁の3層構造が保たれていれば真性，大動脈解離後の拡張は解離性，壁構造がみられなければ仮性と称される．解離性は真性より拡大速度が速い．仮性大動脈瘤は外傷・感染・ベーチェット病などでみられる．占拠部位からは胸部，胸腹部（横隔膜脚部の大動脈拡大を有するもの），腹部に分類され，胸部は大動脈弁輪拡張症（左室大動脈接合部からバルサルバ洞を越え上行大動脈に至る拡張），上行，弓部，下行に細分される．

3 重症度分類

　多くは無症状であり，回避すべき転帰は破裂に

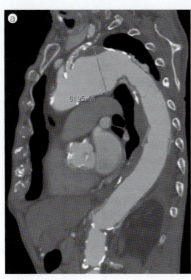
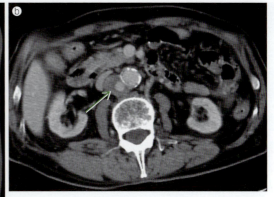

図　透析患者の大動脈瘤手術例
a：82歳男性，遠位弓部紡錘状大動脈瘤．頭尾側方向の拡大評価にはMPR像が有用．
b：71歳男性，腹部感染性動脈瘤．囊状の形態を呈する（→）．

よる突然死である．破裂例の死亡率は，院外死亡を含めると胸部で90％，腹部で80％と報告されており，破裂前に待機的に加療することが肝要である．手術適応は1年破裂率と手術リスクの比較で決定される．

破裂率は径が大きいほど高い．本邦のガイドライン[参考URL 1)]では，胸部は瘤径50〜60 mmで手術を検討するとし，腹部は50〜55 mm以上を手術適応としている．ただし破裂率・手術リスクの両者ともに患者因子や瘤占拠部位に左右され，手術リスクは術式・施設によっても大きく異なる．したがって，これらの閾値に達する前に，大動脈外科治療経験が豊富な施設に紹介するのが肝要である．

破裂危険因子としては，胸部では高齢・慢性閉塞性肺疾患（COPD）・疼痛（非大動脈性），腹部では女性・高血圧・喫煙・COPDなどが挙げられている．マルファン症候群などの素因を有するものは，より早期の介入が奨められる．拡大速度も重要で，急速な拡大（>5 mm/半年）は通常より早期の介入が必要である．平均拡大速度は，上行1〜2 mm，下行2〜3 mm，腹部3〜4 mm/年とされるが，瘤が大きいほど早い．囊状瘤，仮性瘤は小さくても破裂するため，大きさの基準は該当しない．

一方，症候性大動脈瘤の多くは手術適応とされる．圧迫症状をきたす動脈瘤は破裂リスクも高い．また塞栓や凝固障害などによる重篤な症状の改善も適応理由となる．ただし反回神経麻痺は，治療により改善するとは限らない．激しい疼痛をきたした場合，手術可能な施設への緊急搬送が必要である．

未だ手術適応に至らないと判断された場合は，破裂や拡大のリスクを少しでも軽減するため，ならびに併存する心血管病変による事故を回避しつつ将来の手術介入時のリスクを軽減するため，降圧治療，危険因子の管理とCTなどによる経過観察を行う．降圧薬はβ遮断薬やアンジオテンシン変換酵素（ACE）阻害薬，アンジオテンシンⅡ受容体拮抗薬（ARB）がよく用いられる．降圧目標は日内変動を抑えた低めの正常値（本邦ガイドラインでは収縮期圧105〜120 mmHg）とする．危険因子の管理では，腹部では禁煙とスタチン投与が瘤拡大抑制の点でも推奨されている．経過観察は瘤径と経時拡大の有無に応じて，3〜6〜12カ月に1回施行する．

参考URL（2016年4月現在）

1) 日本循環器学会，他：循環器病の診断と治療に関するガイドライン（2010年度合同研究班報告），大動脈瘤・大動脈解離診療ガイドライン（2011年改訂版）
http://www.j-circ.or.jp/guideline/pdf/JCS2011_takamoto_h.pdf

椎谷紀彦

II 臓器別のアプローチ―循環器系

8 頻脈性不整脈

Tachyarrhythmia

慢性透析患者では，高血圧や糖尿病などの基礎疾患を合併していることが多く，さらに腎不全によって惹起された貧血，シャントによる容量負荷，電解質バランスの急激な変化などの要因によって種々の不整脈を生じやすい状況にある．とくに最近では，透析患者は高齢化しており，糖尿病を合併していたり，高血圧に起因する心臓肥大などを有していることも多い．心臓肥大を有する患者の場合，左室収縮機能は正常に保たれていても拡張機能が低下していることが多く，この拡張機能の低下の影響はとくに頻脈時に顕著に現れ，頻脈により血圧が低下し透析の継続が困難になったり，また頻脈の持続によって心不全が容易に誘発されることがある．したがって透析スタッフは，頻脈発作や血圧低下に対して迅速な対応を迫られる機会が多く，頻脈性不整脈についての的確な評価，また薬物療法の十分な知識や適切かつ迅速な対応が必要となる．

薬物治療を行う際には，腎排泄の抗不整脈薬は蓄積しやすく，催不整脈作用も生じやすいため，薬剤の代謝経路や透析性などを十分把握したうえで慎重に投与する必要がある．さらに抗不整脈薬の投与開始初期は，定期的な心電図記録を行いQT時間やQRS幅をきめ細かく観察することは不可欠であり，さらにできるかぎり血中薬物濃度のモニタリングを行いながら投与量の調整を行っていく必要がある．

1 上室性不整脈

1) 心房性期外収縮（APC）

APCは洞調律周期より早期に出現した洞調律とは異なるP波が先行する心拍として認識される．通常QRS波は洞調律と同じであるが，心室内変行伝導を生じて脚ブロックパターンを呈することがある．APCが早期に出現するときには，心電図上はP波のみでQRS波が欠如する現象がみられることがある．変行伝導を伴うときは心室性期外収縮との鑑別が必要であるが，変行伝導を伴うAPCのときは必ずP波が先行しており，このAPCのP波は1拍前の洞調律のT波に重なっていることが多く，APCのないときの洞調律のT波と比較することにより異所性P波の同定が可能となる．自覚症状が強い例では重症度の低いことを説明し，誘因となる生活因子の改善をはかることが重要である．

治療の適応になるものは，①APCによる自覚症状が強く日常生活に支障をきたす場合，②発作性心房細動（AF）や心房粗動（AFL）の既往がある場合，③心房性期外収縮（VPC）が頻発して血行動態の悪化をきたす場合などである．

2) 心房細動（AF）

AFは以下のように分類される．

- 初発心房細動：心電図上，初めて心房細動が確認されたもの．心房細動の持続時間を問わない．
- 発作性心房細動：発症後7日以内に洞調律に復したもの．
- 持続性心房細動：発症後7日を超えて心房細動が持続しているもの．
- 長期持続性心房細動：持続性心房細動のうち発症後1年以上，心房細動が持続しているもの．
- 永続性心房細動：電気的あるいは薬理学的に除細動不能のもの．

初発AFは発作性であることが多いが，発作性AFに対して抗不整脈薬投与を行っていても，年平均5.5％の症例は薬剤抵抗性となり持続性AFへと移行する．

AFの治療を行う場合，まず考慮すべきことは基礎心疾患の有無とAFの持続時間を調べることであり，これらの因子によって治療方針は大きく異なる．発作性や持続性AFであれば積極的に除細動や洞調律維持を考量する必要があるが，永続性AFであれば抗凝固療法とレートコントロール

でよい．ただし，透析患者においては抗凝固療法による出血性合併症も多いため，抗凝固療法の推奨はされていない．虚血性心疾患を合併していれば頻脈により虚血発作が誘発される可能性があり，また心臓弁膜症や高血圧性心疾患などがあれば心不全を生じやすいためレートコントロールは早急に行う必要がある．血圧低下が著明で透析ができない状態であれば電気的除細動も考慮する必要がある．除細動の際の抗凝固療法に関しては，一般的には AF の持続時間が 48 時間以内であればヘパリン静注下ですぐに除細動を行ってもよいが，48 時間以上持続している AF に関しては，少なくともワルファリンによる抗凝固療法を少なくとも 3 週間以上行った後か，経食道心エコー検査で左心耳内血栓がないことを確認した後に電気的除細動を行う．持続性や永続性 AF では，左房が拡大している症例や基礎心疾患を有する症例では，除細動はできてもその後の洞調律維持できないことが多く，治療効果を予測するうえで心エコーによる評価は非常に重要である．

2012 年に作成された AF の除細動や再発予防に関するガイドラインでは，以下のことが記されている[1]．AF が持続している場合，血行動態が不安定であれば電気的除細動を早急に行い，血行動態が安定していれば薬物的除細動を検討する．発作性 AF で基礎心疾患がない場合には，ナトリウムチャンネル遮断薬を使用し，持続性心房細動であればベプリジルを用いる．基礎心疾患がある場合には，アミオダロンやソタロールを使用する．ただしこのガイドラインに載っている抗不整脈薬は腎臓排泄の薬剤が多く，80％以上が肝代謝で透析患者でも常用量を比較的安全に使用できるのは，アプリンジンとプロパフェノンとアミオダロンだけである[2]．これらの抗不整脈薬を使用しても除細動ができない場合や，除細動されてもすぐに AF が再発し洞調律維持が困難な場合にはカテーテルアブレーション治療を検討する．近年，カテーテルアブレーション治療の技術進歩はめざましく，治療成績の向上や安全性もある程度確立されたことから，今回のガイドライン改訂により，薬剤抵抗性の発作性 AF の場合には，アブレーション治療が第二選択治療として積極的に勧められるようになっている．

3）心房粗動（AFL）

AFL は AF よりもレートコントロールに難渋することが多く，頻脈が持続しやすいため早急にレートコントロールや除細動を考慮する必要がある．一般的に AFL の約半数は通常型 AFL であり，心電図上はⅡ，Ⅲ，aVF 誘導で陰性の鋸歯状 F 波を呈する．さらにこの F 波を詳細に観察すると図 1 右上のように下降脚の傾斜角度は上行脚の傾斜に比べると緩やかであり，上行脚のほうが急峻であることが特徴である．これは通常型 AFL であればどの症例においてもほぼ一致している特徴

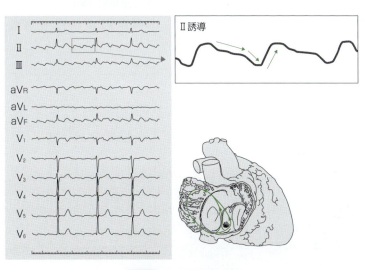

図1 通常型心房粗動

的な心電図所見である．通常型AFLの興奮旋回路は図1右下のように，三尖弁輪を心室側から見て反時計方向に旋回している．一方，通常型以外のAFLを非通常型AFLと呼んでいるが，非通常型AFLの興奮旋回路はさまざまであるため心電図上のF波も千差万別である．心電図波形より通常型と非通常型AFLの鑑別ができることの利点としては，通常型AFLは三尖弁輪を旋回しているためカテーテルアブレーションにより三尖弁下大静脈間峡部の線状焼灼をすることにより95％以上根治可能であり，積極的にアブレーション治療を考慮してよい．ただし，通常型AFLのアブレーション後には約半数の症例において，発作性AFが生じてくるとの報告がありその後のフォローアップも重要である．

4）発作性上室性頻拍症

発作性上室性頻拍症は血行動態の悪化がなければ，まず迷走神経刺激を行い，それで停止しなければベラパミルやアデノシン三リン酸（ATP）を投与する．血行動態が悪ければ電気的除細動を検討する必要がある．発作性上室性頻拍症に対するカテーテルアブレーションの治療成績は非常に良好であり，再発予防のためには積極的に考慮してもよい．

2 心室性不整脈

1）心室性期外収縮（VPC）

VPCの重症度分類は，Holter検査を用いたLown分類が一般的である（表）．そのほかには，運動負荷による心室性期外収縮の出現頻度や加算平均心電図による評価などがある．基礎心疾患がない場合は，基本的には治療の必要はないと考えられている．しかし症状が強い場合やVPCが1日20,000拍以上と頻発している場合，VPC連発を頻回に認める場合には，βブロッカーや抗不整脈薬の投与を検討する必要がある．また典型的な特発性VPCの多くは，右室流出路に頻拍起源を有しており，心電図上Ⅱ，Ⅲ，aV_F誘導で高いR波，胸部誘導で左脚ブロックパターン（V_1誘導で深いS波，V_6誘導でS波がなく高いR波を有する）を呈する（図2）．右室流出路起源のVPCの場合には，カテーテルアブレーションの成功率は90％以上あり，非常に有効な治療手段である．基礎心疾患を合併している場合のVPCは多形性であることが多く，また特発性とは異なり，右室流出路以外の部位より出現するため心電図波形もさまざまである．

2）心室頻拍（VT）

持続性VTとはVTが30秒以上持続するか，

表　心室性期外収縮のLown分類

Grade 0	心室性期外収縮なし
Grade Ⅰ	散発性（30/時間未満）
Grade Ⅱ	多発性（30/時間以上）
Grade Ⅲ	多形性
Grade Ⅳa	2連発
Grade Ⅳb	3連発以上
Grade Ⅴ	R on T

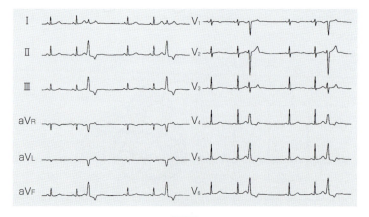

図2

30秒以内でも血行動態が悪化するために停止処置を必要とするもので，非持続性VTは3連以上で30秒以内に自然停止するものと定義されている．持続性VTのなかには複数のQRS波形を呈するVTがあり多型性VTと呼ばれ，複数の起源や頻拍回路を有する場合が多い．また数拍の洞調律を挟んで非持続性VTが頻発するものをincessant型VTと呼んでいる．VTの症状と重症度を規定する因子は，もともとの心機能，頻拍中の心拍数や持続時間である．非持続性の場合は無症状のことも多いが，胸部の不快感や動悸，まれにめまいを訴えることがある．持続性のものでは動悸症状や失神などの脳虚血症状をきたすものや心室細動に移行するものもある．特発性VTの場合でも頻拍中の心拍数が早ければ失神することもあるが，通常心拍数が200/min以下では意識は保たれることが多い．それに比べて基礎心疾患を有する場合は，それよりも低い心拍数でも失神やショック状態に陥ることが多い．治療は血行動態が不安定であれば直流通電をただちに行う．血行動態が安定していればリドカインなどの抗不整脈薬の静注を行う．再発予防に関しては，特発性の場合はカテーテルアブレーションを，基礎心疾患を有する場合は電気生理学検査を施行し適切な抗不整脈薬の選択や植え込み型除細動器の適応について検討を行う必要がある．

文献

1) JCS Joint Working Group : Guidelines for Pharmacotherapy of Atrial Fibrillation (JCS 2013). Circ. J. 2014 ; 78 : 1997-2021
2) 山内康照：透析患者における不整脈治療．呼吸と循環 2005 ; 53 : 427-433

山内康照

II 臓器別のアプローチ―循環器系

9 徐脈性不整脈

Bradyarrhythmia

透析患者における心臓突然死や致死性心室性不整脈の発症頻度は 5～7 % であり[1,2]，一般住民の 25～70 倍と高頻度である[3]．心臓突然死は，透析治療開始後 12 時間以内と中 2 日空けた透析治療前 12 時間以内に発症のピークがある[4]．透析治療開始後 12 時間以内には，透析治療における除水に伴う交感神経の賦活と低カリウム血症が，透析治療前 12 時間以内には，循環血液量の増加に伴う交感神経の賦活と高カリウム血症が，深く関与しているものと考えられる．低カリウム血症は，QT 延長の原因となり torsade de pointes から心室細動へと移行させる可能性が，高カリウム血症は，洞停止を含めた徐脈をきたす可能性がある．

徐脈性不整脈（表）[5]には，洞不全症候群，房室ブロックが含まれるが，透析患者において高頻度で認められるというエビデンスはない．

また，心房細動に対する薬物治療として，洞調律維持を目的に抗不整脈薬を投与されている場合や，心不全を合併している症例で心拍数調節の目的にジゴキシンが投与されている場合には，徐脈をきたす可能性があることを念頭におく．

1 検査と診断

高度の徐脈性不整脈の主症状は，失神や痙攣，または息切れ，疲労感などのうっ血性心不全の症状である．

12 誘導心電図を施行し，不整脈の診断とカリウム値の変化に伴う心電図波形を確認する．カリウム値が高い場合，テント状の T 波，徐脈と P 波の消失を認め，カリウム値が低い場合には，QT 間隔が延長し，T 波が陰転化する．このような場合には，速やかに循環器内科医に相談する必要がある．

さらに，器質的心疾患の有無を評価するために心臓超音波検査を行い，心不全の合併の有無について胸部 X 線検査を行う．また，カリウムを含めた電解質の確認と，腎代謝の薬剤を内服している場合には，血中濃度を測定する．

表 徐脈性不整脈の分類

1. 洞不全症候群
- 洞徐脈：心拍数 50/min 以下の持続性洞徐脈．
- 洞停止：洞結節の自動能の停止状態．
- 洞房ブロック：房室結節自体は刺激生成を行っているが洞結節から心房への刺激伝導が障害されている状態．心電図上，先行する PP 間隔の整数倍の延長を認める．

2. 房室ブロック
① 第 1 度房室ブロック：房室伝導時間の延長（PQ 時間 0.2 秒以上）を示す．
② 第 2 度房室ブロック
- Wenckebach 型房室ブロック：房室伝導時間が徐々に延長し，心房興奮が心室に伝導されずに脱落する．
- Mobitz II 型房室ブロック：房室伝導時間の延長を伴わずに突然心室への伝導が途絶する．
- 2：1 房室ブロック：房室伝導比が 2：1 を示す．
- 高度房室ブロック：房室伝導比が 3：1 以下を示す．
③ 第 3 度房室ブロック（完全房室ブロック）：心房興奮がまったく心室に伝導されず（P 波と QRS 波が独立），心室が補充調律になっている．

〔文献 5）より作成〕

2 重症度と治療

著しい徐脈や一過性の心停止のため，脳虚血症状や心不全症状をきたす場合には，重症例と判断し，治療の対象となる．唯一確実な治療法は人工ペースメーカであり，薬物療法はペースメーカ治療までの対症的かつ一時的なものである．

1）薬物療法 参考URL1）
- アトロピン 0.02 mg/kg 静注（緑内障，前立腺肥大では禁忌）
- イソプロテレノール 0.01～0.03 μg/kg/min 点滴静注

2)ペーシング療法 参考URL2)

- **一時的体外式ペーシング**:一時的に心拍数を確保する目的で,ペーシングカテーテルを経静脈的に右室に留置し,体外のジェネレーターから心室ペーシングを行う.
- **恒久的ペースメーカ**:生命予後の改善とともに,QOLの改善にもつながる.

〈適応について〉

洞不全症候群に対しては,上記の症状あるいは心不全があり,それが洞結節機能に基づく徐脈,洞房ブロック,洞停止であることが確認された場合.

房室ブロックに対しては,ブロックの部位にかかわらず,徐脈による明らかな臨床症状を有する第2度,高度または第3度房室ブロック,または症状のない第2度,高度または第3度房室ブロックで,以下のいずれかを伴う場合.① ブロック部位がHis束内またはHis束下のもの,② 徐脈による進行性の心拡大を伴うもの,③ 運動またはアトロピン負荷で伝導が不変または悪化するもの.さらに,徐脈によると思われる症状があり,他に原因のない第1度房室ブロックで,ブロック部位がHis束内またはHis束下の場合.

3 透析患者での注意点

透析患者は全例で,透析導入前の12誘導心電図や抗不整脈薬など薬剤投与前の12誘導心電図を確認し,不整脈出現時にそれ以前の調律や波形を比較できるようにする.抗不整脈薬を投与する前に,薬剤の代謝経路を確認し,透析で除去されない抗不整脈薬であれば,少量にして投与間隔を空けて投与することになるが,透析である程度除去される抗不整脈薬では,透析と不整脈の出現しやすい時間との兼ね合いで投与量と投与間隔を調節することになる.過剰投与を避けるために低用量から開始し,投与後に心電図を確認する.

とくに,ジゴキシンは,腎排泄率が高く,有効血中濃度域が狭く,半減期が長い(ジゴシン®40時間)ため,ジギタリス中毒に注意を要する.さらに,低カリウム血症時には,ジギタリス中毒が惹起されやすい.中毒症状としては,食欲不振や嘔気,下痢,腹痛などの消化器症状や視覚異常(霧視,黄視)や頭痛,脱力などの神経症状もあるが,臨床上問題となるのが不整脈であり,低濃度では副交感神経の活性化による洞徐脈,洞停止,洞房ブロック,房室ブロックなどの徐脈性不整脈をきたしやすく,高濃度では細胞内カルシウム濃度負荷と交感神経の活性化による心室期外収縮や,心室頻拍などの頻脈性不整脈をきたしやすい.

ジゴキシン投与により,効果が得られれば低濃度が望ましく,安全性を加味した血中ジゴキシン濃度の治療域は,(0.5)〜1.5 ng/mLが妥当と考えられる 参考URL3).なお,左室収縮不全による心不全患者では,0.9 ng/mL以下を目安にすることが望ましい.

文献

1) Nakai, S., Masakane, I., Akiba, T., et al.: Overview of regular dialysis treatment in Japan as of 31 December 2006. Ther. Apher. Dial. 2008;12:428-456
2) Herzog, C. A., Li, S., Weinhandle, E. D., et al.: Survival of dialysis patients after cardiac arrest and the impact of implantable cardioverter defibrillators. Kidney Int. 2005;68:818-825
3) Myerburg, R. J., Mitrani, R., Interian, A. Jr., et al.: Interpretation of outcomes of antiarrhythmic clinical trials: design features and population impact. Circulation 1998;97:1514-1521
4) Bleyer, A. J., Hartman, J., Brannon, P. C., et al.: Characteristics of sudden death in hemodialysis patients. Kidney Int. 2006;69:2268-2273
5) Rubenstein, J. J., Schulman, C. L., Yurchak, P. M., et al.: Clinical spectrum of the sick sinus syndrome. Circulation 1972;46:5-13

参考URL(2016年5月現在)

1) 日本循環器学会:不整脈薬物治療に関するガイドライン(2009年改訂版)
http://www.j-circ.or.jp/guideline/pdf/JCS2009_kodama_h.pdf
2) 日本循環器学会:不整脈の非薬物治療ガイドライン(2011年改訂版)
http://www.j-circ.or.jp/guideline/pdf/JCS2011_okumura_h.pdf
3) 日本循環器学会:循環器薬の薬物血中濃度のモニタリングに関するガイドライン(2015年版)
http://www.j-circ.or.jp/guideline/pdf/JCS2015_aonuma_h.pdf

〈長谷川奏恵,夛田 浩〉

II 臓器別のアプローチ—循環器系

10 肺高血圧症

Pulmonary hypertension

肺高血圧症は，稀少で，予後不良な病態であるが，とくに肺動脈性肺高血圧症に関しては，治療薬が次々と開発/市販され，その予後は改善してきている．しかしながら，早期に治療介入できたほうがその効果は大きいことは言うまでもなく，そのためには，早期診断が必要となる．肺高血圧症は種々の原因にて生じ，透析もその一因となる．とくに肺高血圧症を合併した透析患者の予後は合併しない患者に比し，不良であることも示唆されている．本稿では，肺高血圧症の定義，分類，診断や透析患者における発症機序，予後について概説する．

1 定義，分類

肺高血圧症の臨床分類は，5年ごとに開催されるワールドシンポジウムで改訂が行われている．1998年フランスのエビアンで開催された会議にて，病因，病態が類似する肺高血圧症例を5つの群に分類することが提案され，以後，2003年のイタリアのベニス，2008年米国のダナポイント，そして2013年フランスのニース会議にて小規模な改訂が行われている．本邦でも「肺高血圧症治療ガイドライン」の2012年改訂版が発表されているが[参考URL1)]，このニース会議における臨床分類も収載されている．分類は以下の5つからなる．

① 肺動脈性肺高血圧症（pulmonary artery hypertension；PAH）
② 左心性心疾患に伴う肺高血圧症
③ 肺疾患および/または低酸素血症に伴う肺高血圧症
④ 慢性血栓塞栓性肺高血圧症（chronic thromboembolism pulmonary hypertension；CTEPH）
⑤ 詳細不明な多因子のメカニズムに伴う肺高血圧症

慢性腎不全，透析に伴う肺高血圧症は，この臨床分類の第5群の詳細不明な多因子のメカニズムに伴う肺高血圧症に分類される．

肺高血圧症は，右心カテーテル検査を用いた肺動脈圧にて定義される．すなわち，安静時の平均肺動脈圧25 mmHg以上が肺高血圧症とされる．以前は運動時の肺動脈圧の定義もあったが，ダナポイントの会議において，このように単に安静時の肺動脈圧での定義となった．また肺高血圧症例のなかで，肺動脈楔入圧が15 mmHg以下の場合を，肺動脈性肺高血圧症と定義されている．

2 診 断

肺高血圧症の自覚症状としては，労作時呼吸困難，易疲労感，動悸，胸痛，失神などがみられる

表 肺高血圧症の機能分類

NYHA心機能分類[11)]
Ⅰ度：通常の身体活動では無症状
Ⅱ度：通常の身体活動で症状発現．身体活動がやや制限される
Ⅲ度：通常以下の身体活動で症状発現．身体活動が著しく制限される
Ⅳ度：どんな身体活動あるいは安静時でも症状が出現
WHO肺高血圧症機能分類
Ⅰ度：身体活動に制限のない肺高血圧症患者．普通の身体活動では過度の呼吸困難や疲労，胸痛や失神などを生じない．
Ⅱ度：身体活動に軽度の制限のある肺高血圧症患者．安静時には自覚症状がない．普通の身体活動で過度の呼吸困難や疲労，胸痛や失神などが起こる．
Ⅲ度：身体活動に著しい制限のある肺高血圧症患者．安静時には自覚症状がない．普通以下の身体活動で過度の呼吸困難や疲労，胸痛や失神などが起こる．
Ⅳ度：どんな身体活動もすべて苦痛となる肺高血圧症患者．これらの患者は右心不全の症状を表している．安静時にも呼吸困難および/または疲労がみられる．どんな身体活動でも自覚症状の増悪がある．

が，これらの症状は軽度の肺高血圧症では出現しにくく，比較的，進行した肺高血圧症で認められることが多い．臨床症状に基づく重症度判定には，NYHAの心機能分類，WHOの肺高血圧症機能分類が用いられているが，それぞれの分類における重症度レベルの内容は，ほぼ同一である[参考URL1]（表）．

これらの症状などを契機に受診された際には，肺高血圧症も鑑別に入れ，精査を進める必要がある．肺高血圧症をきたす疾患は臨床分類でも示したように，多くの疾患が鑑別に挙がる．図に肺高血圧症の診断アルゴリズムを示すが，症状，病歴，身体所見，一般血液検査，胸部X線写真や心電図などにて，本症を疑えば，次の検査法としては経胸壁心エコーが有用である．経胸壁心エコーは，非侵襲的な検査で，右心負荷の程度が定量的に評価できる．臨床的には，三尖弁逆流圧較差（tricuspid valve regurgitation—pressure gradient；TR-PG）がよく用いられている指標である．これは連続波ドプラ法を用いて三尖弁逆流速度（tricuspid valve regurgitation velocity；TRV）を測定し，この速度を簡易ベルヌーイ式に代入することにより算出される．このTR-PGに下大静脈径やその呼吸性変動の程度から推定した右房圧を加えると，肺動脈収縮期圧が推定できる．このTRVによる肺動脈圧の推定は，メタ解析にて感度83％，特異度72％と報告されている[1]．その他，造影CTや肺換気血流シンチなど各種検査にて鑑別を行っていくが，最終的には定義の項でも述べたように，右心カテーテル検査が必要となる．透析患者は，後述するように肺高血圧症の合併が多いため，症状がある場合は言うまでもないが，症状がなくても定期的な心エコーによるスクリーニングも早期発見につながるので必要であると思われる．

3 透析患者における肺高血圧症の有病率

慢性腎臓病（CKD）患者における正確な肺高血圧症の有病率は，大規模な疫学的データに乏しく，正確に推定することは難しい．しかも，診断に右心カテーテル検査を用いている研究はほとんどなく，心エコーのドプラー指標（TRVもしくはTR-PG）を用いた推定肺動脈収縮期圧にて肺高血圧症の診断を行っているものがほとんどである．また，そのカットオフ値も研究によりさまざまである．そのため，有病率も研究により大きく

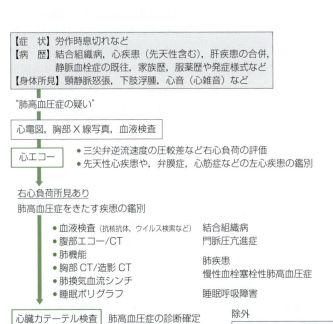

図 肺高血圧症の診断アルゴリズム

異なり，非透析のStage 5のCKD患者にて，その有病率は9～39％とされ，さらに透析患者では増加するとされている[2]．右心カテーテル検査を用いた研究では，原因不明の呼吸困難の症状を有する患者という母集団のバイアスがあるが，Stage 4～5のCKD患者では，肺高血圧症を71％に合併し，透析患者では81％だったとしている[3]．また腹膜透析と血液透析における比較では，腹膜透析が0～42％の有病率だったのに対し，血液透析では18.8～68.8％と多かった[2]．CKD Stageによる違いに関しては，Liらは2,351人の中国人患者を対象とした後ろ向きの研究により，Stageが増加するにつれて，その有病率が増加したと報告している〔Stage 1にて2.2％，Stage 5にて20.0％，Stage 5D（透析）患者にて37.5％〕[4]．しかも，心エコー上の推定肺動脈収縮期圧〔TR-PG＋10 mmHg（推定右房圧）〕が70 mmHg以上の重症肺高血圧は，Stage 5/5Dの患者でしかみられなかったとしている[4]．

4 透析患者における肺高血圧症の発症機序

CKD患者における肺高血圧症の発症機序としては，まず左心系の障害によるものがある．CKD，とくに透析患者では，基礎疾患として，糖尿病や高血圧を有していることが多く，これらは左室拡張障害を引き起こし，さらには心筋梗塞の発症により左室心筋障害が生じ，肺静脈圧を上昇させ，肺高血圧症をきたす．透析患者では動静脈シャントがあるが，これは静脈還流を増加させ，臓器虚血を防ぐために，心拍出量も増加する．この変化が肺血流量を増やし，肺高血圧症へと導く．実際，シャント血流を圧迫や手術にて減少させると心拍出量の減少，肺動脈圧の低下が生じる[2],[5]．一方で，シャントと肺高血圧症の関連はなかったという報告もある[6],[7]．また，透析患者では，副甲状腺機能亢進に基づく異所性の石灰化がみられるが，肺動脈にも石灰化が生じ，肺動脈のコンプライアンスを低下させ，肺高血圧症の発症に寄与していることも推測される．しかしながら，このカルシウム/リン代謝と肺高血圧症に関するほとんどの臨床研究では，この関連性を示せていない．その他に，尿毒症は慢性炎症と関連し，さらに酸化ストレスも惹起することにより，血管内皮機能を障害する．透析患者では，血管収縮物質であるエンドセリン-1の産生が増加しており，血管拡張作用をもつ一酸化窒素（NO）の産生低下あるいはNOの内因性合成阻害作用を有するasymmetric dimethylarginine（ADMA）が増加していることから，これらが肺高血圧症を発症することが示唆されている．睡眠時無呼吸症候群もCKD患者によく合併するが，肺高血圧症発症の一つの要因となる．夜間の低酸素は肺動脈を収縮させ，さらに交感神経の活性化も加わり，肺高血圧症を発症する．患者以外の要因として，透析膜，とくに非生体適合性膜（セルロース系）は補体や好中球の活性化などを介して，肺高血圧症を生じる可能性が示唆されている[2],[5]．このように，さまざまな要因で透析患者は肺高血圧症をきたしていると考えられ，そのため肺高血圧症の分類でも第5群に属している．

5 肺高血圧症を合併した透析患者の予後

透析患者にて，肺高血圧症の合併による差異に関しては，概して，肺高血圧症合併患者において予後は不良であることが示唆されている．Agarwalは288人の透析患者にて，年齢，人種，アクセス方法や心血管病の既往などで補正した多変量解析で，肺高血圧症はハザード比2.17倍の死亡における予測因子であることを報告している[8]．Yiglaらは，肺高血圧症が透析前，透析開始後に診断された場合で，死亡におけるハザード比はそれぞれ3.6倍，2.4倍の独立した予測因子であることを示した[9]．腎移植を受けた患者においても，移植前に肺高血圧症を合併している場合は，死亡率が高いとされている[10]．

透析患者における肺高血圧症に関する研究は，そのデザインも観察研究や横断研究が多く，しかも対象症例が少ないという問題点がある．さらに，肺高血圧症の診断は，ほとんどが心エコーで行われている．そのため，透析患者において，肺高血圧症の診断，重症度をスコア化して評価する方法はまだ確立していない現況と考えられる．今後，定義に基づいた診断と大規模な前向き研究の結果が望まれる．

文 献

1) Janda, S., Shahidi, N., Gin, K., et al. : Diagnostic accuracy of echocardiography for pulmonary hypertension : a systematic review and meta-analysis. Heart 2011 ; 97 : 612-622
2) Bolignano, D., Rastelli, S., Agarwal, R., et al. : Pulmonary hypertension in CKD. Am. J. Kidney Dis. 2013 ; 61 : 612-622
3) Pabst, S., Hammerstingl, C., Hundt, F., et al. : Pulmonary hypertension in patients with chronic kidney disease on dialysis and without dialysis : results of the PEPPER-study. PLoS One 2012 ; 7 : e35310
4) Li, Z., Liang, X., Liu, S., et al. : Pulmonary hypertension : epidemiology in different CKD stages and its association with cardiovascular morbidity. PLoS One 2014 ; 9 : e114392
5) Kawar, B., Ellam, T., Jackson, C., et al. : Pulmonary hypertension in renal disease : epidemiology, potential mechanisms and implications. Am. J. Nephrol. 2013 ; 37 : 281-290
6) Acarturk, G., Albayrak, R., Melek, M., et al. : The relationship between arteriovenous fistula blood flow rate and pulmonary artery pressure in hemodialysis patients. Int. Urol. Nephrol. 2008 ; 40 : 509-513
7) Unal, A., Tasdemir, K., Oymak, S., et al. : The long-term effects of arteriovenous fistula creation on the development of pulmonary hypertension in hemodialysis patients. Hemodial. Int. 2010 ; 14 : 398-402
8) Agarwal, R. : Prevalence, determinants and prognosis of pulmonary hypertension among hemodialysis patients. Nephrol. Dial. Transplant. 2012 ; 27 : 3908-3914
9) Yigla, M., Fruchter, O., Aharonson, D., et al. : Pulmonary hypertension is an independent predictor of mortality in hemodialysis patients. Kidney Int. 2009 ; 75 : 969-975
10) Issa, N., Krowka, M. J., Griffin, M. D., et al. : Pulmonary hypertension is associated with reduced patient survival after kidney transplantation. Transplantation 2008 ; 86 : 1384-1388
11) Dar, O. and Cowie, M. : Epidemiology and diagnosis of heart failure. Fuster, V., O'Rourke, R. A., et al. (eds.) : Hurst's the Heart. 2007, p.714, McGraw Hill

参考URL（2016年4月現在）

1) 日本循環器学会，他：循環器病の診断と治療に関するガイドライン（2011年合同研究班報告）．肺高血圧症治療ガイドライン（2012年改訂版）
http://www.j-circ.or.jp/guideline/pdf/JCS2012_nakanishi_h.pdf

池田聡司，宮原嘉之，前村浩二

II 臓器別のアプローチ—循環器系

11 血管石灰化

Vascular calcification

　異所性石灰化とは，正常骨組織以外の軟部組織へのカルシウム（Ca）の非生理的な沈着で，沈着部位によりさまざまな臓器障害をもたらす．とくに，血管石灰化は透析患者の生命予後に影響を与える重要な因子と考えられている．

　透析患者の血管石灰化病変として，動脈硬化の進展によりプラーク内に認められる動脈硬化性石灰化病変のほかに，中・小筋型動脈の中膜にみられるメンケベルグ型中膜石灰化があり，しばしば混在し認められる．また，特殊病態として，皮下細動脈の石灰化（calciphylaxis）があり，四肢末端や体幹，大腿近位部などの皮膚難治性潰瘍の原因となり，感染，敗血症を起こす予後不良の合併症であることが知られている（表）．

1 診　断

　単純X線撮影は，血管の石灰化の検出に有用である．大動脈や大腿動脈石灰化は，胸部[1]，腹部，骨盤部あるいは腰椎側面の単純X線にて評価する．おもに粥状硬化性石灰化の検出に適している．

　CTスキャンは，血管石灰化の検出および定量化に有用である．electoron beam computed tomography（EBCT）は，時間分解能に優れ，心臓や大血管に特化した検査法である．Agatston法を用いて算出した冠動脈石灰化指数（coronary artery calcification score；CAC score）が用いられる．また，multi-detector CT（MDCT）は検出感度が向上し，空間分解能が改善して信頼度はEBCTに匹敵するといわれている．冠動脈や大動脈の石灰化の評価[1]だけでなく，プラークのCT値を調べることによりプラークの性状診断も行うことができる可能性がある．

2 内科的治療

　血管石灰化の予防においては，Ca・リン（P）代謝の管理がもっとも重要である．2009年発表のKDIGOガイドラインでは，血清P値濃度が基準値より高い場合に下げるべきで，血清Ca濃度は正常値を目指すことを推奨している[2]．2012年に出された日本透析医学会（JSDT）のガイドラインでは，補正Ca値8.4〜10.0 mg/dL，P値3.5〜6.0 mg/dLを目標値として推奨している[3]．

1) 血清P値

　血清P値の調整は，食事からのP摂取制限（1日摂取量700 mg以下）と，十分な透析によるP除去が基本である．しかし，透析のP除去量は限られており，多くの場合P吸着薬が必要となる．P吸着薬としてのCa製剤は，多量使用やビタミンD製剤併用によってCa吸収量が増加し，高Ca血症を呈しやすくなるため，非Ca含有P吸着薬がKDIGOでは推奨されている．

　非Ca性P吸着薬として，陰イオン交換樹脂製剤である塩酸セベラマーがある．塩酸セベラマーの使用で，全死亡率の低下，心血管疾患の死亡率が報告されている．さらに，塩酸セベラマーの多面的作用としてLDLコレステロールの低下，尿酸値の低下，炎症マーカーの低下の報告を認めている[4]．また，高コレステロール血症治療薬でもあるコレスチミドも，P吸着薬であることが知られている．

　非Ca性P吸着薬として，炭酸ランタン（lanthanum carbonate）がある．炭酸ランタンの臨床

表　血管石灰化の分類

- Ⅰ．**動脈硬化性内膜石灰化**：動脈の粥状硬化に伴い，内膜プラーク内に認められる動脈硬化性石灰化病変で，マクロファージの浸潤を伴う．
- Ⅱ．**メンケベルグ型中膜石灰化**：中・小筋型動脈の中膜にみられ，平滑筋細胞が骨芽細胞様に形質転換している．
- Ⅲ．**皮下細動脈の石灰化**（calciphylaxis）：四肢末端や体幹，大腿近位部などの皮下組織の細動脈にみられる石灰化で，皮膚難治性潰瘍の原因となる．

効果については，3,789名の患者での16のランダム化比較試験での検討では，炭酸ランタンは総死亡，血管石灰化および心血管事故に関して他のP吸着薬と同等に低下すると報告されている[5]．

近年，鉄含有P吸着薬が使用可能である．クエン酸第二鉄水和物は消化管内で鉄とリン酸が結合し体内へのPの吸収を抑制することにより，血清P濃度を低下させる．鉄の含有により12週でHb 0.5 g/dLの上昇を認めるとの報告もある[6]．近年使用可能となったスクロオキシ水酸化鉄は，酸化水酸化鉄（Ⅲ），スクロース，デンプンから構成されている．消化管内でスクロースとデンプンが消化された後，多核性の酸化水酸化鉄（Ⅲ）とリン酸が結合し，消化管からのP吸収を抑制することで，血清P濃度低下作用を示す．

ビスホスホネートは，原発性および続発性骨粗鬆症に有効性が確立している骨吸収阻害薬である．消化管での吸収率が低いため投与法に工夫を要するが，いったん吸収されると骨基質のハイドロキシアパタイト構造に選択的に沈着する．一方，ビスホスホネートは骨吸収のみならず，コレステロールの沈着も減少させることが判明し，血管石灰化の治療薬として臨床応用されるようになった[7]．しかし，有効なビスホスホネートの種類，投与法および副作用の評価などに関して，今後のエビデンスの蓄積が必要である．

2）血清Ca値

血清Ca値に関しては，食事中のCa摂取制限，Ca含有製剤内服の制限，適量の活性化ビタミンD製剤使用および低Ca透析液使用にてCa負荷が過剰にならないよう注意する必要がある．

3）血清intact PTH値

血清intact PTH（副甲状腺ホルモン）値としては，正常上限の2〜9倍（KDIGO）あるいは60〜240 pg/mL（JSDT）を目標とする．JSDTのガイドラインでは，PTHレベルよりもPおよびCa値の調整を優先している．P/Ca代謝の改善，活性型ビタミンD製剤やシナカルセト塩酸塩の使用でコントロールする．それらの治療でも血清P，Ca，PTHの3つの値を同時に管理目標内に維持できない場合には副甲状腺インターベンション治療の適応を検討することになる．

3 外科的治療

血管石灰化の外科的治療として，インターベンションとバイパス術がある．経皮的インターベンション（percutaneous coronary intervention；PCI）は，局所麻酔で施行することができ，侵襲が少ないのが利点である．しかし，石灰化が著明な病変はカテーテルが通らず，バルーンによる血管内腔拡張，ステント留置が不可能な例が多く，開通しても高率に再狭窄をきたす．全周性石灰化の強い場合は，ローターブレーダーを用いて石灰化部分を除去後，ステント留置を行うことによって開存率の向上が期待できる．冠動脈バイパス術は高度の石灰化や多枝病変を合併しており，PCIの適応がない場合に施行される．

文献

1) Ogawa, T., Ishida, H., Matsuda, N., et al.：Simple evaluation of aortic arch calcification by chest radiography in hemodialysis patients. Hemodial. Int. 2009；13：301–306

2) Moe, S., Drueke, T., Block, G., et al.：KDIGO clinical practice guideline for the diagnosis, evaluation, prevention, and treatment of Chronic Kidney Disease-Mineral and Bone Disorder (CKD-MBD). Kidney Int. Suppl. 2009；113：S1–S130

3) Fukagawa, M., Yokoyama, K., Koiwa, F., et al.：Clinical practice guideline for the management of chronic kidney disease-mineral and bone disorder. The Apher. Dial. 2013；17：247–288

4) Floege, J.：Phosphate binders in chronic kidney disease：a systemic review of recent data. J. Nephrol. 2016：Published online

5) Zhang, C., Wen. J., Li, Z., et al.：Efficacy and safety of lanthanum carbonate on chronic kidney disease-mineral and bone disorder in dialysis patients：asystemic review. BMC Nephrol. 2013；14：226

6) Yokoyama, K., Akiba, T., Fukagawa, M., et al.：Long-term safety and efficacy of a novel iron-containing phosphate binder, JTT-751, in patients receiving hemodialysis. J. Ren. Nutr. 2014；24：261–267

7) Price, P. A., Roublick, A. M. and Williamson, M. K.：Artery calcification in uremic rats is increased by a low protein diet and prevented by treatment with ibandronate. Kidney Int. 2006；70：1577–1583

小川哲也，興野　藍，新田孝作

II 臓器別のアプローチ―腎臓

1 急性腎障害（AKI）

Acute kidney Injury

1 診断基準

急激に腎機能が低下して高窒素血症，溢水，電解質異常や酸塩基平衡異常などをきたした症候群は急性腎不全と定義され，予後不良な病態であった．そもそも急性腎不全はその診断基準が明確でなく，臨床における実態を十分に把握できなかった．そのため2000年代になり，世界共通の早期発見のための基準を設定して検証することを目的に新たな診断基準が提唱されてきた．まず2004年にAcute Dialysis Quality Initiative（ADQI）がRIFLE分類を提唱し[1]，2007年にはAcute Kidney Injury Network（AKIN）によりAKIN分類が作成・報告された[2]．ICU患者において両者の分類を比較すると，RIFLE分類ではAKIN分類で検出した急性腎障害（AKI）症例の9％が検出できず，AKIN分類では，RIFLE分類で検出したAKI症例の26.9％が検出できなかった[3]．そこで，2012年にKidney Disease Improving Global Outcome（KDIGO）が，RIFLE分類とAKIN分類を統合したガイドラインを作成した[4]．KDIGOのガイドラインでは，AKIは「48時間以内にSCr値が≧0.3 mg/dL以上上昇した場合」「SCr値がそれ以前7日以内に判っていたか予測されるベースラインより≧1.5倍の増加があった場合」「尿量が6時間にわたって<0.5 mL/kg/時間に減少した場合」のいずれかで定義された．注意すべき事項としては，尿量の基準においては十分な輸液下であり，尿路閉塞を除外されていることが条件となる．今後はKDIGOの診断基準でAKIがさらに検証されていくものと予想される．それぞれの診断基準を表1に示す．

表1 AKIの診断基準（RIFLE分類，AKIN分類，KDIGO分類）

RIFLE分類

7日以内にSCr値がベースラインの1.5倍以上に増加 もしくは，
GFRが>25％減少 もしくは，
尿量0.5 mL/kg/時未満が6時間以上持続
（ベースラインのSCr値が不明の場合は，GFR 75 mL/分/1.73 m^2を用い，MDRD（modification of diet in renal disease）の式から逆算する．）

AKIN分類

48時間以内にSCr値0.3 mg/dL以上の上昇 もしくは，
48時間以内にSCr値がベースラインの1.5倍以上に増加 もしくは，
尿量0.5 mL/kg/時未満が6時間以上持続
（適正体液量のもとで評価．尿量評価においては尿路閉塞・狭窄を除外する．）

KDIGO分類

48時間以内にSCr値0.3 mg/dLの上昇 もしくは，
7日以内にSCr値がベースラインの1.5倍以上に増加 もしくは，
尿量0.5 mL/kg/時未満が6時間以上持続

〔文献1），2），4）より引用・作成〕

2 病型分類

AKIと診断した後，病型分類を評価する．病型分類は，障害されている部位によって腎前性，腎性，腎後性の3つに大別する方法が急性腎不全（ARF）の時代から用いられてきた（表2）．このうち腎後性は尿路閉塞などの尿排泄障害で生じ，速やかに通過障害を解除すれば，腎機能の回復が期待できる．尿路閉塞をきたす疾患の評価や，エコー・CTなどの画像検索で容易に鑑別できる．一方，血行動態の変化による機能的な障害である腎前性と，腎実質の器質的な障害を伴った腎性の鑑別は表3を参考に行われ，実臨床では現在も利用されている．

しかし，ARFの病型分類が原因究明に重点を置かれたものであるのに対し，AKIは病態というよりは早期診断を目的にしているため，AKIの病型分類では原因に基づいた細かい分類はされてい

表2 AKIの病型分類

腎前性
- 体液量減少：下痢，嘔吐，出血，熱傷，利尿剤
- 有効循環血漿量減少：ネフローゼ症候群，急性膵炎
- 心拍出量減少：急性心筋梗塞，心タンポナーデ
- 末梢血管拡張：敗血症
- 腎血行動態の異常：NSAIDs，ACE阻害薬・ARB
- 大血管障害：大動脈解離，腎動脈梗塞

腎 性
- 急性尿細管壊死
  a) 虚血性：出血，ショック，外傷後，熱傷
  b) 腎毒性：抗菌薬（アミノグリコシド），抗悪性腫瘍薬（シスプラチン），重金属（水銀・カドミウム），造影剤，ミオグロビン尿，ヘモグロビン尿
  c) 尿細管閉塞：骨髄腫腎，尿酸，アシクロビル
  d) 敗血症
- 間質障害
  薬剤性（抗菌薬，NSAIDs），全身疾患（サルコイドーシス，Sjögren症候群），感染，特発性
- 糸球体障害
  急性腎炎，急速進行性糸球体腎炎，ループス腎炎
- 血管性障害
  溶血性尿毒症症候群，血栓性血小板減少性紫斑病，播種性血管内凝固，強皮症腎
  コレステロール塞栓症

腎後性
- 両側尿管閉塞：後腹膜線維症，悪性腫瘍の骨盤内浸潤
- 膀胱・尿道の閉塞：前立腺肥大・癌，神経因性膀胱

〔文献5）より引用・改変〕

表3 腎前性AKIと腎性AKIの鑑別

	腎前性	腎性（急性尿細管壊死）
尿所見	尿所見変化は軽微	尿蛋白，血尿，円柱などを認める
尿浸透圧（mOsm/kgH$_2$O）	>500	<350
（尿/血清）クレアチニン比	>40	<20
（尿/血清）尿素窒素比	>20	<20
尿Na濃度（mEq/L）	<20	>40
FENa（%）	<1	>1
Renal failure index	<1	>1
FEUN（%）	<35	>35

FENa(%)=(UNa/PNa)/(Ucr/Pcr)×100, Renal failure index=UNa/(Ucr/Pcr), FEUN(%)=(UUN/PUN)/(Ucr/Pcr)×100

〔文献5）より引用・改変〕

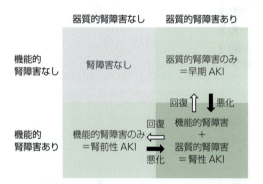

図 バイオマーカーを用いたAKIの病型分類の提案

機能的腎障害：SCr値，シスタチンC，尿量で評価
器質的腎障害：バイオマーカーで評価

〔文献7）より引用・作成〕

ない．現在のAKIの病型分類は，輸液に対する反応性で容量反応性もしくは容量不応性の2つに大別され，多くのStudyでは24〜72時間以内に腎機能が回復するものを腎前性と解釈している[4〜6]．

また，近年は，L-FABP（liver fatty acid binding protein）やNGAL（neutrophil gelatinase-associated lipocalin），KIM-1（kidney injury molecule-1），IL-18（interleukin-18）などの尿中バイオマーカーの研究が進んでいる．これらの尿中バイオマーカーは炎症や尿細管障害時に上昇することから，尿中バイオマーカーの上昇は腎実質の器質的な障害を伴った腎性を示唆する．最近，ADQIから，SCrやシスタチンC，尿量による機能的な評価と，これらのバイオマーカーを用いた器質的な評価の2つの視点からAKIを評価する方法が提案された（図）[7]．今後はこのようなバイオマーカーを用いた病型分類および治療指針が進んでいくことが期待される．

3 重症度

AKIでは，SCr値もしくは尿量から病期分類を行い，これを重症度とすることが多い．RIFLE分類では，AKIをRisk, Injury, Failureの3つに評価し，さらに持続時間によってLoss, End Stage Kidney Disease（ESKD）に分類した[1]．AKIN分類やその後のKDIGO分類では，病期をStage 1・

表4 KDIGO分類

病期	SCr値	尿量
1	基礎値の1.5～1.9倍へ上昇 または 0.3 mg/dL以上の増加	<0.5 mL/kg/時が6～12時間
2	基礎値の2.0～2.9倍へ上昇	<0.5 mL/kg/時が12時間以上
3	基礎値の3倍へ上昇 または 4.0 mg/dL以上への増加 または 腎代替療法の開始 または18歳未満の患者では eGFR<35 mL/分/1.73 m^2 への低下	<0.3 mL/kg/時が24時間以上 または 12時間以上の無尿

〔文献4)より引用・作成〕

2・3の3つに分類し,腎代替療法を必要とした場合には,SCr値に関係なくStage 3としている[2),4)].KDIGOの病期分類を表4に示す.

いずれの分類においても病期が進行すると死亡リスクが上昇するため,AKIでは早期に診断し,早期に治療介入することが重要である.

文献

1) Bellomo, R., et al. : Acute renal failure-difinition, outcome measures, animal models, fluid therapy and information technology needs ; the Second International Consensus Conference of the Acute Dialysis Quality Initiative (ADQI) Group : Ctit Care 2004 ; 8 : R204-R212
2) Mehta, R. L., et al. : Acute Kidney Injury Network : report of an initiative to improve outcomes in acute kidney injury : Crit Care 2007 ; 11 : R31
3) Joannidis, M., et al. : Acute kidney injury in critically ill patients classified by AKIN versus RIFLE using the SAPS 3 database : Intensive Care Med. 2009 ; 35 : 1692-1702
4) KDIGO Acute Kidney Injury Work Group : KDIGO Clinical Practice Guideline for Acute Kidney Injury : Kidney Int. Suppl 2012 ; 2 : 1-138
5) 門口 啓,西 愼一:急性腎不全.別冊日本臨牀 腎臓症候群(第2版)下.2012 ; 24-27
6) Nejat, M., et al. : Some biomarkers of acute kidney injury are increased in pre-renal acute injury : Kidey Int. 2012 ; 81 : 1254-1262
7) Murray, P. T., et al. : Prtential use of biomarkers in acute kidney injury : report and summary of recommendaions from the 10th Acute Dialysis Quality Initiative consensus conference : Kidney Int. 2014 ; 85 : 513-521

佐藤太一,安田日出夫

II 臓器別のアプローチ―腎 臓

2 慢性腎臓病（CKD）

Chronic kidney disease (CKD)

慢性腎臓病（CKD）は透析を必要とする末期腎不全の危険因子であるだけでなく，それ自体が心血管疾患のリスクを高める重要な疾患群である．世界的に増加しているにもかかわらず，自他覚症状に乏しいため患者自身だけではなく，医師の関心も低く，予防や治療介入が十分とはいえない．2002年に米国腎臓財団は，社会的関心を高め，適切な予防・治療を進めるため従来使われていた慢性腎不全（chronic renal failure）に代わり慢性腎臓病（chronic kidney disease；CKD）という用語を提唱し，診断基準を定めた．現在は，糸球体濾過量（GFR）に加えて原疾患と蛋白尿の程度に基づいた重症度分類が用いられている[1)～3)]．

1 診断基準

CKD（慢性腎臓病）とは，① 尿異常，画像診断，血液，病理で腎障害の存在が明らか，もしくは ② GFR 60 mL/min/1.73 m² 未満の腎機能低下が3カ月以上持続するもの，と定義される．

CKDの重症度は原因（Cause：C），腎機能（GFR：G），蛋白尿（アルブミン尿：A）によるCGA分類で評価し，糖尿病 G2A3，慢性腎炎 G3bA1，腎硬化症疑い G4A1，多発性嚢胞腎 G3aA1，原因不明の CKD G4A2，などのように表記する（図）．

原因疾患は，糖尿病性腎症，腎硬化症，慢性糸球体腎炎，多発性嚢胞腎，移植腎など確定した診断がついているものはそれを記載する．糖尿病患者に起こった腎機能低下は糖尿病合併 CKD，高血圧に合併する腎機能低下には高血圧合併 CKDなどと記載してもよい．また，原因が不明の場合には不明と記載する．

腎機能区分を GFR によって定める．推算 GFR（eGFR）は表に示した血清クレアチニンの推算式（eGFRcreat）で算出する．るいそうまたは下肢切断者など，筋肉量の極端に少ない場合には血清

		蛋白尿区分		A1	A2	A3
糖尿病		尿アルブミン定量 (mg/日) 尿アルブミン/Cr比 (mg/gCr)		正常	微量アルブミン尿	顕性アルブミン尿
				30 未満	30～299	300 以上
高血圧，腎炎，多発性嚢胞腎，移植腎，不明，その他		尿蛋白定量 (g/日) 尿蛋白/Cr比 (g/gCr)		正常	軽度蛋白尿	高度蛋白尿
				0.15 未満	0.15～0.49	0.50 以上
GFR 区分 (mL/分/ 1.73 m²)	G1	正常または高値	≧90	緑	黄	オレンジ
	G2	正常または軽度低下	60～89	緑	黄	オレンジ
	G3a	軽度～中等度低下	45～59	黄	オレンジ	赤
	G3b	中等度～高度低下	30～44	オレンジ	赤	赤
	G4	高度低下	15～29	赤	赤	赤
	G5	末期腎不全 (ESKD)	<15	赤	赤	赤

図　CKD 重症度分類

重症度は原疾患・GFR 区分・蛋白尿区分を合わせたステージにより評価する．CKDの重症度は死亡，末期腎不全，心血管死亡発症のリスクを「緑」のステージを基準に，「黄」，「オレンジ」，「赤」の順にステージが上昇するほどリスクは上昇する．
〔KDIGO CKD guideline 2012 を日本人用に改変，文献3)より引用〕

表　日本人の推算 GFR 計算式（18 歳以上）

- 男　性
  eGFRcreat (mL/min/1.73 m^2)
  　　= 194×Cr$^{-1.094}$×年齢$^{-0.287}$
  eGFRcys (mL/min/1.73 m^2)
  　　= (104×Cys－C$^{-1.019}$×0.996^{年齢})－8
- 女　性
  eGFRcreat (mL/min/1.73 m^2)
  　　= 194×Cr－1.094×年齢$^{-0.287}$×0.739
  eGFRcys (mL/min/1.73 m^2)
  　　= (104×Cys－C$^{-1.019}$×0.996^{年齢}×0.929)－8

〔文献3）より引用〕

クレアチニンに基づく eGFR 血清は実際の GFR を過大評価するため，シスタチンＣの推算式（eGFRcys）がより適切である．G3 は GFR 45～59 mL/min/1.73 m^2 の G3a と 30～44 mL/min/1.73 m^2 の G3b に区分する．慢性透析を受けている場合には D（dialysis の D）をつける（例：G5D）．

尿アルブミン区分は 24 時間尿アルブミン排泄量，または尿アルブミン/クレアチニン比（ACR）で分類する．日本においては，保険適用から糖尿病以外は尿蛋白で評価する．尿アルブミン区分は正常アルブミン尿（30 mg/gCr 未満），微量アルブミン尿（30～299 mg/gCr），顕性アルブミン尿（300 mg/gCr 以上）に分けられている．尿蛋白は正常（0.15 g/gCr 未満），軽度蛋白尿（0.15～0.49 g/gCr），高度蛋白尿（0.50 g/gCr 以上）に区分される．

2　重症度分類

CKD 患者では，死亡および心血管死亡の相対リスクは腎機能の低下，尿蛋白増加の独立した危険因子である．腎機能（GFR）が同程度であっても尿蛋白が増加するにつれリスクは高まる．顕性蛋白尿（A3）で GFR≧90 mL/min/1.73 m^2（G1）の患者は，正常アルブミン尿（A1）で GFR 45 mL/min/1.73 m^2（G3a）の患者よりも死亡，心血管リスクが高い[4]．そのため CKD の重症度分類は，G と A の組み合わせからステージを色分けして，リスクを示している．緑はリスクがもっとも低い状態で，黄，オレンジ，赤となるほど死亡，末期腎不全（ESKD）などのリスクが高くなる．CKD 患者の診療に当たっては，どのリスクに相当するかを意識して適切な予防と治療を心がける．

3　CKD（透析）患者診療に当たっての注意点

健診などで CKD と診断されても，すべての患者がただちに腎臓専門医による診療が必要であるとはかぎらない．日本腎臓学会では，以下のいずれかがあれば腎臓専門医へ紹介することが望ましいとしている．

1) 尿蛋白 0.50 g/gCr 以上または検尿試験紙で尿蛋白 2 ＋以上
2) 蛋白尿と血尿がともに陽性（1 ＋以上）
3) 40 歳未満…GFR 60 mL/min/1.73 m^2 未満
   40 歳以上 70 歳未満…GFR 50 mL/min/1.73 m^2 未満
   70 歳以上…GFR 40 mL/min/1.73 m^2 未満

一方，透析患者は GFR 分類から G5D となり，尿アルブミン分類にかかわらずリスクがもっとも高い赤に相当する．生命予後と QOL 改善のため，透析合併症の予防と治療に努める．また，心血管疾患は透析患者の生命予後，QOL を大きく規定するので，必要に応じて循環器専門医と連携し，心血管予後改善に努める．腎臓移植が成功すれば，GFR や尿アルブミンの程度に応じて重症度，リスクを評価し，その後の腎機能保護，心血管疾患診療の参考とする．

文　献

1) National Kidney Foundation：K/DOQI clinical practice guidelines for chronic kidney disease：evaluation, classification, and stratification. Am. J. Kidney Dis.　2002；39（Suppl. 1）：S1-S266
2) KDIGO 2012 Clinical Practice Guideline for the Evaluation and Management of Chronic Kidney Disease. Kidney Int. Suppl.　2013；3：1-150
3) 日本腎臓学会 編：CKD 診療ガイド 2012．2012，東京医学社，東京
4) Chronic Kidney Disease Prognosis Consortium, Matsushita, K, et al.：Association of estimated glomerular filtration rate and albuminuria with all-cause and cardiovascular mortality in general population cohorts：a collaborative meta-analysis. Lancet　2010；375（9731）：2073-2081

小松康宏

II 臓器別のアプローチ—腎 臓

3 慢性腎臓病（CKD）の生活指導

Daily life guidance for patients with chronic kidney disease

　現在，わが国における血液透析患者は32万人を超え，増加の一途を辿っている．また，慢性腎臓病（CKD）患者数は約1,330万人と推定され，これは日本人の成人のおよそ8人に1人に相当し，国民病ともいえる状態である．CKDのおもな原因疾患は，糖尿病，高血圧，動脈硬化などの生活習慣病との関連が深い．そのため，CKDにおける生活習慣の改善は，食事療法・薬物療法と並んで，CKDの進展予防に有効かつ重要であり，徹底して実践されなければならない．その有効性と重要性は，これまで日本腎臓学会から発刊された『CKD診療ガイド2012』[1]，『エビデンスに基づくCKD診療ガイドライン2013』[2]に記載されていたが，2015年には，『医師・コメディカルのための慢性腎臓病生活・食事指導マニュアル』[3]が発刊された．これは，2007年より，全国の医師会の協力のもとに実施された厚生労働省戦略研究「かかりつけ医/非腎臓専門医と腎臓専門医の協力を促進する慢性腎臓病患者の重症化予防のための診療システムの有用性を検討する研究（FROM-J研究）」で，生活・食事指導を行う目的で作成されたものをベースとしてその内容を充実させ，さらに最新の診療ガイドラインなどに準拠し再編集されたものである．2014年に刊行された『慢性腎臓病に対する食事療法基準2014年版』[4]と併せ，患者指導に際してより実践的で使いやすく，多職種によるさまざまな場面での活用が可能となるように工夫もなされている．
　CKDの生活指導において，明確な診断基準や重症度スコアはないが，本稿では，生活指導として，運動と休養，喫煙，飲酒に分類し，CKDにおける生活指導の有用性や重要性に関して最新の知見を含めて述べるとともに，これまでに発刊されたガイドラインやマニュアルの内容に関しても解説する．

1 運動と休養

　透析患者に関しては，死亡と活動低下に関連があり，健康関連のQOL（health related quality of life；HRQOL）は透析患者において重要なアウトカム（入院や死亡）と関連しているとの報告がある．一方で，CKD患者においては，運動や休養が尿蛋白や腎機能に与える影響を検討した報告は乏しい．このような観点から，『エビデンスに基づくCKD診療ガイドライン2013』では，「運動がCKDの発症・進展に影響を与えるか，明らかではない」としている．
　従来，CKDでは運動による蛋白尿の増加や腎機能の悪化が懸念され，推奨されなかったこともあるが，このような運動制限に臨床的な根拠はない．運動による蛋白尿の増加は一過性（1〜2時間）であり，長期的に増加することはないと報告されている．また，腎機能に関しては，運動時に糸球体濾過量（GFR）は一時的に低下するものの，長期的な影響を検討した臨床研究では，適度な運動（運動強度5.0〜6.0 METs程度）による腎機能障害の悪化はなく，逆に改善したとする報告もみられる．45件のランダム化比較試験（RCT）をもとに，1,863例の成人CKD患者を対象としたシステマティックレビュー[5]では，運動介入群では運動対応能，循環器系指標（血圧，心拍数など），栄養の指標（アルブミン，総コレステロールなど），HRQOLの改善が認められたと報告しているが，腎機能や尿蛋白などの変化については十分なエビデンスがないと結論している．そのほか，複数の観察研究の報告もあるが，サンプルサイズや結果のばらつきなどの問題もあり，未だ十分なエビデンスとはいえず，今後の報告が待たれる．
　『CKD診療ガイド2012』では，CKDの各ステージを通して，過労を避けた十分な睡眠や休養は重要であるが，安静を強いる必要はないとしてい

る．また，肥満を有する症例では，末期腎不全に至るリスクが高まることが報告されている．肥満のCKD患者において体重の減量や収縮期血圧の低下は尿蛋白を改善したとの報告もあり，肥満の是正の観点からは適度な運動が推奨されると考えられる．ただし，運動は致死的なイベント（不整脈や虚血性心疾患，突然死）に関与する可能性があり，運動を指導する場合には個々の患者の活動性や運動耐容能，循環器系のリスクなどを評価のうえ，血圧，尿蛋白，腎機能などを慎重にみながら運動量を調整する必要がある．

2 喫　煙

喫煙はCKDの発症および進展の危険因子である．また，喫煙は心血管障害や発癌などの危険因子でもあり，『CKD診療ガイド2012』ではCKD進行の危険因子であることに加え，喫煙による健康全体への悪影響も指摘している．

日本の一般住民における検討では，茨城県の40歳以上の住民，12万人の健診データによる観察研究が報告されている[6]．10年間の観察期間中に，新規に発症したCKDステージG1～2（eGFR≧60 mL/min/1.73 m^2，尿蛋白≧1+）は4,307人おり，非喫煙者に対する，現在喫煙者の多変量補正ハザード比は男女ともに有意な上昇を示した（男性1.26倍，女性1.40倍）．アウトカムを新規発症のCKDステージG3～5（eGFR＜60 mL/min/1.73 m^2）としても同様の結果が得られており，これらの結果は，現在喫煙が独立したCKDの発症および進展因子であることを示唆した．同様に日本での検討で，2005～2006年に一般集団検診者7,078人を対象とした研究がある[7]．多変量解析にて，現在喫煙はGFR上昇と逆相関し，アルブミン尿，GFR低下とは正の相関を示した．さらに現在喫煙とGFR低下との相関は，1日の喫煙量に依存していた．一方で過去喫煙はGFR上昇と有意に逆相関していたが，アルブミン尿やGFR低下とは相関しなかった．これらの結果からは，喫煙はアルブミン尿，GFR上昇と関連し，禁煙によりGFR低下を是正できる可能性があると結論づけられた．そのほか，欧米諸国の検討でも，喫煙がCKD発症および進展の危険因子であるとする報告が複数なされている．

以上より，喫煙はCKDの発症・進展因子および蛋白尿のリスク因子であり，過去喫煙は現在喫煙に比べ腎機能悪化リスクが減少するため，禁煙が勧められている．しかし，ニコチンは依存性物質であり，依存のため禁煙の達成が困難な場合が多く，禁煙指導に際しては身体的依存と心理・行動的依存の両面を考慮する必要がある．『医師・コメディカルのための慢性腎臓病生活・食事指導マニュアル』には，それらの点に則した指導の実

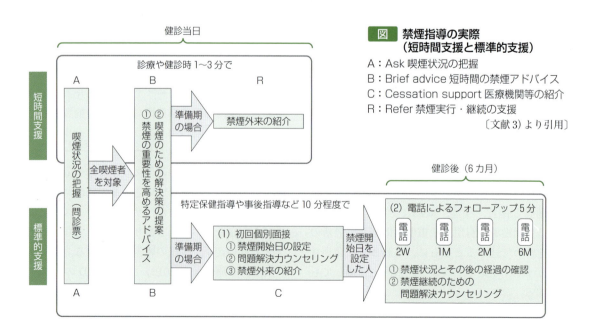

図　禁煙指導の実際（短時間支援と標準的支援）

A：Ask 喫煙状況の把握
B：Brief advice 短時間の禁煙アドバイス
C：Cessation support 医療機関等の紹介
R：Refer 禁煙実行・継続の支援

〔文献3）より引用〕

際(図)や，指導に有用な資料やアルゴリズムが記載されており，有効活用が望まれる．

3 飲 酒

長期の飲酒がCKDに及ぼす影響を検討した介入研究はなく，観察研究によりその影響が推測されている．推算GFR（eGFR）に及ぼす影響を検討した報告として，日本人一般住民約9,000人を対象とした横断研究がある[8]．非飲酒者と比較して飲酒頻度（1週間当りの飲酒日数）が多い人ほどeGFRが高値であったという報告がなされている．この報告では，少量～中等量のアルコール摂取はeGFRに対して保護的に働く可能性を示唆している．尿蛋白については，日本人一般住民12万人を対象とした報告[6]で，非飲酒者に対してエタノール≧20 g/dayの群では尿蛋白出現のハザード比に差を認めなかったが，エタノール<20 g/dayの群では尿蛋白出現のハザード比は有意に低下したとの結果であった．この結果からは，少量の飲酒は尿蛋白の出現を減らし，飲酒量が増加すると尿蛋白の出現が増加する可能性を示唆した．

以上より，『エビデンスに基づくCKD診療ガイドライン2013』では，アルコール摂取がCKDに及ぼす影響として「少量から中等量のアルコール摂取（エタノール10～20 g/day程度）はGFRを維持し，蛋白尿を減少させる可能性がある」とし，「中等量以上のアルコール摂取（エタノール20～30 g/day以上）は，蛋白尿を発症させる可能性がある」としている．また，多量の飲酒者は非飲酒者と比べて肝硬変や交通事故死などの頻度を増加させるとの報告もあり，過度の飲酒は避けるべきである．

文 献

1) 日本腎臓学会 編：CKD診療ガイド2012．2012，東京医学社，東京
2) 日本腎臓学会 編：エビデンスに基づくCKD診療ガイドライン2013．2013，東京医学社，東京
3) 日本腎臓学会 編：医師・コメディカルのための慢性腎臓病生活・食事指導マニュアル．2015，東京医学社，東京
4) 日本腎臓学会 編：慢性腎臓病に対する食事療法基準2014年版．2014，東京医学社，東京
5) Heiwe, S. and Jacobson, S. H.：Exercise training for adults with chronic kidney disease. Cochrane Database Syst. Rev. 2011；10：CD003236
6) Yamagata, K., Ishida, K., Sairenchi, T., et al.：Risk factors for chronic kidney disease in a community-based population：a 10-year follow-up study. Kidney Int. 2007；71：159-166
7) Ishizaka, N., Ishizaka, Y., Toda, E., et al.：Association between cigarette smoking and chronic kidney disease in Japanese men. Hypertens. Res. 2008；31：485-492
8) Funakoshi, Y., Omori, H., Onoue, A., et al.：Association between frequency of drinking alcohol and chronic kidney disease in men. Environ. Health Prev. Med. 2012；17：199-204

〈北島信治，和田隆志〉

II 臓器別のアプローチ—腎臓

4 糖尿病性腎症

Diabetic nephropathy

　糖尿病性腎症は末期腎不全の主要な原因であり，その対策は国内外において急務の課題となっている．一方，近年の治療の進歩により，血糖コントロールのみならず血圧・脂質対策など集学的治療を行うことで，糖尿病性腎症の発症・進展をより抑制することが可能となり，さらには腎症の寛解（remission）が生じうることが報告されている．

　本稿では，糖尿病性腎症の疾患概念，診断・病期分類，さらには各病期における治療について概説したい．

1 疾患概念

　糖尿病性腎症は，糖尿病による糖代謝異常によって引き起こされる慢性合併症の一つである．日本腎臓学会より刊行された，「エビデンスに基づくCKD診療ガイドライン2013」では，糖尿病による慢性腎臓病（chronic kidney disease；CKD）は「糖尿病性腎症」，一方，糖尿病を有するCKDで糖尿病性腎症かどうかを区別できない場合，あるいは広く糖尿病に合併したCKDは「糖尿病を伴うCKD」あるいは「糖尿病合併CKD」などと表現し，これら2つの言葉の意味を区別している．糖尿病性腎症の確定診断には腎の組織学的検討が必要であるが，日常臨床で腎障害を合併するすべての糖尿病患者に腎生検を施行することは非現実的であり，糖尿病性腎症の診断は多くが臨床診断によるものとなる．したがって，実臨床では「糖尿病性腎症」と「糖尿病合併CKD」を明確に区別することが困難であることが多い．

2 診断・病期分類

　糖尿病性腎症に特有の腎病理所見として，古くからメサンギウム基質の増大，糸球体基底膜の肥厚，さらには結節性病変が知られている．しかし，これら教科書的な所見以外にもさまざまな所見が存在する．糸球体病変では，上皮細胞の脱落・足突起の癒合，尿細管間質病変は尿細管基底膜肥厚・間質の拡大および線維化，血管病変では輸出入細動脈硬化・細動脈浸出性病変・血管極の細血管新生などがある．

　次に臨床診断であるが，日本糖尿病学会，日本腎臓学会，日本透析医学会，日本病態栄養学会の4学会で構成される糖尿病性腎症合同委員会により，「糖尿病性腎症病期分類2014」として，2013年12月に改訂が行われた（表1）．おもな変更点は，① 病期分類に用いるGFRをeGFRに変更，② 第3期AとB区分を削除，③ eGFR 30 mL/min/1.73 m^{2}未満を尿アルブミン値にかかわらず腎不全期とする，の3点である．また，いずれの病期においても非糖尿病性腎臓病との鑑別が重要であることが表記されている．具体的には，糖尿病罹病期間，糖尿病網膜症の有無，血尿の有無，腎サイズなどを考慮する必要がある．

1）第2期（早期腎症期）

　表2に2005年に日本糖尿病学会・日本腎臓学会糖尿病性腎症合同委員会で改訂された，「糖尿病性腎症の早期診断基準」を示す．この時期では，厳格な血糖コントロールおよびレニンアンジオテンシン系阻害薬を中心とした血圧コントロールが腎症進展抑制のために有用であることが，多くの無作為化比較試験（RCT）により報告されている[1〜8]．

2）第3期（顕性腎症期）・第4期（腎不全期）

　これらの時期では，ネフローゼ型の蛋白尿を呈する症例も多くみられる．この時期の腎症進展抑制に対する，血糖および血圧コントロールの意義はいまだ確立されていない．しかし近年，観察研究ではあるが，HbA1c高値が末期腎不全発症の有意な危険因子であることが報告され[9,10]，このような腎症の進行した時期においても，血糖コントロールが腎症進展を抑制する可能性が示唆され

表1 糖尿病性腎症病期分類 2014

病　期	尿アルブミン（mg/gCr）あるいは尿蛋白値（g/gCr）	GFR（eGFR）（mL/分/1.73 m²）
第1期（腎症前期）	正常アルブミン尿（30 未満）	30 以上
第2期（早期腎症期）	微量アルブミン尿（30〜299）	30 以上
第3期（顕性腎症期）	顕性アルブミン尿（300 以上）あるいは持続性蛋白尿（0.5 以上）	30 以上
第4期（腎不全期）	問わない	30 未満
第5期（透析療法期）	透析療法中	

注1）糖尿病性腎症は必ずしも第1期から順次第5期まで進行するものではない．本分類は，厚労省研究班の成績に基づき予後（腎，心血管，総死亡）を勘案した分類である．
注2）GFR 60 mL/分/1.73 m² 未満の症例は CKD に該当し，糖尿病性腎症以外の原因が存在し得るため，他の腎臓病との鑑別診断が必要である．
注3）微量アルブミン尿を認めた症例では，糖尿病性腎症早期診断基準に従って鑑別診断を行った上で，早期腎症と診断する．
注4）顕性アルブミン尿の症例では，GFR 60 mL/分/1.73 m² 未満から GFR の低下に伴い腎イベント（eGFR の半減，透析導入）が増加するため，注意が必要である．
注5）GFR 30 mL/分/1.73 m² 未満の症例は，尿アルブミン値あるいは尿蛋白値にかかわらず，腎不全期に分類される．しかし，特に正常アルブミン尿・微量アルブミン尿の場合は，糖尿病性腎症以外の腎臓病との鑑別診断が必要である．
（糖尿病性腎症合同委員会：糖尿病性腎症病期分類 2014 の策定．糖尿病 2014；57：529-534）

表2 糖尿病性腎症の早期診断基準

1. 測定対象	尿蛋白陰性か陽性（1+程度）の糖尿病患者
2. 必須事項 尿中アルブミン値	30〜299 mg/gCr 3 回測定中 2 回以上
3. 参考事項 尿中アルブミン排出率 尿中Ⅳ型コラーゲン値 腎サイズ	30〜299 mg/24hr または 20〜199 μg/min 7〜8 μg/gCr 以上 腎肥大

（糖尿病性腎症合同委員会：糖尿病性腎症の早期診断基準．糖尿病 2005；48：757-759）

た．血圧コントロールにおいても，非糖尿病患者ではあるが，腎機能の低下した高血圧合併患者を対象とした研究[11]において，尿蛋白の多い患者では，血清クレアチニンの2倍化，末期腎不全への進展および死亡を複合エンドポイントとする primary outcome を，厳格な血圧コントロールにより抑制することができたが，尿蛋白の少ない患者ではその効果はみられなかった．糖尿病患者においても，高度な蛋白尿を有する腎不全では，厳格な血圧コントロールにより腎症の進展を抑制できる可能性があると考えられる．

3）透析療法期（第5期）

糖尿病性腎症による末期腎不全は，新規透析導入，さらには全透析患者における糖尿病性腎症の割合も原疾患の第1位である〔「わが国の慢性透析療法の現況（2014年12月31日現在）」〕．透析導入後においても血糖を良好に管理することが必要であろうか．糖尿病血液透析患者を対象とした米国からの大規模な観察研究[12]において，血糖コントロール不良であること（ここでは HbA1c≧8％）が総死亡および心血管死増加のいずれにも関連していることが示された．このほかにも血糖コントロールと生命予後の関連を示す報告が複数あり，透析期においても，ある程度の血糖コントロールが必要であることを示唆している．なお，血液透析患者においては，血糖コントロールの指標として，HbA1c ではなく糖化アルブミン（GA）を用いることが推奨されている[13]．

腎症の進行した患者における，血糖・血圧コントロールの意義，また，本稿では触れていないが，たんぱく質制限食の腎症に対する影響など，いまだ解決されていない多くの課題が存在する．今後われわれは，これらの問題点を一つずつ明らかにし，糖尿病性腎症の撲滅につなげていく必要がある．

文献

1) The Diabetes Control and Complications Trial Research Group : The effect of intensive treatment of diabetes on the development and the progression of long-term complications in insulin-dependent diabetes mellitus. N. Engl. J. Med. 1993 ; 329 : 977-986
2) UK Prospective Diabetes Study (UKPDS) Group : Intensive blood-glucose control with sulphonylureas or insulin compared with conventional treatment and risk of complications in patients with type 2 diabetes (UKPDS 33). Lancet 1998 ; 352 : 837-853
3) Ohkubo, Y., Kishikawa, H., Araki, E., et al. : Intensive insulin therapy prevents the progression of diabetic microvascular complications in Japanese patients with non-insulin-dependent diabetes mellitus. Diabetes Res. Clin. Pract. 1995 ; 28 : 103-117
4) The Action to Control Cardiovascular Risk in Diabetes Study Group : Effects of intensive glucose lowering in type 2 diabetes. N. Engl. J. Med. 2008 ; 358 : 2545-2559
5) The ADVANCE Collaborative Group : Intensive blood glucose control and vascular outcomes in patients with type 2 diabetes. N. Engl. J. Med. 2008 ; 358 : 2560-2572
6) UK Prospective Diabetes Study Group : Tight blood pressure control and risk of macrovascular and microvascular complications in type 2 diabetes : UKPDS 38. BMJ 1998 ; 317 : 703-713
7) de Galan, B. E., Perkovic, V., Ninomiya, T., et al. : Lowering blood pressure reduces renal events in type 2 diabetes. J. Am. Soc. Nephrol. 2009 ; 20 : 883-892
8) Ismail-Beigi, F., Craven, T. E., O'connor, P. J., et al. : Combined intensive blood pressure and glycemic control does not produce an additive benefit on microvascular outcomes in type 2 diabetic patients. Kidney Int. 2012 ; 81 : 586-594
9) Forsblom, C., Harjutsalo, V., Thom, L. M., et al. : Competing-risk analysis of ESRD and death among patients with type 1 diabetes and macroalbuminuria. J. Am. Soc. Nephrol. 2011 ; 22 : 537-544
10) Shurraw, S., Hemmelgram, B., Lin, M., et al. : Association between glycemic control and adverse outcomes in people with diabetes mellitus and chronic kidney disease. Arch. Intern. Med. 2011 ; 171 : 1920-1927
11) Appel, L. J., Wright, J. T. jr., Greene, T., et al. : Intensive blood-pressure control in hypertensive chronic kidney disease. N. Engl. J. Med. 2010 ; 363 : 918-929
12) Ricks, J., Molnar, M. Z., Kovesdy, C. P., et al. : Glycemic control and cardiovascular mortality in hemodialysis patients with diabetes. Diabetes 2012 ; 61 : 708-715
13) 日本透析医学会：血液透析患者の糖尿病治療ガイド 2012. 透析会誌 2013 ; 46 : 311-357

花井　豪

II 臓器別のアプローチ—腎 臓

5 慢性糸球体腎炎（IgA 腎症）

Chronic glomerulonephritis

　日本透析医学会の 2014 年末の統計調査によると，2014 年末までの 1 年間の透析導入患者のうち，慢性糸球体腎炎は 6,466 人で 17.8 ％を占めており，その割合は糖尿病性腎症（15,809 人；43.5 ％）に次いで 2 番目に多い[1]．IgA 腎症は慢性糸球体腎炎のなかでも透析導入に至るもっとも多い腎原疾患であり，アジア太平洋地域や南欧諸国で高率に発症する．症例数の多さに加えて若年での発症が多く，予後判定基準や治療方針について国内外で現在活発な研究がなされている．本稿では IgA 腎症の腎予後に関して，予後判定基準の変遷，また国際的な組織分類であるオックスフォード分類と，現在わが国で用いられている「IgA 腎症診療指針（第 3 版）」における予後分類について述べる．さらに，末期腎不全に至った IgA 腎症患者が腎移植を受ける際の問題点についても述べる．

1 予後判定基準の変遷

　IgA 腎症は，1968 年にフランスの J. Berger と N. Hinglais により報告されて以降，長期予後に関する多数のエビデンスが蓄積されてきた．1993 年には本症の 20 年予後がわが国とフランスから発表され，腎生検後 20 年間で約 4 割の IgA 腎症患者が末期腎不全に至ったと報告されている[2]．これはステロイド治療が盛んになる以前の腎生存率の報告であるが，腎予後は不良であることが明らかとなった．

　予後判定については，腎生検標本での組織障害度をもとにした組織学的分類が過去にもいくつも試みられており，1990 年代後半を中心に Haas 分類，Lee 分類，富野分類，坂口分類，重松分類などが発表されてきた．わが国では，2002 年に厚生労働省進行性腎障害調査研究班と日本腎臓学会が合同で「IgA 腎症診療指針（第 2 版）」のなかで予後判定基準を明確化した．ここでは，組織学的所見（メサンギウム細胞増殖と基質増加，糸球体の硬化，半月体の形成，ボウマン嚢との癒着，尿細管・間質性病変，血管病変）により IgA 腎症患者の予後は 4 群に分類された．各群の腎予後を考慮した治療法を検討できるという意味で非常に重要な取り組みであった．ただし，これらの予後判定基準は腎生検病変の捉え方の標準化が行われておらず，各施設で予後判定に差異が生じることが問題であった．

　2009 年に国際的なエビデンスに基づいた IgA 腎症の組織分類が初めて発表された．それがオックスフォード分類である．わが国でも既存の「IgA 腎症診療指針（第 2 版）」の予後判定における組織評価や解釈の曖昧さを克服すべく，後ろ向き多施設共同研究により「IgA 腎症診療指針（第 3 版）」が発表され，新たな予後判定基準が提示された．

2 オックスフォード分類と「IgA 腎症診療指針（第 3 版）」の予後分類

　オックスフォード分類（表 1）は，病理医間で評価の再現性が高く，腎予後に対する有意な予測組織所見となりうる PAS 染色によるメサンギウム細胞増多（M），管内細胞増多（E），分節性糸球体硬化あるいは癒着（S），尿細管萎縮・間質線維化（T）をスコア化し評価をするシステムになっている．しかし M, E, S, T 各スコアの組み合わせは膨大であり，その結果の解釈が困難であるという問題がある．また，生検時に推定糸球体濾過量（eGFR）が 30 mL/min/1.73 m^2 未満，蛋白尿 0.5 g/day 未満の患者は対象症例から除外されていることに留意しなければならない[3,4]．

　「IgA 腎症診療指針（第 3 版）」の予後分類では，PAS 染色，PAM 染色により，総糸球体数のうち，急性病変（細胞性半月体，線維細胞性半月体，係蹄壊死）および慢性病変（全節性糸球体硬化，分節性糸球体硬化，線維性半月体）を有する糸球体

表1 オックスフォード分類の組織評価

病変	定義	スコア	
メサンギウム細胞増多	＜4メサンギウム細胞/メサンギウム領域＝0 4〜5メサンギウム細胞/メサンギウム領域＝1 6〜7メサンギウム細胞/メサンギウム領域＝2 ＞8メサンギウム細胞/メサンギウム領域＝3 メサンギウムスコアはすべての糸球体の平均スコア	M0	≦0.5
		M1	＞0.5
分節性糸球体硬化	すべてではない糸球体係蹄の硬化があるか，癒着の存在	S0	なし
		S1	あり
管内細胞増多	管腔の狭窄を起こす糸球体毛細血管腔内の細胞数増加による富核	E0	なし
		E1	あり
尿細管萎縮/間質線維化	尿細管萎縮あるいは間質線維化をみる皮質のパーセンテージ（どちらか高いほう）	T0	0〜25％
		T1	26〜50％
		T2	＞50％

〔文献3），4）より作成〕

の割合により組織学的重症度がグレードⅠ〜Ⅳまで分類されている．オックスフォード分類（表1）と異なり，半月体が組織所見として取り上げられている点に特徴がある．また，急性病変と慢性病変を分けて評価しているもののその意義は十分に明らかではなく，この2者の差はグレード分類には反映されない．これに臨床的重症度分類（尿蛋白，eGFR）によるグレード分類を組み合わせて5年以内の透析導入および5〜10年以後の透析導入のリスクを予測するシステムになっている．

IgA腎症の臨床的予後因子として，年齢，高血圧，尿蛋白（＞1 g/day あるいは研究によっては0.5 g/day），初診時の腎機能低下を独立した予後因子とする報告は多い[5]．「IgA腎症診療指針（第3版）」の予後分類は組織学的重症度のみではなく臨床的重症度分類を組み合わせた分類であるという点で，オックスフォード分類とは異なる（表2，3）．オックスフォード分類は，腎生検時のeGFR，追跡期間中の血圧，蛋白尿で補正してもM，E，S，Tの4病変のうちM，S，Tの3病変は有意な予後予測因子であり，組織学的分類のみで腎予後の予測は可能としている．国際的にはオックスフォード分類に基づいたさまざまな追試研究がなされているが，最近は臨床的重症度分類を組み合わせることでより精度が上がるといった報告もある[6]．

3 IgA腎症患者の腎移植

IgA腎症患者が腎移植を行うに当たり，2点注意しなければならない点がある．1つ目は，重症度の差異はあるが30％前後の移植腎にIgA腎症が再発することである．IgA腎症の病因の一つとして，消化管リンパ組織から産生される糖鎖異常をもつIgA1が注目されているが，移植後にもこの糖鎖異常IgA1の産生は続く．このため一定頻度の再発が起こると考えられている．その一方で移植腎独特の経過もみられ，ドナーの腎糸球体にIgAの沈着が認められる場合でも，移植後に移植腎からIgAの沈着が消失したという報告もある[7,8]．

2つ目は，IgA腎症はしばしば家族歴が濃厚であり，生体腎移植において血縁者がドナー候補となる際には，ドナーにIgA腎症が潜んでいないか注意深く調べる必要があるということである．この場合は，ドナー腎にIgA腎症発症のホスト因子が含まれており，レシピエントにとってもリスクとなるが，ドナーがIgA腎症の進行により末期腎不全に至る可能性があり，注意深いドナーの管理が必要となる．ドナー・レシピエント双方が末期腎不全に至ることは不幸なことであり，避けなければならない．

表2 IgA 腎症診療指針（第 3 版）の組織学的重症度分類

組織学的重症度	腎予後と関連する病変*を有する糸球体/総糸球体数	急性病変のみ	急性病変＋慢性病変	慢性病変のみ
H-Grade Ⅰ	0〜24.9％	A	A/C	C
H-Grade Ⅱ	25〜49.9％	A	A/C	C
H-Grade Ⅲ	50〜74.9％	A	A/C	C
H-Grade Ⅳ	75％以上	A	A/C	C

*急性病変（A）：細胞性半月体（係蹄壊死を含む），線維細胞性半月体
　慢性病変（C）：全節性硬化，分節性硬化，線維性半月体

〔文献2）より引用〕

表3 IgA 腎症診療指針（第 3 版）の透析導入リスク層別化

臨床的重症度 ＼ 組織学的重症度	H-Grade Ⅰ	H-Grade Ⅱ	H-Grade Ⅲ＋Ⅳ
C-Grade Ⅰ	低リスク	中等リスク	高リスク
C-Grade Ⅱ	中等リスク	中等リスク	高リスク
C-Grade Ⅲ	高リスク	高リスク	超高リスク

〔文献2）より引用〕

　謝　辞：本総説の作成には，厚生労働科学研究費補助金難治性疾患等政策研究事業（難治性疾患政策研究事業）「難治性腎疾患に関する調査研究」，および日本医療研究開発機構研究費（腎疾患対策実用化研究事業）「慢性腎臓病（CKD）進行例の実態把握と透析導入回避のための有効な指針の作成に関する研究」の支援を受けた．

文　献

1) 日本透析医学会統計調査委員会：図説 わが国の慢性透析療法の現況（2014 年 12 月 31 日現在）．2015 http://docs.jsdt.or.jp/overview/pdf2015/2014all.pdf
2) 日本腎臓学会：IgA 腎症診療指針（第 3 版）．日腎会誌　2011；53：123-135
3) Cattran, D. C., Coppo, R., Cook, H. T., et al.；A Working Group of the International IgA Nephropathy Network and the Renal Pathology Society：The Oxford classification of IgA nephropathy：rationale, clinicopathological correlations, and classification. Kidney Int.　2009；76：534-545
4) Roberts, I. S. D., Cook, T., Troyanov, S., et al.；A Working Group of the International IgA Nephropathy Network and the Renal Pathology Society：The Oxford classification of IgA nephropathy：pathology definitions, correlations and reproducibility. Kidney Int.　2009；76：546-556
5) Floege, J. and Feehally, J.：IgA nephropathy：recent developments. J. Am. Soc. Nephrol.　2000；11：2395-2403
6) Floege, J.：Prognostic assessment of IgA nephropathy：how much does histology add? Kidney Int.　2016；89：12-27
7) Novak, J., Julian, B. A., Tomana, M., et al.：Progress in molecular and genetic studies of IgA nephropathy. J. Clin. Immunol.　2001；21：310-327
8) Sofue, T., Inui, M., Hara, T., et al.：Latent IgA deposition from donor kidneys does not affect transplant prognosis, irrespective of mesangial expansion. Clin. Transplant.　2013；26：14-21

中野淳子，西　慎一

II 臓器別のアプローチ—腎 臓

6 SLE腎炎（ループス腎炎）

Lupus nephritis

　全身性エリテマトーデス（SLE）は膠原病の代表的な疾患で，その腎臓合併症をループス腎炎（LN）という．LNの合併頻度は高く，重要な二次性腎臓疾患である．表1に頻用されている米国リウマチ学会（ACR）のSLE診断分類を示す[1]．LNを合併すると中等症～重症と診断され治療法が強化される．2012年には表2に示すようにSLICC（The Systemic Lupus Collaborating Clinics）から新しい診断分類が提唱された[2]．臨床症状と検査結果を分け，LNの比重が高くACRの診断分類に比し感度が高いといわれている．透析導入時にSLEの診断がついておらず，導入後にSLEが疑われる場合は2つの診断分類を用い積極的に診断していく必要がある．

　1986年以降に診断されたLNの10年生存率は81％で，それ以前の56％と比較して著明に改善しているが[3]，いまだにLNの5～20％が末期腎不全へ進行している．日本透析医学会の統計報告[4]では，2014年には268人（全体の0.7％）がLNを原疾患として新規に透析導入となっており，統計調査を始めた1983年と変化がなく，さらに導入年齢が10歳以上高くなっている．LNを原疾患とする透析患者を診療する際には，導入までの経過に配慮が必要である．

　本稿では，LNの病態や治療法は割愛し，この疾患を原疾患とする透析患者の診療にポイントを絞って概説する．

1 原疾患の活動性

　以前は，「透析になればSLEはバーンアウトする（燃え尽きる）」という考え方が一般的であった．しかし最近では透析導入時に副腎皮質ステロイド薬や免疫抑制薬を内服している患者もおり，導入

表1　ACRによるSLE分類基準1997

1. 頰部紅斑
2. 円板状皮疹
3. 日光過敏
4. 口腔内潰瘍
5. 関節炎
6. 漿膜炎：胸膜炎，心膜炎
7. 腎障害：0.5 g/day以上の持続的蛋白尿，細胞性円柱
8. 神経障害：痙攣，精神症状
9. 血液異常：溶血性貧血，白血球・リンパ球減少，血小板減少
10. 免疫異常：抗DNA抗体，抗Sm抗体，抗リン脂質抗体
11. 抗核抗体陽性

上記4項目以上でSLEと分類する

〔文献1）より改変・引用〕

表2　SLICCによるSLE分類基準2012

臨床11項目	免疫6項目
1. 急性皮膚ループス	1. ANA（抗核抗体）
2. 慢性皮膚ループス	2. 抗ds-DNA抗体
3. 口腔潰瘍	3. 抗Sm抗体
4. 非瘢痕性脱毛	4. 抗リン脂質抗体
5. 滑膜炎	5. 低補体血症
6. 漿膜炎	6. 溶血性貧血がなく直接クームス陽性
7. 腎症	
8. 神経症状	
9. 溶血性貧血	
10. 白血球減少・リンパ球減少	
11. 血小板減少	

・臨床11項目と免疫6項目からそれぞれ1項目以上計4項目を認めればSLEと分類する
・項目が同時に出現する必要はない
・腎生検でSLEに合致した腎症があり抗核抗体か抗ds-DNA抗体が陽性であればSLEと分類する

〔文献2）より改変・引用〕

後にSLEが多臓器疾患を合併し再燃する症例もある．慢性維持透析に導入されたという理由だけで，急激に免疫抑制薬や副腎皮質ステロイド薬を減量することは大変危険であり，導入後もSLEを治療していた病院と連携を取りながら治療することが望ましい．

疾患活動性のチェックには，臨床症状として微熱や関節痛，皮疹の増悪，急激な心肥大や心囊水・胸水の貯留に注意が必要である．検査所見では白血球の減少（とくにリンパ球），貧血の進行，血小板の減少，CRP（C反応性蛋白）の上昇，補体の減少，抗核抗体の上昇などである．透析患者の定期検査に，数カ月に1度（可能であれば1カ月に1度）は補体や抗核抗体のチェックを追加することが必要である．

SLE再燃の場合，腎症としての症状ははっきり出現しないため，その他の臓器病変（心膜炎，胸膜炎，自己免疫性肝炎や中枢神経系など）を対象とした再燃への配慮が重要である．

2 SLEを原因とする透析患者の特徴と注意点

表3にSLEを原疾患とする透析患者の特徴をまとめた．LN症例は透析導入まで，免疫抑制薬や副腎皮質ステロイド薬による長期の治療歴がある．したがって，ステロイドによる合併症が，透析療法も含めた慢性腎臓病に伴う合併症に上乗せされると考えなくてはならない．問題になるのは，易感染性と骨粗鬆症，進行する動脈硬化性病変である．導入時点で実年齢より低下した骨密度であることが多く，それに透析骨症を合併すれば，患者のQOLは著しく低下する．また易感染性であるため，シャント穿刺部の管理などに十分注意する．

本患者の血管は長年の治療と原疾患による炎症のため静脈系は細くてもろく，動脈は年齢不相応な動脈硬化が進行しているため，シャントトラブルを起こしやすい．さらに，抗リン脂質抗体症候群を合併している症例ではシャントだけではなく，心筋梗塞や脳梗塞など主要臓器の血栓症状の既往があることも，今後新規発症する可能性もあり注意が必要である．SLEの長期合併症として注目されているのは進行した動脈硬化性病変とは，つまり透析導入時点ですでに年齢不相応に進行した動脈硬化性病変が全身に存在するということである．そこに慢性腎臓病に伴う病変が合併してくるため，大血管も細小血管も糖尿病性腎症と同等もしくはそれ以上にリスクが高いと考えて診療に当たるべきである．

以上，簡単ではあるが，SLEを原疾患とする透析患者の特徴と管理の注意点について述べた．SLEを原疾患とする症例の腎臓移植の成績は，他の原疾患と比較して遜色はなく，若い患者であれば腎臓移植も考慮していくことが必要であろう．

文献

1) Hochberg, M. C. : Updating the American College of Rheumatology revised criteria for the classification of systemic lupus erythematosus. Arthritis Rheum. 1997 ; 40 : 1725
2) Petri, M., Orbai, A. M., Alarcón, G. S., et al. : Derivation and validation of the systemic lupus international collaborating clinics classification criteria for systemic lupus erythematosus. Arthritis Rheum. 2012 ; 64 : 2677-2686
3) Bono, L., Camerons, J. S. and Hicks, J. A. : The very long-term prognosis and complications of lupus nephritis and its treatment. QJM 1999 ; 92 : 211-218
4) 日本透析医学会：図説 わが国の慢性維持透析療法の現状（2014年12月31日現在）. 2015

内田啓子

表3 Aループス腎炎を原疾患とした透析患者の特徴

1. 易感染性
2. 易出血性と血栓性の混在
3. 導入時の進行した動脈硬化性病変
4. バスキュラーアクセスのトラブル
5. ステロイド骨粗鬆症
6. 高脂血症や耐糖能障害
7. 心外膜炎の既往
8. 白内障，緑内障

ANCA 関連血管炎

Anti-neutrophil cytoplasmic antibody-associated nephritis

透析導入者の原疾患として急速進行性糸球体腎炎（rapidly progressive glomerulonephritis；RPGN）は1.4％を占め、原因疾患不明・その他を除いて5番目に高頻度の透析導入原疾患であり[1]、このRPGNの60〜70％は抗好中球細胞質抗体（anti-neutrophil cytoplasmic antibody；ANCA）関連血管炎によるANCA陽性RPGNである．本項目に当てはまるケースとして、①ANCA陽性RPGNのため透析導入となった患者と、②維持透析中に新規にANCA関連血管炎を発症した患者を挙げることができる．

1 疾患分類

ANCA関連血管炎は国際的血管炎分類（International Chapel Hill Consensus Conference 2012）において「免疫沈着がまったく認められないか、わずかに認められる壊死性血管であり、全身の小血管（毛細血管、細静脈、細動脈）が侵襲される．全患者で認められないものの、ミエロペルオキシダーゼ（myeloperoxidase；MPO）-ANCA、またはプロテイナーゼ3（proteinase-3；PR-3）-ANCAと関連している」と定義されている[2]．ANCA関連血管炎には顕微鏡的多発血管炎（microscopic polyangiitis；MPA）、多発血管炎性肉芽腫症（granulomatiosis with polyangiitis；GPA）、好酸球性多発血管炎性肉芽腫症（eosinophilic granulomatisis with polyangiitis；EGPA）の3疾患が含まれる[3]．

2 診断基準

わが国で疾患数が多く、透析導入となる患者がもっとも多いと考えられるMPAの診断基準を表1に示す．その特徴を以下に述べる[3]．
① 組織所見が得られなくても、臨床症候、検査所見のみで診断できること
② 臓器障害として高頻度に認められるRPGN、肺病変（肺胞出血、または間質性肺炎）を主要症候として取り入れていること
③ 本邦ではMPO-ANCA陽性例が多いことから、主要検査所見の項目の一つとして取り入れられていること
④ 判定を確実、疑いとして発症早期の見逃しを少なくできるようにされていること
であるが、MPO-ANCAは血管炎以外に感染症、悪性腫瘍、ほかの膠原病（全身性エリテマトーデスなど）においても陽性となることがあるため、これらの除外が必要である．

表1 厚生労働省顕微鏡的血管炎の診断基準

〈主要項目〉
(1) 主要症状
　① RPGN
　② 肺出血、もしくは間質性肺炎
　③ 腎・肺以外の臓器症状：紫斑、皮下出血、消化管出血、多発性単神経炎など
(2) 主要組織所見
　細動脈・毛細血管・後毛細血管細静脈の壊死、血管周囲の炎症性細胞浸潤
(3) 主要組織所見
　① MPO-ANCA 陽性
　② CRP 陽性
　③ 蛋白尿、血尿、BUN、血清 Cre 値の上昇
　④ 胸部単純写真所見：浸潤陰影（肺胞出血）、間質性肺炎
(4) 判 定
　① 確実（definite）
　　(a) 主要症候の2項目以上を満たし、組織所見が陽性の例
　　(b) 主要症候の①及び②を含め2項目以上を満たし、MPO-ANCA が陽性の例
　② 疑い（probable）
　　(a) 主要症候の3項目を満たす例
　　(b) 主要症候の1項目とMPO-ANCA 陽性の例

〔文献3）より引用〕

表2 バーミンガム血管炎活動性スコア（Version 3）

患者氏名：　　　　　　　生年月日：　　　　　　　合計：
評価者氏名：　　　　　　評価日：

血管炎に起因する項目のみ○にチェックして下さい．臓器別評価に合致する項目がなければ，「なし」にチェックして下さい．

もし，異常症状が血管炎症状の持続による（過去4週間に活動性血管炎に新しい症状・所見を認めない／症状・所見の増悪を認めない）場合には，右下の持続性疾患の○にチェックして下さい．

今回は，この患者の最初の評価ですか？　　はい ○　　いいえ ○

	なし	活動性あり	活動性の点数		なし	活動性あり	活動性の点数
1. 全身症状	○		最高 3	6. 心血管病変	○		最高 6
筋肉痛		○	1	脈拍の消失		○	4
関節痛/関節炎		○	1	心弁膜症		○	4
発熱（30℃以上）		○	2	心外膜炎		○	3
体重減少（2 kg 以上）		○	2	狭心痛		○	4
2. 皮膚病変	○		最高 6	心筋症		○	6
梗塞		○	2	うっ血性心不全		○	6
紫斑		○	2	7. 腹部病変	○		最高 9
潰瘍		○	4	腹膜炎		○	9
壊疽		○	6	血性下痢		○	9
他の皮膚症状		○	2	虚血による腹痛		○	6
3. 粘膜/眼病変	○		最高 6	8. 腎病変	○		最高 12
口腔潰瘍		○	2	高血圧		○	4
陰部潰瘍		○	1	蛋白尿 >1+		○	4
唾液腺あるいは涙腺炎		○	4	血尿 ≥10RBCs/hpf		○	6
明らかな眼球突出		○	4	血清クレアチニン値 1.4〜2.79 mg/dL*		○	4
強膜炎/上強膜炎		○	2	血清クレアチニン値 2.8〜5.69 mg/dL*		○	6
粘膜炎/眼瞼炎/角膜炎		○	1	血清クレアチニン値 ≥5.7 mg/dL*		○	8
霧視		○	3	血清クレアチニン値の増加 >30% または，クレアチニン・クリアランスの低下 >25%		○	6
突然の視力低下		○	6				
ブドウ膜炎		○	6	＊印は初めての評価の際に記載する			
網膜の病変（血管炎，血栓症，滲出物，出血）		○	6	9. 神経病変	○		最高 9
4. 耳鼻咽喉部病変	○		最高 6	頭痛		○	1
血性鼻排出物/痂皮/潰瘍/肉芽		○	4	髄膜炎		○	3
副鼻腔病変		○	2	器質性錯乱		○	9
声門下狭窄		○	6	痙攣（高血圧性でない）		○	9
伝音性難聴		○	3	脳血管障害		○	9
感音性難聴		○	6	脊髄病変		○	6
5. 胸部病変	○		最高 6	末梢神経障害（知覚）		○	6
喘鳴		○	2	多発性単神経炎		○	9
結節または空洞		○	3	10. その他	○		ND
胸水/胸膜炎		○	4	a.		○	ND
浸潤像		○	4	b.		○	ND
気管支内病変		○	4	c.		○	ND
多量の喀血/肺胞内出血		○	6	d.		○	ND
呼吸不全		○	6				

持続性病変のみ記載する：（すべての異常が持続性病変の際には右の□にチェックする）　□

参考文献　Version 3：Mukutyar, C., et al.（2008）．"Modification andvaridation of the Birmingham Vasculitis Activity Score（version 3）. Ann. Rheum. Dis. 2009；68：1827-1832
BVAS の計算は，"BVAS Calculator-v3" http://www.epsnetwork.co.uk/BVAS/bvas_flow.html にて可能である．

〔文献3）より引用〕

また，上記疾患（感染症や悪性腫瘍など）が除外された全身性血管炎（原発性血管炎）では他の原発性全身性血管炎との鑑別が必要である．

3 病型分類

ANCA関連血管炎にはMPA，GPA，EGPAの3つの病型がある．ANCA陽性例の大半を占めるMPO-ANCA陽性のRPGNの2/3はpauci-immune型の特発性半月体形成性腎炎すなわち腎限局性血管炎（renal limited vasculitis；RLV）であり残りがMPAである[4]．しかしながら，RLVとされた患者も，経過中に腎以外の症候を併発したり，剖検により他臓器の血管炎病変を見出す場合もあり，MPAとRLVは同一の疾患と考えられる．GPAは副鼻腔，上気道の病変を合併し，高度の炎症所見，肉芽腫病変を伴い，MPAよりも多臓器に血管炎病変を呈することが多いものの，本邦のRPGN症例のなかでは3％前後であり，ANCAのサブクラスとしてはproteinase-3 ANCAが陽性となるなどの特徴を有する．EGPAは喘息の既往のある患者に高度の末梢血好酸球増加と同時に発症する血管炎症候群でMPO-ANCA陽性となることがあるが，RPGNを呈するのはまれである．

4 重症度スコア

血管炎症候群の頻用されている活動性指標としてバーミンガム血管炎活動性スコア（Birmingham vasculitis score；BVAS）がある[3]．BVASは血管炎の主要症候に基づいて評価9項目が設定されており，簡便かつ実用的な使用である．欧州にて改訂が進み，2008年のBVAS Version 3（表2）が最新版として発表されている．

5 透析患者におけるANCA関連血管炎に関する注意点

1) ANCA関連血管炎で透析導入となった患者

ANCA関連血管炎のために末期慢性腎不全となり，透析導入となった場合，非透析患者での対応と同様の注意が必要である．すなわち，血管炎症候の有無により，疾患活動性の把握を行い，常にMPAの再発，再燃に注意をはらう．また，免疫抑制薬を投与中は肺感染症を含め，日和見感染に十分な注意を払う．血清ANCA値の測定は疾患活動性の把握に有用であり，陰性化した血清ANCA値が再上昇してきた場合には，再発に細心の注意を払うべきである．同時に血清CRPなどの炎症所見が参考となる．血清CRPの上昇は感染罹患を示唆する場合が多いが，本症の再発に感染症が関与する場合もあり，感染症なのか，ANCA関連血管炎の再発なのか，鑑別に苦労する場合も多い．また，再発時の症候として，脳出血，消化管出血，肺出血などきわめて重篤な症候として現れる場合があるので注意が必要である．

2) 維持透析中に新規にANCA関連血管炎を発症した患者

比較的急速に，または過去の腎疾患既往などがないまま，末期慢性腎不全となり透析導入となった高齢者で，明らかな感染兆候がないまま，血清CRP陽性などの炎症所見を伴う場合や，維持透析中の患者に血管炎症候を伴う場合には，ANCA関連血管炎を念頭におき，ANCA値の測定を行うことも鑑別に必要である．

文献

1) 日本透析医学会：図説 わが国の慢性透析療法の現況（2014年12月31日現在）．2015
2) Jennette, J. C., Falk, R. J., Bacon, P. A., et al.：2012 revised International Chapel Hill Consensus Conference Nomenclature of Vasculitides. Arthritis Rheum. 2013；65：1-11
3) 厚生労働省難治性疾患克服研究事業：厚労省の診断基準，病型分類．ANCA関連血管炎の診療ガイドライン（2014年改訂版）．2014, 20-22
4) Koyama, A., Yamagata, K., Makino, H., et al.：A nationwide survey of rapidly progressive glomerulonephritis in Japan：etiology, prognosis and treatment diversity. Clin. Exp. Nephrol. 2009；13：633-650

岩瀬茉未子，臼井丈一，山縣邦弘

II 臓器別のアプローチ—腎　臓

8 多発性嚢胞腎

Polycystic kidney disease

多発性嚢胞腎（PKD；polycystic kidney disease）とは遺伝性の嚢胞性腎疾患であり，遺伝様式により，常染色体優性多発性嚢胞腎（ADPKD；autosomal dominant PKD）と常染色体劣性多発性嚢胞腎（ARPKD；autosomal recessive PKD）の2種類に大別される．

ADPKDはもっとも多い遺伝性腎疾患であり，60歳までに約半数が末期腎不全に至る．両側腎臓に多数の嚢胞が進行性に発生・増大し，さらに高血圧や，肝嚢胞，脳動脈瘤などを合併する．原因遺伝子として85％がPKD1（16p13,3）遺伝子変異，15％がPKD2（4q21）遺伝子変異とされている．いずれの変異でも臨床症状は同じだが，PKD1のほうが末期腎不全に至るのは16〜20年早く，嚢胞の数も多いといわれている[1]．

ARPKDの頻度は出生10,000〜40,000人に1例と推測され，新生児期に症候を示す．現在では，生後早期の適切な管理と末期腎不全治療の進歩により，重症肺低形成を伴う新生児以外は長期生存が可能になっている．

腎と肝に特徴的病理所見を認める．腎においては集合管の拡張を特徴とし，肝においては胆管異形成および肝内門脈周囲線維化を含む肝病変を特徴とする．肝病変は一般的に単独では先天性肝線維症と呼ばれる臨床的概念である．染色体6p21.1-p12に存在するPKHD1の遺伝子変異が原因で，多彩な臨床像にもかかわらず単一遺伝子が原因であることが連鎖解析により示されている[1]．

ADPKD，ARPKD以外にも腎臓に多発する嚢胞を認める遺伝性腎疾患は多く知られているため，それらの疾患を除外することが必要である．

1 ADPKD

表1[1]に診断基準（厚生労働省進行性腎障害調査研究班「常染色体優性多発性嚢胞腎診療ガイドライン（第2版）」を示す．家族内発生が確認さ

表1　ADPKDの診断基準

1. 家族内発生が確認されている場合
    1) 超音波断層像で両腎に各々3個以上確認されているもの
    2) CT，MRIでは両腎に嚢胞が各々5個以上確認されているもの
2. 家族内発生が確認されていない場合
    1) 15歳以下ではCT，MRIまたは超音波断層像で，両腎に各々3個以上嚢胞が確認され，以下の疾患が除外される場合
    2) 16歳以上ではCT，MRIまたは超音波断層像で，両腎に各々5個以上嚢胞が確認され，以下の疾患が除外される場合

〈除外すべき疾患〉
- 多発性単純性腎嚢胞
- 尿細管性アシドーシス
- 多嚢胞腎（多嚢胞性異形成腎）
- 多房性腎嚢胞
- 髄質嚢胞性疾患（若年性ネフロン癆）
- 多嚢胞化萎縮腎（後天性嚢胞性腎疾患）
- 常染色体劣性多発性嚢胞腎（ARPKD）

〔文献1）より一部改変〕

れている場合といない場合に分けた基準であること，超音波断層像だけでなくCT，MRIも嚢胞の評価方法として加えた基準であることが特徴である．

2 ARPKD

確定的な診断基準は確立されていない．現在国際的によく使用されている診断基準を表2[1]に示す．超音波所見と同胞の本疾患既往が重要である．嚢胞は通常小さく，嚢胞というより拡張がおもであり，びまん性に存在するためぼこぼことした低超音波像ではなく全体に高超音波輝度になるのが特徴的である．過半数のARPKD患者は新生児期に症候を示すが，乳児期およびそれ以降，腎腫大あるいは肝脾腫による腹部膨満により発見されることもある[1]．

表2 ARPKDの診断基準

1. 皮髄境界が不明瞭で腫大し高輝度を示す典型的超音波画像
2. a) 両親に腎嚢胞を認めない，とくに30歳以上の場合
   b) 臨床所見，生化学検査，画像検査などにより確認される肝線維症
   c) Ductal plateの異常を示す肝臓病理所見
   d) 病理学的にARPKDと確認された同胞の存在
   e) 両親の近親婚

診 断：1に加えて2の1項目以上を認める場合

〔文献1）より一部改変〕

表3 嚢胞出血の診断基準

A　出血した嚢胞に一致した腹痛 かつ/または 肉眼的血尿
B-1　最高体温＜38℃
B-2　最高血中白血球数＜10,000/μL
B-3　最高血清CRP値＜15 mg/dL
C-1　CTで嚢胞内に不規則な高density（＞25 HU）の腫瘤（血腫）
C-2　CTで嚢胞が高density（＞25 HU）

診 断：A，Bすべて，Cの少なくとも1つを満たすもの

〔文献2）より一部改変〕

表4 嚢胞感染の診断基準

A-1　他の明らかな発熱源を認めない
A-2　急性の嚢胞出血を認めない
B-1　最高体温＞38℃
B-2　最高血中白血球数＞10,000/μL
B-3　最高血清CRP値＞15 mg/dL
C-1　嚢胞内ガス像
C-2　MRI（DWI）でhigh intensity（嚢胞内SI/骨格筋SI＞4）
C-3　MRIで嚢胞内ニボー形成
C-4　CTかMRIで嚢胞壁肥厚像
D-1　疑わしい嚢胞に一致して腹痛がある
D-2　発症前の画像所見と比べて，嚢胞に変化がある

診 断：A 2項目＋B 2項目以上＋C 1項目以上＋D 1項目以上
疑 い：A 2項目＋B 1項目以上＋C 1項目以上

〔文献2）より一部改変〕

3 合併症

多発性嚢胞腎の透析患者においてしばしばみられる合併症が嚢胞感染である．とくに鑑別の難しい嚢胞出血と併せて，当院から提唱した診断基準を表3，4に示す．臨床所見，血液検査/画像所見から総合的に判断する必要がある[2]．

文 献

1) 厚生労働省難治性疾患克服研究事業進行性腎障害に関する調査研究班：エビデンスに基づく多発性嚢胞腎（PKD）診療ガイドライン．2014
2) Suwabe, T., Ubara, Y. and Takaichi, K.: Clinical features of cyst infection and hemorrhage in ADPKD：new diagnostic criteria. Clin. Exp. Nephrol. 2012；16：892-902

関根章成，乳原善文

II 臓器別のアプローチ―腎臓

9 血液透析導入

Initiation of hemodialysis

1 導入基準策定の歴史的背景

　維持透析療法を開始するに当たり，適切な透析導入は，末期腎不全に伴う臨床症状の発現を最小限としつつ，生体内部環境をできるだけ復元させ，日常生活の回復，そして社会復帰という最終目標に到達するために重要である．しかし，血液透析導入基準は透析療法が黎明期から日常的な治療に普及拡大する過程で大きく変化した．黎明期においては基準というより救命のための導入であった．

　普及期では糖尿病性腎症患者など従来は適応でなかった患者の導入も増加し，末期腎不全というより溢水などの体液管理を主体に導入される場合が多くなった．そのため導入基準の策定が急務となり，三村・川口らによる厚生科学研究腎不全医療研究事業による導入基準が報告された[1]．この基準は，血清クレアチニン（Cr）値を基にした腎機能だけでなく，腎不全に伴う症状や腎不全が日常生活に与える障害の程度をスコア化して，総合的に導入時期を判断するもので，導入判定は腎機能だけによるものではないことを示した先進的な基準であった．

　しかし，この基準が策定された平成3（1991）年と比べ，現在では慢性腎炎を基礎疾患とする患者はさらに減少し，新規導入患者のほとんどが高齢者となった．高齢者は筋肉量減少で血清Cr値は低値であるので，上述の基準に該当しない患者も増えた．

　このような背景をもとにして日本透析医学会は，平成25（2013）年に血液透析導入ガイドラインを策定した[2,3]．以下，このガイドラインを基に概説する．

2 日本透析医学会の血液透析導入ガイドライン

1）腎機能評価の指標に関して

　従来の基準では血清Cr値やクレアチニン・クリアランスが使用されていたが，血清Cr値は高齢者など筋肉量が少ない者では腎機能の程度を正確に反映しないことを踏まえ，糸球体濾過量（GFR）を腎機能評価基準として採用したことが大きな違いである．ただし，GFRを日常臨床の場で頻回に測定することは困難である．GFRを金科玉条とするとせっかくのガイドラインが有意義に使用されない可能性がある．そこで，慢性腎臓病の概念普及とともに広まった，日本腎臓学会による推測糸球体濾過値（eGFR）も腎機能評価基準の参考値として使用できることをガイドラインで謳った．なお，eGFRは実測GFRとの誤差が30％以内である確率は75％にすぎないともいわれ，eGFRは疫学的な平均値としての意義は大きいが，絶対値ではないことを忘れてはいけない．

2）導入を考慮するGFR値に関して

　従来は欧米諸国を中心に，持続する腎不全状態によって生じる合併症の出現前の早期に透析導入するほうが導入後の生命予後が良好であるとされ，高いGFRでの透析導入を容認する傾向であった．一方，GFRが高い時点で透析を始めるということは，より高度の合併症のため，その合併症の悪化に耐えられない患者であるために早期導入されているということも指摘され，最近の観察研究では，早期導入の有用性を否定する報告も多い．この議論に終止符を打つ可能性がある研究として注目された多施設前向き共同研究（IDEAL study）でも，生命予後などさまざまなアウトカムで早期導入の有益性は証明されず，早期導入を積極的に支持する根拠はなくなった[4]．

　わが国の研究でも，透析導入後の1年予後との関連で，eGFR>8 mL/min/1.73 m^2 およびeGFR

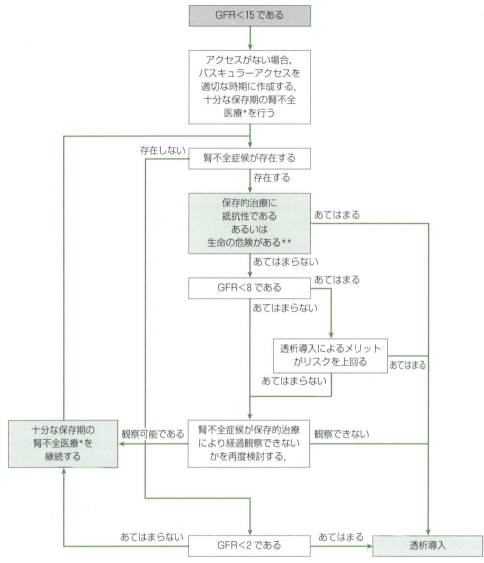

*：多職種による包括的な医療を指す
**：高カリウム血症，うっ血性心不全の存在，高度アシドーシス，尿毒症による脳症，心膜炎など

図　血液透析導入の判断
〔文献2)より引用〕

<2 mL/min/1.73 m² で導入された患者は，eGFRが4〜6 mL/min/1.73 m² で導入された患者と比較して生命予後などで不良な結果であり，早期導入（高い eGFR 値での導入）ならびに2 mL/min/1.73m² 以下という遅すぎる導入が望ましいものではないことが証明された[5]．

最近では透析導入前の時点で生体間腎移植も積極的に実施されているし，腹膜透析では残腎機能保持の観点から早期導入の利点も指摘されている．

以上の観点から，わが国の血液透析導入ガイドライン（図）としては，ほかの治療法との整合性を保つこと，臨床症状が出現した際には腎機能指標がどうであれ透析導入が必要と評価し，GFR<15 mL/min/1.73 m² となった時点で透析導入の必要性が生じるとした．ただし，腎不全症候が観察されても，臨床的に経過観察が可能であればGFR<8 mL/min/1.73 m² まで導入を待機できる

表　腎不全症候ならびに活動度低下

腎不全症候
- 体液貯留————浮腫，胸水，腹水，心外膜液貯留，肺水腫
- 体液異常————低Na血症，高K血症，低Ca血症，高P血症，代謝性アシドーシス
- 消化器症状————食欲不振，悪心，嘔吐，下痢
- 循環器症状————心不全，不整脈
- 神経症状————中枢神経障害：意識障害，不随意運動，睡眠障害
  　　　　　　　末梢神経障害：かゆみ，しびれ
- 血液異常————腎性貧血，出血傾向
- 視力障害————視力低下，網膜出血症状，網膜剥離症状

日常生活の活動度低下
- 家庭生活————家事，食事，入浴，排泄，外出などの支障
- 社会生活————通勤，通学，通院の支障

〔文献2）より引用〕

ことと，GFR＜2 mL/min/1.73 m^{2}となった際には，透析導入後の予後不良が懸念されるので，腎不全症候がなくとも透析導入すべきとした．

3）血液透析導入を考慮すべき腎不全症候

末期腎不全に至り腎不全症候が前面に出てきたときには，GFRの値にかかわらず透析導入が考慮される．腎不全症候ならびに日常生活の活動度低下を反映する指標は表に示すが，意識障害，難治性浮腫，心不全・肺水腫，末梢神経障害が存在する場合には，透析導入後の不良な予後が懸念される．前述したIDEAL studyにおいて，早期導入を必要とした理由として，体液過剰が尿毒症症状に次いで多かったので，体液調節障害は重要な症候となる．なお，治療困難な高カリウム血症や高度のアシドーシスの存在がある場合は透析導入を決定する重要な症候である．

4）血液透析導入の判断に関するフローチャート

新しいガイドラインでは，腎不全症候や腎機能の程度でのスコア化ではなく，腎機能がある一定の基準に該当すれば，腎不全症候の有無，保存療法への反応性を考慮しつつ，血液透析導入によるメリットがリスクを上回るかどうかも判断して，透析導入を決定する．

文献

1) 川口良人，二瓶　宏，平沢由平，他：慢性透析療法の透析導入ガイドライン作成に関する研究．平成3年度厚生科学研究腎不全医療研究事業研究報告書．1992, 125-132
2) 日本透析医学会：維持血液透析ガイドライン：血液透析導入．透析会誌　2013；46：1107-1155
3) Watanabe, Y., Yamagata, K., Nishi, S., et al.: Japanese Society for Dialysis Therapy Clinical Guideline for "Hemodialysis Initiation for Maintenance Hemodialysis" Ther. Apher. Dial. 2015；19（Supple. 1）：3-107
4) Cooper, B. A., Branley, P., Bulfone, L., et al.: A randomized, controlled trial of early versus late initiation of dialysis. N. Engl. J. Med. 2010；363：609-619
5) Yamagata, K., Nakai, S., Masakane, I., et al.: Ideal timing and predialysis nephrology care duration for dialysis initiation: from analysis of Japanese dialysis initiation survey. Ther. Apher. Dial. 2012；16：54-62

渡邊有三

II 臓器別のアプローチ―腎臓

10 腹膜透析導入

Iniciation of peritoneal dialysis

2009年に日本透析医学会より腹膜透析（peritoneal dialysis；PD）治療の標準化を目的として「腹膜透析ガイドライン」（以下，本邦ガイドライン）が公表された[1]．PDでは透析開始時の残存腎機能がPDの治療内容や治療継続期間に影響することから，PDの導入時期は血液透析と同一ではないと考えられる．本邦ガイドラインにおいてもPDは慢性腎臓病ステージ5症例に対する包括的腎代替療法の初期治療として位置づけられている．

本稿では本邦ガイドラインならびにPD導入に関する最近の研究成果を踏まえて，適切なPD導入の時期について解説する．

1 腹膜透析導入の基準

本邦ガイドラインのうち"腹膜透析導入"に関するステートメントを抜粋して表1に示した．このなかでは，まず情報提供と同意に関して，PDに関する情報提供はPDを施行している施設に限られる傾向があるという現状を踏まえ，偏りのない十分な情報提供の重要性が示されている．バイアスのない医療情報に基づき，患者とその家族の意思が尊重された治療法の選択がなされれば，各々の治療法に対する患者満足度は高まるものと考えられる．次にPD導入の糸球体濾過量（glomerular filtration rate；GFR）による具体的な医学的基準については，GFR 15.0 mL/min/1.73 m^2（以下，単位省略）未満（CKDステージ5）で保存的治療に抵抗性の尿毒症症状が出現した場合，または症状を伴わない場合でもGFR 6.0未満に至った例としている．絶対的導入基準であるGFR 6.0未満の根拠は，総透析量の目標値が週当たりのクレアチニンクリアランス60 L以上であること，残存腎機能は1年当り約20％低下すると推測されることから，GFR 6.0でPD導入となった場合，少なくとも4年程度は目標透析量を維持しながらPD単独での管理が可能となるという理論に基づいている．実際のPD導入時期は，腎不全症候の有無とそれらが管理可能か否か，導入時点の残存腎機能と導入後のその推移の予測，さらに患者ごとの事情などを踏まえて決定される．

表1 腹膜透析導入に関する指針

1. 腹膜透析導入に際しては，血液透析，腹膜透析，さらに腎移植に関する十分な情報の提供を行い，同意のもと決定する．
   （エビデンスレベルⅥ：委員会オピニオン）
2. 腹膜透析の有用性を生かすために，患者教育を行い，計画的に導入する．
   （エビデンスレベルⅢ：非ランダム化比較試験）
3. CKDステージ5（糸球体濾過量15.0 mL/min/1.73 m^{2}未満）の患者で，治療に抵抗性の腎不全症候*が出現した場合，透析導入を考慮する．
   （エビデンスレベルⅥ：委員会オピニオン）
4. 糸球体濾過量が6.0 mL/min/1.73 m^{2}未満の場合は透析導入を推奨する．
   （エビデンスレベルⅥ：委員会オピニオン）

*腎不全症候：体液貯留（浮腫，胸水，腹水），栄養障害，循環器症状（心不全，高血圧），貧血，電解質異常（低カルシウム血症，高カリウム血症，低ナトリウム血症，高リン血症），酸塩基平衡異常（アシドーシス），消化器症状，神経症状．

〔文献1）「第一章 導入」より引用〕

表2 早期および晩期 PD 導入における問題点

早期PD導入 (GFR 10.0〜15.0)	• 生命予後，QOL の改善効果が明らかでない • 合併症リスクを低下させるか明らかでない • 透析医療費増大の問題
晩期PD導入 (GFR 5.0 前後)	• 生命予後不良のリスク • 導入時期における種々の合併症のリスク • PD 早期離脱のリスク

*欧州ガイドライン（2005 年版）[4]では，具体的に GFR 8.0〜10.0 での PD 導入が推奨されている．

2 GFR 基準に関する注意点

本邦ガイドラインにより GFR 値による一定の PD 導入基準が示されたことは，治療の標準化という観点から意義が大きいものであった．その後，2010 年に IDEAL Study（オーストラリアとニュージーランドで行われた透析導入時期に関する前向き研究）における PD 患者のサブ解析結果[2]が，2015 年に晩期 PD 導入のリスクに関する前向き観察研究[3]が韓国から報告され，PD 導入において腎不全症候を伴わない場合の GFR 10.0〜15.0 での早期導入は医学的なメリットに乏しく，一方で，GFR 5.0 前後での晩期導入は，腎不全症候がみられない場合でも生命予後が不良となるリスクがあることが示された．これらの研究で示された早期および晩期 PD 導入における問題点を表2 に示した．PD 導入は GFR 値を一つの目安として，腎不全症候，腎不全に至るまでの経過も含めた残存腎機能，そして，患者個々の希望や事情などを総合的に検討したうえで決定されるべきと考えられる．

文献

1) 日本透析医学会：2009 年版 腹膜透析ガイドライン．透析会誌 2009；42：559-564
2) Johnson, D. W., Wong, M. G., Cooper, B. A., et al.：Effect of timing of dialysis commencement on clinical outcomes of patients with planned initiation of peritoneal dialysis in the IDEAL trial. Perit. Dial. Int. 2012；32：595-604
3) Kim, H. W., Kim, S. H., Kim, Y. O., et al.：The impact of timing of dialysis initiation on mortality in patients with peritoneal dialysis. Perit. Dial. Int. 2015；35：703-711
4) Dombros, N., Dratwa, M., Feriani, M., et al.：European best practice guidelines for peritoneal dialysis. 2 The initiation of dialysis. Nephrol. Dial. Transplant. 2005；20（Suppl. 9）：ix3-ix7

渡邉公雄，中山昌明

II 臓器別のアプローチ―腎臓

11 先行的腎移植

Preemptive kidney transplantation

1 定義と現状

腎不全の初回代替治療として透析治療を挟まずに行う腎移植を先行的腎移植（preemptive kidney transplantation；PKT）と呼称する．日本においてはまったく透析治療を受けずに行う移植のほか，移植直前のみに透析を施行した例もこれに含めて定義することが多い（広義のPKT）．また腎機能が低下した移植例で透析治療を経ずに行う二次移植もPKTに含まれる．

PKTが注目されたのは1988年から1998年に施行された米国の移植例の解析で献腎，生体腎ともにPKTの成績が優れ，また透析期間が短いほど成績良好なことが報告されてからであり[1]，以後，世界的に件数は増加している[2,3]．

日本においては1980年代後半に小児の生体移植例において初めてPKTが実施されている[4]．その後，成人生体移植例にも広がり，2001年には年間20件を超え，2005年には50件，2010年には100件，そして2013年には200件を超えるなど年々増加する状況にある[5,6]（図1）．

2 PKTの利点，欠点

末期腎不全，そして透析療法の継続に伴う合併症を回避し，生存を延長できることがPKTのもっとも大きな利点である．また透析療法実施に伴うQOLの低下（通院，食事制限，活動範囲の時間的，空間的制限など）もPKTによって回避される．透析治療に必要なアクセス作製も不要である．さらに透析後の移植例に比較し移植成績は良好であり，腎代替療法のなかではもっとも理想的な治療といえる（図2）．小児においては発育，成長の面でも，もっとも効果が期待できる治療である．一方，欠点として，透析療法に伴うさまざまな制約を経験しないことから，服薬や日常生活においてアドヒアランスが低くなりやすいことが挙げられる．

3 PKTの適応と実施基準，献腎登録基準

1）適応

PKTの適応は透析例での移植適応とまったく同様である．年齢，原疾患，腎提供者，ABO血液型の適合，不適合などにおいて制約はなく，高齢者や糖尿病，全身性エリテマトーデスなどの例にも実施されている．糖尿病例，ABO血液型不

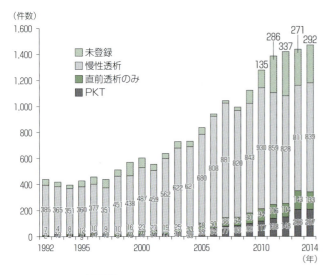

図1 PKTの件数（生体腎移植）
〔文献5），6）より作成〕

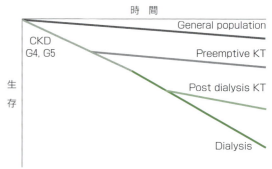

図2 末期腎不全と生存（イメージ）：理想的な腎代替治療

適合例の移植ではそれぞれ約 10 % が PKT となっている[5),6)]．

2) 実施基準（生体腎移植）

慢性腎臓病（CKD）ステージ G5（GFR：15 mL/min/1.73 m² 未満）が PKT の適応として広く受け入れられ，実施されている．移植前検査や生体ドナーの適応評価（検査）には最短でも 1〜3 カ月を要し，また移植手術の日程調整などから PKT の実施には数カ月の準備期間が必要である．そこで可能なかぎり早期から移植前検査を進めておくことが推奨される．腎代替治療インフォームドコンセントで生体 PKT を希望した場合には CKD ステージ G3〜G4 の時期での移植施設への紹介，受診が望まれる．

3) 献腎移植登録基準

米国では透析患者に加え，今後 6 カ月から 1 年以内に代替治療が必要と予測される患者にも移植を受ける機会を作ることがガイドラインで求められている[7)]．そして GFR が 20 mL/min/1.73 m² 未満となった時点で献腎移植の waiting list に載せることが可能となっている．欧州 7 カ国で組織される Eurotransplant においても米国と同様，waiting list への収載は GFR が 20 mL/min/1.73 m² 未満となっている[8)]．

日本においては 2012 年 7 月から日本臓器移植ネットワークへの先行的献腎移植登録が可能となった．登録基準は 19 歳以上では eGFR が 15 mL/min/1.73 m² 未満，19 歳未満，または腎移植後で腎機能が低下した例では 20 mL/min/1.73 m² 未満と定められ（表），2015 年末現在，約 300 件が登録されている．

当初はすべての登録症例に先行的献腎移植登録審査が必要とされたが，2015 年 8 月からは 20 歳未満，膵腎同時移植，肝腎同時移植例のみの審査へと変更された．2015 年末の時点で小児例と膵腎同時移植例に献腎 PKT が実施されている．

表 先行的献腎移植登録（統一基準）

1) 申請時から 1 年前後で腎代替療法が必要になると予測される進行性腎機能障害の場合で，かつ，
2) 19 歳以上では，eGFR 15 mL/min/1.73 m² 未満
3) 19 歳未満または，腎移植後で移植腎機能の低下が進行してきた場合では，eGFR 20 mL/min/1.73 m² 未満

〈参考式〉
- 日本腎臓学会 eGFR 推算式（194 式）
  eGFR（mL/分/1.73 m²）= 194 × Cr⁻¹·⁰⁹⁴ × 年齢⁻⁰·²⁸⁷（男性）
  eGFR（mL/分/1.73 m²）= 194 × Cr⁻¹·⁰⁹⁴ × 年齢⁻⁰·²⁸⁷ × 0.739（女性）
- 日本小児腎臓病学会の eGFR 推算式（19 歳未満に適応）
  eGFR = 110.2 ×（reference serum Cr/patient's serum Cr）+ 2.93
- Reference serum Cr は身長より以下の計算式で求める（x = 身長）
  男児：$y = -1.259x^5 + 7.815x^4 - 18.57x^3 + 21.39x^2 - 11.71x + 2.628$
  女児：$y = -4.536x^5 + 27.16x^4 - 63.47x^3 + 72.43x^2 - 40.06x + 8.778$

平成 24 年 7 月 1 日作成
平成 27 年 10 月 1 日改訂第 5 版

〔日本臓器移植ネットワークホームページ[参考URL 1)]〕

文献

1) Meier-Kriesche, H. U. and Kaplan, B. : Waiting time on dialysis as the strongest modifiable risk factor for renal transplant outcomes : a paired donor kidney analysis. Transplantation 2002 ; 74 : 1377-1381
2) UNOS annual report 2009
3) Eurotransplant annual report 2014
4) 小松康宏，川口 洋，武田優美子，他：透析導入前に腎移植を行い，良好な身体発育が得られた先天性ネフローゼ症候群の女児例．日本小児腎臓病学会誌 1994 ; 7 : 65-69
5) 八木澤隆，三重野牧子，湯沢賢治，他：腎移植臨床統計からみた腎移植の動向と成績．日本臨床腎移植会誌 2013 ; 1 : 159-165
6) 日本移植学会，日本臨床腎移植学会：腎移植臨床登録集計報告（2015），2014 年実施症例の集計報告．移植 2015 ; 50 : 101-118
7) Kasiske, B. L., Cangro, C. B., Harihanan, S., et al. : The evaluation of renal transplant candidates : Clinical practice guidelines. Am. J. Transplant. 2001 ; 2 (Suppl. 1) : 5-95
8) Mayer, G. and Persijin, G. G. : Eurotransplant kidney allocation system (ETKAS) : rationale and implementation. Nephrol. Dial. Transplant. 2006 ; 21 : 2-3

参考 URL（2016 年 4 月現在）
1) 日本臓器移植ネットワーク：先行的献腎移植（透析療法開始前の死体腎移植）の登録について（医療関係者向け）http://www.jotnw.or.jp/transplant/img/pdf/entryflow_manager.pdf

八木澤隆

II 臓器別のアプローチ—腎臓

12 アクセス不全：バスキュラーアクセス

Hemodialysis vascular access dysfunction

1 アクセス機能のモニタリング

バスキュラーアクセス（VA）は日々の治療で使用されるものであり，穿刺や止血の状況，その日の血圧，ドライウエイト（DW）を含めた除水量のミスマッチなどによって日々機能が変化すると考えられている．CSN（Canadian Society of Nephrology）のガイドラインにおいてもVA機能のモニタリングプログラムを確立することが必要であると第一に述べられている[1]．具体的なモニタリング方法はシャントスリル，シャント雑音，シャント静脈全体の触診（狭窄部位確認），ピロー状態評価，止血時間延長，シャント肢の腫脹などであり，毎週観察するべきである[2]．

たとえば，図1に示すようなフロー図を用いてモニタリングを行うのも一つの方法である．

池田らはVAの機能・形態を客観的に評価するためにシャントトラブルスコアリング（表1）を用いて非常に良好な成績を得ていることを報告してきた[3]．このような定期的なモニタリングこそがVAの機能不全を早期に発見する一つの方法と考えられる．

2 自己動静脈内シャント（AVF）におけるモニタリング

最近では，VAに対する超音波検査の進歩は目覚ましく，非常に安価なハンディタイプの機器も発売されているため，多くの施設で施行されるようになってきている．VA静脈の狭窄や内膜肥厚の形態はもちろん，超音波ドップラーを用いて測定した上腕動脈によるVA血流量や血管抵抗指数（R.I.；resistance index），拍動係数（P.I.；pulsatility index）を客観的指標として検出する試みがなされている（図2；筆者らのアクセス外来より）．

VA血流量の測定は侵襲が少なくVA機能把握に有用であり，血流量の測定により閉塞のリスクが30％低下したという報告もある[4]〜[7]．定期的にVAの血流量を評価し，500 mL/min未満またはベースの血流量より20％以上の減少は狭窄病変が発現している可能性がある[1]．

VAの血流量の測定に関してはK-DOQI（Kidney Disease Outcomes Quality Initiative）ガイドライン[8]では自己静脈を用いたVAについては600 mL/min未満になれば狭窄を疑って血管造影を行うことを推奨している．CSNガイドライン

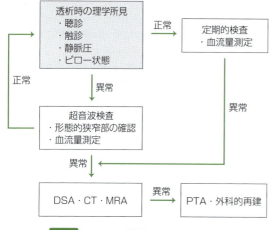

図1 アクセス機能のモニタリング

表1 シャントトラブルスコアリング（第Ⅱ版）

大項目【絶対的早期 PTA 実施項目】
1）血流不足（200 mL/min 以下）
2）再循環による透析効率の低下（10％以上）

小項目【2項目以上でDSAの実施，3項目以上で早期DSA実施】
1）狭窄部の触知
2）狭窄音の聴取
3）静脈圧の上昇
4）止血時間の延長
5）シャント音の低下
6）不整脈
7）ピロー部の圧の低下

〔文献3）より引用〕

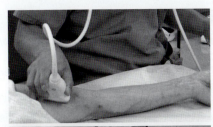

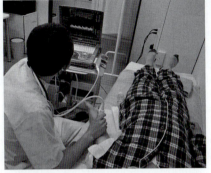

図2　AVFにおけるモニタリング
（筆者らのアクセス外来より）

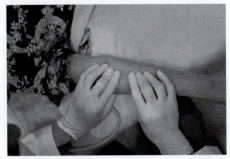

① 駆血する
② 中枢側の血管を圧迫し，シャントの流れを遮断する
③ 4指，3指，2指の順に圧迫し，血流を狭窄部に向けて送り込む．血管が怒張し狭窄部位が拡張していく
※毎回穿刺前に30秒～1分繰り返す

図3　血管加圧マッサージ（ミルキング法）

では，500 mL/min未満またはベースの血流量より20％以上の減少が出現した場合は狭窄を疑うべきと述べている[9]．わが国ではおもにVAの血流量は超音波ドップラー法で測定されている報告が多いが，VA血流量は機能良好な群では500～1,000 mL/minと報告されている．超音波ドップラー法による測定は施行者によるバリアンスや検査時のドライウエイト，患者血圧，VA作製時の動静脈吻合径の影響を受ける．そのことからも絶対的な最低血流量に関しては個人差が大きくなる．むしろ経時的な変化が重要であり，VAの血流量とその変化率を用いてVA機能をモニタリングすることを推奨する．

　2015年，筆者らの施設でのAVFにおけるVAIVT（vascular access interventional therapy）介入時の平均血流量は，410 mL/minであった．血流量の低下率でみると，もともとのVA血流量の46％低下に相当していた．推奨されている血流量よりも低流量まで粘っている傾向がわかる．その理由として，①筆者らは心負荷の問題から低流量VAを推奨している，②日本特有の3カ月ルールのしばりがあるため粘らざるをえない，③医療経済の面からVAIVT症例を必要最小限に抑えようとしている，が挙げられる．そのためにはVA機能を長持ちさせる工夫も必要と考えてい

る．自己血管におけるVAでは，直接皮下にVA静脈を触知しやすい．そこで，VA機能不全になりにくいように狭窄部を中心とした血管加圧マッサージ（ミルキング法）も積極的に行い始めた（図3；筆者らの血管マッサージ）．穿刺前に30秒～1分間，穿刺者が行っている．もちろん全症例に必要なマッサージではない．筆者らの施設では再狭窄しやすい症例（全体の1割程度）に適応している．このような開存期間を延ばす努力も今後必要と考える．

3　人工血管移植内シャント（AVG）におけるモニタリング

　北米においてはグラフトを用いたVAが大半を占めており，わが国よりも非常に多くの経験が蓄積されている．Grayらはグラフトを用いたVAの血流量を測定した報告をまとめているが，血栓の発生率が高くなる血流量は300～800 mL/minの広い範囲になり，最低血流量の絶対値を決定することは難しいと考えられた[10]．しかし，継続的な血流量の低下は血栓の発生率を高めると考えられた．一方，K-DOQIガイドラインでは血流量600 mL/min未満または血流量1,000 mL/min未

表2 AVGにおけるモニタリング

	AVF	AVG
K-DOQI	600 mL/min 未満	600 mL/min 未満または1,000 mL/min 未満では4カ月間で25％以上の血流低下
CSN[9]	500 mL/min 未満または20％以上の血流低下	650 mL/min 未満または20％以上の血流低下

満では4カ月間で25％以上の血流量の低下がある場合は，血管造影を施行して狭窄の有無を調べることを推奨している．CSNのガイドラインでは血流量650 mL/min 未満または20％以上の血流量の低下をさらなる検索の基準としている．Vascular Access Societyのガイドライン[参考URL 1]では血流量の絶対値を決定することはできないが，その経時的な変化を測定することが有用であると述べている．

また，グラフトを用いたVAの場合は，流出静脈の吻合部を含めた狭窄が静脈圧に影響を与える．わが国においては一般的に透析中の静脈圧の変化を基準にしてその狭窄を評価する試みがなされている．これはK-DOQIガイドラインに示されている動的な静脈圧を意味することになる．この動的静脈圧は穿刺針のゲージ・回路の形状および血流量に大きな影響を受けることは当然である．そこで，K-DOQI・CNS・Vascular Access Societyのガイドラインでは静的な静脈圧を測定することを推奨している．

当該施設によってモニタリングのプログラム方法は変わる．とはいえ非侵襲的な超音波検査から得られる情報は多く，前述のごとく各国のガイドラインの指標として用いられる時代となってきた（表2）．国内でも多くの施設で普及し，経験が蓄積されていくことを期待する．

文献

1) Churchill, D. N., Blake, P. G., Goldstein, M. B., et al. : Clinical practice guidelines of the Canadian Society of Nephrology for treatment of patients with chronic renal failure. J. Am. Soc. Nephrol. 1999 ; 10 : S287-S321
2) Richard, J. G. and Jeffrey, J. S. : Dialysis access-a multidisciplinary approach. 2002, 111-118, Lippincott Williams and Wilkins
3) 池田 潔：インターベンション治療──適応範囲と新しい器材・技術の発展．臨牀透析 2005 ; 21 : 1607-1611
4) Sands, J. J., Jabyac, P. A., Miranda, C. L., et al. : Intervention based on monthly monitoring decreases hemodialysis access thrombosis. ASAIO J. 1999 ; 45 : 147-150
5) Tessitore, N., Lipari, G., Poli, A., et al. : Can blood flow surveillance and pre-emptive repair of subclinical stenosis prolong the useful life of arteriovenous fistulae? A randomized controlled study. Nephrol. Dial. Transplant. 2004 ; 19 : 2325-2333
6) Tessitore, N., Mansueto, G., Bedogna, V., et al. : A prospective controlled trial on effect of percutaneous transluminal angioplasty on functioning arteriovenous fistulae survival. J. Am. Soc. Nephrol. 2003 ; 14 : 1623-1627
7) Tessitore, N., Bedogna, V., Poli, A., et al. : Adding access blood flow surveillance to clinical monitoring reduces thrombosis rates and costs, and improves fistula patency in the short term : a controlled cohort study. Nephrol. Dial. Transplant. 2008 ; 23 : 3578-3584
8) Vascular Access Work Group : Clinical practice guidelines for vascular access. Am. J. Kidney Dis. 2006 ; 48 (Suppl. 1) : S176-S247, S248-S273
9) Jindal, K., Chan, C. T., Deziel, C., et al. : Canadian Society of Nephrology Committee for Clinical Practice Guidelines : Heomodialysis clinical practice guideline for the Canadian Society of Nephrology. J. Am. Soc. Nephrol. 2006 ; 17 : S1-S27
10) Gray, R. J. : Percutaneous intervention for permanent hemodialysis access. J. Vasc. Interv. Radiol. 1997 ; 8 : 313-327

参考URL（2016年4月現在）
1) Vascular Access Society
http://www.vascularaccesssociety.com/intro/guidelines

安田 透，池田 潔

II 臓器別のアプローチ―腎臓

13 アクセス不全：ペリトネアールアクセス

Peritoneal access dysfunction

ペリトネアールアクセスは腹膜透析液の注液・排液を役割とし，腹膜，腹膜透析液と並んで腹膜透析の維持に必要不可欠なものである．ペリトネアールアクセスは通常，腹膜透析カテーテルと呼称されるが，その機能不全は腹膜透析の施行を不可能にする．

1 重症度分類

カテーテルの閉塞には，透析液の注液・排液がまったく不可能である完全閉塞と，部分的な閉塞による不完全閉塞がある．不完全閉塞の場合には腹膜透析が部分的に可能であるが，維持腹膜透析はできないことが多い．

2 原因

カテーテル機能不全は，カテーテルの閉塞原因がカテーテルの周囲にある臓器に起因するもの，カテーテルの内腔に存在するフィブリンなどに起因するもの，カテーテルの曲がりに起因するものに分けられる（表）．

1）カテーテルの閉塞

カテーテル閉塞の原因として，①大網，腹膜垂，卵管采などカテーテル周囲の腹腔内臓器によるカテーテル小孔からの内腔への侵入，②腹膜炎などで生ずるフィブリン塊やカテーテル留置術後の血塊がカテーテル内腔に存在する，③カテーテル走行の折れ曲がり（kink）が挙げられる．腹腔内臓器の巻絡は排液時にカテーテル内腔に吸引されることによる．

大網の巻絡は閉塞の原因としてもっとも多く，15〜32％のカテーテルに合併すると報告されている．大網が骨盤内に広がっているため，カテーテルの位置が適正であるにもかかわらず巻絡が発生する可能性のある長い大網を有する症例はカテーテル留置術症例の15％にみられる．

2）カテーテルの位置異常

カテーテルは腹腔内で自由に浮かんでいる状態であるため，カテーテルの位置移動は日常的に認められる．注・排液異常のない単純な位置移動は放置してもよいが，注・排液異常を呈した場合には腹膜透析の継続に支障をきたすため対応が必要である．カテーテル先端の腹腔内上方への単純な位置移動，腸管や子宮の間隙へのカテーテルの迷入が原因として挙げられる．カテーテルの機能不全を伴うカテーテルの位置異常にはカテーテルの閉塞を伴っていることが多い．閉塞の多くが大網の巻絡を原因とするが，移動したカテーテルに大網が巻絡するのか，大網の巻絡の結果としてカテーテルが上方に引っ張り上げられるのかは定かではない．

3）カテーテルの閉塞による注・排液の障害（flow obstruction）

注・排液の障害は閉塞の機序によってその様相が異なる（図1）．透析液の注液および排液の異常には，注液・排液ともに障害される two-way obstruction と，注液・排液のどちらかがおもに障害される one-way obstruction とがある．two-way obstruction は，皮下や腹腔内におけるカテーテルの折れ曲がり（kink）によって生ずることが多い．one-way obstruction は，注液はできるが排液ができない out-flow obstruction と，排液

表　心不全の原因となる要素
①カテーテル周囲に閉塞の原因がある 　臓器の巻絡（e.g. 大網，卵管采，腹膜垂） 　flow obstruction ; out-flow obstruction
②カテーテル内腔に閉塞の原因がある 　内腔の閉塞（e.g. フィブリン，凝血） 　flow obstruction ; in-flow obstruction
③カテーテルが折れ曲がっている 　腹壁，腹腔内 　flow obstruction ; two-way obstruction

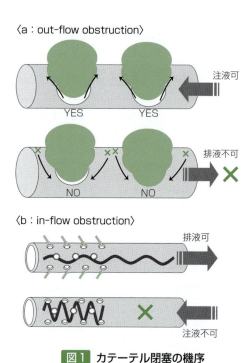

図1 カテーテル閉塞の機序

はできるが注液が困難である in-flow obstruction に分類できる．カテーテル周囲に大網などの閉塞原因がある場合（表①）の obstruction は，注液の際にカテーテル内圧が上昇してカテーテル周囲の閉塞物と小孔の間に間隙が生ずるため，注液は可能である．一方，排液の際には閉塞物がチェックバルブのようにカテーテル内腔に入り込むため排液ができなくなる（図1a）．

カテーテル内腔にフィブリンなどの閉塞原因がある場合（表②）の obstruction は，排液の際には，フィブリンが伸展してカテーテルとフィブリンとの間に間隙が生ずるため排液は可能である．しかし，注液の際には，注液による圧でフィブリンが折りたたまれて太くなりカテーテル内腔の間隙がなくなるために注液ができなくなる（図1b）．この現象はカテーテル内腔にあるフィブリンに移動性があれば顕著になる．また，フィブリンの太さや長さによっても obstruction に差異が生ずると考えられるが，筆者の施設ではわずか3mmのフィブリンによる in-flow obstruction を経験している．Twardowski ら[1]は，この in-flow obstruction を生ずるフィブリンを，カテーテル内でアコーディオンのように伸び縮みすることからアコーディオンクロットと名づけている．

3 診断方法

カテーテルおよび腹部の画像情報はカテーテル機能不全の部位と原因の診断に重要である．側面像も含めた単純X線撮影によってカテーテルの位置異常，kink が診断できる．カテーテル造影はカテーテル閉塞の診断に不可欠である．フィブリン塊や血塊による閉塞では，カテーテル内腔における造影剤の途絶や狭窄が観察される．大網など腹腔内臓器による巻絡では，カテーテル小孔部分に陰影欠損が認められると同時に造影剤の腹腔

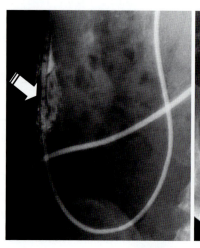 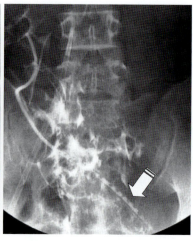

図2 カテーテル造影
カテーテル小孔に一致した陰影欠損像（矢印）．腹腔内への造影剤の広がりが乏しい．

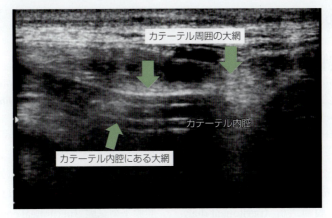

図3 カテーテル閉塞の超音波検査

内への広がりが障害されている（図2）．カテーテル造影後の造影剤は可能なかぎり腹腔から除去することが重要である．

　超音波検査によるカテーテルの閉塞の診断も有効である．腹腔内に透析液が貯留している状態で，閉塞物が検出できることが多い．図3に大網によるカテーテル閉塞の超音波所見を示す．カテーテル周囲と内腔に大網が存在している．

文献

1) Twardowski, Z. J. and Pasley, K. : Reversed one-way obstruction of the peritoneal catheter. Perit. Dial. Int. 1994 ; 14 : 296

　　　　　　　　　　　　　　　　　窪田　実

II 臓器別のアプローチ―腎臓

14 被囊性腹膜硬化症（EPS）

Encapsulating peritoneal sclerosis

1 病態・疫学

被囊性腹膜硬化症（encapsulating peritoneal sclerosis；EPS）は，腹膜透析（peritoneal dialysis；PD）のもっとも深刻な合併症である．その基本的病態は，びまん性に肥厚した腹膜の広範な癒着によりイレウス症状を呈するもので，さらに局所あるいは全身の炎症反応，貧血，低栄養を伴う．EPS発症に関わる要因として，感染性腹膜炎，長期間のPD施行，生体適合性の不良な透析液への曝露などが想定されている．

2008年から2012年にかけて本邦におけるEPSの現状を調査することを目的とした多施設共同前向き観察研究（NEXT-PD研究）が実施され，EPSの発症率は1.0％（2.3例/1,000人・年）と報告されている[1]．EPSの発症率は2000年前後の報告と比較すると低下傾向となっており，この背景として，国内で使用される透析液が従来の酸性液から中性液に切り替わったことやEPS発症リスク（除水不全，腹膜炎，長期の透析期間）を考慮してPD治療の計画的な中止が行われるようになったことなどが影響していると考えられる．

2 診断基準

2009年に国際腹膜透析学会よりEPSに関するステートメントが示され，この中でEPSの診断における参考所見について述べられている（表1）[2]．基本的なEPSの診断は，長期PD施行例で腹膜平衡試験（peritoneal equilibration test；PET）において経時的な腹膜透過性の亢進が認められる症例や腹膜炎が重症化・遷延する症例で，イレウス症状を呈し，血性排液や炎症所見（CRP陽性，低アルブミン血症）を伴い，CT検査にて腹膜石灰化や腸管の肥厚と拡張，腹水貯留などの所見を確認することによってなされる．注意すべき点としてEPSに特異的な血液・PD排液中の所見や画像所見は存在しないこと，PETで腹膜透過性が亢進していない症例でも発症する場合があることが挙げられる．開腹または腹腔鏡により腹膜の状態を直接観察したり腹膜生検により病理学的な評価を行うことは確定診断に結びつく検査となりうるが，侵襲が大きく一般的ではない．多くはPDカテーテル抜去の際や開腹手術が必要な疾患を合併した場合，または剖検によって確認がなされたものである．

3 臨床ステージ

NEXT-PD研究においてEPSによる死亡率は21.4％と報告されており，不幸な転帰をたどる例は少なくないが，EPS発症早期からのステロイ

表1 EPS診断のための参考所見（国際腹膜透析学会）

症状・検査所見	イレウス症状，発熱，食欲低下，体重減少
	血性排液，CRP陽性，低アルブミン血症
画像所見	CT検査：腹膜石灰化，腸管の肥厚と拡張，腹水貯留
腹膜機能検査	腹膜平衡試験：腹膜透過性の亢進
病理所見	腹膜中皮細胞の脱落，間質の線維性肥厚
	細小動脈の内腔狭窄・閉塞，血管新生

〔文献2）を一部改変・引用〕

表2 EPS 臨床病期分類（案）

病期分類	臨床症状および検査所見	治療法
Ⅰ．前発症期	除水低下，血性排液，腹水貯留，腹膜石灰化，低アルブミン血症	腹膜休息，腹腔洗浄　ステロイド
Ⅱ．炎症期	発熱，食欲低下，体重減少，CRP 陽性	ステロイド
Ⅲ．被嚢期（進行期）	イレウス症状	ステロイド　完全静脈栄養
Ⅳ．慢性期（完成期）	間欠的・持続的なイレウス症状	外科的治療

〔文献3)を一部改変・引用〕

ドを中心とした治療介入例では機能回復例は90％を超えている．従前の酸性透析液の時代に比較してEPSの臨床像は軽症化している可能性に加え，早期の段階から積極的に治療が行われるようになったことが機能予後の改善に寄与していると考えられる．NakamotoらはEPS患者256例を対象とした観察研究の結果を基に臨床病期分類(案)を示している（表2)[3]．臨床ステージを適切に評価することは，その後の治療方法を選択するうえでも重要であり，EPS発症早期であればステロイドによる治療効果が期待でき，一方で病期の進行した慢性期の症例であれば，腸管癒着剝離術の積極的な適応となる．

以上，本邦のEPS患者の特徴を踏まえて，診断および臨床ステージ分類について概説した．今後，EPSの発症や重症度を予測するための診断能力に優れたバイオマーカーや侵襲度の低い腹腔観察法などの開発が進めば，より精度の高い診断基準や病期分類が示されるようになると考えられる．また，透析液の生体適合性がさらに改善されれば，EPS発症のリスクを抑制しつつ長期にわたり安定したPD療法が行われるようになることが期待される．

文献

1) Nakayama, M., Miyazaki, M., Honda, K., et al. : Encapsulating peritoneal sclerosis in the era of a multi-disciplinary approach based on biocompatible solutions : the NEXT-PD study. Perit. Dial. Int. 2014 ; 34 : 766-774
2) Brown, E. A., Van Biesen, W., Finkelstein, F. O., et al. : Length of time on peritoneal dialysis and encapsulating peritoneal sclerosis : position paper for ISPD. Perit. Dial. Int. 2009 ; 29 : 595-600
3) Nakamoto, H. : Encapsulating peritoneal sclerosis-a clinician's approach to diagnosis and medical treatment. Perit. Dial. Int. 2005 ; (Suppl. 4) : S30-S38

渡邉公雄，中山昌明

II 臓器別のアプローチ─腎臓

15 腹膜透析の腹膜炎

Peritonitis in peritoneal dialysis patients

腹膜透析（PD）における腹膜炎には非感染性腹膜炎，感染性腹膜炎の2種類がある．臨床上遭遇しやすいのは感染性腹膜炎である．

1 非感染性腹膜炎

非感染性腹膜炎には好酸球性腹膜炎，化学物質による腹膜炎（たとえばカルシウム拮抗薬のマニジピン，ベニジピン，アゼルニジピンなど），悪性腫瘍による腹膜炎，乳び排液などがある．好酸球性腹膜炎は透析液排液の混濁および排液中の好酸球の増加（これまでの報告では排液白血球数の10～90%）をもって診断する．多くはPD導入初期に起こるが，カテーテル入れ替え後などに起こった報告もある．原因はPD透析液，バッグ可塑剤，透析カテーテルやチューブとその滅菌剤などによるアレルギー，透析液の腹腔への注液による機械的刺激が原因と考えられている．自然治癒することが多いが，まれにステロイド治療を行う症例もある．乳び排液で多いのは，脂肪成分の多い食事をした後，一過性に血中から腹腔内へ中性脂肪濃度が上昇し起こるもので，数時間程度で消えることが多い．

2 感染性腹膜炎

診断基準は，①症状・身体所見：排液混濁，腹痛，発熱，吐き気，下痢など，②排液検査所見：白血球数 $100/mm^3$ 以上，かつ好中球50%以上，より診断する[1]．診断は4時間以上貯留した排液で行うのが原則であるが，短時間貯留では排液白血球数が $100/mm^3$ 以上でなくても好中球が50%以上であれば診断する．また腹腔内が空の場合には新たに1Lの透析液の腹腔内貯留を行い，1～2時間貯留にて排液検査（白血球分画）を行う．これでもはっきりしない場合は，さらに2時間の貯留を行い検査する．

感染経路別には傍カテーテル感染（カテーテル出口感染からの波及などカテーテルの外側を経由したもの），経カテーテル感染（バッグ交換時の感染などカテーテルの内側より菌が侵入），腹腔内感染からの波及に分けられる．経過の分類としては表1のように分類される．再燃性腹膜炎は抗菌薬治療の有効性ならびに治癒率が低く死亡率が高く，適切な時期にカテーテル抜去・入れ替えを考慮する必要がある[2]．難治性腹膜炎では腹膜機能を温存し生命予後や病態を悪化させないために，カテーテル抜去を行うべきである．

原因菌種による分類では，菌種により症状や経過に特徴があり，重症度も異なる．下記におもな菌種による腹膜炎の特徴を挙げる．

1）コアグラーゼ陰性ブドウ球菌

タッチコンタミネーションの原因菌として多い表皮ブドウ球菌などを含む一般的な感染性腹膜炎．症状は軽く抗菌薬の反応もよく外来治療で済むものもある．しかしバイオフィルムを形成し再

表1 経過による感染性腹膜炎の分類

・初回腹膜炎	初回の腹膜炎
・再発性腹膜炎	前回の腹膜炎治療終了4週間以内に発症した腹膜炎．起炎菌は異なるもの
・再燃性腹膜炎	前回の腹膜炎治療終了4週間以内に発症した腹膜炎．起炎菌は同一または検出できないもの
・反復性腹膜炎	前回の腹膜炎治療終了後4週間以上経過して発症したもので起炎菌が同一のもの
・難治性腹膜炎	適切な抗菌薬が使用されているにもかかわらず，5日経過しても排液が清明にならないもの

〔文献1）より引用〕

燃性腹膜炎を起こす場合にはカテーテル入れ替えが有効である．

2) 連鎖球菌，腸球菌

連鎖球菌は2013年本邦の腹膜炎の起炎菌でもっとも多い菌であった[3]．本菌は抗菌薬治療に反応しやすいといわれている．腸球菌感染は消化管由来が多く，重症化しやすい．バンコマイシン耐性腸球菌による腹膜炎は治療により改善が早期に得られない場合はカテーテル抜去が必要である．

3) 黄色ブドウ球菌

カテーテル出口感染やトンネル感染などカテーテル関連感染やタッチコンタミネーションによるものが多く，腹痛が強い場合が多い．出口部感染からの腹膜炎の場合は難治性でカテーテル抜去が必要になりやすい．メチシリン耐性黄色ブドウ球菌（MRSA）感染による腹膜炎ではバンコマイシンやテイコプラニンなどによる治療を行うが，治療困難な場合が少なくない．

4) 培養陰性感染

2013年の本邦の腹膜炎の実態調査では培養陰性の腹膜炎は38.1％もあった[3]．培養陰性となる理由は，来院前に患者が抗菌薬を服用している，特殊培養を必要とする菌である，などさまざまであるが，本邦では多くの施設で国際腹膜透析学会（ISPD）ガイドラインが勧めている排液の濃縮培養法を施行しておらず，これも一因である可能性がある．培養陰性率が20％以上の施設は培養方法の改善をする必要がある．3日間培養を継続しても細菌が培養されず腹膜炎が持続する場合には，マイコバクテリウム，真菌，レジオネラなどを対象とした特殊培養をする．

5) 緑膿菌

緑膿菌による腹膜炎はカテーテル関連感染に伴うものが多く，重篤となりやすく，カテーテル抜去が必要となることが多い．

6) その他のグラム陰性菌

大腸菌，クレブシエラ，プロテウスなどのグラム陰性菌感染はバイオフィルムを形成しやすく治療抵抗性であることが多く，グラム陽性菌に比べ予後は悪い．原因として便秘，腸炎などからも合併することがある．

7) 複数菌感染

複数の腸管内細菌による腹膜炎は壊死性胆嚢炎，阻血性腸炎，盲腸炎，憩室炎などによるものが多く，外科的治療とともにカテーテル抜去を必要とするケースが多い．嫌気性菌の場合には予後が悪く死亡に至る例もあり，外科的処置が絶対必要である．グラム陽性菌の複数混合感染はコンタミネーションやカテーテル関連感染によることが多く，抗生物質に反応しやすいものが多い．

8) 真菌感染

真菌性腹膜炎は致死率25％以上といわれており非常に重篤であり，診断後速やかにカテーテル抜去が必要である．

9) マイコバクテリウム属

頻度は少ないが診断および治療は困難な場合が多い．結核性と非結核性に分けられ，通常の細菌感染と症状や排液の白血球分画などの所見は同じである．抗菌薬に抵抗性である場合，再燃性の場合や培養陰性腹膜炎の場合に特殊検査をしてはじめて診断されることが多い．

結核性の場合は肺やそれ以外の結核の存在も疑い検査を行う．ガイドラインではカテーテル抜去の適応とされており，抜去時腹膜生検を考慮するべきである．治療は一般の結核に基づいた治療を行う．非結核性腹膜炎の報告はまれであるが多剤による治療が必要であり，ガイドラインではカテーテル抜去が望ましいとしている．表2にカテーテル抜去の適応となる腹膜炎を挙げる．

腹膜炎は診断・治療のみならず再発を含む予防が重要である．このためには個々の腹膜炎の原因分析・再発防止のための患者教育に加え，施設の腹膜炎発症率や起炎菌，抗菌薬感受性，発症要因などのモニタリングを行う必要がある．ガイドラインは発症率を0.67回/1患者年以下にするべきとしているが，2013年の本邦の腹膜炎発症率は

表2 カテーテル抜去の適応（または考慮）となる腹膜炎

1. 難治性腹膜炎
2. 再燃性腹膜炎
3. 真菌性腹膜炎
4. 反復性腹膜炎
5. マイコバクテリウム属および複数の腸管内細菌感染による腹膜炎で治療に反応しないもの

〔文献1）を改変〕

0.195回/1患者年と非常に良い成績であった．しかし培養陰性率が高い，死亡率1.1％であるなど問題点もあり，今後さらに検討を要する．

文献

1) Li, P. K., Szeto, C. C., Piraino, B., et al. : Peritoneal dialysis-related infections recommendations : 2010 update. Perit. Dial. Int. 2010 ; 30 : 393-423
2) Szeto, C. C., Kwan, B. C. H., Chow, K. M., et al. : Recurrent and relapsing peritonitis : Causative organisms and response to treatment. Am. J. Kidney Dis. 2006 ; 1 : 768-773
3) Higuchi, C., Ito, M., Masakane, I., et al. : Peritonitis in peritoneal dialysis patients in Japan : a 2013 retroprospective questionnaire survey of Japanese Siciety for Peritoneal Dialysis Member Institution. Renal Replacement Therapy. 2016, 2 : 2 DOI : 10.1186/s41100-016-0014-6

樋口千惠子

II 臓器別のアプローチ―腎臓

16 腹膜透析の出口部感染

Exit-site infection in peritoneal dialysis

　本邦の腹膜透析（PD）患者数は2014年末で9,255名，全透析患者[1]の2.9％となっていて，全体に対する割合としては年間約0.1％ずつ減少している．PD継続率は施設や国によってさまざまで，5年継続率は約30〜70％と報告されている[2]．また，PD離脱の約25％は腹膜炎によるもので[3]，その10％以上は傍カテーテル経路由来と考えられる[4]．

　国際腹膜透析学会（ISPD）のガイドラインで，PD関連腹膜炎はどの施設においても18患者・月に1回（1患者・年に0.67回）を超えてはいけないとされていて[5]，本邦での頻度はそれよりもかなり下回っている．2005年の全国調査までは経年的に腹膜炎の頻度は減少していたが，最近の報告ではほぼ一定の頻度で発症している．また傍カテーテル性腹膜炎の原因である出口部，皮下トンネル感染に至っては，約30年前からほとんど改善していない状況であり，かなりの施設間格差も認められている（表1）[4),6)]．これが出口部ケアの方法によるのか，出口部感染の評価が施設間で異なることに起因するためかは不明である．

1 出口部の評価基準

　出口部感染に対する評価や診断基準についてはこれまでさまざまな報告がある．1984年Pierratos[7]は出口部感染を発赤や硬結，あるいは排膿と定義し，痂皮形成や炎症所見のない出口部からの排菌は出口部感染ではないとした．また，1989年Ludlamら[8]は排膿もしくは出口部周囲1cm以上の発赤を出口部感染と定義した．

　報告によって定義が異なり，"正常出口部"を定義した報告が少ないうえに，出口部感染に移行しやすい感染前期状態の出口部を評価する基準を示した報告はなかった．

表1　本邦における出口部・トンネル感染と腹膜炎の頻度

	調査年	1986	1996	2005	2013
出口部・トンネル感染	調査施設数	229	23	46	271
	対象患者数	1,341	1,308	2,162	4,225
	平均発症頻度（1回/患者・月）	38.7	20.4	35.8	35.3
	最大発症頻度	―	5.8	8.2	―
	最小発症頻度	―	259	285.5	―
腹膜炎	調査施設数	229	23	46	244
	対象患者数	1,341	1,308	2,162	4,256
	平均発症頻度（1回/患者・月）	22.1	53.3	73.5	54.5
	トンネル感染による腹膜炎（％）	―	―	12.1	―

〔文献4），6）から改変・引用〕

表2 Twardowskiの出口部分類

	急性感染	慢性感染	カフ感染	感染の疑い	良好	完全
疼痛	+	−	+（カフ周囲）	−	−	−
腫脹	+	−	カフ周囲に硬結	−	−	−
発赤	+（≧13 mm）	−	−	+（＜13 mm）	+（＜13 mm）	−
膿性，血性などの滲出液	+	+	+	+	−	−
トンネル部の上皮形成	−	−	−	一部あり	+	+
肉芽形成	++	++	++	+	+	−
感染期間	＜4週間	≧4週間				

++：顕著にあり，+：あり，−：なし　　〔文献9)から改変・引用〕

2 Twardowskiの分類

これらの問題点をふまえて，1996年Twardowskiら[9]は出口部所見を6段階に分けて評価し，その予後などから治療方針を示した．表2に示したようにこの分類では，膿性もしくは血性の滲出液や高度な肉芽形成などから"出口部感染"と判断するが，長径13 mmまでの発赤やわずかな肉芽は"感染の疑い"としている．また，このような状態に疼痛，腫脹，13 mm以上の発赤を伴った場合を急性感染と定義している．この分類では，出口部所見を統一することができて有用であるが，それぞれのカテゴリーに一致しない所見が存在する．

3 ISPDのガイドライン

2010年改訂のISPDガイドラインでは，出口部感染の定義を"出口部から膿性の滲出液があること"としている[5]．2005年改訂のISPDガイドラインでは，1999年に小児科医のSchaeferら[10]の報告で使用された出口部の評価スコアの有用性も示されていた．これは発赤や腫脹をスコア化して診断する方法であるが，2010年のガイドラインでは記載がなく，膿性滲出液以外の変化をどのように評価するかについては明確に示されていない．

本邦のレジストリでも出口部感染を"明らかな排膿あり"と定義している[6]が，他の報告では，膿性分泌物の存在以外に，発赤や硬結，圧痛なども診断基準にしているものもある[11]．レジストリや報告間での評価法に若干違いがあるため発症率などの正確な比較は困難と考えられる．

トンネル感染については，トンネル部の発赤，腫脹，圧痛を認めるものと定義され，超音波検査の有用性も示されているが，画像的に明らかな異常が認められても臨床兆候が認められないこともある[5]．

また出口部感染の重症度，治療反応性は起炎菌にも左右されるため，診断だけではなく細菌学的評価も同時に行い治療の方向性を検討する必要がある．たとえば黄色ブドウ球菌や緑膿菌は皮下トンネル感染や腹膜炎に進展しやすいため，より積極的な治療戦略の必要性が示されている[5]．

4 出口部管理

出口部を良好に維持しカテーテル関連感染症を予防するために，出口部作製の部位設定やケアの方法などについてさまざまな検討が行われている[12]．国によっては適用できない薬物や耐性菌の問題も指摘されているが，ISPDではカテーテル出口部や鼻腔内への抗菌薬の外用を推奨している[13]．これらのケアを行いながら，日常的な観察において，出口部が健常か，病的であればどのような状態であるかを一定の基準をもって評価し，迅速に対応することがPD継続のためにも重要である．

文献

1) 日本透析医学会：図説 わが国の慢性透析療法の現況（2014年12月31日現在）．2015
2) Jose, M. D., Johnson, D. W., Mudge, D. W., et al.：Peritoneal dialysis practice in Australia and New Zealand：a call to action. Nephrology 2011；16：19-29
3) 川口良人，石崎 允，今田聰雄，他：腹膜透析離脱理由に関する調査報告．腎と透析 2002；53（別冊 腹膜透析2002）：9-19
4) 今田聰雄：CAPD関連腹膜炎・出口部感染の20年の軌跡と最新情報．腎と透析 2006；61（別冊 腹膜透析2006）：94-97
5) Li, P. K., Szeto, C. C., Piraino, B., et al.：Peritoneal dialysis-related infections recommendations：2010 update. Perit. Dial. Int. 2010；30：393-423
6) 政金生人，長谷川毅，尾形 聡，他：腹膜透析（PD）レジストリ2013年末調査報告．透析会誌 2015；48：33-44
7) Pierratos, A.：Peritoneal dialysis glossary. Perit. Dial. Bull. 1984；4：2-3
8) Ludlam, H. A., Young, A. E., Berry, A. J., et al.：The prevention of infection with Staphylococcus aureus in continuous ambulatory peritoneal dialysis. J. Hosp. Infect. 1989；14：293-301
9) Twardowski, Z. J. and Prowant, B. F.：Exit-site study methods and results. Perit. Dial. Int. 1996；16（Suppl. 3）：S6-S31
10) Schaefer, F., Klaus, G., Müller-Wiefel, D. E., et al.：Intermittent versus continuous intraperitoneal glycopeptide/ceftazidime treatment in children with peritoneal dialysis-associated peritonitis. The Mid-European Pediatric Peritoneal Dialysis Study Group (MEPPS). J. Am. Soc. Nephrol. 1999；10：136-145
11) Johnson, D., Clark, C., Isbel, N., et al.：The HONEYPOT study protocol：a randomized controlled trial of exit-site application of Medihoney antibacterial wound gel for the prevention of catheter-associated infections in peritoneal dialysis patients. Perit. Dial. Int. 2009；29：303-309
12) Campbell, D. J., Johnson, D. W., Mudge, D. W., et al.：Prevention of peritoneal dialysis-related infections. Nephrol. Dial. Transplant. 2015；30：1461-1472
13) Piraino, B., Bernardini, J., Brown, E., et al.：ISPD position statement on reducing the risks of peritoneal dialysis-related infections. Perit. Dial. Int. 2011；31：614-630

坂口美佳

II 臓器別のアプローチ—腎　臓

17 腹膜平衡試験（PET）

Peritoneal equilibration test (PET)

腹膜透析では，透析液の選択と貯留時間によって溶質除去量，除水量が変化する．残存腎機能ならびに患者の状態に応じた適切な透析量と除水量を得るためには，腹膜の溶質透過性に応じた腹膜透析処方を行う．長期腹膜透析によって腹膜劣化が生じれば，被囊性腹膜硬化症（EPS）発症リスクが高まる．腹膜平衡試験は，腹膜溶質透過性や腹膜劣化の可能性を評価する方法である．

1　分　類

Twardowski らによって提唱された方法と分類が広く用いられている[1]．2.5％ダイアニール®（ブドウ糖濃度2.27％，ブドウ糖水和物濃度2.5％）2Lを使用し，注液2時間目，4時間目における透析液中クレアチニン濃度（D）と血液中クレアチニン濃度（P）の比（D/P Cr）および透析液中ブドウ糖濃度（D）とその初期濃度（D0）の比（D/D0 Glu）を測定し，前者で小分子物質の除去効率，後者で除水効率を評価する．2時間目の検査を省略して4時間目だけで評価する場合を簡易型腹膜機能平衡試験（frequently and short time PET；fast PET）という．Twardowski らはクレアチニンのほかに，尿素，蛋白，ナトリウム，カリウムのD/P比も報告している．腹膜機能評価法としては，高濃度ブドウ糖液を使用する修正PET，ダブルミニPETなどさまざまな方法があるが，通常はクレアチニンとブドウ糖を用いたTwardowskiの方法が用いられる[2]（図）．

検査の結果を標準曲線上にプロットし，透過性の高いほうから順に「High（H）」，「High Average（HA）」，「Low Average（LA）」，「Low（L）」の4段階に分類する．分類の基準となったのはTwardowski らの研究対象患者86名のD/P Crの平均値（0.65），標準偏差（0.15）である．平均＋1SDを超える群がH，平均と1SDの間がHA，平均と−1SDの間がLA，平均−1SD未満がLで

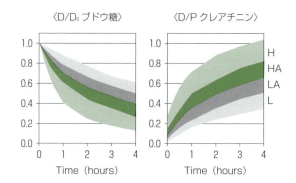

図　腹膜機能平衡試験
〔文献2）より引用〕

ある．欧州ガイドラインは，High, Lowという呼称の代わりに，Highをfast transporter, Lowをslow transporter, HAとLAをaverage transporterを用いることを提唱している[2]．小児患者の基準値，方法はわが国の小児PD研究会からの報告がある[3]．

2　診　断

1）PET実施方法

定期的な評価は，6カ月〜1年に1回を目安とし，この他に導入初期ならびに腹膜炎からの回復期に実施を考慮する．カテーテル挿入後1カ月以内の腹膜機能検査は必ずしも患者の腹膜機能を反映しないので，導入後4週間以降に腹膜機能検査を行うことが勧められる[4,5]．再燃性腹膜炎，再発性腹膜炎を考慮して，腹膜炎後4週間以降に腹膜機能検査を行う．除水不全や腎不全症候が出現してきたときにも腹膜機能検査を施行する．腹膜機能検査前にイコデキストリン液を長時間貯留すると，検査結果がブドウ糖透析液のみを使用している場合に比べ，透過亢進側へシフトすることがあるので注意する[5]．

A．腹膜平衡試験：標準法

① 2.5％ダイアニール（あるいは，これに準じ

表 PET分類ならびに腹膜機能の特性

D/P Cr	PETカテゴリ		限外濾過（除水）	溶質除去	PD処方
>0.81	H	fast	少	非常に良好	短時間貯留（<3時間） 長時間貯留ではイコデキストリン
0.65〜0.81	HA	average	比較的良好	良好	CAPDでは短時間（<2時間）， 長時間（>5時間）貯留は避ける． CCPDでは調整可能
0.5〜0.64	LA		良好	やや不良	
<0.5	L	slow	非常に良好	不良	長時間貯留（>6時間）や注液量増加が有効

る液）2Lを注液する．
② 注液後，ただちに透析液のサンプルを採取する〔D(0)〕．
③ 注液2時間後，透析液のサンプル〔D(2)〕および血液サンプル（P）を採取する．
④ 注液4時間後，透析液のサンプル〔D(4)〕を採取し，全量を排液する．
⑤ クレアチニンについて，D(0)/P，D(2)/P，D(4)/Pの3点を標準曲線上にプロットする．
⑥ ブドウ糖について，1.0，D(2)/D(0)，D(4)/D(0)の3点を標準曲線上にプロットする〔D(0)は理論値2.27 g/dLとしてもよい〕．
⑦ クレアチニンとブドウ糖による判定結果が異なる場合には，クレアチニンの結果を優先する．

B．腹膜平衡試験：簡便法
① 2.5％ダイアニール（あるいは，これに準じる液）2Lを注液する．
② 注液4時間後，透析液のサンプル〔D(4)〕および血液サンプル（P）を採取し，全量を排液する．
③ クレアチニンについて，D(4)/Pを標準曲線上にプロットする．
④ ブドウ糖について，D(4)/D(0)を標準曲線上にプロットする〔D(0)は理論値2.27 g/dLとしてもよい〕．
⑤ クレアチニンとブドウ糖による判定結果が異なる場合には，クレアチニンの結果を優先する．

2）診断と評価方法

PETは，① 腹膜機能を評価し，透析処方の参考にする，② 腹膜劣化の評価ならびに腹膜透析中止の参考とするのに用いられる．

表にPET分類に基づいた腹膜機能（限外濾過ならびに溶質除去）の特性と推奨されるPD処方を示した．

EPSの危険徴候として腹膜機能低下（限外濾過不全と腹膜透過性の亢進），腹膜炎，透析期間（8年以上）などが知られている[6]．限外濾過不全の判定として4.25％ブドウ糖液による限外濾過量やナトリウム濃度比の確認が用いられるが，わが国では，2.5％ブドウ糖透析液（2L）を1日4回使用しても除水量が500 mL未満を臨床的な目安としている．腹膜透過性は，PETのD/P Cr比の増高で確認できるので，定期的にD/P Crの推移を把握する．D/P Crが経時的に上昇し，「High」が12カ月以上持続する例では，高度の腹膜の劣化が進行していると判断して腹膜透析の中止を検討する[5]．ただし，PET分類自体が，透析患者のD/P Crから作成されているので，D/P Crが正規分布するならば平均＋1SDを超える患者は全体の約16％存在することになる．D/P Crの絶対値というより経時的な変化で判断することが重要であろう．

文献

1) Twardowski, Z. J., Nolph, K. D., Khanna, R., et al. : Peritoneal equilibration test. Perit. Dial. Bull. 1987 ; 7 : 138-147
2) van Biesen, W., Heimburger, O., Krediet, R., et al. : Evaluation of peritoneal membrane characteristics : a clinical advice for prescription management by the ERBP working group. Nephrol. Dial. Transplant. 2010 ; 25 : 2052-2062

3) Kaku, Y., Honda, M. ; Japanese Study Group of Pediatric Peritoneal Dialysis : Standardized peritoneal equilibration test in Japanese children and the influence of long-term peritoneal dialysis. Perit. Dial. Int. 2008 ; 28 : S150-S152
4) Johnson, D. W., Mudge, D. W., Blizzard, S., et al. : A comparison of peritoneal equilibration tests performed 1 and 4 weeks after PD commencement. Perit. Dial. Int. 2004 ; 24 : 460-465
5) 日本透析医学会：2009年版 腹膜透析ガイドライン. 透析会誌 2009；42：285-315
6) 野本保夫，川口良人，酒井信治，他：硬化性被嚢性腹膜炎（sclerosing encapsulating peritonitis, SEP）診断・治療指針（案）— 1996年における改訂. 透析会誌 1997；30：1013-1022

小松康宏

II 臓器別のアプローチ―内分泌・代謝

1 甲状腺腫大

Thyroid goiter

慢性腎不全患者では，甲状腺腫大や甲状腺結節が合併しやすいと報告されている．さらに，慢性腎不全では甲状腺ホルモン異常が高率に認められることはよく知られている[1]．本稿では，甲状腺腫大をどのように評価し，診療にあたるか，また腎不全患者での留意すべき点について述べる．

1 診 断

甲状腺腫大が疑われる患者を診察する場合，まず甲状腺の触診が重要である．正常の甲状腺は一般に触知されないことが多く，甲状腺実質が触知されれば甲状腺腫大と診断する．甲状腺腫大を認めた場合は，甲状腺がびまん性に腫大しているのか，結節があるか，表面の正常や硬度，周辺臓器との癒着の有無などを確認する．腫大の仕方と，甲状腺機能からある程度の疾患を想定できる（表1）．甲状腺腫は大きさを評価するのに七條分類が用いられる（表2）．

2 びまん性の甲状腺腫大を認めた場合

びまん性甲状腺腫大があり，甲状腺中毒症が疑われる場合は表1のように，Basedow病，無痛性甲状腺炎，橋本病急性増悪などを想定して，遊離T_4および遊離T_3，甲状腺刺激ホルモン（TSH），抗TSH受容体抗体，抗サイログロブリン（Tg）抗体を測定する．甲状腺中毒症で認められる症状は，頻脈，動悸，発汗増加，手指振戦，体重減少，生理不順などがあり，これらの症状の出現は，甲状腺中毒症を疑わせる．TSH低値，遊離T_4正常〜高値で抗TSH受容体抗体が陽性であれば，Basedow病の可能性が高い．診断ガイドラインを表3に示す．放射線ヨード甲状腺摂取率やシンチグラフィ検査は確定診断に必要であるが，検査を行える施設に制限があり，これらの検査を行わず診断した場合は，無痛性甲状腺炎でも抗体が陽性となることがあり注意が必要である．抗TSH受容体抗体が陰性であれば，無痛性甲状腺炎を疑う．抗Tg抗体や抗甲状腺ペルオキシダーゼ（TPO）抗体が陽性になり，橋本病が基礎にあることが多い．この疾患の場合，治療の必要はない．

甲状腺機能低下症が疑われる場合は橋本病を疑

表1 甲状腺機能異常と甲状腺腫大を示す疾患

びまん性	甲状腺腫大	結節性
• Basedow病 • 橋本病 急性増悪 • 無痛性甲状腺炎	甲状腺中毒症	• 亜急性甲状腺炎 • Plummer病 • 中毒性多発結節性甲状腺腫
• 橋本病 • 単純性甲状腺腫	甲状腺機能正常	• 甲状腺濾胞腺腫 • 腺腫様甲状腺腫 • 甲状腺癌 • 囊胞（出血で痛み） • 急性化膿性甲状腺炎（発熱）
• 橋本病 • ヨード欠乏	甲状腺機能低下	

〔文献4）より引用〕

表2 甲状腺触診の七條分類

分 類	視触診	頸部の位置
I度	触診可 視診不可	後屈
II度	触診可 視診可	後屈
III度	触診可 視診可	正常位

表3 診断ガイドライン（抜粋）

バセドウ病

a）臨床所見
 1. 頻脈, 体重減少, 手指振戦, 発汗増加などの甲状腺中毒症所見
 2. びまん性甲状腺腫大
 3. 眼球突出または特有の眼症状

b）検査所見
 1. 遊離 T_4, 遊離 T_3 のいずれか一方, または両方高値
 2. TSH 低値（0.1μU/mL 以下）
 3. 抗 TSH 受容体抗体（TRAb, TBII）陽性, または刺激抗体（TSAb）陽性
 4. 放射線ヨード甲状腺摂取率高値, シンチグラフィでびまん性

1）バセドウ病
  a）の1つ以上に加えて, b）の4つを有するもの
2）確からしいバセドウ病
  a）の1つ以上に加えて, b）の1, 2, 3を有するもの
3）バセドウ病の疑い
  a）の1つ以上に加えて, b）の1と2を有し, 遊離 T_4, 遊離 T_3 高値が3カ月以上続くもの

亜急性甲状腺炎

a）臨床所見
 有痛性甲状腺腫

b）検査所見
 1. CRP または赤沈高値
 2. 遊離 T_4 高値, TSH 低値（0.1μU/mL 以下）
 3. 甲状腺超音波検査で疼痛部に一致した低エコー域

1）亜急性甲状腺炎
  a）および b）のすべてを有するもの
2）亜急性甲状腺炎の疑い
  a）と b）の1および2

除外規定
 橋本病の急性増悪, 囊胞への出血, 急性化膿性甲状腺炎, 未分化癌

〔参考 URL[1]：甲状腺疾患診断ガイドラインより引用〕

い, 遊離 T_4, TSH, 抗 Tg 抗体, 抗 TPO 抗体を測定する. 詳細は甲状腺機能低下症の項（p.195）を参考にされたい.

血液検査で甲状腺機能が正常であった場合は, 抗 Tg 抗体または抗 TPO 抗体が陽性であれば, 甲状腺機能正常の橋本病である. 抗体が陰性の場合は, 単純性甲状腺腫の診断となるが, 抗体陰性の橋本病あるいは結節の明らかでない腺腫様甲状腺腫を除外する必要がある.

ここで注意したいのが, 腎不全患者では甲状腺ホルモン値ならびに血中 TSH 値の異常, ならびに甲状腺腫大を高頻度に認めることである. 典型的には遊離 T_3 低下, 遊離 T_4 正常下限か正常, TSH は大部分で正常であるが, 一部上昇を示すことが知られており, 甲状腺腫大を認め, 甲状腺ホルモン検査を行った場合には, これらも考慮に入れ, 鑑別を行う.

3 結節性の甲状腺腫大を認めた場合

結節性甲状腺腫を認めた場合は, 遊離 T_4, TSH, サイログロブリンを測定する. 甲状腺中毒症が疑われ, 甲状腺に痛みがあって, 発熱, 赤沈の高値, CRP 陽性, 抗甲状腺抗体陰性であれば, 亜急性甲状腺炎と診断される. 診断ガイドラインを表3に示す. これらの所見がなければ, Plummer 病や, 中毒性多結節性甲状腺腫が考えられ, 甲状腺シンチグラフィが必要となる.

甲状腺機能が正常の場合, 結節性甲状腺腫の場合多くがこの状態であるが, 腺腫, 腺腫様甲状腺腫, 癌を考える. 慢性腎不全患者では, 甲状腺結節の合併が多く, さらに甲状腺癌の発生率が高いと報告されており[2], これらの鑑別が重要となるが, 超音波検査と穿刺吸引細胞診が有用であり, この2つでほとんどの症例は診断がつくが, 判断に迷う場合は専門医への紹介が必要であろう[3].

文 献

1) Lim, V. S.：Thyroid function in patients with chronic renal failure. Am. J. Kidney Dis. 2001；38（Suppl. 1）：80-84
2) Kaptain, E. M.：Thyroid hormone metabolism and thyroid diseases in chronic renal failure. Endocr. Rev. 1996；17：45-63
3) 小原孝男：甲状腺・副甲状腺（1）外科的切除術. 臨牀透析 2003；19；871-877
4) Braverman, L. E., Utiger, R. D.（eds.）：The Thyroid（9th ed.）. 2004, 392-387

参考 URL（2016年4月現在）
1) 日本甲状腺学会ホームページ：甲状腺疾患診断ガイドライン
 ・バセドウ病 http://www.japanthyroid.jp/doctor/guideline/japanese.html#basedou
 ・亜急性甲状腺炎（急性期） http://www.japanthyroid.jp/doctor/guideline/japanese.html#akyuu

堀口和彦, 山田正信

II 臓器別のアプローチ―内分泌・代謝

2 甲状腺機能異常

Thyroid dysfunction

甲状腺機能異常の症状は倦怠感，不定愁訴に類似するものが多く，尿毒症症状にも似ているため，透析患者の軽症例では見逃されていることが少なくない．また透析開始後数年して発症することもあるので，1年に1回は甲状腺機能を測定して機能異常の有無を確認したい．甲状腺腫を触知する場合，甲状腺疾患を疑う契機となるので触診を行う習慣をつけることが必要である．

1 臨床分類

頻度の高い疾患についてはガイドライン[1]を参照し（表1），①甲状腺中毒症（バセドウ病，無痛性甲状腺炎，亜急性甲状腺炎），②甲状腺機能低下症（橋本病），③甲状腺機能正常の橋本病，④甲状腺腫瘍のいずれかに当てはまるかどうかを推定しながら鑑別していく．

2 診　断

一般的な甲状腺機能異常の臨床所見を下記に示す（表2）．

甲状腺濾胞内に存在するサイログロブリン（Tg）分子より合成される甲状腺ホルモン〔トリヨードサイロニン（T_3），テトラヨードサイロニン（T_4）〕は脂溶性で，血中では大部分が血清蛋白と結合した状態で存在する．T_3のうち血漿蛋白に結合していない遊離T_3は約0.3％，T_4のうち蛋白に結合していない遊離T_4は約0.03％である．肝硬変時やネフローゼ症候群などの血清蛋白が減少する疾患ではこの割合が低下するため，甲状腺ホルモン値の正確な指標としては，結合蛋白の量に影響されない遊離型の測定が望ましい[2]．

甲状腺ホルモンは下垂体の甲状腺刺激ホルモン（TSH）の調節を受けており，このTSHはさらに上位の視床下部の甲状腺刺激ホルモン放出ホルモン（TRH）による支配を受けている．一般にT_3，T_4が上昇するとTSHは抑制され，低下すると

表1 甲状腺疾患診断ガイドライン（抜粋）

バセドウ病診断ガイドライン

〈臨床所見〉
1. 頻脈，体重減少，手指振戦，発汗増加等の甲状腺中毒症所見
2. びまん性甲状腺腫大
3. 眼球突出または特有の眼症状

〈検査所見〉
1. 遊離T_4，遊離T_3のいずれか一方または両方高値
2. TSH低値（0.1 μU/mL以下）
3. 抗TSH受容体抗体（TRAb，TBII）陽性，または刺激抗体（TSAb）陽性
4. 放射性ヨード（またはテクネシウム）甲状腺摂取率高値，シンチグラフィでびまん性

甲状腺機能低下症ガイドライン

〈臨床所見〉
無気力，易疲労感，眼瞼浮腫，寒がり，体重増加，動作緩慢，嗜眠，記憶力低下，便秘，嗄声等いずれかの症状

〈検査所見〉
遊離T_4低値およびTSH高値（中枢性甲状腺機能低下症の場合はTSHは低値〜正常）

無痛性甲状腺炎診断ガイドライン

〈臨床所見〉
1. 甲状腺痛を伴わない甲状腺中毒症
2. 甲状腺中毒症の自然改善（通常3カ月以内）

〈検査所見〉
1. 遊離T_4高値
2. TSH低値（0.1 μU/mL以下）
3. 抗TSH受容体抗体陰性
4. 放射性ヨード（またはテクネシウム）甲状腺摂取率低値

慢性甲状腺炎（橋本病）の診断ガイドライン

〈臨床所見〉
1. びまん性甲状腺腫大
ただしバセドウ病など他の原因が認められないもの

〈検査所見〉
1. 抗甲状腺マイクロゾーム（またはTPO）抗体陽性
2. 抗サイログロブリン抗体陽性
3. 細胞診でリンパ球浸潤を認める

亜急性甲状腺炎（急性期）診断ガイドライン

〈臨床所見〉
有痛性甲状腺腫

〈検査所見〉
1. CRPまたは赤沈高値
2. 遊離T_4高値，TSH低値（0.1 μU/mL以下）
3. 甲状腺超音波検査で疼痛部に一致した低エコー域

〔参考URL[1]：甲状腺疾患診断ガイドラインより引用〕

表2 甲状腺機能異常診断の手がかり

	甲状腺中毒症を疑う所見	機能低下症を疑う所見
TC	低値	高値
TG	高値	低値
AST, ALT	高値	高値
ALP	高値	
LDH		高値
CPK		高値
血糖	高値	
心電図	洞性頻脈,心房細動	洞性徐脈,低電位
血圧	脈圧増大	
胸部X線	心拡大	心囊液貯留

TSHは上昇する．下垂体でのTSH分泌調節はきわめて鋭敏であり，甲状腺ホルモン自体よりTSHのほうがいち早く反応する．

原発性の機能低下症ではTSHが正常域上限を超えるが，$10\ \mu U/mL$以上の場合に治療開始を検討する．

3 透析患者における甲状腺疾患診療での注意点

透析患者は腎機能正常者と比べてT_3，T_4は低下，TSHは正常もしくは軽度上昇を示す．異常値を示す患者も多くの場合甲状腺機能は正常である．機能低下症の診断には血清T_3，T_4の低下だけではなくTSHの上昇も考慮する．$20\ \mu IU/mL$を超えて上昇した場合は甲状腺機能低下症である確率が高く，ほかの症状，所見を考慮したうえで少量からの補充を検討する[3]．

甲状腺機能低下症でみられる易疲労感，浮腫，便秘などの症状は腎不全の症状と共通していることからも，透析患者における甲状腺機能低下症を見逃されている可能性がある．しかしながら，TSHやTRHによる下垂体の反応性を検討することで，甲状腺機能低下症の診断に有用であるとの報告もある[4]．また透析導入期のみならず透析治療が安定した時期での甲状腺機能検査の再評価が重要である．

末期腎不全患者では慢性消耗性疾患，肝不全や悪性腫瘍，低栄養状態などの患者（nonthyroidal illness；NTI）と同様に，TSHが正常もしくは軽度の上昇を示し，T_3は低下，T_4も軽度低下することがあるが，甲状腺機能としては正常であるという病態を示す（低T_3症候群）．低T_3症候群は，エネルギー消費を防ぎ，異化を抑制するためと考えられているが，詳細は不明である．単純にホルモンの数値が低値を示し，TSHが軽度の上昇を示すだけで，臨床症状を伴わない場合は医原性の甲状腺機能亢進症を引き起こす危険があるためホルモンの補充は行わない．

消毒などに使うヨードは腎排泄であるため，透析患者において体内に蓄積し，甲状腺機能低下を引き起こすことがある[5]．このため，ヨード含有の薬剤などを使うときは最少限の使用にとどめる．

文献

1) 赤水尚史：甲状腺疾患．門脇 孝，他 編：日常診療に活かす診療ガイドラインUp-to-Date 2016→2017. 2016, 380-386, メディカルレビュー社，東京
2) 日比野祐香，菅野義彦：甲状腺ホルモン．加藤明彦 編：いまさら訊けない！ 透析患者検査値のみかた，考えかた．2014, 157-160, 中外医学社，東京
3) Kaptein, E. M.：Thyroid hormone metabolism and thyroid diseases in chronic renal failure. Endocr. Rev. 1996；17：45-63
4) Hardy, M. J., et al.：Pituitary-thyroid function in chronic renal failure assessed by a highly sensitive thyrotropin assay. J. Clin. Endocrinol. Metab. 1988；66：233-236
5) 竹田慎一，他：接続チューブ保護キャップのポビドンヨードにより甲状腺機能低下を呈した夜間腹膜透析患者の1例．透析会誌 1996；29：1555-1560

参考URL（2016年4月現在）
1) 日本甲状腺学会：甲状腺疾患診療ガイドライン
バセドウ病 http://www.japanthyroid.jp/doctor/guideline/japanese.html#basedou, 甲状腺機能低下症 http://www.japanthyroid.jp/doctor/guideline/japanese.html#teika, 無痛性甲状腺炎 http://www.japanthyroid.jp/doctor/guideline/japanese.html#mutsuu, 慢性甲状腺炎（橋本病）http://www.japanthyroid.jp/doctor/guideline/japanese.html#mansei, 亜急性甲状腺炎（急性期）http://www.japanthyroid.jp/doctor/guideline/japanese.html#akyuu

日比野祐香，菅野義彦

II 臓器別のアプローチ―内分泌・代謝

3 眼球突出

Exophthalmos

眼球突出は，眼球後部または眼窩内あるいは海綿静脈洞の病変に伴って生じる．急性発症では出血・炎症・動静脈吻合・腫瘍など脳外科疾患が原因となることが多く，慢性に経過するものでは甲状腺眼症がその多くを占める．本稿では主として甲状腺眼症について概説する．

1 診　　断

1）原疾患による分類

眼窩内脂肪織や外眼筋・涙腺などの眼球周囲の組織の炎症・感染は眼球突出を引き起こすが，感染は副鼻腔からの波及が多くを占め，疼痛を伴うことが多い．眼窩部の良性腫瘍で生じる眼球突出は比較的慢性に経過するが，小児の神経芽細胞腫や成人の転移性腫瘍など眼窩部悪性腫瘍では比較的急速に進行する．また，海綿静脈洞血栓症や頸動脈海綿静脈洞瘻などの眼窩静脈還流障害でも急性に発症する（表1）．

2）診断の進め方

眼球突出の原因となる疾患には治療の遅れが失明につながるものもあり，緊急性の高い疾患を鑑別することが重要である．表1にみられるように，数日程度の急性から亜急性の発症進展経過を辿るものに緊急性の高い疾患が多く，細菌感染による眼窩蜂窩織炎や眼窩膿瘍，循環障害，悪性腫瘍などが代表的であり，眼科・脳神経外科的な検査・治療を至急行う必要がある．一方で慢性の経過を辿る眼球突出では，上記に加えてバセドウ病に伴う諸症状に留意する．

3）検　　査

随伴症状に留意して眼科的検査・画像診断を行う．

① **外眼部所見**：眼球突出を自覚しない例もあるが，眼部全体を観察して眼瞼の腫脹や発赤，眼瞼後退，結膜の充血や浮腫，涙腺腫脹の有無などの所見をとる．

② **眼球突出度**：Hertel 眼球突出計で測定する．健常者の眼球突出度は10〜20 mm 程度と個体差が大きく[1]，年齢にも影響される（20代で15 mm 台，高齢者で11 mm 台）．2 mm 以上の左右差は有意な変化とする．

③ **眼科的検査**：視力検査，眼位・眼球運動検査，視野検査，眼圧測定，眼底検査などを行う．眼窩内腫瘤では腫瘤と反対方向に眼球は偏位し，外眼筋肥厚を伴う甲状腺眼症では罹患筋の方向に偏位して反対方向に眼球運動制限を生じる．眼球運動障害を認める際はヘスチャートで評価する．視野検査は視神経症のスクリーニングとして有用で，眼窩内炎症や腫瘤で生じた眼窩内圧上昇により見かけ上の眼圧上昇がみられ，またステロイド治療前には眼圧測定は必須である．さらに腫瘍などによる直接的な眼球圧迫による脈絡膜皺襞，視神経圧迫による乳頭発赤・乳頭浮腫などが眼底検査によって検出可能である．

④ **画像検査**：急性発症の眼球突出ではまず眼窩部 CT を施行して，腫瘤の有無，軟部組織の炎症所見，眼窩先端部や海綿静脈洞付近の腫瘤や骨破壊・骨折，副鼻腔内の炎症などに注目して所見を取る．眼窩部 MRI は腫瘤の性状判断に有用であ

表1 眼球突出の分類（原因と発症様式）

	急性発症型	慢性発症型
炎症性	・涙腺炎 ・眼窩筋炎 ・後部強膜炎	・甲状腺眼症 ・炎症性偽腫瘍
感染性	・眼窩蜂窩織炎 ・眼窩膿瘍	・副鼻腔粘液嚢胞
腫瘍性	・神経芽細胞腫 ・横紋筋肉腫 ・転移性腫瘍	・皮様嚢胞 ・海綿状血管腫 ・視神経膠腫
眼窩静脈還流障害	・頸動脈海綿静脈洞瘻 ・海綿静脈洞血栓	・眼窩静脈瘤

るとともに甲状腺眼症の評価に必須である．

2 甲状腺眼症（バセドウ病眼症，悪性眼球突出症，Graves' ophthalmopaty）

2011年9月に日本甲状腺学会・日本内分泌学会などから提案された「バセドウ病悪性眼球突出症（甲状腺眼症）の診断基準と治療指針」（第一次案）^{参考URL1)}の内容を中心に解説する．

1) 定　　義
バセドウ病（まれに橋本病）に伴ってみられる眼窩球後組織の自己免疫性炎症性疾患である．

2) 病　　態
甲状腺と眼窩球後組織との共通抗原に対する自己免疫性疾患と考えられ，甲状腺刺激ホルモン（TSH）受容体やInsulin-like growth factor（IGF）-1受容体・外眼筋抗原などに対する自己免疫機序の関与が想定されているが，病因は未だ明らかではない．高率に甲状腺機能亢進症と同時期に発症するが，2割程度は正常甲状腺機能である．したがって本症診断時にはバセドウ病や橋本病などの自己免疫性甲状腺疾患の存在を証明しえない例がある．本症の病態は，①球後組織（脂肪織・外眼筋）の炎症による眼球突出，②甲状腺中毒症時の交感神経系亢進によるMüller筋過緊張と上眼瞼挙筋腫大による上眼瞼後退（見かけ上眼球が突出して見える状態），③涙腺の炎症・腫脹による涙液分泌低下（角膜障害の誘因），の三種に分類される．

3) 重症度と疾患活動性
自己免疫性甲状腺疾患に先行して本症を発症する例もあり一般眼科や一般内科で遭遇する機会も多い．このため，甲状腺眼症専門医への紹介基準が示されている（表2）．専門医では，治療時期の見極めと治療法選択のために重症度と疾患活動性を評価する．

①重症度分類：眼瞼・結膜・眼球突出度・眼球運動・角膜・視神経・網膜の各項目について評価し，"なし・軽度・中等度・重症・最重症"の4段階に分類する（表3）が，視神経障害出現は失明リスクとなる．

②疾患活動性の評価：自他覚所見をスコア化したclinical activity score（CAS，表4）によって疾患活動性を評価する．自他覚症状7項目あるいは臨床経過を加えた10項目によってCAS 3点以上であれば活動性が高く治療奏効性も高い時期と判定する．

③MRIによる評価：腫大した外眼筋が，T2緩和時間延長やSTIR（short-tau inversion recovery）画像で高信号を呈する際には活動期であると判定できる．T1強調画像では，眼球突出度・後眼窩容積・外眼筋腫大度・眼瞼の状態を評価する．

4) 治　　療
① 全例に禁煙を勧める
② 甲状腺機能の正常化：甲状腺機能の改善手段

表2 一般医のための甲状腺眼症専門機関への紹介基準

	至急紹介すべき症例	緊急ではないが紹介すべき症例
症状	・急激な視力低下 ・色覚異常 ・急激な眼球突出	・眼の過剰な違和感（1週間以上持続） ・眼の中または奥の痛み（1〜2カ月持続または増悪） ・羞明（1〜2カ月持続または増悪） ・眼瞼の発赤・腫脹（1〜2カ月持続または増悪） ・眼球突出 ・眼の所見変化に対する不安感 ・複視
所見	・角膜混濁 ・兎眼 ・視神経乳頭浮腫	・眼瞼後退 ・眼瞼または結膜の発赤や浮腫 ・眼球運動障害や明らかな斜視 ・複視を避けるための頭位傾斜 ・片眼性

〔日本甲状腺学会：バセドウ病悪性眼球突出（甲状腺眼症）の診断基準と治療指針（第1次案）^{参考URL1)}より引用〕

表3 甲状腺眼症の重症度分類

	なし	軽度	中等度	重症	最重症
眼裂開大	< 8 mm	8〜10 mm	10〜12 mm	12 mm 以上	
眼瞼腫脹	なし	軽度	中等度	高度	
結膜	所見なし	うっ血，充血，浮腫	上方輪部角結膜炎	上強膜血管怒張	
眼球突出	< 15 mm	15〜18 mm	18〜21 mm	21 mm 以上	
外眼筋	所見なし	なし〜間欠性複視	周辺視での複視	第1眼位で複視	
角膜	所見なし	所見なし	兎眼性浸潤〜角膜全体に及ぶ浸潤	潰瘍・穿孔・壊死	
視神経・網膜	所見なし	所見なし	所見なし	所見なし	視神経症

〔日本甲状腺学会：バセドウ病悪性眼球突出（甲状腺眼症）の診断基準と治療指針（第1次案）[参考URL1] より引用〕

表4 甲状腺眼症の疾患活動性評価（Clinical activity score；CAS）

自他覚症状（7項目）
- 眼窩部自発痛
- 眼球運動時痛
- 眼瞼発赤
- 結膜充血
- 眼瞼浮腫
- 結膜浮腫
- 涙丘浮腫

(A) 1項目を1点として，7項目の合計をCASとする
 CAS≧3点を活動性眼症とする

最近3カ月の臨床経過（3項目）
- 眼球突出増強（>2 mm）
- 眼球運動障害増強（>8°）
- 視力低下進行

(B) 1項目を1点として（A）に追加し，合計をCASとする
 CAS≧3点を活動性眼症とする

〔日本甲状腺学会：バセドウ病悪性眼球突出（甲状腺眼症）の診断基準と治療指針（第1次案）[参考URL1] より引用〕

は，抗甲状腺剤・^{131}I内用療法・手術療法のいずれでもよいが，活動性眼症患者に対する^{131}I内用療法の影響に関しては見解が一致していない．

③ 疾患活動性・重症度と治療法選択：重症度，疾患活動性，QOLを評価し，病態に応じた治療法を選択する．最重症例では早急にステロイドパルス療法を開始し，眼窩減圧術を考慮する．疾患活動性のある中等症〜重症例ではステロイドパルス療法と放射線外照射を単独あるいは組み合わせて行うことを検討する．非活動期では，眼科的な機能回復術の適応となる．

3 透析と眼球突出

全身性エリテマトーデス（SLE）などの自己免疫疾患は透析導入後に疾患活動性が低下するとの報告がみられ[2]，臓器特異的な自己免疫疾患とされるバセドウ病が透析中の慢性腎不全例に発症したとの報告は乏しい[3]．また，血漿交換によりバセドウ病眼症の改善を認めた報告例もあり，一般に自己免疫も抑制されうる透析中にバセドウ病眼症を発症するリスクは低いと推測される．

文献

1) 中山智彦，若倉雅登，石川 哲：今日の日本人の眼球突出度について．臨床眼科 1992；46：1031-1035
2) Cheigh, J. S., Kim, H., Stenzel, K. H., et al.：Systemic lupus erythematosus in patients with end-stage renal disease：long-term follow-up on the prognosis of patients and the evolution of lupus activity. Am. J. Kidney Dis. 1990；16：189-195
3) Maruyama, S., Ikarashi, T., Soda, S., et al.：A rare case of Graves' disease during regular hemodialysis. Clin. Exp. Nephrol. 2004；8：71-74

参考URL（2016年5月現在）
1) 日本甲状腺学会：バセドウ病悪性眼球突出症（甲状腺眼症）の診断基準と治療指針（第1次案）
http://www.japanthyroid.jp/doctor/img/basedou.pdf または https://plaza.umin.ac.jp/~endosoc/cgi-bin/login_02.cgi?link235,link09

齋藤 淳，杉澤千穂，大村昌夫

II 臓器別のアプローチ—内分泌・代謝

4 糖尿病

Diabetes mellitus

　糖尿病性腎症は，1998年以降わが国における慢性透析療法導入の最大の原因疾患となっており，近年やや減少傾向にはあるものの，2014年には新規透析導入患者の43.5％（15,809人）を占めている[1]．糖尿病患者において血糖・血圧・脂質を良好に管理することは，細小血管障害のみならず，心血管疾患（cardiovascular disease；CVD）の発症抑制のために重要である．一方，腎臓は生体の主要な排泄臓器であることから，透析患者では薬剤の代謝・排泄を考慮した血糖管理が必要となる．さらに糖尿病合併透析患者は，神経障害やCVDを有している症例が多く，透析による体液量管理を行う際に注意が必要である．本稿では，糖尿病合併透析患者の治療について概説する．

1 血糖管理の目標値

　Kumamoto Study，UKPDS，DCCTや最近のADVANCEやACCORDなどの臨床研究によるエビデンスを基にして，日本糖尿病学会では，糖尿病患者の合併症を予防するための血糖管理目標値として，ヘモグロビン（Hb）A1c 7.0％未満を提唱している[2]．しかしながら，保存期腎不全患者や透析患者における血糖管理目標に関しては，十分なエビデンスは得られていないのが現状である．また，透析患者では赤血球寿命が短縮しており，さらに腎性貧血に対し赤血球造血刺激因子製剤を投与することにより幼弱赤血球の割合が増加することから，HbA1cは低値となる．したがって，血糖自己測定（SMBG）を行っている患者では，SMBGの血糖値を指標として血糖コントロールを行うことが望ましい．一方，グリコアルブミン（GA）値は腎機能正常糖尿病患者の随時血糖と同様に糖尿病合併血液透析（HD）患者の随時血糖を反映すると報告されている[3]．腹膜透析（PD）患者においても，HbA1c値は過小評価されるため，GA値が血糖コントロールの良い指標とされている[4]．日本透析医学会の「血液透析患者の糖尿病治療ガイド2012」では，透析患者の血糖コントロール指標として透析開始前の随時血糖値（透析前血糖値）およびGA値が推奨されている[5]．糖尿病合併透析患者におけるGA値の目標として，GA値23％以上でCVDイベントが増加する[6]，血液透析前のGA値29％以上でCVDイベントが増加し生命予後が不良である[7]，CVDイベントの既往のない糖尿病合併HD患者において，GA値20％未満の群ではそれ以上の群に比して有意に生命予後が良い[8]，糖尿病合併HD患者のGA値25％未満にコントロールすることで生存率やCVDイベント発症のリスクを抑制する[9]，などのわが国から複数の報告がある[10]．現在，CVDの既往歴がない症例ではGA値20％未満，CVDの既往歴を有する症例においてはGA値24％未満が血糖管理の目標値として提唱されているが，今後のエビデンスの集積が望まれる[5]．

2 糖尿病薬物療法

　2型糖尿病治療の原則は食事療法と運動療法であり，透析患者においても食事療法は重要である．食事療法で良好な血糖管理が得られない場合に，経口血糖降下薬やインスリン治療が行われる．透析患者では，経口血糖降下薬の使用に制限があるため，原則としてはインスリン治療が望ましい．

　経口血糖降下薬には，スルフォニル尿素（SU）薬，速効型インスリン分泌促進薬，α-グルコシダーゼ阻害薬，ビグアナイド薬，チアゾリジン薬，dipeptidyl peptidase（DPP）-4阻害薬，sodium glucose cotransporter（SGLT）-2阻害薬の7種類があるが，ビグアナイド薬は腎機能低下患者では乳酸アシドーシスのリスクが高くなるため禁忌である．また，SU薬は透析患者では活性代謝物の蓄積により低血糖を引き起こす可能性があり，わが

国では禁忌とされている．また，わが国では，チアゾリジン薬も透析患者に対しては禁忌である．SGLT-2阻害薬は腎からのブドウ糖排泄に依存して血糖値を低下させる薬剤であるため，透析患者では治療効果が期待できない．したがって，現時点で透析患者において使用可能な経口血糖降下薬は，α-グルコシダーゼ阻害薬，グリニド薬（ミチグリニドとレパグリニド）およびDPP-4阻害薬であり，DPP-4阻害薬のなかではテネリグリプチンとリナグリプチンは常用量を使用することができる（表）．glucagon like peptide（GLP）-1受容体作動薬では，エキセナチドは透析患者には禁忌であり，リラグルチドとリキシセナチドは慎重投与となっている．

3 血糖管理における注意

血液透析の透析液に含まれているブドウ糖濃度は現在4種類（0, 100, 125, 150 mg/dL）あるが，透析前の血糖値が高値の場合には血液と透析液の間にブドウ糖濃度較差が生じ，透析液側にブドウ糖が拡散する．一方で，インスリン治療中のHD患者では，透析中のインスリン濃度が低下することが知られている．したがって，インスリン治療中の患者では透析中に血糖値が低下する可能性がある．また，透析中に血糖値が著しく低下した場合に，透析後に血糖値が上昇する透析起因性高血糖の存在が知られている[11]．透析前後で血糖値の変動が大きい場合やインスリン治療中の患者では，透析前後の血糖値を毎回測定することが推奨されており[5]，透析日と非透析日でインスリン注射量の変更が必要になる症例もある．

PD液の中には血中に比して高濃度のブドウ糖が含有されており，ブドウ糖の一部が腹膜から体内に吸収され，その量は使用透析液中のブドウ糖濃度や貯留液量，貯留時間などの影響を受ける（1.5% PD液2L 4時間貯留で約70 kcal，2.5% PD液2L 4時間貯留で約120 kcalとされる）．したがって，総エネルギー摂取量から腹膜吸収エネルギーを引いた栄養指導を行うことや，インスリン量の調整，また浸透圧物質としてイコデキストリンを使用したPD液の選択が必要になる場合がある．

表 透析患者に使用可能な経口血糖降下薬の排泄経路，透析性，投与量

薬効分類	薬剤名	主要消失経路	透析性	通常常用量 （mg/day）	透析至適用量 （mg/day）
速効型インスリン分泌促進薬	ナテグリニド	肝（腎5〜16%）	—	270〜360	禁忌
	ミチグリニド	肝	—	30	慎重投与
	レパグリニド	肝	—	0.75〜3	慎重投与
α-グルコシダーゼ阻害薬	アカルボース	糞便	該当せず	150〜300	常用量
	ボグリボース	糞便	該当せず	0.6〜0.9	常用量
	ミグリトール	腎30%	+	150〜225	慎重投与
DPP-4阻害薬	シタグリプチン	腎79〜88%	3.5〜13.5%	50〜100	12.5
	ビルダグリプチン	肝（腎23%）	3%	50〜100	慎重投与
	アログリプチン	腎	7.2%	25	6.25
	リナグリプチン	胆汁	—	5	5
	テネリグリプチン	肝（腎21%）	15.6%	20〜40	常用量
	アナグリプチン	腎	—	200〜400	100
	サキサグリプチン	腎	約23%	5	2.5
	トレラグリプチン	腎	9.2%	100 mg/week	禁忌

〔文献5）より引用・一部改変〕

4 CVDと血圧管理

糖尿病と腎疾患は，どちらもCVDの重要な危険因子である[12),13)]．したがって，糖尿病合併透析患者は，複数のCVDの危険因子を持ち合わせた患者群といえる．無症候性のCKD stage 5の患者に冠動脈造影を施行したところ，53％の症例ですでに冠動脈狭窄を指摘され，糖尿病を有する群のほうが有意に冠動脈狭窄の割合が多いという報告がある[14)]．

糖尿病合併透析患者は心臓の拡張不全や収縮不全，虚血性心疾患に伴う低心機能，糖尿病性腎症による蛋白尿と低蛋白血症，血管透過性亢進などにより，体液量が過剰になりやすい．さらに腎性貧血や，HDの場合は内シャントによる心負荷などが加わることで，うっ血性心不全のリスクが高くなる．うっ血性心不全の発症時には循環器医と連携して診断と治療を進めることが望ましい．また，うっ血性心不全の発症を防ぐために，HD，PDのいずれでも塩分制限や貧血管理が重要であり，HD患者では透析間の体重増加を少なくする必要がある．PD患者で限外濾過不全を認める患者は体液過剰傾向になりやすいため，イコデキストリン含有透析液の併用や，夜間の貯留時間が短い自動腹膜透析（APD）の使用も検討する．

糖尿病患者における高血圧の頻度は，非糖尿病患者に比して高い．日本透析医学会のガイドラインでは，安定した慢性維持HD患者における高血圧の降圧目標値は，週初めの透析前血圧で140/90 mmHg未満とされているが，この値は透析患者全体の推奨値であり，糖尿病の有無については区別していない[15)]．透析患者の高血圧の治療においては，ドライウエイト（DW）を適正化した後，高血圧が持続する場合に降圧薬の使用，変更を検討する[15)]．一方，糖尿病合併透析患者では低血圧にも注意する必要がある．糖尿病患者は低アルブミン血症や高度の動脈硬化などが原因でplasma refillingが不良である症例が多く，HD終盤での血圧低下をきたすことがある．また，HDによる除水によって循環血液量が減少すると，代償性の自律神経反射によって血管が収縮し血圧低下を防ぐが，糖尿病性自律神経障害のある患者ではこの反射が障害され，起立性低血圧を発症することがある．HD中に急激な血圧低下が起こる場合には，心機能評価を行い急性冠症候群を鑑別するとともに，DWの見直し，除水速度を緩徐にする，血液濾過透析（hemodiafiltration；HDF）への変更，透析日における降圧薬の減量などが必要になることがある．

HDは確実な除水ができる反面，除水による血圧の変動や，内シャントにより心負荷が増大する短所がある．PDは高濃度のブドウ糖の曝露により，高血糖や脂質異常症を助長する可能性があるが，HDでの内シャントによる循環器系の負担がないことや，長時間で緩徐に除水が可能である．透析導入の際には，HDとPD両方の長所，短所を十分説明し，患者や家族の希望を聞いて，個々に合った療法選択を行うことが望ましい．

糖尿病合併透析患者はCVD，脂質代謝異常，骨代謝障害，神経障害などを合併し，多くの薬剤を服用している症例が多い．腎排泄の薬剤は排泄遅延や血中濃度上昇にて副作用発現のリスクが高くなるため，薬剤の投与の可否や投与量，投与間隔に十分注意し，薬剤の相互作用や，透析による薬剤の除去についても考慮する必要がある．

糖尿病合併透析患者は，CVDのリスクが高い患者であるため，多職種が連携して血糖のみならず血圧，脂質も併せて長期的に良好に管理することが重要である．

文 献

1) 日本透析医学会統計調査委員会：わが国の慢性透析療法の現況（2014年12月31日現在）．2015
2) 日本糖尿病学会 編：糖尿病治療ガイド2014-2015．2014，文光堂，東京
3) Inaba, M., Okuno, S., Kumeda, Y., et al.：Glycated albumin is a better glycemic indicator than glycated hemoglobin values in hemodialysis patients with diabetes：effect of anemia and erythropoietin injection. J. Am. Soc. Nephrol. 2007；18：896-903
4) Freedman, B. I., Shenoy, R. N., Planer, J. A., et al.：Comparison of glycated albumin and hemoglobin A1c concentrations in diabetic subjects on peritoneal and hemodialysis. Perit. Dial. Int. 2010；30：72-79
5) 日本透析医学会：血液透析患者の糖尿病治療ガイド2012．透析会誌 2013；46：311-357

6) Okada, T., Nakao, T., Matsumoto, H., et al. : Association between markers of glycemic control, cardiovascular complications and survival in type 2 diabetic patients with end-stage renal disease. Intern. Med. 2007 ; 46 : 807-814
7) Fukuoka, K., Nakao, K., Morimoto, H., et al. : Glycated albumin levels predict long-term survival in diabetic patients undergoing haemodialysis. Nephrology (Carlton) 2008 ; 13 : 278-283
8) Inaba, M., Maekawa, K., Okuno, S., et al. : Impact of atherosclerosis on the relationship of glycemic control and mortality in diabetic patients on hemodialysis. Clin. Nephrol. 2012 ; 78 : 273-280
9) Isshiki, K., Nishio, T., Isono, M., et al. : Glycated albumin predicts the risk of mortality in type 2 diabetic patients on hemodialysis : evaluation of a target level for improving survival. Ther. Apher. Dial. 2014 ; 18 : 434-442
10) 木野村賢, 杉山 斉, 四方賢一：糖尿病透析患者の管理. 日本臨牀（2016年4月増刊号）新時代の臨床糖尿病学（下）. 2016：212-216
11) Abe, M., Kaizu, K. and Matsumoto, K. : Evaluation of the hemodialysis-induced changes in plasma glucose and insulin concentrations in diabetic patients : comparison between the hemodialysis and non-hemodialysis days. Ther. Apher. Dial. 2007 ; 11 : 288-295
12) Shah, A. D., Langenberg, C., Rapsomaniki, E., et al. : Type 2 diabetes and incidence of cardiovascular diseases : a cohort study in 1.9 million people. Lancet Diabetes Endocrinol. 2015 ; 3 : 105-113
13) Bouchi, R., Babazono, T., Yoshida, N., et al. : Association of albuminuria and reduced estimated glomerular filtration rate with incident stroke and coronary artery disease in patients with type 2 diabetes. Hypertens. Res. 2010 ; 33 : 1298-1304
14) Ohtake, T., Kobayashi, S., Moriya, H., et al. : High prevalence of occult coronary artery stenosis in patients with chronic kidney disease at the initiation of renal replacement therapy : an angiographic examination. J. Am. Soc. Nephrol. 2005 ; 16 : 1141-1148
15) 日本透析医学会：血液透析患者における心血管合併症の評価と治療に関するガイドライン. 透析会誌 2011 ; 44 : 337-425

四方賢一

II 臓器別のアプローチ——内分泌・代謝

5 CKD-MBD

Chronic kidney disease-mineral and bone disorder

慢性腎臓病（chronic kidney disease；CKD）では，早期から骨ミネラル代謝異常をきたし，この代謝異常は骨疾患だけでなく，血管石灰化の原因ともなり，生命予後にも影響する全身性の疾患と考えられ，CKDに伴う骨ミネラル代謝異常（CKD mineral and bone disorder；CKD-MBD）という概念が生まれ，提唱されるようになった．この代謝異常に対するガイドラインとして，2003年米国のNational Kidney FoundationからKidney Disease Outcomes Quality Initiative（K/DOQI）ガイドラインが発表された[1]．その後，2009年にはKidney Disease：Improving Global Outcomes（KDIGO）からCKD-MBDの診断，評価，予防，治療に関する診療ガイドラインも発表された[2]．これらのガイドラインを鑑みて日本透析医学会（JSDT）でもガイドラインの作成が開始され，2006年には「透析患者における二次性副甲状腺機能亢進症治療ガイドライン」（JSDTガイドライン）[3]が，そして2012年には「慢性腎臓病に伴う骨・ミネラル代謝異常の診療ガイドライン」（改訂JSDTガイドライン）[4]が発表された．

1 推奨検査項目と測定頻度

改訂JSDTガイドラインでは，CKD-MBDに関連したルーチン検査として，血清リン（P），カルシウム（Ca）濃度，アルブミン濃度，血清副甲状腺ホルモン（PTH）濃度，アルカリホスファターゼ（ALP）値の測定を推奨している．血清PとCaの測定頻度に関しては，K/DOQIガイドラインでは月に1回，KDIGOガイドラインでは1～3カ月に1回としている（表1）．JSDTガイドラインでは，血清PやCa濃度は食事などの影響を受けやすいことより，最低月に1～2回測定することとしている．さらに管理目標値から著しく逸脱した場合，あるいはその危険性が高い場合には，その値が安定するまで頻回の測定を推奨している．PTH濃度に関して，通常3カ月に1回の測定とし，治療の変更や高PTH血症に対する積極的な治療を施行中は，安定するまで1カ月に1回の測定を行うべきであるとしている．

2 血清PとCa濃度の管理目標

K/DOQIガイドラインでは，血清Pの管理目標を3.5～5.5 mg/dL，血清Caの管理目標を8.4～9.5 mg/dLとし，KDIGOガイドラインではそれぞれ正常範囲を目標に制御することが望ましいとしている．JSDTガイドラインでは日本透析医学会の統計調査データを用いて，生命予後をエンドポイントとして管理目標値を設定した（表2）．その結果，血清Pに関しては，週初めに採血がよく行われていることを加味して管理目標値を3.5～6.0 mg/dLとした．血清Caの管理目標値は8.4～10.0 mg/dLと設定されたが，管理目標値内であってもできるだけ低く保つほうが生命予後に

表1 透析患者における推奨測定頻度

	PおよびCa	intact PTH
K/DOQIガイドライン（2003年）	1回/月	1回/3カ月
KDIGOガイドライン（2009年）	1回/1～3カ月	1回/3～6カ月
JSDTガイドライン（2006年）	最低1～2回/月	1回/3カ月
改訂JSDTガイドライン（2012年）	最低1～2回/月	1回/3カ月

表2 透析患者における管理目標値

	P (mg/dL)	Ca (mg/dL)	intact PTH (pg/mL)
K/DOQI ガイドライン（2003年）	3.5～5.5	8.4～9.5	150～300
KDIGO ガイドライン（2009年）	基準値範囲内	基準値範囲内	基準上限値2～9倍
JSDT ガイドライン（2006年）	3.5～6.0	8.4～10.0	60～180
改訂JSDT ガイドライン（2012年）	3.5～6.0	8.4～10.0	60～240

とって良いことが示唆されたとしている．PとCaのコントロールの優先順位については従来明らかでなかったが，P，Ca，PTHの管理目標達成の組み合わせについて検討された結果，［P, Ca, PTHすべて達成］＞［P, Ca］＞［Pのみ］＞［Caのみ］＞［PTHのみ］＞［すべて未達成］の順に生命予後の良いことが示された．またPTHとの組み合わせにおいても，［P, PTH達成］が［Ca, PTH達成］より死亡リスクが低かったことより，P＞Ca＞PTHの順に管理を優先することが推奨された．

3 血清PTH濃度の管理目標

K/DOQIガイドラインでは，intact PTHの管理目標を150～300 pg/mL，KDIGOガイドラインでは正常上限の2～9倍までに維持することが望ましいとされている．これらのガイドラインでは，骨代謝の面からその目標値が設定されたわけであるが，JSDTガイドラインでは生命予後の観点から管理目標値を設定している．先のJSDTガイドラインではintact PTHの管理目標値を60～180 pg/mLと設定したが，改訂ガイドラインでは，統計調査委員会のデータを再解析した結果，PTHの上限については従来の解析値より高い値でも許容されることが示され，60～240 pg/mLが管理目標値に設定された．なお，近年使用されるようになったwhole PTHに関しては，1.7を掛けることにより，intact PTH値への換算式が先のガイドラインで提示されていたが，whole PTH/intact PTH比には，個人間で大きなばらつきがあることが判明し，whole PTHによる管理目標値は35～150 pg/mLという実数で示されることとなった．

文献

1) National Kidney Foundation : K/DOQI clinical practice guidelines. Am. J. Kidney Dis. 2003 ; 42 (Suppl. 3) : S1-S202
2) Kidney Disease : Improving Global Outcomes (KDIGO) CKD-MBD Work Group : KDIGO clinical practice guideline for the diagnosis, evaluation, prevention, and treatment of chronic kidney disease-mineral and bone disorder (CKD-MBD). Kidney Int. 2009 ; 76 (Suppl. 113) : S1-S130
3) 日本透析医学会：透析患者における二次性副甲状腺機能亢進症治療ガイドライン．透析会誌 2006 ; 39 : 1435-1455
4) 日本透析医学会：慢性腎臓病に伴う骨・ミネラル代謝異常の診療ガイドライン．透析会誌 2012 ; 45 : 301-356

〈田原英樹〉

II 臓器別のアプローチ—内分泌・代謝

6 二次性副甲状腺機能亢進症

Secondary hyperparathyroidism

　慢性腎臓病が進行すると，ビタミンD活性化の抑制や高リン（P）血症，低カルシウム（Ca）血症が副甲状腺を刺激して副甲状腺ホルモン（parathyroid hormone；PTH）の分泌を増加させ，副甲状腺の過形成を伴う二次性副甲状腺機能亢進症となる．二次性副甲状腺機能亢進症が進行すると，高Ca血症や高P血症を促進させ，腎性骨異栄養症などの骨病変，血管を含む全身の異所性石灰化，心収縮能低下，遺伝子組み換えヒトエリスロポエチン（rHuEPO）抵抗性貧血など，透析患者の生命予後やQOLに大きく影響する．

　近年，全身疾患として「慢性腎臓病に伴う骨ミネラル代謝異常（chronic kidney disease-mineral and bone disorder；CKD-MBD）」という概念が提唱され，二次性副甲状腺機能亢進症はCKD-MBDの部分症状であると考えられている．

　CKD-MBDに関するガイドライン[1]としては，2000年の欧州（ERA-EDTA；European Renal Association-European Dialysis and Transplant Association）と豪州（CARI；Caring for Australians with Renal Impairment）でのガイドライン発表を皮切りに，2003年に米国よりNKF/KDOQI（National Kidney Foundation / Kidney Disease Outcomes Quality Initiative）ガイドラインが，2009年にKDIGO（Kidney Disease；Improving Global Outcome）より国際診療ガイドライン[2]が作成された（表1）．

　わが国では日本の患者に適したガイドラインとして，2006年に「透析患者における二次性副甲状腺機能亢進症治療ガイドライン」[3]が日本透析医学会（JSDT）より作成され，2012年には改訂版として「慢性腎臓病に伴う骨・ミネラル代謝異常の診療ガイドライン」[4]が作成された．その中で，二次性副甲状腺機能亢進症に関する項目として，副甲状腺機能の評価と管理は第3章に，副甲状腺インターベンションの適応と方法は第4章に記載されている．

1 定義と診断法

〈KDIGOによるCKD-MBDおよび腎性骨異栄養症の定義・診断法[2]〉（表2）

　KDIGOで述べられているCKD-MBDおよび腎性骨異栄養症の定義は表2のとおりである．また，KDIGOでCKD-MBDの診断法として生化学的異常，骨，血管石灰化について述べられている．二次性副甲状腺機能亢進症については，表2のように生化学的異常，骨，血管石灰化の評価を行い，全身疾患としてのCKD-MBDの診断を行ったうえで二次性副甲状腺機能亢進症に対する治療を行っていく必要がある．実際にはわが国のガイドラインである「慢性腎臓病に伴う骨・ミネラ

表1　CKD-MBDに関する代表的な世界のガイドラインとPTHのtarget range

ガイドライン作成グループ	発表年	PTH target level (pg/mL)
Europe 　ERA-EDTA[5] 　UK Renal Association[6]	2000 2002	85〜170 基準上限値 4倍未満
North America 　NKF / KDOQI[7] 　Canadian Society of Nephrology[8] 　KDOQI US[9]	2003 2006 2010	150〜300 100〜500 130〜600
Australia / New Zealand 　CARI[10), 11)]	2006	基準上限値 1〜3倍
日本 　JSDT[3] 　JSDT（改訂版）[4]	2006 2012	60〜180 60〜240
Worldwide 　KDIGO[2]	2009	基準上限値 2〜9倍

表2 CKD-MBDの定義と診断法（KDIGO）

CKD-MBDと腎性骨異栄養症の定義	
CKD-MBD の定義	・CKDに伴うミネラルもしくは骨代謝に異常を有する全身疾患であり，以下の一つもしくは複数を呈する． 1. Ca，P，PTH，またはビタミンD代謝異常 2. 骨回転，骨石灰化，骨量，骨長軸成長，骨強度の異常 3. 血管または，軟部組織の石灰化
腎性骨異栄養症の定義	1. CKD患者における骨の形態学的変化 2. 骨生検の組織形態計測によって定量化された全身性CKD-MBDの一環としての骨病変

CKD-MBDの診断法	
生化学的異常	・血清Ca，P，PTH，ALPの測定をCKDステージ3から開始することを推奨し，測定する頻度は異常値の存在やその程度，CKDの進行速度を基に決定するのが妥当である． ・血中25(OH)Dを測定し，不足・欠乏があれば補正することが望ましい． ・血清Ca，P濃度の評価はCa×P積ではなく，各々個別に評価するのが望ましい．
骨	・骨生検は原因不明の骨折や持続する骨痛，高Ca血症，低P血症，アルミニウム中毒の可能性など限られた状況で行うことは妥当である．骨密度検査は骨折リスクの予測には有用ではなく，定期的に行うことを望ましいとは考えない． ・骨代謝の評価には，PTH，骨型ALPを用いるのが望ましい．そのほかの骨代謝マーカーをルーチン検査として行うのは望ましいとは考えない．
血管石灰化	・腹部側面単純X線写真は血管石灰化の有無の検索に，心エコー検査は弁石灰化の有無の検索に，CTの代替法として用いることができる． ・血管石灰化の存在は心血管疾患のもっとも高いリスクであると考えられ，この情報を診療方針に活用するのは妥当である．

〔文献2）より作成〕

表3 二次性副甲状腺機能亢進症の評価・管理・治療（JSDT）

副甲状腺機能の評価と管理

Ⅰ．PTHの管理指針
 1) PTHはintact PTH 60 pg/mL以上240 pg/mL以下の範囲に管理することが望ましい*1*2（2D）．
 2) 血清P，Caの管理はPTHの管理に優先することが推奨される（1D）．
Ⅱ．PTHが管理目標を逸脱した場合の治療
 1) PTHが管理目標値上限値を持続して超える場合には，まずP/Ca代謝の改善，活性型ビタミンD製剤やシナカルセト塩酸塩の使用，などの内科的治療でPTHの低下を図る*3*4（2・グレードなし）．
 2) 内科治療を行っても血清P，Ca，PTHの3つの値を同時に管理目標内に維持できない場合には，副甲状腺インターベンション治療の適応を検討することを推奨する（1B）．

〈補　足〉
 *1 あるいはwhole PTH 35 pg/mL以上150 ps/mL以下の範囲に管理することが望ましい．
 *2 PTx後の症例は，PTHが管理目標下限を下回ってもよい．
 *3 PTHが管理目標下限を継続して下回った場合の有効な治療法は確立されていない．
 *4 シナカルセト塩酸塩使用中の患者の副甲状腺機能は，内服後8時間以上経過した後のPTH濃度を標準とする．

副甲状腺インターベンションの適応と方法

Ⅰ．内科的に抵抗する高度の二次性副甲状腺機能亢進症*1に対しては，PTxを推奨する（1B）．
Ⅱ．腫大副甲状腺が1腺のみで穿刺可能な部位に存在する場合，PEITを考慮することは妥当である（グレードなし）．

〈補　足〉
 *1 高度の二次性副甲状腺機能亢進症とは，intact PTH 500 pg/mL，あるいはwhole PTH 300 pg/mLを超える場合とする．ただしこれ以下の値であっても，管理目標値を上回る高P血症あるいは高Ca血症が是正困難な場合，PTxの適応を検討することは妥当である．

〔文献4）より引用〕

ル代謝異常の診療ガイドライン」[4]のなかに記載されている副甲状腺の評価と管理を参考にすべきである（表3）．

2 重症度

2012年発表の「慢性腎臓病に伴う骨・ミネラル代謝異常の診療ガイドライン」[4]のなかで，二次性副甲状腺機能亢進症に関する項目として，副甲状腺機能の評価と管理，副甲状腺インターベンションの適応と方法が記載されている（表3）．

副甲状腺機能の評価と管理の項では，PTHの管理指針とPTHが管理目標を逸脱した場合の治療について述べられている．また副甲状腺インターベンションの適応と方法についての項では副甲状腺摘出術（PT_X）と経皮的エタノール注入療法（PEIT）の適応について述べられており，この項では高度の二次性副甲状腺機能亢進症についても述べられている．高度の二次性副甲状腺機能亢進症では，骨関節症状や血管石灰化，生命予後の悪化などにつながる．JSDTのガイドラインにおける高度の二次性副甲状腺機能亢進症の基準の一つとして，副甲状腺結節性過形成の存在（推定体積500 mm^3以上または長径1 cm以上の腫大腺では結節性過形成の可能性が高い）が示唆されるintact PTH 500 pg/mL以上とされている．しかし，表1のとおりintact PTH値のtarget rangeは各国にて大きな差がある．2015年のDOPPS（Dialysis Outcomes and Practice Patterns Study）からの報告では，intact PTH 150〜300 pg/mLに比べてintact PTH 301〜450 pg/mLでは全死亡リスクが有意に高く，intact PTH＞600 pg/mLでは全死亡，心血管死，入院のリスクが有意に高く[1]，JSDTのガイドラインに記載されているintact PTH 500 pg/mL以上は内科的治療の限界を示す値として妥当と思われ，一つの重症度の指標と考えられる．

文献

1) Tentori, F., Wang, M., Bieber, B. A., et al. : Recent changes in therapeutic approaches and association with outcomes among patients with secondary hyperparathyroidism on chronic hemodialysis : the DOPPS study. Clin J Am Soc Nephrol. 2015 ; 10 : 98-109
2) Kidney Disease : Improving Global Outcomes (KDIGO) CKD-MBD Work Group : KDIGO clinical practice guideline for the diagnosis, evaluation, prevention, and treatment of Chronic Kidney Disease-Mineral and Bone Disorder (CKD-MBD). Kidney Int. 2009 ; 76 (Suppl. 113) : S1-S130
3) 日本透析医学会：透析患者における二次性副甲状腺機能亢進症治療ガイドライン．透析会誌 2006 ; 39 : 1435-1455
4) 日本透析医学会：慢性腎臓病に伴う骨・ミネラル代謝異常の診療ガイドライン．透析会誌 2012 ; 45 : 301-356
5) Ledebo, I., Lameire, N., Charra, B., et al. : Improving the outcome of dialysis—opinion vs scientific evidence. Report on the Dialysis Opinion Symposium at the ERA-EDTA Congress, 6 September 1999, Madrid. Nephrol. Dial. Transplant. 2000 ; 15 : 1310-1316
6) Mactier, R., Davies, S., Dudley, C., et al. : Summary of the 5th edition of the Renal Association Clinical Practice Guidelines (2009-2012). Nephron Clin. Pract. 2011 ; 118(Suppl. 1) : c27-c70
7) National Kidney Foundation : K/DOQI clinical practice guidelines for bone metabolism and disease in chronic kidney disease. Am. J. Kidney Dis. 2003 ; 42(Suppl. 3) : S1-S201
8) Jindal, K., Chan, C. T., Deziel, C., et al., Canadian Society of Nephrology Committee for Clinical Practice Guidelines : Hemodialysis clinical practice guidelines for the Canadian Society of Nephrology. J. Am. Soc. Nephrol. 2006 ; 17 (Suppl. 1) : S1-S27
9) Uhlig, K., Berns, J. S., Kestenbaum, B., et al. : KDOQI US commentary on the 2009 KDIGO Clinical Practice Guideline for the Diagnosis, Evaluation, and Treatment of CKD-Mineral and Bone Disorder (CKD-MBD). Am. J. Kidney Dis. 2010 ; 55 : 773-799
10) McMahon, L. P., MacGinley, R., KHA-CARI : KHA-CARI guideline : Biochemical and haematological targets : Haemoglobin concentrations in patients using erythropoietin-stimulating agents. Nephrology (Carlton) 2012 ; 17 : 17-19
11) Elder, G., Faull, R., Branley, P., et al., Caring for Australasians with Renal Impairment (CARI) : The CARI guidelines. Management of bone disease, calcium, phosphate and parathyroid hormone. Nephrology (Carlton) 2006 ; 11(Suppl. 1) : S230-S261

〈岡田　規〉

II 臓器別のアプローチ──内分泌・代謝

7 脂質異常症

Dyslipidemia

透析患者は心血管疾患（CVD）発症の高リスク群であり，CVDのリスクファクターの同定とそれらへの対策が重要である．本稿では，透析患者におけるCVDリスクへの脂質異常の関与について注目し，立場の異なるガイドラインを示し，考え方を概説する．

1 管理目標値を設定するガイドライン

総コレステロールやLDL-Cが高いほど，虚血性心疾患の発症リスクが高いという疫学研究が多数ある．また数々のランダム化比較試験が明らかにしてきたように，スタチンを用いた脂質管理を行うことによりCVDリスクが低下できる．治療中のLDL-Cがより低かった群でCVDリスクがより低かったというメタ回帰もある．これらを受けて，よりCVDリスクの高い群ほど脂質管理目標値をより低く設定しようというコンセプトが形成されて，従来の脂質管理ガイドラインは作成されてきた．これをCKDにも当てはめたものが作成され，冠動脈疾患未発症であってもCKDであれば高リスク病態であるため，LDL-C＜120 mg/dLあるいはNon-HDL-C＜150 mg/dLを目指すように推奨されている（表1）．日本透析医学会による「血液透析患者における心血管合併症の評価と治療に関するガイドライン」[1]もその一つである．

2 管理目標値を設定しないガイドライン

上記のガイドラインとは対照的に，脂質の管理目標値を設定しない診療ガイドラインが登場してきている．その最初のものが，CKDを対象とした「慢性腎臓病の脂質管理のためのKDIGO診療ガイドライン」[2]で，日本語訳も出版されている[3]．結論を先に書くと，「透析療法を行っている成人では，スタチン単独またはスタチン/エゼチミブ併用療法を新たには開始しないことが望ましい」と記載されている．一方，「年齢が≧50歳のCKDを有する成人でeGFRが＜60 mL/min/1.73 m²（GFR分類G3～G5）の場合，スタチン単独またはスタチン/エゼチミブ併用による治療を推奨

表1 管理目標値を提示した脂質管理ガイドライン

ガイドライン	対象	管理目標値（mg/dL）
日本動脈硬化学会 動脈硬化性疾患予防ガイドライン（2012）	CKD 一次予防 カテゴリーⅢ	LDL-C＜120 non HDL-C＜150 TG＜150 HDL-C≧40
日本腎臓学会 CKD診療ガイド（2012） CKD診療ガイドライン（2013）	CKD	LDL-C＜120 Non-HDL-C＜150 （Non-HDL-C＝LDL-C+30）
日本透析医学会 血液透析患者における心血管合併症の評価と治癒に関するガイドライン（2011）	成人血液透析患者 一次予防群	LDL-C＜120 Non-HDL-C＜150
欧州心臓学会・動脈硬化学会 ESC/EAS Guidelines for the management of dyslipidemia（2011）	Moderate to severe CKD (Stage 2～4)	LDL-C＜70

透析患者を含めてCKDはCVDの高リスク病態であると捉え，脂質管理を厳格に行うことを推奨している．日本透析医学会のガイドラインでは，管理目標値には非絶食採血でのNon-HDL-Cを用いることを許容している．

表2 慢性腎臓病の脂質管理のためのKDIGO診療ガイドライン（抜粋）

章	ステートメント	EL/RG
2.1.1	年齢≧50歳でeGFRが＜60 mL/min/1.73 m²であり，維持透析または腎移植を受けていない成人（GFR分類G3a〜G5）の場合，スタチン単独またはスタチン/エゼチミブ併用による治療を推奨する．	1A
2.1.2	年齢が≧50歳のCKDを有する成人でeGFRが≧60 mL/min/1.73 m²（GFR分類G1〜G2）の場合，スタチンによる治療を推奨する．	1B
2.2	年齢が18〜49歳のCKDを有する成人で，慢性透析または腎移植を受けていない場合，以下の1つ以上を満たす人々にはスタチンによる治療が望ましい． ・既知の冠動脈疾患（心筋梗塞または冠動脈血行再建術） ・糖尿病 ・虚血性脳血管障害の既往 ・冠動脈疾患死または非致死的心筋梗塞の推定10年発生率が＞10％	2A
2.3.1	透析療法を行っている成人では，スタチン単独またはスタチン/エゼチミブ併用療法を新たには開始しないことが望ましい．	2A
2.3.2	透析導入の段階ですでにスタチン単独またはスタチン/エゼチミブ併用による治療が開始されていた場合は，これらの治療を継続することが望ましい．	2C

EL/RG：エビデンスレベル（数字）と推奨グレード（アルファベット）．
日本語訳は，文献3）をそのまま引用した．

- 治療を必要とする患者とは？
  - 動脈硬化性心血管疾患（ASCVD）のハイリスク群
  - 10年リスク≧10％
- 有益な治療とは？
  - 有効性，安全性
  - RCTによるエビデンスがある

	治療が有益	治療が有益でない
リスク高い	治療を推奨する	治療を推奨しない
リスク低い		治療を推奨しない

図　必要とする患者に有益な治療を届けるという考え方

治療が有益であることが示されている治療を高リスクの患者群で行うという考え方．
リスクは高いものの有益ではないとわかっている治療は推奨はできない．
（著者作成）

する」とも記載されている（表2）．

上記のような推奨となった背景は，以下のとおりである．KDIGOの脂質ガイドラインでは，必要とする患者に有益な治療を届けるという考え方に立っている（図）．必要な患者は10年リスクが10％以上と具体的に設定し，大規模な疫学研究から，透析患者，移植患者および50歳以上の未透析CKD患者は全員このレベルに該当すると判断された．有益な治療は何かということに関し，CKDを対象としたランダム化比較試験の結果を参考にした（表3）．その結果，未透析CKDでは脂質低下薬によるCVDリスク低下が証明されているものの，すでに透析治療中の患者群ではCVDリスク低下が有意ではないことが確認された．これらを総合して，上記の推奨となった．

KDIGOのガイドラインに従うとすると，保存期にスタチン治療を受けていた患者が透析導入になった場合には，スタチンを中止すべきかどうかが問題になる．この点について，「透析導入の段階ですでにスタチン単独またはスタチン/エゼチミブ併用による治療が開始されていた場合は，これらの治療を継続することが望ましい」としている．その根拠は，SHRAP試験でランダム化された時点で未透析であった患者が介入群に割りつけられた場合は，透析導入後も介入治療を継続したことによる．

KDIGOガイドラインでは，脂質管理目標値を設定するための高いレベルのエビデンスは存在しないため，管理目標値を設定しないという立場をとっている．したがって，治療中の脂質検査を繰り返すことも求めていない．このように，推奨される治療を開始すれば追跡測定は求めないという

表3 透析患者を対象に含む脂質介入ランダム化比較試験

試験名	対象	介入	おもな結果
SHARP	保存期6,247人（G3：36％，G4：42％，G5：20％）＋透析期3,023人，合計9,270人	シンバスタチン20 mg＋エゼチミブ10 mg vs プラセボ	中央値4.9年の追跡期間において，動脈硬化性イベント（非致死的心筋梗塞＋冠動脈死＋非出血性脳血管障害＋何らかの動脈血行再建術）は，17％減少し統計学的に有意であった（P＝0.0021）．対象をランダム化時点で未透析の群と透析治療中であった群に分けた層別解析においては，未透析群では22％リスク低下（有意），透析群で10％リスク低下（非有意）であった．〔Baigent, C., et al.：Lancet 2011；377：2181-2192〕
4D	2型糖尿病で血液透析中の1,225人	アトルバスタチン20 mg vs プラセボ	中央値4年間の追跡期間において，主要評価項目（心臓死＋非致死的心筋梗塞＋脳卒中の複合）は8％低下したが有意ではなかった．〔Wanner, C., et al.：N. Engl. J. Med. 2005；353：238-248〕
AURORA	血液透析中の2,776人	ロスバスタチン10 mg vs プラセボ	中央値3.8年の追跡期間において，主要評価項目（心血管死＋非致死的心筋梗塞＋非致死的脳卒中の複合）は4％低下したが有意ではなかった．〔Fellström, B. C., et al.：N. Engl. J. Med. 2009；360：1395-1407〕

方針は「Fire-and-forget」方式と呼ばれ，従来からの管理目標値を設定してその達成に努めるという方針は「Treat-to-target」と呼ばれ，対比される．

3 もしKDIGOガイドラインを実施すると何が起こるか？

透析患者には新たには脂質低下薬の開始はされないが，未透析CKDには脂質低下薬を用いた治療が広く（ほぼ全員に）行われることになり，透析導入後も脂質低下薬治療が継続されることになる．すると，過去の時代よりも健康な血管をもって透析導入を迎えることになり，その後も粥状動脈硬化から守られ続けることになると予測される．透析導入前の治療内容は透析導入時の冠動脈病変の保有率と強く相関するという報告[4]が日本から出ている．透析導入時の冠動脈病変の有無は，透析導入後の心イベントの最大の規定因子である[5]ことから，KDIGOガイドラインが実行されると，透析患者の心イベントが大きく減少することが期待される．

4 わが国の日常診療でどうするか

このように，透析患者の脂質管理については，考え方の異なる2つの診療方針が提示されており，日常診療でどうすべきか悩ましい．わが国における診療においては，基本的には国内の診療ガイドラインを参考にすることが標準的であろう．

KDIGOガイドラインでは，日本の国内事情にも配慮がなされている．すなわち，脂質低下薬の適応症は，米国などでは「CVDリスク低下」が含まれているが，日本では「高脂血症」あるいは「高コレステロール血症」であるため，脂質測定を行うことの必要性を認めている．また，使用する脂質低下薬やその用量についても，代表的なランダム化比較試験で用いられた薬品をその用量で使用すればよいとしているが，日本ではより低用量で有益性が示されているため，そのようにしてもよいとしている．

文献

1) 日本透析医学会：血液透析患者における心血管合併症の評価と治療に関するガイドライン．透析会誌 2011；44：337-425
2) Wanner, C. and Tonelli, M.：KDIGO Clinical Practice Guideline for Lipid Management in CKD：summary of recommendation statements and clinical approach to the patient. Kidney Int. 2014；85：1303-1309
3) 日本腎臓学会／KDIGOガイドライン全訳版作成ワーキングチーム 監訳：慢性腎臓病の脂質管理のためのKDIGO診療ガイドライン．2014, 東京医学社，東京
4) Iwasaki, M., Joki, N., Tanaka, Y., et al.：Declining prevalence of coronary artery disease in incident dialysis patients over the past two decades. J. Atheroscler. Thromb. 2014；21：593-604
5) Hase, H., Tsunoda, T., Tanaka, Y., et al.：Risk factors for de novo acute cardiac events in patients initiating hemodialysis with no previous cardiac symptom. Kidney Int. 2006；70：1142-1148

園田実香，庄司哲雄

Ⅱ 臓器別のアプローチ—内分泌・代謝

8 Protein-energy wasting, 悪液質

Protein-energy wasting, Cachexia

1 定義

「protein-energy wasting（PEW）」は，腎臓病の栄養障害に対して用いられるが，「悪液質」はすべての慢性疾患が対象である．以下に，PEWと悪液質の定義を示す．

1）PEW

腎臓病患者の栄養障害はmalnutrition-inflammation-atherosclerosis syndrome（MIA症候群），malnutrition-inflammation complex syndrome（MICS），uremic cachexiaなど，さまざまな用語で呼ばれてきた．しかし，2008年に国際腎栄養代謝学会（International Society of Renal Nutrition and Metabolism；ISRNM）より，栄養障害の用語をPEWに統一することが提唱され，現在ではPEWが一般的である[1]．

PEWの成立には，栄養素の摂取不足以外に炎症，代謝異常，異化亢進，インスリン抵抗性，代謝性アシドーシスなどの複数の要因が関わっており，フレイル，心血管病や感染症の合併，生命予後などに悪影響することが知られている．

2）悪液質

悪液質（cachexia）は，ギリシャ語の"kakos（悪い）"と"hexis（状態）"を語源とする用語である．欧州静脈経腸栄養学会（European Society of Parenteral and Enteral Nutrition；ESPEN）では，「悪液質は，基礎疾患に関連した複雑な代謝性症候群であり，脂肪喪失の有無にかかわらず，筋肉が喪失する特徴がある」と定義している[2]．すなわち悪液質とは，慢性腎臓病（chronic kidney disease；CKD）などの基礎疾患があり，そこに食欲不振，炎症，インスリン抵抗性，性腺機能低下症，貧血などが生じ，脂肪減少と筋肉消耗（muscle wasting）が起こる結果，体重減少，脱力と疲労感，サルコペニア，最大酸素消費量の減少，身体活動の低下などが惹起される病態である．

2 診断基準

1）PEW

表1にISRNMから提唱されたPEWの診断基準を示す．血液生化学検査に血清アルブミン値が含まれるが，測定法がBCG（ブロムクレゾールグリーン）法のため，改良BCP（ブロムクレゾールパープル）法で測定している施設では，カットオフ値を0.3〜0.4 g/dL低くする必要がある．また，体格係数（body mass index；BMI）は欧米人の基準であるため，日本人には適用できない．

筋肉量の減少は，PEWの存在をもっとも強く示唆する臨床症状である．筋肉量の評価はサルコペニアと異なり，バイオインピーダンス法，二重エネルギーX線吸収測定法以外の方法も認めている．上腕筋周囲長の計測は，訓練された計測者が正しい手順で行う必要がある．CTやMRIによる下腿の骨格筋断面積の測定は，再現性が高いために有用である．

炎症はPEWの成立に関わる重要な因子である．しかし，炎症マーカーは診断の手がかりになるものの，PEWを規定する因子でないため，診断基準には含まれていない．

2）悪液質

ESPENより，2008年に悪液質の診断基準が出されている（表2）[2]．悪液質の特徴である体重減少が必須項目であり，"12カ月以内に少なくとも5％の体重減少"を基準値としている．もし体重の経過が確認できない場合には，BMI＜20 kg/m^{2}が代用できる．

一方，がんの悪液質では体重減少の基準が異なる．もし，①過去6カ月間の体重減少＞5％（非意図的），②BMI＜20 kg/m^{2}かつ体重減少＞2％，③四肢骨格筋係数がサルコペニアの診断基準を満たし，かつ体重減少＞2％を一つでも満たせば，悪液質と診断される[3]．

表1 Protein-energy wasting (PEW) の診断基準

以下の4項目のうち3項目を満たすとき (各項目少なくとも1つ)，腎臓病関連のPEWと診断する。
(各項目の評価は2〜4週間をあけ，少なくとも3回は確認すべきである)

1. 血液生化学 (尿中，消化管からの喪失や肝疾患，コレステロール降下薬による場合を除く)
    1) 血清アルブミン<3.8 g/dL (BCG法)
    2) 血清トランスサイレチン<30 mg/dL (維持透析患者，基準はGFRレベルによって変わる)
    3) 血清コレステロール<100 mg/dL
2. 体格
    1) BMI<23 kg/m^2 (アジア人は当てはまらない可能性があり，透析患者はドライウエイトで計算)
    2) 意図しない体重減少 (3カ月で5％または6カ月で10％)
    3) 体脂肪率<10％
3. 筋肉量
    1) muscle wasting: 3カ月間で5％，または6カ月間で10％の筋肉量の減少
    2) 上腕筋周囲径の減少 (基準集団の50％未満で，10％を超える減少)
    3) クレアチニン出現速度 (24時間尿中および透析液中へのクレアチニン排泄量で評価)
4. 食事摂取量 (食事日記や聞き取りによる評価も可)
    1) 意図しない蛋白摂取量の低下
       透析患者: 0.8 g/kg/day未満が少なくとも2カ月間持続
       CKDステージG2〜G5: 0.6 g/kg/day未満が少なくとも2カ月間持続
    2) 意図しないエネルギー摂取量の低下: 25 kcal/kg/day未満が少なくとも2カ月間持続

〔文献1) より引用〕

表2 成人悪液質の診断基準

基礎疾患があり，12カ月かそれ以下 (またはBMI<20 kg/m^2 未満) で少なくとも5％の体重減少
(浮腫を除く)
＋
下記より3つ以上

項目	具体的な基準
1. 筋力低下	下位三分位に相当する，握力などで評価
2. 疲労	労作に伴う肉体的，精神的疲労と定義する。パフォーマンスが低下し，同じ強度で運動を継続できない。
3. 食欲不振	総カロリー摂取量<20 kcal/kg/day，または通常量の70％未満
4. 除脂肪量指数の低下	上腕筋周囲径<下位10％ 四肢骨格筋指数 (kg/m^2) <5.45 (女)，<7.25 (男) (DXA法)
5. 異常血液生化学 　a) 炎症マーカーの増加 　b) 貧血 　c) 血清アルブミン低値	 CRP>0.5 mg/dL, IL-6>4.0 pg/mL ヘモグロビン<12 g/dL <3.2 g/dL

ただし，飢餓，吸収不良，うつ病，甲状腺機能亢進症，加齢による筋肉量減少を除外する必要がある。

〔文献2) より作成〕

悪液質とPEWの診断基準は類似しているものの，まったく同じではない。悪液質では体重減少が必須であり，とくに除脂肪量 (筋肉量) の減少と身体機能の低下 (疲労，筋力減少) に注意することが強調されている。一方，PEWの診断基準では，体重減少は必須でなく，むしろ食事摂取量を詳細に評価することが求められている。生化学の検査項目は両者で異なり，血清アルブミン値の基準値も違う。また，悪液質の診断基準には貧血が含まれる。

ISRNMでは，PEWの重症型を悪液質と位置づけているものの，悪液質に対する明確な定義まで

は記載していない[1].

3 病期分類

1) PEW
PEWには病期分類はない．

2) 悪液質
悪液質の診断基準が提唱された際，体重減少（12カ月間またはそれ未満）に応じて悪液質を軽度（＞5％），中等度（＞10％），高度（＞15％）の3段階に分類することが提案された[2]．

2010年，がんの悪液質の病期分類が定義された[4]（表3）．進行した悪液質は治療介入が難しいため，早い段階から認識し，進行予防に努める必要がある．そのため，悪液質の前段階として前悪液質（pre-cachexia）が設けられた．一方，高度の代謝障害により，栄養サポートを行っても栄養状態の改善が厳しい終末期は，不応性悪液質と分類された．なお，本分類はがん以外の疾患には使えない．

4 透析患者におけるPEW・悪液質

1) PEW
ISRNMの診断基準に準じ，①血液生化学：血清アルブミン＜3.8 g/dL，総コレステロール＜100 mg/dL，②体格：BMI＜23 kg/m^2（ドライウエイトで計算），主観的包括的栄養評価法（栄養状態良好：スコア＜6），③筋肉量：血清クレアチニン＜10 mg/dL，④食事摂取量：標準化蛋白異化率＜0.8 g/kg/dayの計6項目をスコア化し，生命予後（平均1.4年間）との関連を調べると，複数の項目を組み合わせていくらスコア化しても，血清アルブミンまたはクレアチニン単独と生命予後に対する予測能が変わらなかった[5]．したがって現行の診断基準は，透析患者の予後を予測するには不十分と思われる．

現時点で，ISRNMの診断基準に則り，透析患者のPEWを評価した報告はない．その理由として，各項目を2～4週間をあけて評価し，少なくとも3回は確認する必要があるため，煩雑すぎて実践できないためと考えられる．

2) 悪液質
透析患者では，ESPENの診断基準[2]を基に悪液質を評価した報告はない．一方，悪液質の診断基準にはサルコペニアの診断基準の2項目（筋肉量と筋力の低下）が含まれる．また，二次性サルコペニアの原因として，悪液質が挙げられている．さらに，悪液質の診断基準にはフレイルの診断基準の3項目（体重減少，疲れやすさ，筋力低下）も含まれる（図）．したがってサルコペニアやフレイルの診断項目を認めれば，栄養，運動，薬物，透析療法を含め，包括的に早期介入することが実際的と思われる．

表3 がんの悪液質の病期分類と診断基準

病期	診断基準
前悪液質 (pre-cachexia)	・体重減少＜5％（6カ月間） ・食思不振や代謝異常を認めることがある
悪液質 (cachexia)	・①～③のいずれかに該当する場合 　① 体重減少≧5％（6カ月間） 　② BMI＜20 kg/m^2＋体重減少＞2％（6カ月間） 　③ サルコペニア＋体重減少＞2％（6カ月間） ・食事量減少や全身炎症を認めることが多い
不応性悪液質 (refractory cachexia)	以下の6項目すべてに該当する場合 　① 悪液質の診断基準に該当 　② 生命予後が3カ月未満 　③ Performance status（WHO）が3か4 　④ 抗がん治療の効果がない 　⑤ 異化が進んでいる 　⑥ 人工的栄養サポートの適応がない

がん以外の疾患では使用できない診断基準である．

〔文献4）より引用〕

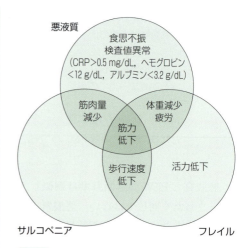

図 悪液質とサルコペニアとフレイルの関連性

1) Fouque, D., Kalantar-Zadeh, K., Kopple, J., et al. : A proposed nomenclature and diagnostic criteria for protein-energy wasting in acute and chronic kidney disease. Kidney Int. 2008 ; 73 : 391-398
2) Evans, W. J., Morley, J. E., Argilés, J., et al. : Cachexia : a new definition. Clin. Nutr. 2008 ; 27 : 793-799
3) Fearon, K., Strasser, F., Anker, S. D., et al. : Definition and classification of cancer cachexia : an international consensus. Lancet Oncol. 2011 ; 12 : 489-495
4) Muscaritoli, M., Anker, S. D., Argilés, J., et al. : Consensus definition of sarcopenia, cachexia and pre-cachexia : joint document elaborated by Special Interest Groups (SIG) "cachexia-anorexia in chronic wasting diseases" and "nutrition in geriatrics". Clin. Nutr. 2010 ; 29 : 154-159
5) Mazairac, A. H., de Wit, G. A., Grooteman, M. P., et al. : A composite score of protein-energy nutritional status predicts mortality in haemodialysis patients no better than its individual components. Nephrol. Dial. Transplant. 2011 ; 26 : 1962-1967

加藤明彦

II 臓器別のアプローチ—内分泌・代謝

9 副腎機能異常

Adrenal gland dysfunction

　副腎は，ステロイドホルモンの合成・分泌を担っている皮質と，カテコールアミンの合成・分泌を担っている髄質から構成されており，副腎皮質はさらに球状層，束状層，網状層の3層に分かれ，それぞれミネラルコルチコイド，グルココルチコイド，副腎アンドロゲンが合成・分泌されている．
　副腎機能の異常には，グルココルチコイド分泌過剰または低下，ミネラルコルチコイド分泌過剰，副腎アンドロゲン分泌過剰やカテコールアミン分泌過剰などがあるが，本稿では，そのなかでとくに透析患者で問題となることの多い，グルココルチコイド分泌低下症（副腎皮質機能低下症）に絞って解説していく．

1 分　類

　副腎皮質機能低下症の原因疾患を表に示す．副腎自体に病変がある原発性と，視床下部・下垂体病変による続発性に大別される．原発性の成因として，平成23（2011）年度全国調査報告では，特発性（自己免疫性）が49％，感染性が27％（うち57％が結核性），その他11％と報告されており，自己免疫機序と結核によるものが大部分を占めている．一方，続発性の成因としては，平成12（2000）年のわが国の全国疫学調査によると，下垂体腫瘍・頭蓋咽頭腫などの腫瘍性病変による下垂体機能低下症が50％強を占めている[1]．

表　副腎不全症の原因疾患

緩徐発症	
原発性	続発性
• 先天性副腎低形成（DAX-1異常症，SF-1異常症） • ACTH不応症（MC2R異常症，MRAP異常症，トリプルA症候群） • 先天性副腎過形成（21-水酸化酵素欠損症等） • 副腎白質ジストロフィー • 自己免疫性副腎炎（多腺性内分泌不全症を含む） • 結核 • 真菌症 • AIDS • 悪性腫瘍副腎転移 • 悪性リンパ腫 • グルココルチコイド不応症	• 下垂体腫瘍（悪性腫瘍転移を含む） • 頭蓋咽頭腫 • 下垂体術後・放射線照射後 • リンパ性下垂体炎 • サルコイドーシス • ヒスチオサイトーシスX • エンプティゼラ症候群 • 視床下部腫瘍 • 医原性（ステロイド投与）
急性発症	
原発性	続発性
• 副腎出血，副腎壊死，副腎梗塞 　（原因として髄膜炎菌感染，敗血症，ワーファリン治療，抗リン脂質抗体症候群など）	• 出産後下垂体壊死（シーハン症候群） • 下垂体出血・壊死（下垂体卒中） • 頭部外傷 • くも膜下出血 • クッシング症候群術後

〔文献1）より引用〕

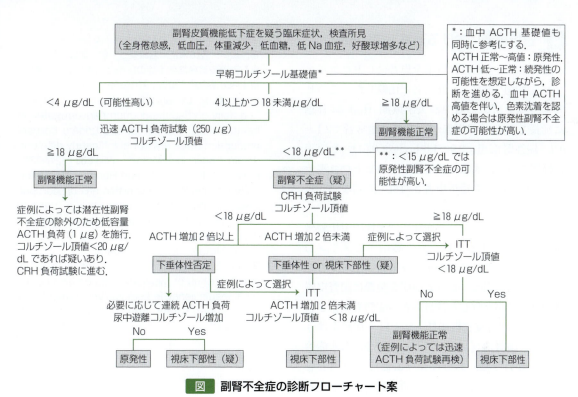

図 副腎不全症の診断フローチャート案

〔文献1）より引用〕

2 診 断

 日本内分泌学会が作成に携わった副腎不全症の診断フローチャート案を図に示す[1]．副腎皮質機能低下症を疑う主要症候としては，易疲労感・体重減少・消化器症状（悪心，便秘，下痢など）・低血糖症状・関節痛などであるが，ほとんどの症状は非特異的である．また，原発性副腎皮質機能低下症では，歯肉・口腔粘膜・手背・爪床・乳輪・手術痕などに色素沈着を認める．

 一般検査では，低ナトリウム血症を高率で認め，そのほか低血糖・正球性正色素性貧血・好酸球増多・リンパ球増多・好中球減少・低コレステロール血症・高カリウム血症・高カルシウム血症などを認める．これらの所見から副腎皮質機能低下症を疑った症例においては，早朝コルチゾール値を測定する．18 μg/dL 未満は副腎不全症の可能性を否定できず，フローチャートに準じて迅速副腎皮質刺激ホルモン（ACTH）負荷試験，副腎皮質刺激ホルモン放出ホルモン（CRH）負荷試験，インスリン低血糖試験（ITT）などの負荷試験を適切に施行し，結果を総合的に判断して診断を行う．

 画像検査として，原発性では，胸腹部単純X線での肺野や副腎の石灰化陰影の存在は，結核が成因である可能性を示唆する．結核性の場合，CT において内部不均一な腫大を認めることがある．自己免疫性の場合には副腎萎縮を認めることが多い．続発性では MRI にて，視床下部・下垂体にかけての炎症および占拠性病変の有無を確認する．

3 治 療

 コルチゾールの1日当りの基礎分泌量は9～11 mg/m^2/day との報告[2]があり，その補充としてヒドロコルチゾン（コートリル®）10～20 mg/day を，コルチゾールの日内変動に合わせて，朝2：夕1の割合で分割投与する．

 甲状腺機能低下症を併発した症例では，甲状腺ホルモンを先に補充するとヒドロコルチゾンの代謝回転亢進によって副腎皮質機能低下症の増悪をきたす可能性があるため，まずヒドロコルチゾンから補充する．

4 透析患者における治療上の注意点

透析患者を含む慢性腎不全患者にヒドロコルチゾンを静脈内投与し,健常者と比較したところヒドロコルチゾンの血中消失半減期（$t_{1/2}$）は有意に延長したという報告があるが（健常者：$2.1±0.2$,慢性腎疾患：$2.9±1.0$ hr, $p<0.01$）[3] その差は軽度であり,実際の透析患者へのヒドロコルチゾンの投与は,非透析患者と同量で問題ないと思われる.

透析患者では,高リン血症や二次性副甲状腺機能亢進症に対するカルシウム製剤・ビタミンD製剤の使用に伴って高カルシウム血症を呈することがあるが,高カルシウム血症を契機に副腎皮質機能低下症が発覚した透析患者の症例も報告されている[4]. 副腎皮質機能低下症を疑う症候を伴う症例や,副腎皮質ステロイドの投与歴のある症例などにおいては,高カルシウム血症の原因として,副腎皮質機能低下症も念頭におく必要があると思われる.

文献

1) 柳瀬敏彦, 笠山宗正, 岩崎泰正, 他：副腎クリーゼを含む副腎皮質機能低下症の診断と治療に関する指針. 日本内分泌会誌 2015；91(Suppl.)：1-78
2) Kraan, G. P., Dullaart, R. P., Pratt, J. J., et al.：The daily cortisol production reinvestigated in healthy men. The serum and urinary cortisol production rates are not significantly different. J. Clin. Endocrinol. Metab. 1998；83：1247-1252
3) Kawai, S., Ichikawa, Y. and Homma, M.：Differences in metabolic properties among cortisol, prednisolone, and dexamethasone in liver and renal diseases：accelerated metabolism of dexamethasone in renal failure. J. Clin. Endocrinol. Metab. 1985；60：848-854
4) Sakao, Y., Sugiura, T., Tsuji, T., et al.：Clinical manifestation of hypercalcemia caused by adrenal insufficiency in hemodialysis patients：A case-series study. Intern. Med. 2014；53：1485-1490

柿沢圭亮, 沖　隆

II 臓器別のアプローチ―内分泌・代謝

10 メタボリック症候群

Metabolic syndrome

1 診断基準

メタボリックシンドロームは，心血管疾患予防を第一の目的としてハイリスクグループを絞り込むために定義された疾患概念であり，内臓脂肪の蓄積によりインスリン抵抗性（耐糖能異常），動脈硬化惹起性リポ蛋白異常，血圧高値を合併する病態である．

飽食と運動不足による過栄養を原因として内臓脂肪（腹腔内脂肪）が蓄積すると，脂肪細胞よりさまざまな生理活性物質，アディポサイトカインの分泌異常をきたし，糖・脂質代謝異常，高血圧，さらには心血管疾患を惹起する．これらの代謝異常の上流に内臓脂肪蓄積を共通の基盤としてもつことが重要である．

日本動脈硬化学会，日本糖尿病学会，日本高血圧学会，日本肥満学会，日本循環器学会，日本腎臓病学会，日本血栓止血学会，日本内科学会が合同でメタボリックシンドローム診断基準検討委員会を構成して検討を重ね，発表された診断基準を表に示した[1]．

内臓脂肪蓄積を疾患の上流と考えるため，内臓脂肪量の測定を原則としている．内臓脂肪量測定には腹部CTによる判定が正確であるが，一般の健診や診療の場で広く用いられるよう腹囲を採用している．内臓脂肪面積 100 cm³ が内臓脂肪蓄積のカットオフ値であるが，それに対応するウエスト周囲径が男性 85 cm，女性 90 cm である．BMI 25 kg/m² 未満であっても腹囲が基準値を超えれば内臓脂肪型肥満と判定する．

2 治療

メタボリックシンドロームでは，診断基準にある個々の危険因子それぞれに治療を行うのではなく，代謝異常の上流にある内臓脂肪蓄積の解消を目的とした食事療法，運動療法をまず厳格に行う．メタボリックシンドロームに喫煙が合併した場合，心血管疾患（CVD）のリスクが相乗的に高

表 メタボリックシンドロームの診断基準

内臓脂肪（腹腔内脂肪）蓄積	
ウエスト周囲径（腹囲） （内臓脂肪面積 男女とも≧100 cm² に相当）	男性≧85 cm 女性≧90 cm
上記に加え以下のうちの2項目以上	
高トリグリセライド（TG）血症 　　かつ/または 低 HDL コレステロール（HDL-C）血症	≧150 mg/dL <40 mg/dL（男女とも）
収縮期血圧 　　かつ/または 拡張期血圧	≧130 mmHg ≧85 mmHg
空腹時血糖	≧110 mg/dL

・ウエスト径は立位，軽呼気時，臍レベルで測定．臍が下方に偏位している場合は肋骨下縁と前上腸骨棘の中点の高さで測定．
・高 TG 血症，低 HDL-C 血症，高血圧，糖尿病に対する薬物治療を受けている場合は，それぞれの項目に含める．

〔文献1）より引用〕

まるため，メタボリックシンドロームにおいては喫煙している場合には，禁煙が重要な課題である．

メタボリックシンドロームの診断基準では高トリグリセライド（TG）血症，低高比重リポ蛋白コレステロール（HDL-C）血症を採用している．

高低比重リポ蛋白コレステロール（LDL-C）血症については，メタボリックシンドロームとは独立した危険因子であり，メタボリックシンドロームに高LDL-C血症を合併する場合は冠動脈疾患のリスクはより高まる．

一方，メタボリックシンドロームの範疇にない，非肥満の糖尿病，高血圧，脂質代謝異常の場合は減量指導による効果は期待しにくく，薬物療法の適応となる．

3 透析患者におけるメタボリックシンドロームの意義

透析患者においてはBMIや体脂肪率が高いほど生命予後が良いという"reverse epidemiology"が知られており[2]，透析患者におけるメタボリックシンドロームの意義については明らかではない．透析患者のなかからメタボリックシンドローム患者を同定し，その群に対して積極的な介入を行うことで生命予後を改善するかどうかは，一定の見解が得られていない．また透析患者のCVD合併は，栄養障害の観点からは，肥満や内臓脂肪との関連よりは，低栄養状態と炎症，動脈硬化を同時に合併するmalnutrition-inflammation-atherosclerosis（MIA）syndromeの影響が大きいと考えられている．

透析患者のメタボリックシンドロームの頻度は，日本では佐々木らの維持血液透析患者52人の調査によると32.7％[3]，中川らの維持血液透析患者133人の調査によると38.3％とあり[4]，海外の40～60％に比べるとやや低い．また血液透析患者の全死亡やCVD病死亡と，メタボリックマーカーであるBMIや腹囲，内臓脂肪面積やアディポネクチン濃度とは相関しない報告も出ている[5,6]．

2014年末の日本透析医学会の統計調査にメタボリックシンドロームそのものの調査はないが，BMIが26 kg/m^{2}以上ある透析患者は全体の11.4％であり，糖尿病性腎症の患者に多かった[7]．HDL-Cが40 mg/dL未満の透析患者は全体の32.1％存在し，やはり糖尿病性腎症の患者で多かった．

2004年末の日本透析医学会の統計調査では，血清TG濃度が低いほど全死亡リスクおよび心不全死が高く，低栄養による死亡リスク増大を示していると考えられる[8]．一方，疾患別にみると，心筋梗塞や脳梗塞は血清TG濃度が高いほど発症リスクが高く，脳梗塞は血清TG濃度が低いほど発症リスクが高い傾向が認められている．これらの結果からは，透析患者におけるTG濃度の管理基準設定には慎重な検討が必要とされている．

文献

1) メタボリックシンドローム診断基準検討委員会：メタボリックシンドロームの定義と診断基準．日内会誌 2005；94：794-809
2) Kalantar-Zadeh, K., Block, G., Humphreys, M.H., et al.：Reverse epidemiology of cardiovascular risk factors in maintenance dialysis patients. Kidney Int. 2003；63：793-808
3) 佐々木信博，武田真一，斎藤孝子，他：血液透析患者におけるメタボリックシンドロームと脈波伝播速度の検討―生体電気インピーダンス法による肥満診断と動脈硬化の新たな危険因子．日腎会誌 2009；51：476-483
4) Nakagawa, N., Matsuki, M., Yao, N., et al.：Impact of metabolic disturbances and malnutrition-inflammation on 6-year mortality in Japanese patients undergoing hemodialysis. Ther. Apher. Dial. 2015；19：30-39
5) Lee, C.C., Lee, R.P., Subeq, Y.M., et al.：Fasting serum total ghrelin level inversely correlates with metabolic syndrome in hemodialysis patients. Arch. Med. Res. 2008；39：785-790
6) Tsai, Y.C., Lee, C.T., Huang, T.L., et al.：Inflammatory marker but not adipokine predicts mortality among long-term hemodialysis patients. Mediators Inflamm. 2007；2007：p.5
7) 日本透析医学会統計調査委員会：図説　わが国の慢性透析療法の現況（2014年12月31日現在）．2015
8) 日本透析医学会統計調査委員会：図説　わが国の慢性透析療法の現況（2004年12月31日現在）．2005

斎藤知栄

II 臓器別のアプローチ―感染症

1 ヒト免疫不全ウイルス（HIV）

Human immunodeficiency virus

近年ヒト免疫不全ウイルス（HIV）感染例に対しては，感染例の予後を改善させる点，また他者への感染を防ぐ点から細胞性免疫の指標であるCD4の値にかかわらず，全例に治療を導入することが強く推奨されるようになった．抗HIV療法の改善によりHIV感染例の予後は大幅に改善され，先進国ではHIV感染例の平均余命は非HIV感染者に近づきつつある．HIV感染例の予後改善・高齢化に伴い，透析を必要とするHIV感染例も少ないものの増加傾向にある．

1 分類

HIV感染症はかつては感染してから数年から7，8年かけて進行し，細胞性免疫の指標であるCD4値が典型的には200/μL未満に低下して細胞性免疫が破綻し，23のエイズ指標疾患を発症していわゆる「エイズ」になる，という経過をたどると考えられていた．しかし，近年CD4が500/μL以上とCD4値が良好に保たれているHIV感染例においても抗HIV療法が予後を改善することが示され[1]，また抗HIV療法によって血液中のウイルス量が抑制された例は性交渉によって他者に感染させることがほぼなくなることも示されたため[2]，米国の保健福祉省のガイドラインや世界保健機関（WHO）など，世界の主要なガイドラインはCD4値にかかわらずすべてのHIV感染例に治療の導入を推奨するように改訂された．したがって，現在ではHIVに感染したばかりの急性感染期，感染したが明らかな症状がない無症候期，そして細胞性免疫が破綻してエイズ発症したエイズ期，という昔ながらの分類は治療開始の目安としては意味をもたなくなっている．

2 診断

1）スクリーニング検査

HIV感染症の早期診断は，感染例の予後の改善，感染拡大の予防の二つの観点から非常に重要である．HIV感染を疑った症例にまず行うのは，いわゆるHIVスクリーニング検査である．現在はほとんどの医療機関で第四世代と呼ばれるHIVの抗体と抗原の両方を検出する検査キットが用いられており，感度・特異度ともに非常に高く，潜伏期も2〜3週間と短い．こちらが陽性であった場合，HIV核酸増幅検査とウエスタンブロット法の両方を行い，これらが陽性の場合に診断が確定する（図）．本邦はHIV感染症の有病率が0.02％未満と非常に低いため，スクリーニング検査が陽性でもHIV核酸増幅検査とウエスタンブロット法が両方陰性で，偽陰性だったというケースが，とくに妊婦などでみられることには注意が必要である．

2）臨床における診断のコツ

臨床現場におけるHIV感染症診断のコツは三つ挙げられる．一つは，HIVに感染すると約半数が感染から1カ月余りで発熱，咽頭痛，肝脾腫，皮疹などの伝染性単核球症様の症状を発症する，いわゆる急性HIV感染を呈する．その際にHIV感染症を診断することができれば，非常に早期に病気を診断することができ，感染例の予後にとっては大きな意味をもつ．しかしながら，急性HIV感染の症状はほとんどが経過観察で改善し，またまったく症状を呈さない例もみられるため，この時期に診断をつけるのは困難であることが多い．

二つ目は，性感染症を診断した際，もしくは性感染症の既往がある例においてHIVの検査を漏れなく行うことである．とりわけ，本邦におけるHIV感染例の大多数は男性同性愛者であるため，男性同性愛者間で流行している梅毒，A型肝炎，B型肝炎，C型肝炎，赤痢アメーバ症などの性感染症を診断するか，もしくは既往のある症例を診た場合にはHIV感染症のスクリーニングが強く推奨される．

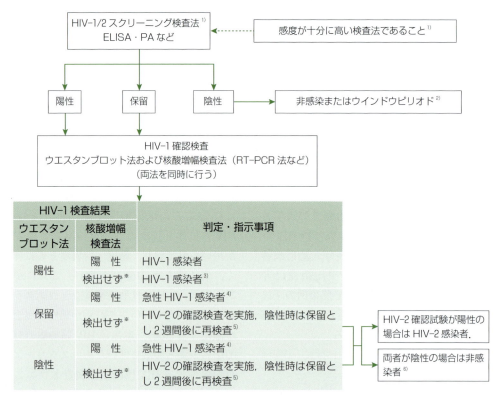

図 HIV 感染症の診断アルゴリズム

〔診療における HIV-1/2 感染症の診断 ガイドライン 2008 [参考URL1] より引用〕

　最後は細胞性免疫不全を疑う症状・疾患を呈した例である．いわゆるエイズ指標疾患であるニューモシスチス肺炎や非ホジキンリンパ腫を発症した例にHIVを疑うのはもちろんのこと，とくに既往歴がないものの帯状疱疹や口腔カンジダ症をきたした若年男性はHIV検査が強く勧められる．感染例のなかにはHIV感染症の知識が乏しい者も多い．以前の「死に至る病」というイメージが強く，HIV検査をためらう例には，「早期診断は命を救う」ことを丁寧に説明することが大切と思

表	HIV スクリーニング検査の保険適用

1. 間質性肺炎など後天性免疫不全症候群の疾病と鑑別が難しい疾病が認められる場合
2. HIV の感染に関連しやすい性感染症が認められる場合，既往がある場合または疑われる場合で HIV 感染症を疑う場合

〔医科診療報酬点数表に関する事項（通知）（平成 24 年 3 月 5 日保医発 0305 第 1 号）を一部改変〕

われる．平成 24（2012）年に HIV スクリーニング検査の保険適応が拡大され，スクリーニング検査が行いやすい環境が整えられた（表）．ぜひ HIV を疑った例には漏れなくスクリーニング検査を行い，早期発見・早期治療にもち込んで感染例の予後を改善していただきたい．

3 HIV 感染例の透析における注意点

平成 25（2013）年に発表されたアンケート調査結果では，60 施設において 89 例の HIV 感染透析例が把握されており，今後も増加が予想されている．HIV 感染例における透析は，非 HIV 感染者における透析となんら異なる点はない．しかしながら，いわゆる針刺しなどによる曝露事故対策は必要である．HIV は B 型肝炎ウイルスや C 型肝炎ウイルスに比較して針刺しによる感染リスクは低い．また，HIV 治療ガイドラインが HIV 感染例における全例治療を推奨しているため，ほとんどの症例は治療を受けてウイルス量が抑制されており，そのような症例では針刺しによる感染リスクは非常に低いと考えられている．医療従事者が HIV 感染例から針刺し曝露をした際は，なるべく早く通常の治療に用いられる抗 HIV 薬の 3 剤併用療法を開始し，4 週間継続することが推奨されており，針刺し曝露をしても適切に予防内服を行った場合は，HIV に感染したという報告はない．一般的にはラルテグラビル（アイセントレス®）400 mg 1 回 1 錠 1 日 2 回とテノホビル/エムトリシタビン合剤（ツルバダ®）1 回 1 錠 1 日 1 回による予防内服が推奨されるが，曝露事故対策の詳細は当院のウェブサイト[参考URL 2)]を参照いただきたい．

HIV 感染者が維持透析を必要とする際，受け入れ施設を探すのに困難を伴うことが多い．今後より多くの透析施設の先生方が HIV 感染者の透析を受け入れてくださることを願ってこの稿を執筆させていただいた．

文献

1) Lundgren, J.D., et al. : Initiation of antiretroviral therapy in early asymptomatic HIV infection. N. Engl. J. Med. 2015 ; 373 : 795-807
2) Cohen, M.S., et al. : Prevention of HIV-1 infection with early antiretroviral therapy. N. Engl. J. Med. 2011 ; 365 : 493-505

参考 URL（2016 年 4 月現在）
1) 日本エイズ学会・日本臨床検査医学会　標準推奨法：診療における HIV-1/2 感染症の診断　ガイドライン 2008
http://labo-med.tokyo-med.ac.jp/aidsdrugmhlw/pub/portal/shared/AIDSdiag2008.pdf
2) 国立研究開発法人国立国際医療研究センター，エイズ治療・研究開発センター：血液・体液曝露事故（針刺し事故）発生時の対応
http://www.acc.go.jp/doctor/eventSupport.html

西島　健

II 臓器別のアプローチ—感染症

2 囊胞感染症（腎臓，肝臓）

Renal and hepatic cyst infections

本稿は透析患者の囊胞感染症がテーマであり，腎不全患者で囊胞感染が問題になるのは常染色体優性多発性囊胞腎（ADPKD）がほとんどと考えられるため，ADPKD 患者を対象として記載する．

2014 年末のわが国の統計で，32 万人以上いる透析患者のなかで ADPKD 患者は 2.7 % を占めている．ADPKD 患者は多数の腎囊胞を有するのみならず，80 % 以上の患者が多発性肝囊胞を有する．腎および肝囊胞感染はしばしばみられる合併症で，ADPKD 患者の 30〜50 % が腎関連の感染症を経験するといわれている[1]．囊胞感染の頻度はおよそ 0.01 エピソード/患者・年でみられる．そして，囊胞感染による入院は，ADPKD 患者が入院となる原因の 11 % を占める[2]．透析導入となっても，囊胞感染は起こりうる．腎移植が行われても，もともとの多発している腎囊胞や肝囊胞が感染源となり，移植腎に悪影響を及ぼす可能性があるため，要注意である．

囊胞感染の診断は発熱，疼痛，炎症所見，画像検査などからなされるが，明確に診断することは難しい．透析患者では腎機能低下により，感染した腎囊胞に抗菌薬が到達しにくいことが予測され，難治化や再燃することもよくみられる．多くは入院加療が必要である．

1 診断基準

囊胞感染の症状は，一般的には突然 38 ℃以上の高熱が出現し，腹痛や悪心・嘔吐を認める．検査上は白血球数増多，CRP 上昇が挙げられる．画像診断として腹部超音波だけでは診断が困難で，CT，MRI[3] や PET-CT[4] の有用性がいわれている．

囊胞感染の診断基準はまだ確定していない．Sallée らの論文では，表1 に示すように囊胞感染の確定診断と疑い症例を定義している[2]．Suwabe らはさらに CT や MRI を使った画像所見を加えている[3]．

① MRI の diffusion-weighted images（DWI）で囊胞内が high intensity を呈する
② MRI にて囊胞内にニボー像がある
③ CT か MRI で囊胞壁の肥厚像を認める
④ 囊胞内にガス像を認める

発熱，腹痛，CRP や白血球数の上昇と併せて，上記の①〜④のどれかを認め，以前の画像と比較

表1 囊胞感染の診断基準

囊胞感染 疑い（probable）
以下の 4 項目を満たす場合 　1. 発熱：38.5 ℃以上を 3 日間以上認める 　2. 腹痛：腎や肝周囲の圧痛 　3. 検査所見：CRP が 5.0 mg/dL 以上に上昇 　4. CT で囊胞内出血が否定的で，他の原因による発熱が疑われない場合
囊胞感染 確定（definite）
感染が疑われる囊胞よりドレナージし，囊胞内容物が下記のどれかの場合 　1. 好中球の debris がある 　2. 病因微生物が培養・同定される 　3. 1と2の両者を認める

〔文献 2）より改変・引用〕

して変化がある場合，または囊胞感染が疑われる部位に一致した痛みがある場合，囊胞感染と診断している．

囊胞感染の鑑別診断としては，囊胞出血や腎盂腎炎などの腎実質感染症が挙げられる．その他には腎や肝の膿瘍，感染を併発した腎結石なども考えられる．頻度的に多い囊胞出血と腎盂腎炎との臨床所見からみた鑑別を表2に示すが，厳格に区別することは難しい．

2 囊胞感染経路と起因菌

感染経路から分類すると，腎囊胞感染は，血行性あるいは尿路からの逆行性感染に分けられる．しかし，無尿の透析患者では血行性感染が主である．ADPKD患者の腎囊胞は本来の尿細管から分離しており，尿培養や沈渣での異常は認めないことが多い．また，肝囊胞感染は，門脈系を介した血行性感染，あるいは胆管からの逆行性感染から生じると考えられるが，明確な区別は難しい．

起因菌は大部分が腸管由来の細菌で，なかでもグラム陰性桿菌が多い．下痢などの腸管感染から bacterial translocation を起こし，血中に細菌が入り囊胞感染をきたすことがある．また，透析患者ではバスキュラーアクセスとの関連が示唆される，ブドウ球菌による囊胞感染をきたすことも頻度は少なくない．

メタアナリシスの結果では，腎囊胞感染の場合，尿培養陰性が46％，血液培養陰性が61％であった．しかし，囊胞液の培養では81％で細菌が検出され，E. coli がもっとも多く検出された[5]．肝囊胞感染に関しては，血液培養で60％が陽性で，尿培養は13％に陽性が認められた．囊胞液の培養では77％が陽性で，E. coli がもっとも多く検出された．囊胞液の培養結果を表3に示す．ADPKD患者では尿路系感染がなくても45％に膿尿を認めるため[6]，明らかな臨床所見を伴わないと囊胞感染とは診断できない．

3 透析患者の囊胞感染症の重症度と注意点

透析患者は基本的に免疫低下状態にあり，囊胞感染を起こすと一般患者より重症化しやすい．そのため，全身状態などの経時的な観察により囊胞ドレナージや緊急摘出手術のタイミングを逃さないことが重要である．

囊胞内にガス像を認めるガス産生菌による気腫性囊胞感染の場合には，緊急腎摘出術を行う．手術を行わないと致命的である[7]．また，腎移植を近日中に予定されている患者で，腎囊胞感染の再発・再燃が認められる場合も，腎移植後の免疫抑制薬使用を考慮すると，腎摘出術の適応となる．

表2 囊胞感染の鑑別診断

	囊胞感染	囊胞出血	急性腎盂腎炎
腹痛	囊胞に一致してあり	囊胞に一致してあり	全体的にあり
背部痛	囊胞に一致してあり	囊胞に一致してあり	CVA tenderness
高熱	あり	なし	あり
尿沈渣	赤血球，白血球あり	赤血球あり	白血球あり
尿培養	陰性が多い	陰性	陽性
肉眼的血尿	ありえる	あり	ありえる
CRP	上昇（高い）	上昇しても軽度	上昇（高い）
白血球数	増加	増加しても軽度	増加
CT所見	囊胞壁の肥厚 やや low density	high density	
MRI	DWIで高信号	DWIで高信号	

参考：異常のない囊胞のMRI　T1WIで低信号　T2WIで高信号　DWIで低信号
一般論として記載．例外症例もあり．

表3 腎嚢胞・肝嚢胞感染培養結果

診断	尿培養陽性 （％，陽性者数/培養数）	血液培養陽性 （％，陽性者数/培養数）	嚢胞液培養陽性 （％，陽性者数/培養数）
全体	46％ (51/112)	49％ (77/158)	78％ (101/129)
腎嚢胞感染 培養結果（n）	54％ (48/89) *E. coli* (34) *P. aeruginosa* (2) *Pseudomonas* 属 (2)	39％ (33/85) *E. coli* (20) *P. aeruginosa* (2) *Pseudomonas* 属 (2)	81％ (42/52) *E. coli* (19) *S. aureus* (4) *S. Enteritidis* (3) *K. pneumoniae* (2)
肝嚢胞感染 培養結果（n）	13％ (3/23) *E. coli* (2)	60％ (44/73) *E. coli* (22) *K. pneumoniae* (9) *E. faceium* (2) *Enterococcus* 属 (2)	77％ (59/77) *E. coli* (18) *K. pneumoniae* (9) *E. faceium* (6) *E. cloacae* (4) *Enterococcus* 属 (4) *P. aeruginosa* (3) *H. parainfluenzae* (2) *Staphylococcus* 属 (2) *Citrobacter freundii* (2)

2例以上陽性の菌名のみ記載　　　　　　　　　　　　　　　　　　　〔文献5）より改変・引用〕

透析患者では重症嚢胞感染を疑った点で，外科あるいは泌尿器科医との連携を密にし，手術可能な施設への転院を含めた対応が必要になる．安易に次の透析日まで経過を見ていると命取りになる症例が存在する．

文献

1) Alam, A., Perrone, R. D. : Managing cyst infections in ADPKD : An old problem looking for new answers. Clin. J. Am. Soc. Nephrol. 2009 ; 4 : 1154-1155
2) Sallée, M., Rafat, C., Zahar, J. R., et al. : Cyst infections in patients with autosomal dominant polycystic kidney disease. Clin. J. Am. Soc. Nephrol. 2009 ; 4 : 1183-1189
3) Suwabe, T., Ubara, Y., Sumida, K., et al. : Clinical features of cyst infection and hemorrhage in ADPKD : new diagnostic criteria. Clin. Exp. Nephrol. 2012 ; 16 : 892-902
4) Jouret, F., Lhommel, R., Beguin, C., et al. : Positron-emission computed tomography in cyst infection diagnosis in patients with autosomal dominant polycystic kidney disease. Clin. J. Am. Nephrol. 2011 ; 6 : 1644-1650
5) Lantinga, M. A., Drenth, J. P. H. and Gevers, T. J. G. : Diagnostic criteria in renal and hepatic cyst infection. Nephrol. Dial. Transplant. 2015 ; 30 : 744-751
6) Sklar, A. H., Caruana, R. J., Lammers, J. E., et al. : Renal infections in autosomal dominant polycystic kidney disease. Am. J. Kidney Dise. 1987 ; 10 : 81-88
7) Van, Zijl. P. S., Chai, T. C. : Gas-forming infection from Clostridium perfringens in a renal cyst of a patient with autosomal dominant polycystic kidney disease. Urology 2004 ; 63 : 1178-1179

日高寿美，小林修三

II 臓器別のアプローチ—感染症

3 結核，非結核性抗酸菌症

Tuberculosis, Nontuberculous mycobacteriosis

1 肺結核

透析患者は活動性結核の発症が高率で相対危険度は10〜25倍[1]とされる．内因性再燃での発症が多く，肺外結核が全結核の約半数と多いのも特徴である．透析患者は胸部X線の撮影や医療従事者と会話する機会も多いため早期診断の機会を逃さないようにしたい．

1) 診断基準

病巣部からの結核菌検出が確定診断となる[2,3]．
肺結核の診断では喀痰検査が重要で，1日1回，連続3日間検査することが推奨され，塗抹・核酸増幅法（保険上は1回実施可能）・培養検査を提出するが，喀痰が得られなければ胃液検査や気管支鏡も選択肢となる．

肺外結核でも病巣由来の検体で同様の検査を行うが，結核性胸膜炎の胸水結核菌陽性率は低く，アデノシンデアミナーゼ（ADA）高値（40〜50 IU/mL以上）が参考となる．胸腔鏡での診断率はきわめて高い．

インターフェロンγ遊離試験（interferon gamma releasing assay；IGRA）は結核感染の診断に有用である．現在，IGRAにはクオンティフェロン®TBゴールド（QFT-3G）とTスポット®，TB（T-SPOT）の2つがあり，前者では3本の専用試験管に，後者では通常のヘパリン採血管に血液を採取する．また前者では，全血を用いて特異抗原刺激後のインターフェロンγ量を測定するのに対し，後者では血液からリンパ球を分離し，数を調整した後に特異抗原で刺激を行うため末梢血リンパ球数に左右されにくいとされている特徴がある．IGRA陽性は既感染を意味するだけで活動性や発症の診断は行えないこと，免疫低下状態で偽陰性となる可能性のあること，*Mycobacterium kansasii*（*M. kansasii*），*M. marinum*，*M. szulgai*など一部非結核性抗酸菌症でも陽性となることなどを認識しておく必要がある．

結核菌の証明は重要であるが検出困難例も少なくないため，臨床的に診断し早期に治療を開始することも必要である．

結核と診断した医師はただちに最寄りの保健所に発生を届け出る義務がある．

2) 病型分類

日本結核病学会の病型分類では，胸部X線所見により肺結核を分類している[2]（表1）．

肺外結核には結核性髄膜炎・脳結核，喉頭結核，眼結核，皮膚結核，中耳結核，頸部リンパ節結核，結核性胸膜炎，結核性膿胸，胸囲結核，結核性心膜炎，腸結核，肝結核，結核性腹膜炎，尿路結核・男性性器結核，女性性器結核，骨結核（脊椎カリエス，関節結核），粟粒結核，気管・気管支結核などがある．

潜在性結核感染症（latent tuberculosis infection；LTBI）：「症状が発現していなくても結核に感染している状態は潜在的な疾患である」という考えに基づくもので，新たな感染者や既感染者で発病リスクが高い人をLTBI患者として積極的に治療することで結核発病を防止し，新たな感染の広がりを予防しようとするものである．透析患者は発病のハイリスク群であるためIGRAを行い，陽性であった場合にはLTBIとして積極的治療の検討対象となる[1]．LTBIの診断では発症の除外が重要で，活動性結核をLTBIとして治療することは避けなければならない．LTBIも届け出の対象である．

3) 重症度分類

重症度の定義はないが，多剤耐性菌，高齢発症，併存症（慢性呼吸器疾患，心疾患，腎疾患など），肺病変の拡がり，罹患臓器数，体重減少・衰弱・食欲不振といった症状，などは予後因子と考えられている[4,5]．

結核発病の危険が高い者，あるいは発病した場

表1 日本結核病学会病型分類（学会分類）

a. 病巣の性状

　0：病変が全く認められないもの．
　I型（広汎空洞型）：空洞面積の合計が1（後記）を越し，肺病変の拡りの合計が一側肺に達するもの．
　II型（非広汎空洞型）：空洞を伴う病変があって，上記I型に相当しないもの．
　III型（不安定非空洞型）：空洞は認められないが，不安定な肺病変があるもの．
　IV型（安定非空洞型）：安定していると考えられる肺病変のみがあるもの．
　V型（治癒型）：治癒所見のあるもの．
　以上のほかに次の3種の病変があるときは特殊型として，次の符号を用いて記載する．
　H　（肺門リンパ節腫脹）
　Pl　（滲出性胸膜炎）
　Op（手術のあと）

b. 病巣の拡がり

　1：第2肋骨前端上縁を通る水平線以上の肺野の面積をこえない範囲．
　2：1と3の中間．
　3：一側肺野面積をこえるもの．

c. 病　側

　r：右側のみに病変のあるもの．
　l：左側のみに病変のあるもの．
　b：両側に病変のあるもの．

d. 判定にさいしての約束

　i）判定にさいし，いずれに入れるか迷う場合には，次の原則によって割り切る．
　　　IかIIはII，IIかIIIはIII，IIIかIVはIII，IVかVはIV
　ii）病側，拡りの判定は，I～IV型に分類しうる病変について行い，治癒所見は除外して判定する．
　iii）特殊型については，拡りはなしとする．

e. 記載の仕方

　i）（病側）（病型）（拡り）の順に記載する．
　ii）特殊型は（病側）（病型）を前記の記載の次に付記する．特殊型のみのときは，その（病側）（病型）のみを記載すればよい．
　iii）V型のみのときは病側，拡りは記載しないでよい．

〔文献2）より引用〕

表2 肺非結核性抗酸菌症の診断基準（日本結核病学会・日本呼吸器学会基準）

A. 臨床的基準（以下の2項目を満たす）

　1. 胸部画像所見（HRCTを含む）で，結節性陰影，小結節性陰影や分枝状陰影の散布，均等性陰影，空洞性陰影，気管支または細気管支拡張所見のいずれか（複数可）を示す．
　但し，先行肺疾患による陰影が既にある場合は，この限りではない．
　2. 他の疾患を除外できる．

B. 細菌学的基準（菌種の区別なく，以下のいずれか1項目を満たす）

　1. 2回以上の異なった喀痰検体での培養陽性．
　2. 1回以上の気管支洗浄液での培養陽性．
　3. 経気管支肺生検または肺生検組織の場合は，抗酸菌症に合致する組織所見と同時に組織，または気管支洗浄液，または喀痰での1回以上の培養陽性．
　4. 稀な菌種や環境から高頻度に分離される菌種の場合は，検体種類を問わず2回以上の培養陽性と菌種同定検査を原則とし，専門家の見解を必要とする．

以上のA，Bを満たす．

〔文献6）より〕

cellulare の2菌種によるものは肺MAC（*Mycobacterium avium–intracellulare* complex）症とも呼ばれ全体の80％以上と大半を占める[6)~8)]．透析患者に特有なNTM症としては腹膜透析患者のカテーテル感染や腹膜炎がある．

1）診断基準

臨床的基準と細菌学的基準から肺NTM症の診断基準[6)]が定められている（表2）．

肺MAC症の補助診断として血清診断キットが保険収載されたが，陰性となる可能性や，*M. abscessus*, *M. chelonae*, *M. fortuitum* などで陽性となることも知っておく必要がある．

2）病型分類

肺MAC症は一般に① 結節・気管支拡張型，② 線維空洞型，③ 孤立結節型，④ 過敏性肺炎型，⑤ 全身播種型に分類される[6)~8)]（表3）．

肺以外のNTM症としては，頸部リンパ節炎，皮膚および軟部組織の感染症，骨髄炎なども知られているがいずれもまれで，播種性のNTM症は後天性免疫不全症候群（エイズ；AIDs）など高度の免疫抑制状態でなければ通常発症しない．

3）重症度分類

重症度の定義はないが，菌種や画像，患者背景

合に重症化する危険が高い者はハイリスク者と呼ばれ，血液透析患者はハイリスク者に含まれる．

2 非結核性抗酸菌症

肺非結核性抗酸菌（nontuberculous mycobacteria；NTM）症のうち *M. avium* および *M. intra-*

表3 MAC症の画像的特徴による病型分類

	結節・気管支拡張型（中葉・舌区型）nodular/bronchiectatic type	線維空洞型（結核類似型）fibrocavitary type	孤立結節型 solitary nodule type	過敏性肺炎型 hypersensitivity-like disease	全身播種型 disseminated type
胸部画像所見の特徴	小結節と気管支拡張	空洞病変と浸潤影	空洞・石灰化・散布影のない孤立結節	粒状影やすりガラス影（過敏性肺炎様）	縦隔リンパ節腫脹と肺野の浸潤影（空洞は形成しにくい）
病変の分布	中葉舌区主体	上葉中心	特徴はない	両側びまん性の小葉中心性病変	肺・肝臓・脾臓・骨髄・リンパ節など多臓器に病変形成
患者の基礎疾患との関連	なし	COPDや塵肺など	なし	なし	HIV感染症など著しい免疫抑制患者
その他の特徴	非喫煙の中高年女性に発症	高齢の喫煙男性に発症	ほぼ無症状での検診発見	循環式ジェットバス使用後に発症	消化管を介し感染し，血行性に播種
	肺MAC症の多くはこのtype	※基礎疾患のない例も増えている	まれ	感染症ではなく過敏性肺炎の病態	MACが大半で M. avium が90％以上

などでの予後の違いは検討されている．

NTM症は一般に抗菌薬の効果が得られにくいが M. kansasii, M. szulgai, M. fortuitum は比較的抗菌薬が有効とされる．一方 M. abscessus は治療抵抗性で予後不良である．MAC症の予後はこの中間とされるが，クラリスロマイシン（CAM）耐性菌ではもっとも有効な薬剤が使用困難となり治療が難しい．

臨床経過はさまざまであるが，男性，高齢者，併存症（全身および呼吸器疾患），病型（結節気管支拡張型以外），BMI低値（18.5 kg/m^{2}未満），貧血，低アルブミン血症，血沈亢進などが予後不良因子とされている[9]．

文献

1) 日本結核病学会予防委員会・治療委員会：潜在性結核感染症治療指針．結核 2013；88（5）：497-512
2) 日本結核病学会用語委員会 編：新しい結核用語事典．2008, p.118, 南江堂, 東京
3) 日本結核病学会 編：結核診療ガイドライン（改訂第3版）．2015, 南江堂, 東京
4) 堀田信之, 宮沢直幹, 吉山 崇, 他：結核患者の予後．結核 2013；88（6）：565-570
5) 稲本 元：臓器別のアプローチ 感染症―結核．臨牀透析 2008；24：986-988
6) 日本結核病学会非結核性抗酸菌症対策委員会, 日本呼吸器学会感染症・結核学術部会：肺非結核性抗酸菌症診断に関する指針―2008年．結核 2008；83：525-526
7) 日本結核病学会 編：非結核性抗酸菌症 診療マニュアル．2015, 医学書院, 東京
8) Griffith, D. E., Aksamit, T., Brown-Elliott, B. A., et al.：An official ATS/IDSA statement：diagnosis, treatment, and prevention of nontuberculous mycobacterial diseases. Am. J. Respir. Crit. Care Med. 2007；175；367-416
9) Hayashi, M., Takayanagi, N., Kanauchi, T., et al.：Prognostic factors of 634 HIV-negative patients with Mycobacterium avium complex lung disease. Am. J. Respir. Crit. Care Med. 2012；185：575-583

横村光司，須田隆文

II 臓器別のアプローチ―感染症

4 真菌感染症

Fungus infection

透析患者において，感染症は心不全に次いで死因の第2位を占める重要な合併症である．尿毒症性物質の蓄積，食事制限などによる低栄養，貧血といった背景に加え，好中球機能低下，細胞性免疫の低下が原因として考えられており，とくに抗菌薬不応性の経過では真菌感染症を疑う必要がある．臨床的にとくに問題となるのがカンジダ感染症で，ほかに代表的な真菌感染症であるアスペルギルス症，クリプトコックス症と併せて概説する（表1）．

1 診断基準・病型分類

カンジダ属は口腔や腸管に常在する酵母真菌である．口腔咽頭カンジダ症はヒト免疫不全ウイルス（HIV）感染やステロイド投与などで細胞性免疫能が低下している患者に多い．一方，カンジダ血症は，好中球減少や中心静脈カテーテルの留置，透析，悪性腫瘍，腹部外科手術などがリスク因子となる．透析患者では皮膚刺入部から血管内へのカンジダの直接侵入がおもな原因と考えられる．眼病変や心内膜炎，肝脾膿瘍など合併症や播種性病変の有無を確認する．

アスペルギルス属はおもに肺に病変を形成する．肺アスペルギルス症は，肺構造の器質的破壊部位に単一の空洞内菌球を認める単純性肺アスペルギローマ（SPA），1カ月以上続く臨床症状，画像所見の増悪を特徴とする慢性進行性肺アスペルギルス症（CPPA），白血病患者や抗癌剤治療により骨髄抑制をきたした患者に好発し，予後不良の転帰をとる侵襲性肺アスペルギルス症（IPA）に分類される[1),2)]．

クリプトコックス属もおもに肺病変を形成す

表1 真菌感染症の分類と診断・治療

	侵襲性カンジダ症		肺アスペルギルス症			肺クリプトコックス症
	カンジダ血症	カンジダ性腹腔内感染症	SPA	CPPA	IPA	
臨床症状	発熱，視力低下（眼内炎）	発熱，腹痛，悪心・嘔吐	時に血痰，喀血	1カ月以上続く咳嗽，喀痰，発熱，体重減少，呼吸困難	急性の発熱，胸痛，咳嗽，血痰，呼吸困難，胸膜摩擦音	健常者は無症状のことが多い（特有の症状なし）
血清診断	β-D-グルカン		抗アスペルギルス沈降抗体	抗アスペルギルス沈降抗体，アスペルギルスGM抗原，β-D-グルカン	β-D-グルカン，アスペルギルスGM抗原	クリプトコックス抗原（β-D-グルカンは一般的に上昇しない）
胸部CT所見	多発性の低吸収域（septic embolism）		単一の空洞，菌球	空洞性陰影の出現・増悪，Air-crescent sign（壊死巣の形成）	急性に出現した結節影，空洞を伴う浸潤影，Halo sign，Air-crescent sign（好中球回復期）	結節影（胸膜側に孤立または多発），浸潤影，空洞
治療	カテーテル抜去，抗真菌薬		肺切除，抗真菌薬	抗真菌薬	抗真菌薬	抗真菌薬

SPA：単純性肺アスペルギローマ，CPPA：慢性進行性肺アスペルギルス症
IPA：侵襲性肺アスペルギルス症

〔文献1),2)より作成〕

る．免疫力低下のない患者にも発症することがあり，脳髄膜炎を引き起こすことがあるのも特徴である．

上記のいずれの感染症においても，確定診断には，臨床診断に加えて培養検査での真菌の確認が基本となる．しかし，カンジダやアスペルギルスの培養陽性例では汚染によるものでないか注意する必要がある．抗菌薬不応性の発熱は真菌感染症を疑わせる所見であり，病型によって特徴的な画像所見も診断の手がかりになる．また，血清学的検査も有用でありβ-D-グルカンの測定は広く用いられている．しかし，肺クリプトコックス症のみ上昇しないことが多い．一方，（現在ではほとんど使用されていないが）セルロース膜を用いた透析，アルブミンやγ-グロブリン製剤の使用，外科手術の際の大量のガーゼ使用などが偽陽性因子となりうるため注意が必要である．

2 透析患者における重症度と注意点

もっとも頻度の高いカンジダ感染症の原因菌種は *Candida albicans* であるが，*C. glabrata*，*C. parapsilosis* などの non-*albicans Candida* の比率が上昇傾向にある．*C. albicans* はフルコナゾール（FLCZ）感受性だが，*C. glabrata* や *C. krusei* は低感受性や耐性を示す．菌種に応じた薬剤感受性パターン，バイオフィルムに対する効果や硝子体移行性などを念頭においた抗真菌薬の選択が必要になる．アスペルギルスに対して FLCZ は抗真菌活性を有しておらず，カンジダ同様，可能であれば菌種や薬剤感受性を参考にした抗真菌薬の選択が望ましい．また，アゾール系薬は腎機能の程度や透析の有無に応じた用法・用量の調節が必要である[3]（表2）．

透析患者は健常人と比較し感染症発症のリスクが高く，血液透析患者においては，バスキュラー

表2 腎機能低下時の抗真菌薬投与量

製剤名	Ccr (mL/min)			HD（透析）
	>50	10〜50	<10	
L-AMB （点滴静注）	2.5〜5.0 mg/kg 分1 クリプトコックス髄膜炎は 6.0 mg/kg まで	腎毒性があるため注意 腎機能正常者と同じ		無尿の患者には腎機能正常者と同じ
ITCZ （内服または点滴静注）	（カプセル）50〜200 mg 分1食後 （内用液）200 mg 分1空腹時 最大 400 mg	腎機能正常者と同じ		
	（点滴静注）1〜2日目：200 mg を1日2回，3日目以降：200 mg を1日1回	Ccr＜30 では使用しない		
FLCZ （経口または静注）	50〜400 mg 分1	50〜200 mg 分1		1回50〜400 mg 毎 HD 後
F-FLCZ （静注）	800 mg を2日間，3日目から 50〜400 mg 分1	50〜400 mg を2日間，3日目から 25〜200 mg 分1		HD 後に通常量
VRCZ （経口または点滴静注）	（経口）添付文書参照	腎機能正常者と同じ		
	（点滴静注）初日は1回 6 mg/kg を1日2回，2日目以降は1回 3 mg/kg または1回 4 mg/kg を1日2回	Ccr＜30 には原則禁忌		
MCFG （点滴静注）	50〜300 mg 分1	腎機能正常者と同じ		
CPFG （点滴静注）	1回 50〜70 mg を1時間かけて緩徐に点滴静注	腎機能正常者と同じ		

L-AMB：アムホテリシン B リポソーム製剤，ITCZ：イトラコナゾール，FLCZ：フルコナゾール
F-FLCZ：ホスフルコナゾール，VRCZ：ボリコナゾール，MCFG：ミカファンギン，CPFG：カスポファンギン

〔文献3）および添付文書より改訂・引用〕

アクセス用カテーテルの使用が敗血症のリスク因子となる[4]．また，腹膜透析患者では腹膜炎のリスクも考慮する必要がある．真菌性腹膜炎における原因真菌のほとんどはカンジダ属であり，死亡率は 25％以上と高い[5]．透析患者の感染症は健常人と比較し死亡率が高く，とくに敗血症の場合は顕著となる[6]．このように，透析患者の感染症は重症化しやすいため，標準的な感染予防に加え，透析手技中の清潔操作にも細心の注意を払うべきである．また，感染が疑われる際には迅速かつ適切な治療薬の選択が求められる．

文　献

1) 深在性真菌症のガイドライン作成委員会：深在性真菌症の診断・治療ガイドライン 2014．2014，協和企画，東京
2) 日本医真菌学会：侵襲性アスペルギルス症の診断・治療ガイドライン．2015
3) 日本腎臓学会 編：CKD 診療ガイド 2012．2012，東京医学社，東京
4) Ishani, A., Collins, A. J., Herzog, C. A., et al.：Septicemia, access and cardiovascular disease in dialysis patients：the USRDS Wave 2 study. Kidney Int. 2005；68：311-318
5) 日本医真菌学会：侵襲性カンジダ症の診断・治療ガイドライン．2013，81-86
6) Wakasugi, M., Kawamura, K., Yamamoto, S., et al.：High mortality rate of infectious diseases in dialysis patients：a comparison with the general population in Japan. Ther. Apher. Dial. 2012；16：226-231

芦澤信之，宮崎泰可，迎　　寛

II 臓器別のアプローチ―感染症

5 届出が必要な感染症

Infectious diseases required for the notification to the administration

1 感染症法による規定

中東呼吸器症候群（MERS）ウイルスやジカウイルス感染症などの新興やエボラウイルスの再興など遠方のものと思われていた感染症の世界にまたがる伝播などが次々と起こり，国内の感染症対策も常に新たな対応が求められている．感染症に関する法律もこのような情勢を受けて新たな感染症の登録や対応策の変更が盛り込まれてきている．感染症に関する届出は平成26（2014）年6月改正の新感染症法（感染症の予防及び感染症の患者に対する医療に関する法律）で定められているのがおもなものである．これ以外では食品衛生法で食中毒に関しての届出規定がある．

感染症の危険度や社会に対する影響から一～五類および指定感染症に分類されており，五類ではすべての医療機関・医師が届出なければならない全数把握疾患と，感染症サーベイランスの定点に指定された医療機関が届け出る定点疾患とに分けられている（表1）．新たな疾患の登場や見直しにより，二類感染症に重症急性呼吸器症候群（SARS）に加えてMERSが追加され，鳥インフルエンザもH5N1に加えH7N9が追加された．また四類感染症にはジカウイルス感染症，重症熱性血小板減少症候群（SFTS）とチクングニア熱が，五類全数報告にカルバペネム耐性腸内細菌科細菌感染症（CRE），播種性クリプトコックス症，薬剤耐性アシネトバクター感染症（MRAB）が追加になった．さらに侵襲性インフルエンザ菌感染症，侵襲性髄膜炎菌感染症（髄膜炎菌性髄膜炎から改正），侵襲性肺炎球菌感染症が追加となり，これらの菌が髄液や血液から検出された場合は報告の対象となった．また五類定点報告疾患であった麻疹と風疹，入院が必要な水痘が全数報告疾患となった．

表1では全数把握の疾患の発生の多いものを強調して示したが，透析という血液との接触の多い領域では急性肝炎や後天性免疫不全症候群（HIV/AIDS），梅毒などに，慢性腎不全という免疫不全患者を扱うという意味では結核やレジオネラ症，腸管出血性大腸菌感染症，前述の侵襲性細菌感染症やバンコマイシン耐性の黄色ブドウ球菌（VRSA）や腸球菌（VRE），CREやMRABなどに注意が必要である．

2 届出先と期限

表2に疾患の届出先と届出までの期限を示した．医療機関からの届出先は実質的にはすべて最寄りの保健所であり，診断されてから報告すべきまでの時間に余裕がないため，電話などで第1報を入れることが想定されている．休日や夜間でも受けつける体制をとっている保健所が多い．報告書の書式は疾患ごとに別々のものが定められている．保健所からファクシミリなどで送ってもらうか，インターネットで厚生労働省などのホームページ（「感染症法に基づく医師の届出」で検索）からダウンロードすることができる．

3 病原体の所持・保管に関する制限

平成19（2007）年4月の感染症法の改正により，分離同定した病原体の所持・保管に関して制限が設けられた．病原体を一～四種に分類し，それぞれ所持するためには許可を得たり届出が必要になった（表3）．頻度が高い病原体として結核菌がある．とくに多剤耐性結核菌は三種病原体であり，分離後10日を超えて所持するには，施設基準を満たしたうえで届出が必要になるため注意が必要である．三種病原体以上になると病原体の移送のためには公安委員会の許可が必要になる．これらの厳しい規定はおもにバイオテロを防ぐために設けられた．

表1 感染症法による届出が必要な感染症

分類	疾患
一類	(1)エボラ出血熱 (2)クリミア・コンゴ出血熱 (3)痘そう (4)南米出血熱 (5)ペスト (6)マールブルグ病 (7)ラッサ熱
二類	(1)急性灰白髄炎 (2)結核 (3)ジフテリア (4)重症急性呼吸器症候群(コロナウイルス属SARSコロナウイルスであるものに限る) (5)中東呼吸器症候群(MERSコロナウイルスであるものに限る) (6)鳥インフルエンザ(H5N1) (7)鳥インフルエンザ(H7N9)
三類	(1)コレラ (2)細菌性赤痢 (3)腸管出血性大腸菌感染症 (4)腸チフス (5)パラチフス
四類	(1)E型肝炎 (2)ウエストナイル熱 (3)A型肝炎 (4)エキノコックス症 (5)黄熱 (6)オウム病 (7)オムスク出血熱 (8)回帰熱 (9)キャサヌル森林病 (10)Q熱 (11)狂犬病 (12)コクシジオイデス症 (13)サル痘 (14)ジカウイルス感染症 (15)重症熱性血小板減少症(SFTSウイルスであるものに限る) (16)腎症候性出血熱 (17)西部ウマ脳炎 (18)ダニ媒介脳炎 (19)炭疽 (20)チクングニア熱 (21)つつが虫病 (22)デング熱 (23)東部ウマ脳炎 (24)鳥インフルエンザ(H5N1, H7N9を除く) (25)ニパウイルス感染症 (26)日本紅斑熱 (27)日本脳炎 (28)ハンタウイルス肺症候群 (29)Bウイルス病 (30)鼻疽 (31)ブルセラ症 (32)ベネズエラウマ脳炎 (33)ヘンドラウイルス感染症 (34)発しんチフス (35)ボツリヌス症 (36)マラリア (37)野兎病 (38)ライム病 (39)リッサウイルス感染症 (40)リフトバレー熱 (41)類鼻疽 (42)レジオネラ症 (43)レプトスピラ症 (44)ロッキー山紅斑熱
五類 (全数報告)	(1)アメーバ赤痢 (2)ウイルス性肝炎(E型肝炎及びA型肝炎を除く) (3)カルバペネム耐性腸内細菌科細菌感染症 (4)急性脳炎(ウエストナイル脳炎,西部ウマ脳炎,ダニ媒介性脳炎,東部ウマ脳炎,日本脳炎,ベネズエラウマ脳炎及びリフトバレー熱を除く) (5)クリプトスポリジウム症 (6)クロイツフェルト・ヤコブ病 (7)劇症型溶血性レンサ球菌感染症 (8)後天性免疫不全症候群 (9)ジアルジア症 (10)侵襲性インフルエンザ菌感染症 (11)侵襲性髄膜炎菌感染症 (12)侵襲性肺炎球菌感染症 (13)水痘(入院例に限る) (14)先天性風しん症候群 (15)梅毒 (16)播種性クリプトコックス症 (17)破傷風 (18)バンコマイシン耐性黄色ブドウ球菌感染症 (19)バンコマイシン耐性腸球菌感染症 (20)風しん (21)麻しん (22)薬剤耐性アシネトバクター感染症
五類 (定点報告)	小児科定点:(1)RSウイルス感染症 (2)咽頭結膜熱 (3)A群溶血性レンサ球菌咽頭炎 (4)感染性胃腸炎 (5)水痘 (6)手足口病 (7)伝染性紅斑 (8)突発性発しん (9)百日咳 (10)ヘルパンギーナ (11)流行性耳下腺炎 インフルエンザ定点:(1)インフルエンザ(鳥インフルエンザ及び新型インフルエンザ等を除く) 眼科定点:(1)急性出血性結膜炎 (2)流行性角結膜炎 性感染症定点:(1)性器クラミジア感染症 (2)性器ヘルペスウイルス感染症 (3)尖圭コンジローマ (4)淋菌感染症 基幹定点:(1)感染性胃腸炎(ロタウイルスに限る) (2)クラミジア肺炎(オウム病を除く) (3)細菌性髄膜炎(髄膜炎菌,肺炎球菌,インフルエンザ菌はのぞく) (4)マイコプラズマ肺炎 (5)無菌性髄膜炎 (6)ペニシリン耐性肺炎球菌感染症 (7)メチシリン耐性黄色ブドウ球菌感染症 (8)薬剤耐性緑膿菌感染症
疑似症 (定点報告)	(1)摂氏38℃以上の発熱及び呼吸器症状(明らかな外傷または器質的疾患に起因するものを除く) (2)発熱及び発疹または水疱

※全数把握疾患(一~四類及び五類全数報告)のうち,太字の感染症名は年間おおむね100名以上の患者発生があるもの,下線の感染症名は年間おおむね10名以上の患者発生があるもの

〔法律を基に安岡作成〕

表2 感染症発生の届出先と期限

感染症分類	届出先	届出の期限
一類~四類 指定	都道府県知事 (最寄りの保健所長を経由して)	直ちに[*1]
五類		7日以内[*2](侵襲性髄膜炎菌感染症と麻疹は直ちに)
食中毒	最寄りの保健所長	直ちに

[*1]「直ちに」とはいつまでかについては,感染症法では明示されていないが,食中毒に関しては食品衛生法施行規則で,文書,電話又は口頭により24時間以内に行わなければならないと定められている.
[*2]風疹ではなるべく早くの報告を求めている.

〔法律を基に安岡作成〕

表3 所持に規制（届出等）がある病原体

病原体種別	所持等の制限	代表的病原体
第一種	所持禁止（国または独立行政法人等の法人で厚生労働大臣が指定した施設を除く）	南米出血熱ウイルス群，ラッサウイルス，エボラウイルス群，痘瘡ウイルス，クリミアコンゴ出血熱ウイルス，マールブルグウイルス
第二種	所持には厚生労働大臣の許可が必要	ペスト菌，ボツリヌス菌，SARSコロナウイルス，炭疽菌，野兎病菌，ボツリヌス毒素
第三種	所持の届出（基準を満たした施設等を有すること）	Q熱コクシエラ（コクシエラバーネッティ），コクシジオイデスイミチス，ハンタウイルス肺症候群関連ウイルス，腎症候性出血熱関連ウイルス，SFTSウイルス，MERSコロナウイルス，多剤耐性結核菌，日本紅斑熱リケッチア
第四種	所持のためには施設等の基準を満たすこと	A型インフルエンザウイルス（H2N2，H5N1，H7N7，H7N9，新型インフルエンザ），腸管出血性大腸菌，ポリオウイルス，オウム病クラミジア，クリプトスポリジウムパルバム，チフス菌，パラチフスA菌，赤痢菌，コレラ菌黄熱ウイルス，ウエストナイルウイルス，デングウイルス，日本脳炎ウイルス，結核菌，志賀毒素

表4 感染症の届出等に違反した場合の罰則

違反行為		罰則	該当法律
医師が，感染症の患者であるかどうかに関する健康診断又は当該感染症の治療に際して知り得た人の秘密を正当な理由がなく漏らしたとき		1年以下の懲役又は百万円以下の罰金	感染症法第73条
感染症の患者であるとの人の秘密を業務上知り得たものが，正当な理由がなくその秘密を漏らしたとき		6カ月以下の懲役または50万円以下の罰金	感染症法第74条
一類～五類の感染症の届出をしなかった医師		50万円以下の罰金	感染症法第77条
病原体の所持に関する違反	・一種病原体を発散させて公共の危険を生じさせた者	・無期若しくは2年以上の懲役又は千万円以下の罰金	感染症法第67条
	〜	〜	
	・二種病原体所持者が発生予防規定の変更を届け出なかったとき，ほか	・5万円以下の過料	感染症法第81条
食中毒の患者を診断した届出をしなかった医師		1年以下の懲役又は百万円以下の罰金	食品衛生法第73条

※感染症法＝感染症の予防及び感染症の患者に対する医療に関する法律　　〔法律を基に安岡作成〕

4 届出に関連した罰則

感染症の届出に関連した罰則を表4に示した．報告を忘れたことのみで実際に罰則が適応されるかどうかは不明だが，感染症の届出は罰則の規定もある医療従事者の義務であることは銘記しておきたい．

参考URL（2016年4月現在）
1) 感染症の予防及び感染症の患者に対する医療に関する法律（平成十年十月二日法律第百十四号）
http://law.e-gov.go.jp/htmldata/H10/H10HO114.html

安岡　彰

II 臓器別のアプローチ―感染症

6 耐性菌：薬剤耐性

Drug resistant organisms

「耐性菌」とは，本来感受性のはずの抗菌薬に耐性を示す菌のことを指す．耐性菌のなかでも複数の抗菌薬に対する耐性を獲得し，治療薬の選択が大幅に制限された菌を「多剤耐性菌」と呼ぶ（表）．日本の臨床現場で問題となることの多い多剤耐性菌は，メチシリン耐性黄色ブドウ球菌（Methicillin-resistant *Staphylococcus aureus*；MRSA），基質特異性拡張型βラクタマーゼ（extended-spectrum β lactamase；ESBL）産生菌，多剤耐性緑膿菌（multi drug resistant *Pseudomonas aeruginosa*；MDRP），カルバペネム耐性腸内細菌（Carbapenem-resistant enterobacteriaceae；CRE）などである．日本ではまれであるが，米国ではバンコマイシン耐性腸球菌（vancomycin-resistant enterococci；VRE）が透析患者で問題となっている．

透析患者は医療曝露の機会が多く，耐性菌のリスクが高い．VREの初めての患者報告例も透析患者である[1]．また透析患者は高齢，糖尿病といった基礎疾患，低栄養，シャント穿刺などの手技の問題から，耐性菌を保菌した後の感染症発症リスクも高いことが知られている[2]．

本稿では，耐性菌の種類と特徴，耐性菌による感染症の診断，耐性菌の感染対策についてまとめる．

1 種類

1）メチシリン耐性黄色ブドウ球菌（MRSA）

βラクタム薬の作用部位であるペニシリン結合蛋白の変異により，すべてのβラクタム薬に耐性を有した黄色ブドウ球菌を指す．MRSAは透析患者でもっとも見ることの多い耐性菌である．米国CDCのデータによると，2010年に報告されたMRSA感染症の23.4％を透析患者が占めており，非透析患者と比べ100倍の発生率であった[3]．透析患者はMRSA保菌リスクが高いこと，保菌状態から菌血症を発症しやすいことがこうした背景にある．一度保菌したMRSAが消えるまでには時間がかかり，半年後も20％は保菌が続くとされる[4]．

MRSA感染症の治療薬は限られており，歴史的に使用経験が多いのはバンコマイシンである．近年，リネゾリドやダプトマイシンなどの薬剤も用いられるようになってきている．

2）基質特異性拡張型βラクタマーゼ（ESBL）産生菌

βラクタマーゼは，ペニシリンやセファロスポリンなどβラクタム薬を分解する酵素である．βラクタマーゼの種類は多いが，ESBLはペニシリン系，第一世代，第二世代，第三世代，第四世代セフェム系およびモノバクタム系抗菌薬を分解する酵素である．おもに大腸菌やクレブシエラ，プロテウスなどの腸内細菌科のグラム陰性桿菌が産生する．近年国内で検出頻度が増えており，国内のサーベイランスを見ると大腸菌の15％がESBL産生菌であると推定される．こうした菌を近年院内および市中の尿路感染症で見る機会が増えている．第一選択薬はカルバペネム系抗菌薬であるが，広域抗菌薬であるカルバペネム以外の選択薬も検討されている．尿路感染症で軽症の場合は，タゾバクタム/ピペラシリン[5]，セフメタゾール[6]なども選択肢になる．

3）多剤耐性緑膿菌（MDRP）

緑膿菌は血管カテーテルや尿道カテーテルなどのデバイス，傷のある皮膚，肺気腫など既存に肺疾患がある患者の痰などから分離されることが多い．MDRPとは緑膿菌に対し効果が期待できるフルオロキノロン系抗菌薬，カルバペネム系抗菌薬，アミノグリコシド系抗菌薬の3系統に耐性を獲得した緑膿菌のことを指す．緑膿菌の耐性化には抗菌薬使用が関係しており，とくに広域抗菌薬使用は重要なリスクとなる．治療法としては感受

表　おもな多剤耐性菌とその特徴

耐性菌名	対象菌種	検出検査
MRSA	黄色ブドウ球菌	オキサシリンまたはセフォキシチンに対する感受性低下を確認
VRE	腸球菌	バンコマイシンに対する感受性低下を確認
ESBL産生菌	大腸菌，クレブシエラ，プロテウスなど	第3世代セフェムに耐性を有する場合，クラブラン酸を用いた確認検査を行う
多剤耐性緑膿菌	緑膿菌	イミペネム，アミカシン，シプロフロキサシンの3剤に耐性であることを確認
カルバペネム耐性腸内細菌	エンテロバクター，クレブシエラ，大腸菌などの腸内細菌	メロペネムのMIC≧2 μg/mL または，イミペネムのMIC≧2 μg/mL かつセフメタゾールのMIC≧64 μg/mL

性の残された薬剤を併用して行うことが多い．

4）カルバペネム耐性腸内細菌（CRE）

CREは，カルバペネムに耐性を示す腸内細菌科細菌である．カルバペネムの耐性機序はさまざまであるが，とくにカルバペネマーゼ産生菌（CPE）が問題となる．国内では検出例が少ないが，米国やアジア，欧州では近年分離数が増加しており問題となっている．

2 感染症の診断

耐性菌が検出された場合，必ずしも治療が必要でないことが多い．緑膿菌やMRSAなどの耐性菌は褥瘡などの傷ついた皮膚，尿路カテーテルなどのデバイス，肺の既存構造に異常がある（肺がんや肺気腫など）場合の喀痰などから分離されることが多い．耐性菌が検出された場合は，真の原因菌なのか同部位に定着しているだけなのかを判断し，必要な症例のみに治療を行う．

真の原因菌か定着菌を見極め，不必要な抗菌薬投与を避けるためにはいくつかポイントがある．発熱など感染症を疑った場合，培養検査を行う前に自分がどの臓器の感染症を疑っているかを絞り込んでおく．透析患者では肺炎，シャント関連血流感染症，尿路感染症，腹膜炎といった感染症が多い[7]．腹痛，腹部膨満感，腹膜刺激徴候があり，明らかに腹膜炎を疑う患者に痰培養は不要である．ただ血流感染症や尿路感染症は「熱源がわかりにくい発熱」が特徴であり，透析患者で熱源がはっきりしない場合は血液培養，尿培養の採取は必要である．

採取の方法も重要である．血液培養を行う際は必ず2セット以上を採取する．1セットのみでは，コアグラーゼ陰性ブドウ球菌など皮膚の常在菌が陽性となった場合，コンタミネーションか真の原因菌かを判断しにくい．コンタミネーションを避けるため皮膚の消毒をしっかり行い採取する．尿道カテーテル留置されている患者で尿培養を行う場合は，カテーテルを一度抜去し入れ替えた後に採取する[8]．

耐性菌の培養結果は通常感染臓器，原因菌を推定し抗菌薬治療を開始した後に判明することが多い．培養結果が耐性菌であった場合，現行の治療を変更するか迷うことも多い．例を挙げると，肺炎でセフトリアキソンを開始した3日後，常在菌と多剤耐性緑膿菌が陽性と判明した場合を想定する．患者の酸素必要量と痰の量は3日間で減ってきており，明らかに肺炎は改善している．このように病態が改善傾向であれば，多剤耐性菌は定着菌とみなし追加の治療は不要である．

3 感染対策

透析室は多くの患者が利用し，医療従事者からケアを受けている．医療従事者や器具を介した耐性菌の伝播が起こりやすい場所である．感染対策としては，標準予防策と耐性菌に対する接触予防策が必要となる[9]．

手指衛生と適切な防護具着用が標準予防策である．患者に触れる前，患者および環境に触れた後，清潔操作前，手袋を外した後には手指衛生を行う．血液など体液に触れる可能性がある場合は必ず手

袋を着用する．体液が目や口に飛ぶ可能性がある場合（患者の吸痰など）はマスク，フェイスシールドなどを着用する．

　耐性菌が検出されている患者が入院する際は，原則個室隔離が望ましい．透析室内では透析の順番を最後にし，終了後の環境整備（アルコールで拭くなど）を行う．耐性菌が検出されている患者のケアを行う際には手袋，ガウンを着用する．喀痰から検出されている場合や患者に上気道症状がある場合は，マスクも併せて着用する．

文献

1) Uttley, A. H., George, R. C., Naidoo, J., et al.: High-level vancomycin-resistant enterococci causing hospital infections. Epidemiol. Infect. 1989 ; 103 : 173-181
2) Centers for Disease Control and Prevention : Invasive methicillinresistant Staphylococcus aureus infections among dialysis patients-United States, 2005. MMWR Morb. Mortal. Wkly. Rep. 2007 ; 56 : 197-199
3) Centers for Disease Control and Prevention : Active Bacterial Core surveillance report, Emerging Infections Program Network, methicillinresistant Staphylococcus aureus, 2010.
4) Cluzet, V. C., Gerber, J. S., Nachamkin, I., et al. : Duration of Colonization and Determinants of Earlier Clearance of Colonization With Methicillin-Resistant Staphylococcus aureus. Clin. Infect. Dis. 2015 ; 60 : 1489-1496
5) Rodríguez-Baño, J., Navarro, M. D., Retamar, P., et al. : β-Lactam/β-lactam inhibitor combinations for the treatment of bacteremia due to extended-spectrum β-lactamase-producing Escherichia coli : a post hoc analysis of prospective cohorts. Clin. Infect. Dis. 2012 ; 54 : 167-174
6) Doi, A., Shimada, T., Harada, S., et al. : The efficacy of cefmetazole against pyelonephritis caused by extended-spectrum beta-lactamase-producing Enterobacteriaceae. Int. J. Infect. Dis. 2013 ; 17 : e159-e163
7) 稲本　元：透析患者における感染症の高い死亡率およびその特性．感染症誌　1983 ; 57 : 142-147
8) Tosif, S., Baker, A., Oakley, E., et al. : Contamination rates of different urine collection methods for the diagnosis of urinary tract infections in young children : an observational cohort study. J. Paediatr. Child Health 2012 ; 48 : 659-664
9) 厚生労働科学研究費補助金エイズ対策研究事業：透析施設における標準的な透析操作と感染予防に関するガイドライン（四訂版）．2015

倉井華子

II 臓器別のアプローチ―感染症

7 敗血症

Sepsis

敗血症（sepsis）とは，感染症によって発症した全身性炎症反応症候群（systemic inflammatory response syndrome；SIRS）と定義され，血液中の微生物の存在（菌血症；bacteremia，真菌血症；fungemia，ウイルス血症；viremia）は問わない[1]．

敗血症の診断にSIRSの概念を用いることは，早期に重篤な感染症を発見し，検査，治療が開始できる点で優れており，感染症の有効な制御のために臨床現場で常に用いるべき尺度である．とくに透析患者では，敗血症の発生率が高くなる[2]ために，早期の検査，治療のためにその有用性は高い．

1 定義と診断基準と検査

敗血症は，感染症に伴うSIRSである（p.241「8. SIRS」の項参照）．

SIRSと診断し，その原因として感染症が疑われた場合には，感染病巣を検索するとともに，血液培養を行う．血液培養は，1回のみでは，培養された細菌が皮膚の汚染菌であるか否か判断できないことがあるために，通常2カ所以上から採血し，検査に提出する．採血のタイミングは発熱のピークより，発熱の初期が有用である．

敗血症を確実に診断できるバイオマーカーはなく，CRP，インターロイキン-6（interleukin-6；IL-6），プロカルシトニン（procalcitonin；PCT）がある程度有用であるとされている[1]．

敗血症の重症度分類として，重症敗血症，敗血症性ショックを用いる．重症敗血症は敗血症の中で，臓器障害や臓器灌流低下または低血圧を呈する状態であり，臓器灌流低下または灌流異常には，乳酸アシドーシス，意識混濁などが含まれる[1]．透析患者はすでに腎臓に機能障害を有するため，呼吸器や肝臓，血小板数など他の臓器の障害を指標とする．敗血症性ショックは重症敗血症のなかで，十分な輸液負荷を行っても低血圧（収縮期血圧＜90 mmHgまたは通常よりも＞40 mmHgの低下）が持続するものとする．ただし循環作動薬が投与されている場合は，低血圧でなくてもよい[1]．

2 透析患者の敗血症の疫学，合併症，予後

米国では，透析患者において，敗血症は，心血管疾患に次いで2番目に多い死亡原因である．血液透析と腹膜透析では，全体の感染症エピソードの発生率に有意差はないが，血液透析患者のほうが有意に敗血症が発症する率が高い．バスキュラーアクセスの種類によっても発生率が異なり，内シャントに比較し，カテーテル留置患者，なかでも緊急透析カテーテル留置患者で菌血症が多く発生し，かつ透析開始90日以内に発生する頻度が高い[3]．

米国における透析患者に発生する敗血症（septicemia）の大規模疫学調査の結果では，導入1年以内の敗血症の発生は，血液透析患者は腹膜透析患者の2倍のリスクがあり，うっ血性心不全の既往，脳梗塞，糖尿病，慢性閉塞性呼吸器疾患（COPD），悪性腫瘍，貧血，低アルブミン血症，痩せなどでは有意に（$p<0.0001$）発生率が高いという結果が得られている（表）[4]．

敗血症患者の血液分離菌としては，黄色ブドウ球菌〔メチシリン耐性黄色ブドウ球菌（MRSA）を含む〕がもっとも多く，次いでクレブシエラ，エンテロバクターなどのグラム陰性菌，レンサ球菌などが多く分離される[4]．

Daneseらの解析[5]では，黄色ブドウ球菌敗血症患者の12週以内の死亡率は34％であり，原因菌不明の場合とともに，他の原因細菌によるものより致死率が20％高くなると報告されている．入院中の合併症としては，髄膜炎，脳梗塞，感染性心内膜炎が，原因細菌によらず，死亡率を高める．

敗血症後の合併症としては，心筋梗塞，うっ血

表 透析患者の透析開始1年以内の敗血症発症危険因子
（発症しなかった群とのp<0.0001）

- 血液透析（vs 腹膜透析）
- ヒスパニック系
- うっ血性心不全の既往
- 脳血管障害
- 末梢血管障害
- 慢性閉塞性呼吸器疾患（COPD）
- 悪性腫瘍
- アルコールまたは薬物依存症
- 要介助
- 貧血
- 低アルブミン血症
- 低BMI
- 予測GFR高値（10 mL/min/1.73m^2）

〔文献4）より作成〕

性心不全，脳梗塞，末梢静脈血栓症などの血管関連の重篤な疾患の頻度が高くなる[5]．

ブラジルからの報告では，透析患者の血流感染（BSI）は，動静脈シャントではなく，中心静脈のカテーテルのアクセス経路がオッズ比で11.2倍（95％CI：5.17-24.29）発症しやすく[6]，予後因子として，黄色ブドウ球菌によるBSIは8.67倍（95％CI：2.5-30.06）死亡や入院のリスクが高く，多剤耐性菌が分離された患者は2.75（95％CI：1.01-7.48）倍予後が不良であったとされている[7]．

3 透析患者の敗血症発症予防と早期治療

敗血症の予防には明らかな危険因子であるカテーテルの留置をできるだけ避け，内シャントの造設を行う．原因細菌として黄色ブドウ球菌が多いことから，手洗いの徹底，穿刺時の消毒，清潔な手袋装着，カテーテル挿入時の十分に広い覆い布とガウン，キャップ，滅菌手袋，マスクを装着し，無菌操作を行うマキシマム・バリアプリコーションの実施などが推奨される．カテーテルの抗菌薬ロックについては，敗血症の予防に有用であるとする報告も多いが，耐性菌や副作用についての検討が十分ではない．

治療方針としては，SIRSの症候診断がなされ，その原因が不明のときには，ただちに血液培養を行い，感染源となった病巣を検索しながら，MRSAやメチシリン耐性表皮ブドウ球菌（MRSE），腸球菌などのグラム陽性多剤耐性菌も考慮した併用や広域の抗菌薬の投与を速やかに開始する．2～3日後に培養結果と臨床症状に従って，適切な抗菌薬に変更，追加，中止する（de-escalation療法）．

文献

1) 日本集中治療医学会Sepsis Registry委員会：日本版敗血症診療ガイドライン．日集中医誌 2013；20：124-173
2) Sarnak, M. J. and Jaber, B. L.：Mortality caused by sepsis in patients with end-stage renal disease compared with the general population. Kidney Int. 2000；58：1758-1764
3) Aslam, N., Bernardini, J., Fried, L., et al.：Comparison of infectious complications between incident hemodialysis and peritoneal dialysis patients. Clin. J. Am. Soc. Nephrol. 2006；1：1226-1233
4) Foley, R. N., Guo, H., Snyder, J. J., et al.：Septicemia in the United States dialysis population, 1991 to 1999. J. Am. Soc. Nephrol. 2004；15：1038-1045
5) Danese, M. D., Griffiths, R. I., Dylan, M., et al.：Mortality differences among organisms causing septicemia in hemodialysis patients. Hemodial. Int. 2006；10：56-62
6) Fram, D., Okuno, M. F., Taminato, M., et al.：Risk factors for bloodstream infection in patients at a Brazilian hemodialysis center：a case-control study. BMC Infect. Dis. 2015；15：158. doi：10.1186/s12879-015-0907-y
7) Fram, D., Taminato, M., Ponzio, V., et al.：Risk factors for morbidity and mortality of bloodstream infection in patients undergoing hemodialysis：a nested case-control study. BMC Res. Notes. 2014；7：882. doi：10.1186/1756-0500-7-882

朝野和典

II 臓器別のアプローチ─感染症

8 全身性炎症反応症候群（SIRS）

Systemic inflammatory response syndrome

1 診断基準

　全身性炎症反応症候群（SIRS）は，感染症・外傷・熱傷・劇症膵炎・手術などの侵襲に対する全身性炎症反応で，多臓器不全に発展することも多く，重篤な病態である．SIRS の診断基準（表1）は 1992 年に American College of Chest Physicians（ACCP）と Society of Critical Care Medicine（SCCM）が発表して以来，国際的に汎用されてきた[1]．しかし，本定義は敗血症の診断としては非特異的で正確でないと指摘され，改訂が重ねられた．2012 年の国際敗血症ガイドライン（Surviving Sepsis Campaign Guidelines；SSCG）診断基準では，敗血症は「感染に起因する全身症状を伴った症候」と定義され，「SIRS」という語は用いられない（表2）[2]．ところが当診断基準は臨床現場で用いるには煩雑なため，実臨床では簡便かつ高い感度で敗血症をスクリーニングできる SIRS の診断基準（表1）が現在も広く用いられている．

2 治療

　SIRS の治療では，原疾患（侵襲）の究明とその治療に加えて，腎代替療法（RRT）を含めた集中治療を要することが多い．敗血症性の急性腎障害（AKI）に対する，至適 RRT〔間欠的腎代替療法（IRRT），持続的腎代替療法（CRRT），持続的低効率血液透析（SLED）など〕や抗凝固薬（ヘパリン，低分子ヘパリン，メシル酸ナファモスタット）に関して結論は得られておらず，個々の病態により使い分けている実状である[3]．腎機能正常例にも，炎症性サイトカインなど humoral mediator を除去する血液浄化療法が行われるが（non-renal indication），敗血症におけるメタ解析では，

表2 敗血症の診断基準（SSCG 2012）

感染症と診断もしくは感染症が疑われ，かつ下記のいくつかを満たす．
▶全身所見
- 体温>38.3℃
- 深部体温<36℃
- 心拍数>90 回/min，もしくは>年齢平均の 2SD
- 頻呼吸
- 精神状態の変化
- 著明な浮腫または体液過剰>24 時間で 20 mL/kg
- 高血糖　糖尿病のない患者で血糖値>140 mg/dL

▶炎症所見
- 白血球数>12,000/μL
- 白血球数<4,000/μL
- 白血球は正常範囲内で，幼若白血球>10％
- CRP>基準値の 2SD
- プロカルシトニン>基準値の 2SD

▶循環所見
- 血圧低下（収縮期血圧<90 mmHg，平均血圧<70 mmHg，もしくは
成人で正常値より>40 mmHg の低下，正常値より>2SD の低下）

▶臓器障害所見
- 低酸素血症（PaO_2/FiO_2<300）
- 乏尿（尿量<0.5 mL/kg/hr が少なくとも 2 時間持続）
- クレアチニンの増加>0.5 mg/dL
- 凝固異常（PT-INR>1.5，もしくは APTT>60 秒）
- イレウス（腸蠕動音の消失）
- 血小板減少（血小板数<10 万/μL）
- 高ビリルビン血症（総ビリルビン>4 mg/dL）

▶組織灌流所見
- 高乳酸血症（>1 mmol/L）
- 毛細血管の再灌流減少，もしくはまだらな皮膚

〔文献2），5）より作成〕

表1 SIRS 診断基準

侵襲に対する全身性炎症反応で，以下の 2 項目以上が該当するとき，SIRS と診断
1) 体温>38℃または<36℃
2) 心拍数>90/min
3) 呼吸数>20/min または $PaCO_2$<32 Torr
4) 白血球数>12,000/mm³，または<4,000/mm³ あるいは未熟顆粒球>10％

〔文献1）より作成〕

表3 SIRSに対する急性血液浄化療法

1) 持続的または間欠的 HD（血液透析），HF（血液濾過），HDF（血液透析濾過），CHDF（持続血液透析濾過），SLED（持続的低効率血液透析）
2) PMX-DHP 治療の保険適応：以下の1～3いずれにも該当する
   1. エンドトキシン血症であるもの，またはグラム陰性菌感染症が疑われるもの
   2. SIRS 項目のうち2つ以上を同時に満たすもの．
   3. 昇圧剤を必要とする敗血症性ショックであるもの
      ただし，肝障害が重症化したもの（総ビリルビン 10 mg/dL 以上かつヘパプラスチンテストで40％以下であるもの）を除く
   2回を限度として算定できる
3) 持続緩徐式血液濾過器 AN69ST 膜（sepXiris®）

表4 APACHE Ⅱスコア

A. 生理学的パラメータ	上方異常					下方異常			
点 数	+4	+3	+2	+1	0	+1	+2	+3	+4
① 直腸温（℃）	≥41	39～40.9		38.5～38.9	36～38.4	34～35.9	32～33.9	30～31.9	≤29.9
② 平均動脈圧（mmHg）	≥160	130～159	110～129		70～109		50～69		≤49
③ 心拍数	≥180	140～179	110～139		70～109		55～69	40～54	≤39
④ 呼吸数	≥50	35～49		25～34	12～24	10～11	6～9		≤5
⑤ 動脈血酸素化 A-aDO₂ or PaO₂ (mmHg)									
a. FiO₂≥0.5 で A-aDO₂	≥500	350～499	200～349		≤199				
b. FiO₂<0.5 で PaO₂					>70	61～70		55～60	<55
⑥ 動脈血 pH	≥7.7	7.6～7.69		7.5～7.59	7.33～7.49		7.25～7.32	7.15～7.24	<7.15
⑦ 血清 Na 濃度（mmol/L）	≥180	160～179	155～159	150～154	130～149		120～129	111～119	≤110
⑧ 血清 K 濃度（mmol/L）	≥7	6～6.9		5.5～5.9	3.3～5.4	3～3.4	2.5～2.9		<2.5
⑨ 血清 Cr 濃度（mg/dL）（急性腎不全では2倍する）	≥3.5	2～3.4	1.5～1.9		0.6～1.4	<0.6			
⑩ Ht（%）	≥60		50～59.9	46～49.9	30～45.9		20～29.9		<20
⑪ WBC（/μL）×1,000	≥40		20～39.9	15～19.9	3～14.9		1～2.9		<1
⑫ 意識障害：15-GCS（点）	点数は15から実際のGCSを減じて算出								
静脈血清 HCO₃ 濃度（mmol/L）血液ガス分析非施行時のみ使用	≥52	41～51.9		32～40.9	22～31.9		18～21.9	15～17.9	<15
12 の生理学的パラメータ点数合計									

B. 年齢（歳）	≤44	45～54	55～64	65～74	≥75
点 数	0	2	3	5	6

C. 慢性併存病態	重篤な臓器不全または免疫能低下があるとき，a：非手術または緊急手術後の患者には5点，b：予定手術後の患者には2点を加算する．ただし，現在の入院より前に発症したものを対象とする．重篤な臓器不全（肝，循環器，呼吸器，腎）および免疫能低下の定義を以下に示す．
肝	・生検で確認された肝硬変および門脈圧亢進症，門脈圧亢進症による上部消化管出血の既往，あるいは肝不全・肝性脳症・昏睡
循環器系	・New York Heart Association の Class Ⅳ
呼吸器系	・慢性拘束性，閉塞性または血管病変で著明な運動制限があるもの（例：階段昇れず，家事不能），または慢性低酸素血症，高炭酸ガス血症，二次性多血症，著明な肺動脈圧亢進症（>40 mmHg）の明らかなもの，または人工呼吸器使用例
腎	・慢性人工透析例
免疫能低下	・感染に対する抵抗力を低下させる治療中の患者（例：免疫抑制剤，化学療法，放射線治療，長期間ないし最近の大量ステロイド投与），あるいは感染に対する抵抗力を著明に減弱させる疾患をもつ患者（例：白血病，悪性リンパ腫，AIDS）

APCHE Ⅱスコア：A＋B＋C の合計

〔文献 10), 11) より作成〕

メディエーター除去はできるものの生命予後の有意な改善は認めなかった[4]．

現在，敗血症性AKIに対して，明確な根拠を有するRRT開始規準（血清クレアチニン値，尿量など）はない[5]．RENAL study（2009年）では，90日生存率55.3％，生存患者の腎機能回復率94％と過去の試験より良好な成績だった[6]．本研究は全例CRRTで開始され，開始が早期〔集中治療室（ICU）入室50時間以内〕だったため，早期CRRT導入が生存率・腎機能回復率を改善させる可能性がある．

敗血症性ショックに対する，ポリミキシンB固定化カラムを用いた直接灌流法（PMX-DHP）による血中エンドトキシン（ET）吸着療法は，生命予後改善の十分なエビデンスはないが，本邦では保険適応されている（表3）[7]．

近年開発されたサイトカイン吸着性ヘモフィルタ（AN69ST膜，sepXiris®）は，腎不全の有無を問わず重症敗血症および敗血症性ショックに対して臓器障害の改善と生存率向上に有効として[8],[9]，2014年7月保険収載された．

3 重症度スコア

SIRSを含めた重症患者に対する一般的な重症度スコアが広く判定に用いられている．とくにAPACHE II score（acute physiologic and chronic health evaluation）が，予後予測に頻用されている（表4）[10],[11]．これは，ICU入室患者の層別化のため1981年に開発されたスコアAPACHEを1985年に改良したもので，生理学的パラメータ（12項目）・年齢・慢性併存病態の3つを合計し算出する．生理学的パラメータ（①～⑪項目）は，各項目の基準値（0点）からの増加または減少の程度により，1～4点が与えられる．意識状態⑫は，〔15－（グラスゴーコーマスケール：GCSの点数）〕が点数として加算される．慢性透析患者は，慢性併存病態の1つ（表4C）として評価される．本スコアは電子カルテにテンプレートで入れておけば簡便に算出できる．使用上の注意点は，1）治療経過の経時的評価には用いられない，2）値が変動する項目ではICU入室後24時間以内の最悪値を入力する，3）値が得られない項目は正常と仮定して評価する，4）独立した危険因子であるステロイド常用の評価項目がない，などである．

文献

1) Leadership members of ACCP/Society of Critical Care Medicine (SCCM). Definitions for sepsis and organ failure and guidelines for the use of innovative therapies in sepsis. Crit. Care Med. 1992；20：864-874
2) Dellinger, R. P., Levy, M. M., Rhodes, A., et al.：Surviving sepsis campaign：international guidelines for management of severe sepsis and septic shock：2012. Crit. Care Med. 2013；41：580-637
3) 本澤大志，平山 優，安田英人：重症敗血症に対する腎代替療法は，持続血液濾過透析が良いのか？ 腎代替療法療法の抗凝固薬は，メシル酸ナファモスタットを用いるのか？ 救急・集中治療 2015；27：949-958
4) Zaou, F., Peng, Z., Murugan, R., et al.：Blood purification and mortality in sepsis：a meta-analysis of randomized trials. Crit. Care Med. 2013；41：2209-2220
5) 日本集中治療医学会Sepsis Registry委員会 編：日本版敗血症診療ガイドライン．日集中医誌 2013；20：124-173
6) RENAL Replacement Therapy Study Investigators；Bellomo, R., Cass, A., et al.：Intensity of continuous renal replacement therapy in critically ill patients. N. Engl. J. Med. 2009；361：1627-1638
7) 土井研人：どのような症例にPMX-DHPを施行するのか．救急・集中治療 2015；27：959-963
8) 平澤博之：重症敗血症/敗血症性ショックの今日的病態生理と持続的血液濾過透析（CHDF）によるその制御．日救急医会誌 2011；22：85-116
9) Hirasawa, H., Oda, S., Nakamura, M., et al.：Continuous hemodiafiltration with a cytokine-absorbing hemofilter for sepsis. Blood Purif. 2012；34：164-170
10) Knaus, W. A., Draper, E. A., Wanger, D. P., et al.：APACHE II：A severity of disease classification system. Crit. Care Med. 1985；13：818-820
11) 阪本雄一郎，益子邦洋：敗血症の重症度評価．救急医学 2007；31（臨時増刊号）：1302-1308

塩岡天平，磯﨑泰介

II 臓器別のアプローチ—消化器

1 逆流性食道炎

Reflux esophagitis

逆流性食道炎および胃食道逆流症（GERD；gastro-esophageal reflux disease）は酸性胃内容物の食道内逆流によって起こるもので，この20〜30年の間に急速に増加してきた．頻回の酸性胃内容物の食道内逆流により，下部食道粘膜を中心とした酸消化性の食道粘膜傷害（mucosal brake）もしくは胸やけを起こした病態である．逆流性食道炎と呼ぶときは粘膜傷害のみを，GERDと呼ぶときは粘膜傷害もしくは逆流症状のいずれか，もしくは両方があるものを指す．その病態の重要な点は，①食道粘膜傷害性のある酸が胃内にあること，②胃内容物の食道内逆流防止機構が破綻していること，の2つの要素が揃うことである．どちらか一方の条件が満たされなければ，食道粘膜を傷害する「酸性胃内容物の食道内逆流」は起こらない．

国内外を問わず，逆流性食道炎が顕著な増加を示しているのは，衛生環境の向上による *Helicobacter pylori*（*H. pylori*）感染率の低下，栄養環境の変化による肥満の増加，そして効果的な治療薬がもたらした病態への理解の普及がその要因と考えられる．*H. pylori* 感染は長期間の経過で慢性萎縮性胃炎を起こし，高齢になる頃には高度の胃粘膜萎縮により酸分泌能は低下し，逆流性食道炎にはなりにくかった．しかし，1960年代以降に出生したコホートでは衛生環境の向上が *H. pylori* 感染を防ぎ，そのコホートが高齢化してきたことが逆流性食道炎/GERD増加の要因となっている．加齢による食道機能の低下は，その引き金になっている．また，栄養環境の変化による肥満は，食道胃接合部にある下部食道括約筋（LES）のもつ逆流防止機構を越える腹圧上昇を起こすと，容易に食道内酸逆流を誘発する．そのため，社会全体としてみると，十分な酸が保たれる高齢者が増加し，逆流防止機構が肥満と加齢のために障害されやすくなり，逆流性食道炎は全体として増加することになる[1]（図）．

逆流に関連する病態は慢性腎不全患者でも基本的には異なることはないが，逆流性食道炎に関与する要因に慢性腎不全による代謝面での影響，腹膜透析時の腹圧上昇，透析のための長時間の安静臥床による物理的影響，腎機能障害による薬物代謝異常を考慮した治療薬に対する特別の配慮などを考慮することが求められる．

1 慢性腎不全患者での逆流性食道炎の特徴

1）疫学

慢性腎不全患者での逆流性食道炎に関する疫学調査の成績は報告者によって大きな差があり，一概に腎機能障害による逆流性食道炎/GERDの頻度の多寡を判断することはできない．内視鏡検査で逆流性食道炎は6〜81％[2〜5]の割合で発見される．逆流に伴う胸やけ症状を中心としたGERDの頻度の調査でも，9〜85％[2,6,7]と，やはり頻度には報告によってばらつきがある．

全般的にみて，年齢と性をマッチした対照群と比較して血液透析患者では逆流性食道炎は必ずしも多くはないものの，腹膜透析患者では逆流性食道炎も逆流関連症状も頻度が多い[2,3,6,8]．

2）慢性腎不全患者の酸分泌

慢性腎不全患者での酸分泌能に関する検討では，酸分泌亢進の可能性を指摘するもの[4]と，亢進はないとするもの[7]とがある．胃壁細胞の酸分泌を刺激する液性因子はガストリンであるが，慢性腎不全患者ではプロガストリン代謝障害のためにガストリンの血中濃度が高くなる[3,6,7]．

H. pylori 感染は胃粘膜萎縮を起こし，逆流性食道炎発症には防御的に作用する．慢性腎不全患者では *H. pylori* 感染頻度が低く，逆流性食道炎のリスクが大きくなる．

3）慢性腎不全患者の食道運動機能

慢性腎不全患者では非特異的な食道運動障害が

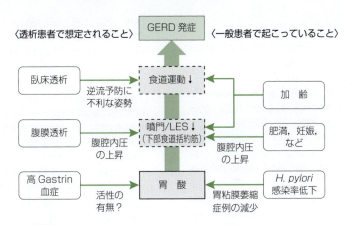

図 食道内酸逆流の病態と透析患者で想定される寄与因子

みられ[9]，腎不全モデル動物でも消化管平滑筋の薬物反応性に変化が起こることが確認されている[10]が，逆流性食道炎発症との関連は不明である．

4）透析と食道内酸逆流

腹膜透析は腹腔内に透析液を満たすことで腹腔内圧を上昇させる[11]．腹膜透析患者で食道内pHモニタリングを行い逆流状況を観察した報告では，透析液注入時に食道内酸逆流が起こることが確認されている[3,5]．したがって，慢性腎不全患者での食道内酸逆流は，腎不全による影響よりも，腹膜透析による腹圧上昇が逆流誘発要因としてより重要な役割をしているものと考えられる[3,6]．

2 透析患者の逆流性食道炎の特徴

食道内酸逆流は，健常者や軽症食道炎患者では食後に起こりやすい．胃の伸展拡張刺激による一過性LES弛緩によって起こるもので，健常者でも1日最大で5％までの時間がpH 4以下になる．軽症食道炎の食道内酸逆流はおもに食後であるが，重症食道炎では夜間の逆流が増加する．日中の酸逆流はHis角対側，すなわち内視鏡的にみて2〜3時方向に多く発症し，夜間の仰臥位での逆流は食道後壁への刺激となるため，後壁側に粘膜傷害が起こりやすい[12]．

透析患者は透析をしている間，血液透析でも腹膜透析でも，長時間の仰臥位あるいは半起座位を強いられる．血液透析時の半起座位は腹圧が上昇しがちであり，腹膜透析では腹腔への透析液注入による腹圧上昇が起こり，いずれも逆流を誘発する要因となる．前述の仮説に従えば，血液透析患者では食道右壁方向に，腹膜透析患者では後壁方向に粘膜傷害が発生すると推測されるが，文献的な検証は行われていない．

3 慢性腎不全患者の逆流性食道炎の治療

「逆流性食道炎/GERD 診療ガイドライン」[13]では，プロトンポンプ阻害薬（proton pump inhibitor；PPI）を治療の第一選択薬としている．PPIは間質性腎炎を誘発する懸念が報告された[14]が，その頻度はきわめてまれである[15]．H_2受容体拮抗薬は，逆流性食道炎/GERD 治療薬としては必ずしも十分ではない．制酸薬は症状の一時的改善を促すものの，治療効果は一過性であり，多くの制酸薬はMg^{2+}，Ca^{2+}，Al^{3+}，などを有し，腎でクリアランスされる．そのため，腎機能障害症例では制酸薬の使用は回避すべきである．PPIが比較的安全に使えること，制酸薬によるベネフィットがわずかであることを考えると，透析患者の逆流性食道炎にはPPIを第一選択とすべきである．

透析患者のなかでもとくに腹膜透析を行っている患者では，透析液の腹腔内注入による腹腔内圧上昇によって食道内酸逆流が起こりやすくなる．治療に際してはPPIが一般患者と同様に第一選択となる．

文 献

1) Hongo, M., Shoji, T. : Epidemiology of reflux disease and CLE in East Asia. J. Gastroenterol. 2003 ; 38 (Suppl 15) : 25-30
2) Sotoudehmanesh, R., Ali, Asgari. A., Ansari, R., et al. : Endoscopic findings in end-stage renal disease. Endoscopy 2003 ; 35 : 502-505
3) Anderson, J. E., Yim, K. B. and Crowell, M. D. : Prevalence of gastroesophageal reflux disease in peritoneal dialysis and hemodialysis patients. Adv. Perit. Dial. 1999 ; 15 : 75-78
4) Fallone, C. A., Mayrand, S. : Gastroesophageal reflux and hyperacidity in chronic renal failure. Perit. Dial. Int. 2001 ; 21 (Suppl 3) : S295-S299
5) 石井隆幸, 山根建樹, 鬼沢信明：持続腹膜透析患者の逆流性食道炎に関する臨床研究. 東京慈恵会医科大学雑誌 2000 ; 115 : 665-676
6) Cekin, A. H., Boyacioglu, S., Gursoy, M., et al. : Gastroesophageal reflux disease in chronic renal failure patients with upper GI symptoms : multivariate analysis of pathogenetic factors. Am. J. Gastroenterol. 2002 ; 97 : 1352-1356
7) Tani, N., Harasawa, S., Suzuki, S., et al. : Lesions of the upper gastrointestinal tract in patients with chronic renal failure. Gastroenterol. Jpn. 1980 ; 15 : 480-484
8) Min, F., Tarlo, S. M., Bargman, J., et al. : Prevalence and causes of cough in chronic dialysis patients : a comparison between hemodialysis and peritoneal dialysis patients. Adv. Perit. Dial. 2000 ; 16 : 129-133
9) Siamopoulos, K. C., Tsianos, E. V., Dardamanis, M., et al. : Esophageal dysfunction in chronic hemodialysis patients. Nephron. 1990 ; 55 : 389-393
10) Yildiz, F., Tugay, M., Utkan, T., et al. : Effect of chronic renal failure on foregut smooth muscle reactivity : an experimental study. J. Pediatr. Surg. 2007 ; 42 : 647-652
11) Dejardin, A., Robert, A., Goffin, E. : Intraperitoneal pressure in PD patients : relationship to intraperitoneal volume, body size and PD-related complications. Nephrol. Dial. Transplant. 2007 ; 22 : 1437-1444
12) Katsube, T., Adachi, K., Furuta, K., et al. : Difference in localization of esophageal mucosal breaks among grades of esophagitis. J Gastroenterol Hepatol. 2006 ; 21 : 1656-1659
13) 日本消化器病学会 編：胃食道逆流症（GERD）診療ガイドライン2015（改訂第2版）. 2015, 南光堂, 東京
14) Simpson, I. J., Marshall, M. R., Pilmore, H., et al. : Proton pump inhibitors and acute interstitial nephritis : report and analysis of 15 cases. Nephrology 2006 ; 11 : 381-385
15) Sierra, F., Suarez, M., Rey, M., et al. : Systematic review : proton pump inhibitor - associated acute interstitial nephritis. Aliment. Pharmacol. Ther. 2007 ; 26 : 545-553

本郷道夫，松尾英史，殿塚則雄

II 臓器別のアプローチ─消化器

2 急性胃粘膜病変（内視鏡的所見）

Acute gastric mucosal lesion

1 病　態

　急性胃粘膜病変（AGML）とは，突然の心窩部痛，嘔吐，吐血，下血などで発症し，内視鏡検査で診断される多彩な胃粘膜病変の総称である．血液透析患者では腎性貧血を認め，胃粘膜血流量や胃粘膜酸素供給量の著明な低下による防御因子の関与が病因として重要である．また，腎性貧血に対する頻回の輸血と鉄剤投与による鉄過剰状態や透析によるフリーラジカル発生による酸化ストレスも病因と考えられる．

　1990年代に入り，エリスロポエチン製剤が登場し，腎性貧血に対する治療が可能となった．その結果，粘膜酸素供給量が増加し，フリーラジカル発生が抑制され，さらに酸化ストレスの軽減により，以前内視鏡検査で多くみられた透析患者に特徴的な AGML は激減している[1),2)]．

　さらに透析患者では出血性胃病変の合併が多いという過去の経験から，透析施行前から AGML 発生予防のため胃酸分泌抑制薬のプロトンポンプ阻害薬などを投与している症例が非常に多く，AGML が減少している原因と考えられる[3)]．

　しかし，透析患者での AGML の病因は単一なものではなく複数の要因が関与しているものと考えられる．とくに精神的，肉体的ストレスは非透析患者に比べきわめて強い．加えて，高血圧，糖尿病，脂質異常症，虚血性心疾患，脳血管障害，整形外科的合併症が多く，これらの治療薬として抗血小板療法の低用量アスピリン，非ステロイド系抗炎症薬（NSAID）の服用，さらには高齢化と基礎疾患による動脈硬化と循環障害も病因であろう．

2 診断基準

　AGML の診断には，心窩部痛，嘔吐，出血などの問診による特徴的な症状も重要であるが，確定診断には緊急および早期の胃内視鏡検査が必要である．内視鏡検査にて胃粘膜に急性の所見，すなわち炎症性変化（発赤・浮腫），びらん，浅い潰瘍，出血などが観察されるが，内視鏡検査の時期によって病変は異なる．

　透析患者では，便秘，食欲不振が多いが，心窩部痛などの自覚症状は乏しい．しかし内視鏡検査を実施すると出血性胃病変の存在が確認されることが多く，その経過も再発と治癒を繰り返す慢性の経過をとることが多い．

　組織学的にみると毛細血管が破綻し，赤血球が間質に漏れ出ており，そこには白血球やリンパ球などの炎症細胞は少ない．電顕的にも毛細血管が破綻し赤血球が粘膜表面に漏出している．通常では胃粘膜には炎症細胞が多少なりともあるが，むしろ少ない（図1）．潰瘍についても4層構造を有する慢性潰瘍ではない．したがって，通常使用されている AGML の診断基準とは異なる透析患者特有の胃粘膜病変が存在するものと思われる．

3 内視鏡的病型分類

　病変の発生因子は異なるものの透析患者の内視鏡所見は，非透析患者でみられる AGML ときわめて類似している．透析患者の内視鏡所見の特徴は胃体部，幽門部を問わずにびまん性に出血，びらん，潰瘍を認める．出血は出血源となる陥凹性病変を伴わないことも多く，粘膜より湧き上がってくるような出血である．潰瘍は浅く，不整形で多発している．実際，臨床的にはこれら病変が混在している場合が多いが，内視鏡的には表1に分類される．

4 内視鏡的重症度分類

　透析患者では，腎不全状態，合併症，透析操作に起因する多彩な症状を認めるが，消化管に関する自覚症状は乏しく，臨床症状からの重症度分類

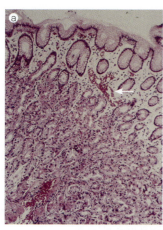 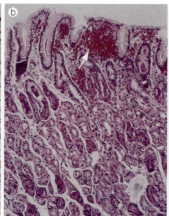 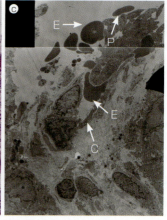

図1

a, b：血液透析患者の胃体部粘膜組織像：粘膜表層はやや浮腫状で，毛細血管の拡張（a：矢印）と上皮下出血（b：矢印）を認める．炎症細胞浸潤は少ない．内視鏡で観察される浮腫，発赤，出血に一致する所見である．

c：電顕像：毛細血管が破綻し，赤血球が漏れ出ている，いわゆる胃粘膜の出血像が認められ，血小板が止血に当たっている．これが透析患者の胃病変の特徴である．（C：capillary, P：platelet, E：erythrocyte）

表1　AGMLの内視鏡的病型分類

病　型	内視鏡診断	内視鏡所見
急性胃炎	胃炎	粘膜の発赤
	出血性胃炎	出血のみ（原因となる陥凹性病変を認めず）
急性びらん	びらん	発赤を伴う浅い陥凹
	出血性びらん	浅い陥凹を伴う出血
急性潰瘍	潰瘍	白苔・血液を伴う陥凹性病変

表2　透析患者における内視鏡的重症度分類

	発赤	浮腫	出血	びらん	潰瘍
軽症	あり	軽度	時にあり	時にあり	なし
中等症	あり	中等度	少量	あり	あり（浅い）
重症	あり	高度	多量 噴出性出血（±） 凝血塊付着	あり	あり 露出血管（±）

は困難である．しかし内視鏡検査では臨床症状にかかわらず胃粘膜病変の拡がりと出血の程度により軽症から重症まで分類可能であり，粘膜層から粘膜下層，さらには重症例では筋層にまでおよぶ病変が存在する．透析患者の内視鏡的重症度分類を表2，重症度別内視鏡所見を図2に示す．

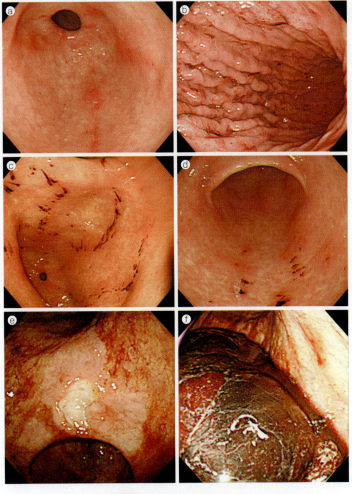

図2 重症度別内視鏡所見
a, b：軽症例：幽門部, 胃体部に発赤, 軽度の出血を認める.
c, d：中等症例：幽門部, 胃体部にびらん, 出血を認める.
e, f：重症例：潰瘍, 著明な出血, 血液凝固塊を認める.

文献

1) 伊藤和郎：血液透析患者の上部消化管病変―エリスロポエチン（EPO）投与により解明された病態. 医薬ジャーナル 2003；39：148-155
2) Itoh, K., Sawasaki, Y., Takeuchi, K., et al.：Erythropoietin-induced proliferation of gastric mucosal cells World J Gastroenterol. 2006；12：234-239
3) Strid, H., Fjell, A., Simren, M., et al.：Impact of dialysis on gastroesophageal reflux, dyspepsia, and proton pump inhibitor treatment in patients with chronic renal failure. Eur. J. Gastroenterol. Hepatol. 2009；21：137-142

伊藤和郎, 水野滋章, 宇野昭毅, 加藤真吾

II 臓器別のアプローチ―消化器

3 胃潰瘍，十二指腸潰瘍

Gastric ulcer, Duodenal ulcer

1 概　要

　胃潰瘍（gastric ulcer）と十二指腸潰瘍（duodenal ulcer）はともに胃酸とペプシンの強力な消化作用により組織欠損を生じるため消化性潰瘍と一括して総称される．消化性潰瘍の発症要因は大きく二つ存在し，一つは *Helicobacer pylori*（*H. pylori*）の感染，もう一つは低用量アスピリンを含む非ステロイド性抗炎症薬（NSAIDs）の投与である．厚生労働省の調査[参考URL 1)]によると胃潰瘍の2014年の患者数は27万2,000人，十二指腸潰瘍の患者数は3万9,000人であるが，これらの患者数は現在減少傾向にある．その理由は原因となる *H. pylori* 感染率の低下，除菌治療の普及によるものと思われる．しかし，潰瘍患者全体の1/4を占めるとされるNSAIDs潰瘍に関しては，高齢化社会に伴い脳血管障害，虚血性心疾患などが増加し，抗血小板薬として低用量アスピリンが投与される機会が著増し，その患者数はむしろ増加傾向にあると考えられている．非 *H. pylori* 潰瘍，非 NSAIDs 潰瘍は全潰瘍の約数%と少なく，成因としてはストレス，NSAIDs 以外の薬剤，ガストリン産生腫瘍による Zollinger-Ellison 症候群，クローン病，異常血管走行による Dieulafoy 潰瘍などが挙げられる．また免疫不全を呈するような基礎疾患を有する患者においてはサイトメガロウイルス感染症による潰瘍がみられることもある．そのほか特殊な潰瘍として頭部外傷後，脳手術後に発生する Cushing 潰瘍，熱傷後に発生する Curling 潰瘍がある．

2 診断基準

1）組織学的診断基準

　病理学的な潰瘍の定義は粘膜筋板より深部に及ぶ組織欠損であり，組織欠損が粘膜内にとどまるびらんと区別されている．

2）画像的診断基準
① 上部消化管内視鏡検査

　胃・十二指腸潰瘍の病期は崎田・三輪の分類が日常診療で用いられる（図1, 表1）[1)]．これはもともと上部消化管X線造影検査から提唱されたものであるが，内視鏡診断においても広く使用されている．大きく活動期（A：Active Stage），治癒期（H：Healing Stage），瘢痕期（S：Scarring Stage）の3つに分類される．A, H, Sはさらにそれぞれ2つに分けられており，全部でA_1, A_2, H_1, H_2, S_1, S_2の6段階からなる．活動期には深く大きな粘膜欠損を伴い，潰瘍周囲の粘膜の浮腫が強い．また，潰瘍底は白苔で覆われており，時に凝血塊や露出血管が認められる．治癒期では潰瘍が縮小し周囲の浮腫も軽減し潰瘍底の白苔は薄くなり再生上皮が出現する．瘢痕期は発赤を伴う赤色瘢痕期（S_1 Stage）と発赤を伴わない白色瘢痕期（S_2 Stage）とがあるが，S_2 Stage まで治癒すると潰瘍再発率が低下する．胃潰瘍の好発部位は胃角部小彎であるが，高齢者では胃体上部後壁や小彎での発生が多くなる．潰瘍の再発を繰り返していると瘢痕による胃の変形をきたし，好発部位である胃角部の潰瘍を繰り返す場合には小彎側の短縮をきたすようになる．十二指腸潰瘍の好発

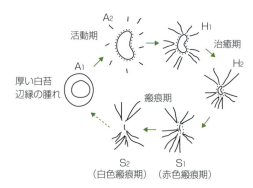

図1 胃十二指腸潰瘍における崎田・三輪の Stage 分類　〔文献1)より引用〕

表1 崎田・三輪の内視鏡的病期分類

活動期	A₁	厚苔をつけていて周囲粘膜部が浮腫状にふくらみ，再生上皮がまったくみられない時期．
	A₂	周囲の浮腫が減退し，潰瘍縁が明確に縁取られ，潰瘍縁においてわずかに再生上皮が出ている．潰瘍辺縁の紅量や潰瘍縁に純白の苔帯がみられることが多い．潰瘍縁まで粘膜ひだの集中を追いうるようになった時期．
治癒過程期	H₁	白苔は薄くなり始め再生上皮が潰瘍内へせり出してきている．辺縁部から潰瘍底への粘膜の傾斜は緩やかになる．潰瘍としての粘膜欠損は明らかで潰瘍縁の線は明確に縁取られている時期．
	H₂	H1がさらに縮小し潰瘍のほとんどが再生上皮で覆われているが，わずかに白苔が残っている時期．
瘢痕期	S₁	白苔が消失し，潰瘍の表面が再生上皮で覆われ，粘膜の発赤が強い時期（red scar）．
	S₂	発赤が消失し，周囲の粘膜と同様か，いくぶん白色気味になった時期（white scar）．

H₃：帽針大の白苔が残る略治期をH₃ Stageとして表現されることがある．　　　　　〔文献1）より引用〕

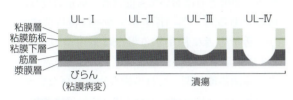

図2 胃十二指腸潰瘍の深さの分類（村上分類）

UL-Ⅰ：粘膜のみの組織欠損で「びらん」と呼ばれる．UL-Ⅱ：粘膜筋板を超えて，粘膜下層に達する組織の欠損がみられるもの，UL-Ⅲ：組織欠損が（固有）筋層にまで達するもの，UL-Ⅳ：組織欠損が（固有）筋層を超え，漿膜層に達しているもの
〔村上忠重：病理 胃・十二指腸潰瘍のすべて―内科シリーズ No.2, 1971, p.79, 南江堂, 東京[2]より引用〕

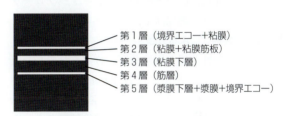

図3 超音波内視鏡による正常胃構造

〔文献3）より引用〕

部位は球部であり，再発・瘢痕化を繰り返すと憩室様に変形するタッシェが形成される．

② 上部消化管Ｘ線造影検査

内視鏡検査が普及している現在においては精査として行われることは少なくなり，主に検診で行われる検査となった．胃潰瘍の粘膜欠損が存在する時期は直接所見としてニッシェと呼ばれるバリウムの溜まりが観察される．潰瘍の存在する部位，撮影方向によって側面ニッシェとして認められる場合と正面ニッシェとして認められる場合がある．粘膜欠損が消失する瘢痕期では間接所見として粘膜集中像，変形，壁硬化，胃角開大，小彎短縮，大彎彎入などがみられる．再発を繰り返している十二指腸潰瘍では変形のため球部がクローバー状に観察される．

3 病型分類と重症度

1）潰瘍の深さによる分類

潰瘍の粘膜欠損がどこまでの層に及んでいるかについては村上分類（図2）[2]が広く用いられており，UL-Ⅰは欠損が粘膜にとどまり粘膜筋板に及ばないもの，UL-Ⅱは粘膜筋板が断裂し欠損が粘膜下層に及ぶもの，UL-Ⅲは欠損が固有筋層まで及ぶもの，UL-Ⅳは固有筋層を断裂するようなものとされる．すなわち村上分類におけるUL-Ⅰはびらんであり，UL-Ⅱ以上が潰瘍と定義されることになる．実臨床においては潰瘍の深さは超音波内視鏡を用いて診断することが可能である（図3）[3]．

2）潰瘍の出血状態による分類

潰瘍の出血状態を分類したもので1974年にJohn Forrestが「Lancet」誌に発表したものであるが[4]，現在は以下のWalter Heldweinによる改変版が広く用いられている[5]．この改変Forrest分類（表2）における「Ⅰa．噴出性出血」「Ⅰb．湧出性出血」「Ⅱa．非出血性露出血管」の症例が，内視鏡的治療の適応となる．止血法には，レーザー法，純エタノール局注法，血管収縮薬局注法，

表2 改変Forrest分類

Ⅰ	活動性出血 a. 噴出性出血 b. 湧出性出血
Ⅱ	出血の痕跡を認める潰瘍 a. 非出血性露出血管 b. 血餅付着 c. 黒色潰瘍底
Ⅲ	きれいな潰瘍底

〔文献5) より引用〕

硬化薬局注法,高周波凝固法,ヒータープローブ法,フィブリン糊局注法,クリップ法がある.

3) 発症様式による分類

大きく急性潰瘍と慢性潰瘍に分けられる.一般に胃潰瘍という場合には H. pyroli 感染による萎縮性胃炎が背景に存在する慢性潰瘍のことを示す.発生部位は胃角部小彎,体部後壁に多く,円形〜卵円形の形態を呈し,単発性のことが多い.潰瘍の深さは村上分類 UL-Ⅲ〜Ⅳと比較的深いものが多いのが特徴である.しばしば再発を認めるが H. pylori 除菌により完全治癒が可能である.一方急性胃炎は原因としてストレスやNSAIDsの内服により急激に発症するものである.形態は地図状,不整形と多彩であり,UL-Ⅰ〜Ⅱの浅い潰瘍が多発するのが特徴である.部位としては前庭部に多く,誘因を取り除けば再発することはまれである.

4) 治療抵抗性による分類

適正な内科的治療を一定期間行っても治癒しない潰瘍を難治性潰瘍という.現在広く使用されているヒスタミン H_2 受容体拮抗薬 (H_2ブロッカー)やプロトンポンプ阻害薬 (PPI) が登場する以前は,薬剤治療に抵抗し治癒しない潰瘍は難治性潰瘍と呼ばれていた.その後,H_2ブロッカーやPPIの登場,さらに H. pylori の除菌治療が保険適応となり従来難治性と呼ばれていた潰瘍の大部分が治癒するようになった.現在問題となっているのは除菌治療失敗例におけるPPI抵抗性潰瘍であるが,カリウムイオン競合型アシッドブロッカー (P-CAB) であるボノプラザンの登場により,これらの多くも治療可能となることが期待されている.

4 透析患者への注意点

胃潰瘍の診断基準,病型分類,重症度は透析患者でもとくに変わるわけではない.治療に関しては,透析患者は種々の合併症を有することが多く,NSAIDs,抗血小板凝集抑制薬,抗凝固薬の服用者が多く,潰瘍からの出血がコントロールできずにショックに陥る症例もあり注意を要する.透析患者に対する胃潰瘍治療薬使用上の注意点であるが,PPIは基本的には肝で排泄される薬剤であるため,透析患者においても健常者と同量の投与が可能である[参考URL2)].H_2ブロッカーは腎排泄であり,透析患者に使用する場合は常用量の1/2〜1/3に減量する必要がある[参考URL2)].透析患者に対する除菌治療に関しては厳密な決まりはないが,抗菌薬の投与量を通常量の1/2(透析日は透析後に)で投与されることが多いようである[6].

文献

1) 崎田隆夫,三輪 剛:悪性潰瘍の内視鏡診断 早期診断のために.日消誌 1970;67:984-989
2) 村上忠重:病理 胃・十二指腸潰瘍のすべて―内科シリーズ No.2. 1971, p.79, 南江堂, 東京
3) 相部 剛:超音波内視鏡による消化管壁の層構造に関する基礎的,臨床的研究(1)胃壁の層構造について. Gastroenterol. Endosc. 1984;26:1447-1464
4) Forrest, J.A., Finlayson, N.D. and Shearman, D.J.: Endoscopy in gastrointestinal bleeding. Lancet 1974;2:394-397
5) Heldwein, W., Schreiner, J., Pedrazzoli, J., et al.: Is the Forrest classification a useful tool for planning endoscopic therapy of bleeding peptic ulcers? Endoscopy 1989;21:258-262
6) Itatsu, T., Miwa, H., Nagahara, A., et al.: Eradication of Helicobacter pylori in hemodialysis patients. Ren. Fail. 2007;29:97-102

参考URL (2016年4月現在)

1) 厚生労働省:平成26年患者調査(傷病分類編).
http://www.mhlw.go.jp/toukei/saikin/hw/kanja/10syoubyo/index.html
2) 日本腎臓病薬物療法学会:腎機能別薬剤投与量一覧(改訂38版).2014
http://jsnp.org/ckd/sys_info.php

杉本　健

II 臓器別のアプローチ─消化器

4 胃癌（内視鏡的所見）

Gastric cancer

透析患者は非透析患者に比べ，男女ともに癌の割合が多いと言われている[1]．このため癌対策も日常診療の大きなウエイトを占める一つである．

日本人に多い胃癌診断の場合，透析患者の診断方法は非透析患者に対するのとまったく同様に行う．スクリーニング検査法としてはX線二重造影法，内視鏡検査，血清ペプシノゲン（PG）法やピロリ検査などにより癌の拾い上げを行う．発見された病変に対して質的診断（組織生検をもとにした鑑別診断），さらには治療に直結する深達度・浸潤範囲の判定が連続して行われる．とくに内視鏡検査はこの診断と治療方針決定の過程で重要な役割を果たしている．

1 透析患者の胃癌の特徴

透析患者は，① 各種尿毒症起因物質による出血傾向や免疫能の低下，低栄養や心血管系への負荷が多い[2]．② 心房細動の合併などから抗凝固薬などの投与を受けている患者が多い[3] などの特徴がある．治療方針決定の段階でもこのことを念頭においた細心の注意が必要である．

2 透析患者に対する内視鏡治療

胃癌での治療方針は透析患者に対しても日本胃癌学会のガイドラインを参考に計画する（図1）[4]．病変が早期である場合，分化型で一括切除できる病変がEMR（内視鏡的粘膜切除術）やESD（内

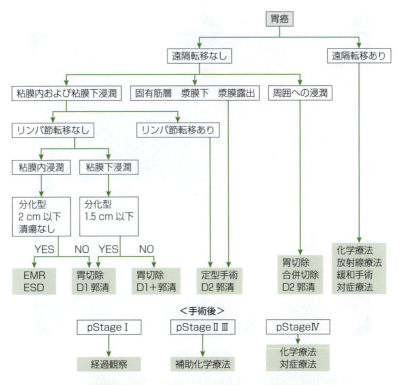

図1 胃癌に対する治療法選択のアルゴリズム
〔文献4）より引用〕

表 JCHO 千葉病院における胃癌治療

(1) 早期胃癌に対する内視鏡治療時の合併症（2003 年 1 月～2015 年 12 月）

		出 血	穿 孔
透析患者 （26 例）	EMR（7 例）	1（14.3％）	0
	ESD（19 例）	9（47.4％）	0
非透析患者 （76 例）	EMR（7 例）	0	0
	ESD（69 例）	6（8.7％）	0

(2) 透析患者に対する手術治療の予後

		5 年生存率	他病死を除いた 5 年生存率
全　体	透析患者	34.7％	67.3％
	非透析患者	63.0％	73.9％
Stage I	透析患者	43.8％	90.0％
	非透析患者	83.4％	96.8％

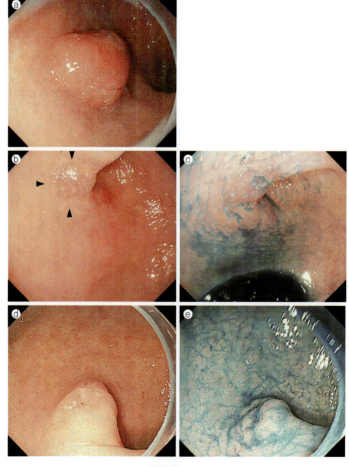

図2 症例

a：82 歳，男性．0-I 22×22 mm tub1 pT1a ly0 v0 pHM0 pVM0
b，c：76 歳，男性．0-IIa 10×9 mm tub1 pT1b2（1,500 μm）ly0 v0 pHM0 pVM0
d，e：79 歳，男性．0-IIc 10×6 mm tub1 pT1a ly0 v0 pHM0 pVM0

視鏡的粘膜下層剥離術）など内視鏡治療の適応となる．

2003年1月から2015年12月までの間に透析患者の早期胃癌26例に対して内視鏡治療を行った．これを非透析患者の76例と比べると切除後の出血（治療翌日の内視鏡検査での胃内または治療後潰瘍面の出血）が多かった（表(1)）．出血は全例保存的治療で軽快可能であったが，透析患者に内視鏡治療を計画する際は処置による合併症に注意する必要がある．図2に当科で施行した腎不全患者に対する内視鏡治療（ESD）症例を提示した．症例aのように2 cmを超える大きなものや症例bcのように癌が粘膜筋板を1,500 μm超えて浸潤していた症例（適応拡大例）を含めて透析患者に再発例はない．注意深い経過観察のもとに内視鏡治療の適応を拡大して手術治療を回避することも可能と考えている．

3 HD患者に対する開腹手術

1995年4月から2015年3月までに当科で行った透析患者の胃癌手術症例は50例であった．手術症例の進行度はStage Ⅰが70 %，Ⅱが10 %，Ⅲが8 %，Ⅳが12 %であった[5]．当院では透析患者に年1回の定期的胃内視鏡検査を行っている[6]．これにより早い病期で治療を施行できると考えている．

一般的に透析患者は全身状態が不良である．そのため胃癌術後に他病死で失ってしまうことが多い．他病死で失ったものを除いて5年生存率を検討すると非透析患者の成績との差が少なくなる（表(2)）．透析患者に対する全身管理の重要性を示唆している．

内視鏡治療の適応からわずかに外れた症例にも適応拡大例として内視鏡治療を行い，外科手術を回避することがある．手術が必要な患者には全身状態の安定を第一と考えた手術法を採用する．これらを行うことにより透析患者にも安全な胃癌治療が可能となると考えている．

文献

1) 海津嘉蔵，田中寧子，徳井教考：血液透析患者とがんの関係．診断と治療　2013；101：1071-1076
2) 松山豪泰：透析患者の周術期管理．日外科感染症学会誌　2009；6：440
3) 深江学芸：透析患者における抗凝固療法はどうすればよいのですか？治療　2012；94：1147-1149
4) 日本胃癌学会 編：胃癌治療ガイドライン 医師用 2014年5月改訂（第4版）．2014，金原出版，東京
5) 堀　誠司，室谷典義，村岡　実，他：胃癌とその手術成績．新田孝作 監：最新透析医療―先端技術との融合．2016 797-801，医薬ジャーナル社，東京
6) 室谷典義，堀　誠司，村岡　実：胃癌（内視鏡所見）．臨牀透析　2008；4：1014-1016

村岡　実，室谷典義，堀　誠司

II 臓器別のアプローチ―消化器

5 潰瘍性大腸炎

Ulcerative colitis

1 概　要

　潰瘍性大腸炎は今や厚生労働省の指定難病のうち患者数が最多となっており（平成25年度末の合計が166,060人）[参考URL 1)]，今後もさらに増加し続けることが予想される．原因としては遺伝，環境，薬剤投与歴，ウイルス感染歴，腸内細菌の関与，自己免疫反応の異常，あるいは食生活の関与など，多くの推察がなされているが，未だはっきりとしたことはわかっていない．本症の診断は後述するとおり基本的には病歴や臨床症状によってなされ，画像診断および病理診断を加味して総合的に確定診断がなされる．しかし，画像所見や病理所見は必ずしも潰瘍性大腸炎に特異的なものではないため，本症に類似した腸炎を除外することがきわめて重要となる．

　確定診断がついたらその重症度に応じた治療を速やかに開始しなければならない．潰瘍性大腸炎は刻々と重症度が変化することがあるため，その状況に応じた正しい治療選択をする必要がある．重症度診断としては大きく臨床的重症度による分類と内視鏡所見による分類があるが，後述するようにそれぞれいくつかのものが提唱されており，どの分類を用いるかによって重症度が異なる場合もある．さらに臨床的重症度と内視鏡的重症度が乖離している症例も存在するため，これらを併せて総合的に重症度判定を行うことが重要となる．

2 定　義

　潰瘍性大腸炎診断基準（2010年2月改訂）[1)]によれば，「主として粘膜を侵し，しばしばびらんや潰瘍を形成する大腸の原因不明のびまん性非特異性炎症である」とされている．WHOの医科学国際組織委員会（Council for International Organization of Medical Science；CIOMS）で定められた名称と概念(1973年)は，次のとおりである．「特発性大腸炎（idiopathic proctocolitis）：主として粘膜と粘膜下層を侵す，大腸とくに直腸の特発性，非特異性の炎症性疾患．30歳以下の成人に多いが，小児や50歳以上の年齢層にもみられる．原因は不明で，免疫病理学的機序や心理学的要因の関与が考えられている．通常血性下痢と種々の程度の全身症状を示す．長期にわたり，かつ大腸全体を侵す場合には悪性化の傾向がある」．

3 診断の進め方

　厚生労働省研究班の診断基準[1)]を表1に示すが，基本的には慢性の粘血・血便などがあり本症が疑われるときには以下の手順で診断を進める．

1）病歴の聴取

　本症を診断するうえで病歴の正確な聴取は非常に重要である．放射線照射歴，抗生剤服用歴，海外渡航歴を聴取する．すなわち放射線性腸炎，抗生剤起因性腸炎，アメーバ性大腸炎などの可能性がないかどうかを確認する．さらに細菌性大腸炎を否定するために生ものの飲食の既往を確認することも重要である．近年喫煙が潰瘍性大腸炎に与える影響についてもいくつかの報告がなされており，喫煙は潰瘍性大腸炎の発症を抑制し，逆に禁煙をすることにより発症率が上昇することが報告されている．したがって喫煙歴・禁煙歴について聴取することも重要である．

2）感染症の検査

　感染性腸炎を潰瘍性大腸炎と鑑別しなければならない一番の理由は，その治療法が180度異なることである．すなわち，中等症以上の潰瘍性大腸炎の寛解導入療法としてはステロイドが使用される場合が多いが，もしも感染性腸炎であった場合には，免疫力を低下させてしまうために病勢をさらに悪化させてしまうことになる．潰瘍性大腸炎との鑑別を要する感染性腸炎は表1に示すとおり，細菌性赤痢，アメーバ性大腸炎，サルモネラ腸炎，

表1 潰瘍性大腸炎診断基準

次のa）のほか，b）のうちの1項目，およびc）を満たし，下記の疾患が除外できれば，確診となる．

a）臨床症状：持続性または反復性の粘血・血便，あるいはその既往がある．
b）①内視鏡検査：ⅰ）粘膜はびまん性に侵され，血管透見像は消失し，粗糙または細顆粒状を呈する．さらに，もろくて易出血性（接触出血）を伴い，粘血膿性の分泌物が付着しているか，ⅱ）多発性のびらん，潰瘍あるいは偽ポリポーシスを認める．
　　②注腸X線検査：ⅰ）粗糙または細顆粒状の粘膜表面のびまん性変化，ⅱ）多発性のびらん，潰瘍，ⅲ）偽ポリポーシスを認める．その他，ハウストラの消失（鉛管像）や腸管の狭小・短縮が認められる．
c）生検組織学的検査：活動期では粘膜全層にびまん性炎症細胞浸潤，陰窩膿瘍，高度な杯細胞減少が認められる．いずれも非特異的所見であるので，総合的に判断する．寛解期では腺の配列異常（蛇行・分岐），萎縮が残存する．上記変化は通常直腸から連続性に口側にみられる．

b），c）の検査が不十分，あるいは施行できなくとも切除手術または剖検により，肉眼的および組織学的に本症に特徴的な所見を認める場合は，下記の疾患が除外できれば，確診とする．
除外すべき疾患は，細菌性赤痢，アメーバ性大腸炎，サルモネラ腸炎，キャンピロバクター腸炎，大腸結核，クラミジア腸炎などの感染性腸炎が主体で，その他にクローン病，放射線照射性大腸炎，薬剤性大腸炎，リンパ濾胞増殖症，虚血性大腸炎，腸型ベーチェットなどがある．

〔文献1）より引用〕

キャンピロバクター腸炎，大腸結核，クラミジア腸炎であり，これらの内視鏡像は後述する潰瘍性大腸炎の内視鏡像と類似するため注意を要する．

3）画像診断

かつて注腸X線検査は潰瘍性大腸炎の診断や，病変範囲のチェックのために欠かせないものであったが最近は行われることが少なくなってきている．その理由は大腸内視鏡検査の普及やCT enterographyやMRI enterography，さらには大腸カプセル内視鏡などの他のモダリティーが登場してきたこともあるが，もっとも大きな理由としてはバリウムを注腸することにより潰瘍性大腸炎の病態を悪化させてしまう可能性があるからである．病変の拡がりについてはCT enterographyでのハウストラの状態，壁肥厚などを見ることである程度まで把握できる．しかしながら，これらの新しいモダリティーでの評価を正しく行うためには，表1に示すような潰瘍性大腸炎での典型的な注腸X線像について十分に習熟しておく必要があると思われる．

内視鏡検査は潰瘍性大腸炎の確定診断のためだけではなく治療方針決定のための重症度判定においても重要な検査となる．基本的には表1[1)]に示すような所見が認められるが，病勢の悪化とともに内視鏡像は変化する．すなわち活動期の軽症例では粘膜血管透見の消失像，粘膜粗糙，発赤，びらんを認め，中等症例になると潰瘍，浮腫，膿様粘液，易出血性，偽ポリポーシスを認めるようになる．重症例では，潰瘍の融合した粘膜脱落を認め，劇症になるとさらに広範な粘膜脱落をきたすようになり，重篤になると潰瘍底に横走する筋層が視認できるようになる．一方非活動期である寛解期では血管透見の低下や白色瘢痕，炎症性ポリープなどを認めるが，活動期に軽症にとどまった症例では瘢痕も残さないためにその内視鏡像はほとんど正常所見と相違を認めない．注腸検査と同様に過度な前処置，深部への無理な挿入，長時間の検査は潰瘍性大腸炎を悪化させる可能性が高いため，初診時あるいは重症時は微温湯浣腸のみの前処置ですませ，観察範囲も直腸程度とし腸への負担をできるだけかけないように留意する．

4）生検組織学的検査

表1[1)]に潰瘍性大腸炎に特徴的な病理所見が示されている．しかし，これらの所見は潰瘍性大腸炎に特異的なものではなく感染性腸炎でも認められる所見であるため，臨床所見，内視鏡所見を併せて総合的に潰瘍性大腸炎の確定診断を下す必要がある．

4 病態（病型・病期・重症度）による分類

1）病型の拡がりによる病型分類

病変の範囲によって，①全大腸炎型，②左側大腸炎型（病変の範囲が脾彎曲部を越えていないもの），③直腸炎型（表1の診断基準を満たして

いるが，内視鏡検査により直腸S状部の口側に正常粘膜を認めるもの），④右側あるいは区域性大腸炎型（時としてクローン病や大腸結核との鑑別が困難で，診断は経過観察や切除手術または剖検の結果を待たねばならないこともある）に分類される．

2）病期の分類

①活動期（血便を訴え，内視鏡的に血管透見像の消失，易出血性，びらん，また潰瘍などを認める状態）と②寛解期（血便が消失し，血管透見像が出現した状態）に分類される．

3）臨床的重症度による分類

厚生労働省研究班の定めた分類[1]を表2に示す．これは排便回数，顕血便，発熱，頻脈，貧血，赤沈の6項目から成り立っており，比較的簡便に重症度を判定することが可能であり，軽症，中等症，重症，劇症の4つに分類される．この分類は今後どのような治療法を選択するべきかという目安をわれわれに示してくれる半面，4段階だけの分類であるため，実際に行われた治療がどの程度効いたかという細かな治療効果判定をするのにはあまり適していない．そのため治療効果成績を示す際に，より細かくスコアリングをすることが可能な海外の臨床的重症度評価法がわが国でも多く使用されつつある．これまでにも Lichtiger's clinical activity index[2] や Rachmilewitz index[3] などが使用されてきたが，最近臨床試験の評価法としてもっとも頻用されているのが Mayo スコア[4]である．これは排便回数，直腸からの出血，内視鏡所見，医師による全般評価の4つのサブスコアを各4段階（0〜3）で評価したスコアの合計として表される．範囲は0〜12点となり，疾患活動度をその点数により細かく評価することが可能である．

4）内視鏡による重症度分類

厚生労働省研究班の定めたわが国の活動期内視鏡所見による分類は，もともと1961年に Matts[5] によって発表されたものを参考にして作成され広く使用されてきた．Matts 分類は血管透見性，粘膜病変の性状，易出血性の有無により Grade 1（正常），2（軽度），3（中等度），4（強度）までスコアリングされる．問題点としては日本語版において潰瘍についての記載があるのは Grade 4 の項だけであり Grade 3 には記載がないため，潰瘍やわずかなびらんがあれば Grade 4 と判定されてしまうことである．

Mayo スコアのなかの内視鏡サブスコア[4]は，

表2 潰瘍性大腸炎の臨床的重症度による分類

	重症	中等症	軽症
1）排便回数	6回以上	重症と軽症との中間	4回以下
2）顕血便	（＋＋＋）		（＋）〜（−）
3）発　熱	37.5℃以上		（−）
4）頻　脈	90/min 以上		（−）
5）貧　血	Hb 10 g/dL 以下		（−）
6）赤　沈	30 mm/hr 以上		正常

注1：軽症の3），4），5）の（−）とは37.5℃以上の発熱がない，90/min 以上の頻脈がない，Hb 10 g/dL 以下の貧血がない，ことを示す．
注2：重症とは1）および2）の他に全身症状である3）または4）のいずれかを満たし，かつ6項目のうち4項目以上を満たすものとする．軽症は6項目すべて満たすものとする．
注3：表の重症と軽症との中間にあたるものを中等症とする．
注4：重症のなかでもとくに症状が激しく重篤なものを劇症とし，発症の経過により，急性劇症型と再燃劇症型に分ける．劇症の診断基準は以下の5項目をすべて満たすものとする．
　①重症基準を満たしている．
　②15回/day 以上の血性下痢が続いている．
　③38℃以上の持続する高熱がある．
　④10,000/mm³ 以上の白血球増多がある．
　⑤強い腹痛がある．

〔文献1）より引用〕

臨床活動指標と同時に評価できる利点があることから，臨床治験などの治療評価においてもっとも汎用されている指標の一つとなっている．内容は血管透見像，びらん・潰瘍の程度，自然出血の有無により Grade 0 から 3 までスコアリングされている．

Mayo の内視鏡サブスコアは簡易的に評価できる反面，評価者間の一致度が高くないことが指摘されている．近年欧米多施設の炎症性腸疾患（IBD）臨床医らにより Ulcerative Colitis Endoscopic Index of Severity（UCEIS）[6]という新しい内視鏡スコアが提唱された．この UCEIS では血管像，出血の程度，びらん・潰瘍の程度という 3 項目に分けられており，個々にスコアリングし合算するという手法が採用されているため評価者間の一致度も考慮されている．また，合計点が 0〜8 点という比較的広い範囲でスコアリングされることから，同一患者における臨床活動指標の経時的変化をより敏感にとらえることができると思われ今後世界的に普及していく可能性がある．

5）臨床経過による分類

①再燃寛解型，②慢性持続型（初回発作より 6 カ月以上活動期にあるもの），③急性劇症型（急性電撃型とも呼ばれる．きわめて激烈な症状で発症し，中毒性巨大結腸症，穿孔，敗血症などの合併症を伴うことが多い），④初回発作型の 4 つに分類される．

6）治療反応性に基づく難治性潰瘍性大腸炎の定義

厳密なステロイド療法下にありながら，次のいずれかの条件を満たすものが難治性と定義される．①ステロイド抵抗例（プレドニゾロン 1〜1.5 mg/kg/day の 1〜2 週間投与で効果がない），②ステロイド依存例（ステロイド漸減中の再燃）．また，ステロイド以外の厳密な内科的治療下にありながら，頻回に再燃を繰り返すあるいは慢性持続型を呈するもの．

5 透析患者への注意点

潰瘍性大腸炎の診断基準，病型分類，重症度は透析患者でもとくに変わるわけではない．透析患者における治療に関しては，メサラジン（5ASA）は腎不全患者では蓄積性があるので減量を考慮することが推奨されている[参考URL2]．免疫調節薬に関してはアザチオプリンは約半量に減量，6-メルカプトプリン（6MP）は 48 時間ごとの投与が推奨されている[参考URL2]．生物学的製剤，ステロイド，タクロリムスに関しては腎機能正常者と同じでよい[参考URL2]．本症は経過により病変の範囲，重症度が刻一刻と変化していくため，治療を行う際は，日々患者の状態の変化をしっかりと把握しながら的確な重症度判定を行い，臨機応変に適切な治療を選択していくことが重要である．また，本症は約 90 ％の症例で初回の内科的治療により寛解導入が可能といわれているが，ステロイド抵抗例の難治性潰瘍性大腸炎に対してはタクロリムスや生物学的製剤による治療が無効であると判断された場合には，内科的治療に固執することなく，時期を逃さずに外科的治療を検討することが重要である．

文　献

1) 厚生労働科学研究費補助金 難治性疾患等政策研究事業「難治性炎症性腸管障害に関する調査研究」（鈴木班）：潰瘍性大腸炎・クローン病 診断基準・治療指針 平成 26 年度分担研究報告書 別冊，2015
2) Lichtiger, S., Present, D.H., Kornbluth, A., et al. : Cyclosporine in severe ulcerative colitis refractory to steroid therapy. N. Engl. J. Med. 1994 ; 330 : 1841-1845
3) Rachmilewitz, D. : Coated mesalazine (5-aminosalicylic acid) versus sulphasalazine in the treatment of active ulcerative colitis : a randomised trial. BMJ 1989 ; 298 : 82-86
4) Schroeder, K.W., Tremaine, W.J. and Ilstrup, D.M. : Coated oral 5-aminosalicylic acid therapy for mildly to moderately active ulcerative colitis. A randomized study. N. Engl. J. Med. 1987 ; 317 : 1625-1629
5) Matts, S.G. : The value of rectal biopsy in the diagnosis of ulcerative colitis. Q. J. Med. 1961 ; 30 : 393-407
6) Travis, S.P., Schnell, D., Krzeski, P., et al. : Developing an instrument to assess the endoscopic severity of ulcerative colitis : the Ulcerative Colitis Endoscopic Index of Severity (UCEIS). Gut. 2012 ; 61 : 535-542

参考 URL（2016 年 4 月現在）
1) 難病情報センターホームページ．潰瘍性大腸炎．http://www.nanbyou.or.jp/entry/62
2) 日本腎臓病薬物療法学会：腎機能別薬剤投与量一覧（改訂 38 版）．2014 http://jsnp.org/ckd/sys_info.php

杉本　健

II 臓器別のアプローチ―消化器

クローン病

Crohn's disease

　クローン（Crohn）病の腸管外合併症として，尿管結石や二次性アミロイドーシスなどの報告はよくみられるが，維持透析中に発症したクローン病の報告はまれである．そのため，診断や治療に難渋する例も少なくない．

　本稿では，クローン病の診断基準，病型分類および重症度分類について概説する．

1 診断基準

　クローン病は，厚生労働省の「難治性炎症性腸管障害に関する調査研究」班により，病因解明と治療応用のための研究や診断基準・治療指針の改訂，診療ガイドラインの作成などが行われてきた．

　クローン病の概念に関し，同調査研究班では，「本疾患は原因不明であるが，免疫異常などの関与が考えられる肉芽腫性炎症性疾患である．主として若年者に発症し，小腸・大腸を中心に浮腫や潰瘍を認め，腸管狭窄や瘻孔など特徴的な病態が生じる．原著では回腸末端炎と記載されているが，現在では口腔から肛門までの消化管のあらゆる部位に起こりうることが判明している．消化管以外にも種々の合併症を伴うため，全身性疾患としての対応が必要である．臨床像は病変の部位や範囲によるが，下痢や腹痛などの消化管症状と発熱や体重減少・栄養障害などの全身症状を認め，貧血，関節炎，虹彩炎，皮膚病変などの合併症に由来する症状も呈する．病状・病変は再発・再燃を繰り返しながら進行し，治療に抵抗して社会生活が損なわれることも少なくない」と定義されている[1]．

　クローン病の診断基準を表1に示す[1]．特徴的な形態学的所見が，主要所見・副所見を構成している．しかし，縦走潰瘍は，虚血性腸病変や潰瘍性大腸炎でも認められ，敷石像は，虚血性腸病変でも認められる．また，肉芽腫は腸結核などの炎症性疾患でも認められる．不整形から類円形潰瘍またはアフタは，典型的には縦列するが，縦列し

表1 クローン病の診断基準

(1) 主要所見
　A．縦走潰瘍
　B．敷石像
　C．非乾酪性類上皮細胞肉芽腫
(2) 副所見
　a．消化管の広範囲に認める不整形〜類円形潰瘍またはアフタ
　b．特徴的な肛門病変
　c．特徴的な胃・十二指腸病変

確診例：
　[1] 主要所見のAまたはBを有するもの
　[2] 主要所見のCと副所見のaまたはbを有するもの
　[3] 副所見のa，b，c，すべてを有するもの
疑診例：
　[1] 主要所見のCと副所見のcを有するもの
　[2] 主要所見AまたはBを有するが潰瘍性大腸炎や腸型ベーチェット病，単純性潰瘍，虚血性腸病変と鑑別ができないもの
　[3] 主要所見のCのみを有するもの
　[4] 副所見のいずれか2つまたは1つのみを有するもの

〔文献1）より引用〕

表2 クローン病の重症度分類

	CDAI[#]	合併症	炎症（CRP値）	治療反応
軽症	150〜220	なし	わずかな上昇	
中等症	220〜450	明らかな腸閉塞などなし	明らかな上昇	軽症治療に反応しない
重症	450<	腸閉塞，膿瘍など	高度上昇	治療反応不良

[#]：CDAI（Crohn's disease activity index）　　　　　〔文献1）より引用〕

ない場合もあり，3カ月以上恒存することが必要で，腸結核，腸型ベーチェット病，単純性潰瘍，NSAIDs潰瘍，感染性腸炎の除外が必要である．肛門病変には，裂孔，cavitating ulcer，痔瘻，肛門周囲膿瘍，浮腫状皮垂など，胃・十二指腸病変には，竹の節状外観，ノッチ様陥凹などがあり，これらは，専門医による診断が望ましいとされている．

2 病型分類

「難治性炎症性腸管障害に関する調査研究」班による分類がおもに用いられている．本症の病型は縦走潰瘍，敷石像または狭窄の存在部位により，小腸型，小腸大腸型，大腸型に分類される．これらの所見を欠く場合やこれらの所見がまれな部位にのみ存在する場合は，特殊型とし，多発アフタ型や盲腸虫垂限局型，直腸型，胃・十二指腸型などがある．

疾患パターンとしては，合併症のない炎症型，瘻孔形成を有する瘻孔形成型と狭窄性病変を有する狭窄型に分類される．

加えて，クローン病と潰瘍性大腸炎の両疾患の臨床的，病理学的特徴を併せ持つ鑑別困難例は，Indeterminate colitisと呼ばれている．

3 重症度分類

従来，重症度として活動指数が使用されてきた．CDAI（Crohn's disease activity index）[2]は，世界的に広く用いられ，治療効果判定にも使用されている．臨床症状（便回数，腹痛，一般状態）の評価や合併症，血液検査所見など8項目より計算し，150未満が寛解，150〜220が軽症，220〜450が中等症，450以上が重症と定義されている．しかし，1週間の臨床経過が必要なことや主観的な要素が強いことなどから，重症度と活動度が一致しない問題もあり，計算もやや煩雑である．その他，IOIBDスコア（International Organaization for the Study of Inflammatory Bowel Disease）[3]やHarvey-Bradshaw Index[4]などの簡便なものもあるが使用頻度は低い．

「難治性炎症性腸管障害に関する調査研究」班の分類は，活動度と合併症に加え炎症所見と治療反応性から総合的に評価するものとなっている（表2）[1]．

文献

1) 潰瘍性大腸炎・クローン病診断基準・治療指針　平成25年度改訂版（平成26年3月31日）．厚生労働科学研究費補助金　難治性疾患克服研究事業「難治性炎症性腸管障害に関する調査研究」班（渡辺班）平成25年度分担研究報告書，2014
2) Best, W. R., Becktel, J. M., Singleton, J. W., et al.：Development of a Crohn's disease activity index. Gastroenterol. 1976；70：439-444
3) Myren, J., Bouchier, I.A., Watkinson, G., et al.：The OMGE multinational inflammatory bowel disease survey 1976-1982. Scand J Gastroenterol. 1984；19：1-27
4) Harvey, R. F. and Bradshaw, J. M.：A simple index of Crohn's-disease activity. Lancet 1980；1（8167）：514

勝見直也

II 臓器別のアプローチ—消化器

7 虚血性腸炎

Ischemic enteritis

1 虚血性腸炎の分類

「主幹動脈の明らかな閉塞を伴わず,腸間粘膜の血流障害によって生ずる可逆的な限局性病変」と定義される虚血性大腸炎は臨床経過から① 一過性型,② 狭窄型,③ 壊死型に分類されてきた.その後,一過性型と狭窄型を狭義の虚血性大腸炎とすることが提唱され[1],現在では小腸も含め狭義の虚血性腸炎として取り扱われている.一方,虚血性変化が不可逆性で腸管全層に壊死をきたす壊死型虚血性腸炎は狭義の虚血性腸炎とは異なる病態として認識されている[2].

Ende[3]が1958年に報告した非閉塞性腸間膜梗塞(non occlusive mesenteric infarction;NOMI)は腸間膜血管に器質的閉塞が存在しないにもかかわらず心拍出量や循環血漿量の低下に伴い腸間膜の血管が攣縮することによりもたらされる腸管虚血とされ,その病態は壊死型虚血性腸炎と共通性が多いものの,両者が同一病変か,異なる病変かは一定の見解が得られていない[2,4].現時点では臨床的に両者の鑑別は困難であり,本稿では両者をまとめて述べる.

2 狭義の虚血性腸炎(一過性型と狭窄型)

狭義の虚血性腸炎は大腸での発生頻度が高く,虚血性大腸炎の診断には本邦では飯田ら[5]が提唱した診断基準(表1)が広く用いられている.飯田らの診断基準では病変部位は左側結腸としているがまれに直腸や右半結腸に発生する例もみられる.また,画像診断の手段としては内視鏡検査がもっとも多く用いられ,急性期にX線診断が用いられることはきわめて少ない.大川ら[6]は虚血性大腸炎急性期の内視鏡像として血管拡張,うろこ模様,偽膜性所見,チアノーゼ所見の4つに分類し,組織学的な虚血の程度はこの順に重篤となっていたと報告している.

表1 虚血性大腸炎の診断基準(1993年)

(1) 腹痛と下血で急激に発症
(2) 直腸を除く左側結腸に発症
(3) 抗生物質の未使用
(4) 糞便あるいは生検組織の細菌培養が陰性
(5) 特徴的な内視鏡像とその経時的変化
　急性期:発赤,浮腫,出血,縦走潰瘍
　慢性期:正常〜縦走潰瘍瘢痕(一過性型)
　　　　管腔狭小化,縦走潰瘍瘢痕(狭窄型)
(6) 特徴的なX線像とその経時的変化
　急性期:拇指圧痕像,縦走潰瘍
　慢性期:正常〜縦走潰瘍瘢痕(一過性型)
　　　　管腔狭小化,縦走潰瘍瘢痕,囊形成
　　　　(狭窄型)
(7) 特徴的な生検組織像
　急性期:粘膜上皮の変性・脱落・壊死,再生,
　　　　出血,浮腫,蛋白成分に富む滲出物
　慢性期:担鉄細胞
　(3) (4) は必須項目.

〔飯田三雄,他:虚血性腸病変の臨床像—虚血性腸炎の再評価と問題点を中心に.胃と腸 1993;28:899–912[5] より引用〕

虚血性小腸炎は虚血性大腸炎と比較すると頻度は少ないが小腸内視鏡の普及により報告例が増加しつつある.小腸X線造影検査では管腔狭小化がもっとも高率に認められ,他に治癒期には口側腸管の拡張,急性期には拇指圧痕像,皺襞浮腫像,開放性潰瘍などがみられる.内視鏡所見としては狭小化・狭窄,全周性区域性潰瘍,縦走潰瘍などがある[7].

3 壊死型虚血性腸炎とNOMI

壊死型虚血性腸炎およびNOMIは早期に診断し手術適応を決定することが重要である.臨床症状,各種検査所見(表2)から腸管壊死が疑われれば緊急手術を考慮する.造影CTは非侵襲的で病変部位の同定にも有用であり必須である.また,従来NOMIの診断には腹部血管造影がゴールドスタンダードであり,NOMIを疑った場合,血

表2 壊死型虚血性腸炎の診断

- 臨床症状：持続性，増悪性の腹痛，下血，腹膜刺激症状，ショック
- 血液検査：白血球，CRP，CPK，GOT，LDH，アミラーゼの上昇
  代謝性アシドーシス（BE, HCO_3-低値）
- 腹部単純X線：麻痺性イレウス像，無ガス像，ハウストラの消失，大腸拡張，腹腔内遊離ガス像，門脈内ガス像
- 造影CT：造影効果が不均一な腸管壁の肥厚，浮腫，腸管拡張像，腹腔内遊離ガス像，門脈内ガス像，腸管壁内ガス像，腹水貯留

管拡張薬の動注療法を行い腹膜症状により開腹するか否かの判断をするとされてきた[4]．血管造影の所見としては上腸間膜動脈起始部の狭小化，不整像，アーケードの攣縮，腸管壁の造影不良などが報告されており，Minkoら[8]は①血管の形態を0〜3点，②大動脈内への造影剤逆流，③腸管濃染の程度，④腸管拡張の程度，⑤門脈描出までの時間を0〜2点で点数化したスコアリングシステムでスコアが3.5以上となると周術期死亡率が上昇すると報告している．しかし，実際には血管造影はすべての施設で施行可能というものではなく，また，全身状態が不良で施行できない場合も多い．光吉ら[9]はMDCT（multi detector-row CT）検査により迅速かつ簡便に血管造影と同様に特異的な所見が得られ，早期治療の開始が可能となると報告しており，今後の治療成績の向上が期待される．

透析患者は壊死型虚血性腸炎やNOMIのhigh risk groupとされ，71%が透析中から終了2時間までに腹痛を主訴に発症し，罹患部位は上腸間膜動脈支配領域が多く，腹膜刺激症状の出現率が低い[10]という特徴がある．その予後はきわめて不良であり，腹痛を訴える透析患者の診察には腸管虚血，とくに壊死型虚血性腸炎やNOMIを常に念頭においた慎重な対応が必要である．

文献

1) Marston, A. : Intestinal ischemia. 1977, 143-175, Edward Arnord. London
2) 平田敬治，壬生隆一：壊死型虚血性腸炎の臨床像．胃と腸 2013；48：1717-1724
3) Ende, N. : Infarction of the bowel in cardiac failure. N. Engl. J. Med. 1958；258：879-881
4) 鈴木修司，近藤浩史，古川 顕，他：非閉塞性腸管虚血（non-occlusive mesenteric ischemia：NOMI）の診断と治療．日腹部救急医会誌 2015；35：177-185
5) 飯田三雄，松本主之，廣田千治，他：虚血性腸病変の臨床像—虚血性腸炎の再評価と問題点を中心に．胃と腸 1993；28：899-912
6) 大川清孝，青木哲哉，上田 渉：虚血性大腸炎の臨床像．胃と腸 2013；48：1689-1702
7) 梅野淳嗣，江崎幹宏，前畠裕司，他：虚血小腸炎の臨床像．胃と腸 2013；48：1704-1716
8) Minko, P., Stroeder. J., Gresdonk, H. V., et al. : A scoring-system for angiographic findings in nonocclusive mesenteric ischemia (NOMI): correlation with clinical risk factors and its predictive value. Cardio. Vasc. Intervent. Radiol. 2014；37：657-663
9) 光吉 明，小濱和貴，竹山 治，他：MDCTによる非閉塞性腸管虚血症（NOMI）の早期診断．臨外 2007；62：283-288
10) 大平整爾，今 忠正，井村 卓，他：維持透析患者における腸管虚血．日透医誌 2006；21：20-31

今 裕史，坂本聡大，小柳 要

II 臓器別のアプローチ―消化器

8 大腸癌

Colorectal cancer

大腸は結腸と直腸の総称である．結腸は盲腸からS状結腸まで，直腸は直腸S状部から下部直腸までと定義されている[1]．したがって大腸癌は結腸癌と直腸癌を含めることになる．

透析患者における悪性腫瘍は経験的には多いように思われていたが，本邦でprospectiveな疫学調査が最近，海津らにより行われた．それによると標準化罹患比は男性で1.07，女性で1.41であり一般住民に比し有意に高かった．さらに男女とも65歳以上に比し40〜64歳の若年者に多かったのも一つの特徴である[2]．

大腸癌で集計された105例では男性71例，女性34例と男性に多い結果であった[3]．男性の結腸癌の標準化罹患比は0.93であったが，40〜64歳に限ると2.11と高値を示した．直腸癌の標準化罹患比は0.63であり，40〜64歳でも0.66であった．必ずしも大腸癌に関しては一般住民より多いとはいえないようであるが，男性の結腸癌の若年者発生が多いことには注意する必要がある[2]．

1 診 断

最終診断においては生検における病理診断で癌と診断されることである．診断においての留意すべき点は，非透析患者と差はない．その診断，検査についてわれわれの経験および文献を参考に述べる[4],[5]．

1）自覚症状

早期癌では自覚症状に乏しい．進行癌では約50％に自覚症状が出る．それは便秘，排便時疼痛，便の狭小化，血便，貧血あるいはそれに関連する疲労感，腹痛，下腹部膨満感，体重減少であり，最終的に全周性に発育し管腔を閉塞すれば腸閉塞となる．

2）検 診

集団検診では通常，便潜血反応検査が行われるが偽陰性率は早期癌で50％，進行癌で10％である．

3）検 査

CEA，CA19-9，抗p53抗体などの腫瘍マーカーは早期癌では感度が低く，早期発見を目的としてのスクリーニングとしては推奨されない．便潜血反応検査は大腸癌死亡率減少率が46〜83％ともいわれており，簡便で有用である．便潜血反応は癌が進行するほど陽性率は上がる．われわれは維持透析患者全員に1〜2年に1回の大腸内視鏡検査を勧めているが，大腸ポリープが5.9％に，大腸癌が2.5％に発見されている．前述のように比較的若年者に発生が多いことを考えれば，その年齢層にはさらに積極的に検査を勧めたほうがよいと考えられる．

大腸内視鏡検査に代わる非侵襲的な検査として，大腸CTとカプセル内視鏡も発展しつつある．

2 分 類

本邦では大腸癌研究会で作成，改訂が行われている「大腸癌取扱い規約」があり2006年版が第7版として出版され[6]，最近では2013年版が第8版として出版された[1]．第7版では「規約」と「説明」に分けて記述されたが，第8版では「規約」「薬物治療・放射線治療の効果判定」「病理学的事項の説明」に整理され，変更がなされている．

「第8版 大腸癌取扱い規約」による分類を表1にまとめた．

表1 大腸癌取扱い規約(第8版)による分類

1) 肉眼的分類
肉眼的分類は新鮮標本ないし固定表面の粘膜面よりの観察により判定し,次の6型に分ける.
- 0型 表在型
- 1型 隆起腫瘤型
- 2型 潰瘍限局型
- 3型 潰瘍浸潤型
- 4型 びまん浸潤型
- 5型 分類不能

2) 壁深達度〔T〕
- TX:壁深達度の評価ができない
- T0:癌を認めない
- Tis:癌が粘膜内(M)にとどまり,粘膜下層(SM)に及んでいない
- T1:癌が粘膜下層(SM)までにとどまり,固有筋層(MP)に及んでいない
  - T1a:癌が粘膜下層(SM)までにとどまり,浸潤距離が1000μm未満である
  - T1b:癌が粘膜下層(SM)までにとどまり,浸潤距離が1000μm以上であるが,固有筋層(MP)に及んでいない
- T2:癌が固有筋層(MP)まで浸潤し,これを越えていない
- T3:癌が固有筋層を越えて浸潤している
  漿膜を有する部位では,癌が漿膜下層(SS)までにとどまる
  漿膜を有しない部位では,癌が外膜(A)までにとどまる
- T4a:癌が漿膜表面に露出している(SE)
- T4b:癌が直接他臓器に浸潤している(SI/AI)

注1:壁深達度はT分類で記載する.腸壁の各層や他臓器浸潤をM,SM,MP,SS,A,SI/AIの記号を用いて表す.なお,SIは漿膜を有する部位で漿膜を貫通しての他臓器浸潤,AIは漿膜を有しない部位での他臓器浸潤を意味する.
注2:臨床所見と病理所見を表す接頭辞のc,pはT分類のみに付し,M~SI/AIの記号には用いない(病理学的粘膜癌はpTisであり,pMとはしない).
注3:Tis癌は,本来は粘膜固有層に浸潤していない上皮内癌(carcinoma in situ)を表すが,大腸癌においては例外的に癌が粘膜固有層までにとどまる癌(すなわち粘膜内癌)を意味し,浸潤の有無は問わない.
注4:転移の有無にかかわらず,Tis,T1を早期癌とする.
注5:pT4bでは浸潤臓器名を併記する.例 pT4b(前立腺)
注6:直接浸潤の最深部よりも深い脈管/神経侵襲病巣は壁深達度として判定する.

3) リンパ節転移〔N〕
- NX:リンパ節転移の程度が不明である
- N0:リンパ節転移を認めない
- N1:腸管傍リンパ節と中間リンパ節の転移総数が3個以下
- N2:腸管傍リンパ節と中間リンパ節の転移総数が4個以上
- N3:主リンパ節に転移を認める
  下部直腸癌では側方リンパ節に転移を認める

注1:郭清されたリンパ節総数,転移リンパ節総数,リンパ節転移度(転移リンパ節総数/郭清リンパ節総数)を記載する.
注2:領域リンパ節以外のリンパ節への転移は遠隔転移(M1)である.
注3:リンパ節構造を伴わない壁外非連続性癌進展病巣(EX)のうち,脈管/神経侵襲病巣でない場合(tumor nodule:ND)は転移リンパ節として扱う.

4) 遠隔転移〔M〕
- M0:遠隔転移を認めない
- M1:遠隔転移を認める
  - M1a:1臓器に遠隔転移を認める
  - M1b:2臓器以上に遠隔転移を認める

注1:領域リンパ節転移(N)以外のリンパ行性転移,血行性転移,播種性転移はすべてM1である.
注2:肝転移,肺転移,腹膜転移の場合は転移程度を付記する.
注3:遠隔転移がある場合(M1)は,転移部位を括弧書きで記載する.転移部位の記載には以下の略号を使用できる.
  肝 H 腹膜 P 肺 PUL 骨 OSS 脳 BRA 骨髄 MAR 副腎 ADR 皮膚 SKI 胸膜 PLE 領域外リンパ節 LYM その他 OTH
  例 M1s(H1), M1a(ADR), M1b(PUL1, H3)
注4:遠隔転移の病理所見(pM)については,pM0は剖検で遠隔転移がないことを確認したこと,pM1は遠隔転移を組織学的に確認したことを表す.したがって,臨床所見および術中触診,術中画像所見等のみで組織学的な確認のない遠隔転移の判定結果は「cM0」または「cM1」と記載する.遠隔転移の病理所見が不明であることを表す「pMx」は使用しない.

5) 肝転移〔H〕
- HX:肝転移の有無が不明
- H0:肝転移を認めない
- H1:肝転移巣4個以下かつ最大径が5cm以下
- H2:H1,H3以外
- H3:肝転移巣5個以上かつ最大径が5cmを超える

6) 腹膜転移〔P〕
- PX:腹膜転移の有無が不明
- P0:腹膜転移を認めない
- P1:近接腹膜にのみ播種性転移を認める
- P2:遠隔腹膜に少数の播種性転移を認める
- P3:遠隔腹膜に多数の播種性転移を認める

7) 肺転移〔PUL〕
- PULX:肺転移の有無が不明
- PUL0:肺転移を認めない
- PUL1:肺転移が2個以下,または片側に3個以上
- PUL2:肺転移が両側に3個以上,または癌性リンパ管炎,癌性胸膜炎,肺門部,縦隔リンパ節転移を認める

〔大腸癌取扱い規約(第8版)[1]より引用・改変〕

表2 進行度分類（Stage）

T \ N	N0	M0		M1
		N1	N2/N3	Any N
Tis	0			
T1a・T1b	I			
T2	I			
T3	II	IIIa	IIIb	IV
T4a	II			
T4b	II			

〔大腸癌取扱い規約（第8版）[1]より引用・改変〕

3 重症度スコア

重症度については進行度（Stage）で考える必要がある（表2）．「大腸癌取扱い規約」でStageをIからIVまでに分類しているが，Stageが高くなるほど予後は不良である．

4 大腸癌の治療成績

非透析患者の成績は数多く報告されている．全大腸癌の5年生存率は56.2〜75％である[3]．透析患者の全身麻酔下手術は非透析患者とほぼ同様に遂行されるようになってきた[7]．日本透析医学会のシンポジウムで4施設からの集計を行い大腸癌105例の成績が検討された[3]．透析症例では他病死が多いのはその疾患の特徴より容易に考えられるが，他病死を除いた例の5年生存率は69％と非透析患者のそれとほぼ同等であった．Stage別でもほぼ似たような成績であり，他病死を別とすれば治療成績はほぼ同等と考えられた．

大腸癌の診断，分類，重症度について述べた．また手術成績においても透析患者では他病死を別とすればほぼ同等であることを追加した．

文 献

1) 大腸癌研究会 編：大腸癌取扱い規約，第8版．2013，金原出版，東京
2) 海津嘉蔵：透析患者における悪性腫瘍疫学．臨牀透析 2015；31：7-13
3) 増子佳弘，海津嘉蔵，木村英二，他：大腸癌．透析会誌 2004；37：1466-1469
4) 橋口陽二郎，上野秀樹，望月英隆：大腸癌．「消化器病診療」編集委員会 編：消化器病診療 2004，134-138，医学書院，東京
5) 三野和宏，久木田和丘，後藤順一，他：透析患者の悪性腫瘍の危険因子と予防対策—大腸がんとがん危険因子．臨牀透析 2015；31：35-40
6) 大腸癌研究会 編：大腸癌取扱い規約，第7版．2006，金原出版，東京
7) 久木田和丘，後藤順一，土橋誠一郎，他：消化管手術における周術期の患者管理 臨牀透析 2013；29：213-218

久木田和丘，巌築慶一，服部優宏

II 臓器別のアプローチ―消化器

9 イレウス

Ileus

透析患者は水分制限や急激な除水，カリウム制限食，自律神経障害，薬物の影響などにより慢性的な便秘傾向にあるとされている[1]．イレウス（腸閉塞）とはさまざまな原因により腸管内容の通過障害をきたした状態であり，便秘とは区別される．しかし，日頃より便秘傾向にある透析患者ではなんらかの誘因が加わるとイレウスに進展しやすい．

1 分類

イレウスは一般的に機械的イレウスと機能的イレウスに大別されている（表1）．さらに機械的イレウスは，腸管の血流障害を伴わない単純性イレウスと，腸管の血流障害を伴う複雑性イレウスに分類されており，後者は放置すると腸管の壊死や穿孔をきたし重篤化するため緊急手術を必要とする．また，機能性イレウスは麻痺性イレウスと痙攣性イレウスに分類されている．

慢性的に腸管蠕動が低下した透析患者では，腸管外感染，低蛋白血症，循環障害，自律神経障害，リン吸着剤，食物繊維の不足，長期臥床などにより麻痺性イレウスをきたしやすい．また，透析患者に特有の機械的イレウスとして，動脈硬化や血圧低下などが原因となる虚血性腸炎に続発した狭窄，腹膜透析歴のある患者における腹腔内癒着や被嚢性腹膜硬化症（EPS）などがある．多発性嚢胞腎が原疾患の患者では，腎や肝の嚢胞の巨大化により腸管が圧迫されてイレウスを呈することもある．長期透析例では消化管へのアミロイド沈着により消化管の運動機能が障害されてイレウスとなることもある[2]．EPSや消化管アミロイドーシス，巨大嚢胞腎などは単純性イレウスに分類されるが，再発・再燃を繰り返し，麻痺性イレウスの臨床像を呈することが多い．このほかに，透析患者では大腸癌の罹患比が高いことが報告されており[3]，下部消化管に閉塞の原因が存在するときには大腸癌も念頭におくべきである．

2 診断

イレウスは急性腹症の一つであり迅速な診断が要求され，ほかの急性腹症である急性腹膜炎，胆嚢結石，急性虫垂炎，急性膵炎，尿路結石，婦人科疾患などとの鑑別が必要となる．さらに，緊急手術を必要とするか保存的加療が可能かの見極めが重要である．

イレウスの自覚症状は腹痛，悪心・嘔吐，腹部膨満，排ガス・排便の途絶などである．腹部所見では圧痛を認め，金属性の腸雑音を聴取することが多い．緊急手術を要する絞扼性イレウスや腸管

表1 イレウスの分類

機械的イレウス
単純性イレウス
- 癒着性
- 腫瘍
- 腸管の器質的変化（アミロイドーシス，EPS）
- 先天性疾患
- 異物
- 壁外性圧迫（巨大嚢胞腎）

複雑性イレウス
- 絞扼性
- 腸重積
- ヘルニア嵌頓
- 腸軸捻転

機能的イレウス
麻痺性イレウス
- 開腹術後
- 腸間膜血管閉塞
- 炎症性
- 代謝性（尿毒症）
- 薬剤性（リン吸着剤，陽イオン交換樹脂）
- 神経性（自律神経障害）

痙攣性イレウス
- 脳神経疾患

（　）内は透析患者に特有の原因

表2 イレウスの臨床症状と検査

自覚症状	腹痛, 悪心・嘔吐, 腹部膨満, 排ガス・排便の途絶
他覚症状	視診：蠕動不安 触診：圧痛, 筋性防御, 反跳痛 聴診：金属性の腸雑音, 腸蠕動音の低下 発熱, 頻脈, 頻呼吸, 血圧低下
血液検査	赤血球数・ヘモグロビン値上昇, 白血球数上昇 電解質バランス異常, CRP値上昇
X線検査	腸管ガス像, 鏡面像
超音波検査	keyboard sign, to-and-fro movement, 腸管蠕動停止, 腹水
CT検査 (造影CT)	拡張腸管, 閉塞部位の検出, 腸管壁の肥厚, closed loop obstruction, whirl sign, 腹水, 腸管壁内ガス像

壊死を伴うような症例では筋性防御や反跳痛を認め, 腹部聴診上むしろ腸蠕動音は低下していることが多い. 頻脈, 頻呼吸, 血圧低下などの症状を呈する症例では脱水の進行例や重症例であることが多い.

自覚症状, 腹部所見などよりイレウスを疑ったら腹部手術や腹膜透析歴の有無を確認するとともに, 速やかに血液検査, 腹部X線検査, 超音波検査, CT検査などを行い, ほかの急性腹症との鑑別に加えて緊急手術を要する絞扼性イレウスなどの見極めを行う必要がある（表2）.

3 透析患者のイレウスでの重症度と注意点

透析患者は基本的に免疫低下状態にあり, イレウスになると一般患者より重症化しやすい. 閉塞した腸管内では腸内細菌が増殖し, 腸管粘膜の透過性も変化するため, bacterial translocation により細菌やエンドトキシンなどが血中に入り込み, 敗血症, 多臓器不全などをきたす可能性がある. そのため, 全身状態, 腹部所見などを細かく観察し, 緊急手術の時期を逃さないことが重要である. しかし, 高齢者, 糖尿病患者, 長期透析例では, 筋肉量の減少や神経障害などから筋性防御や腹膜刺激症状が出にくいことがあるため, 腹部所見が乏しくても重症例が存在することを念頭におく必要もある.

イレウスの状態では腸管内や腹水などに水分が移動しており, 見かけ上体重増加があっても血管内は脱水状態にあることが多く, 透析時に血圧低下やショックなどを起こすことがあるため, 除水量や補液量のこまかな調整を要する.

周術期管理の進歩した今日においても, 透析患者の腹部外科緊急手術例では死亡例が多いと報告されている[4]. 透析医は, 透析患者のイレウスを疑った時点で, 他科との連携を密にし, 開腹手術の可能な透析施設への搬送などを含めた速やかな対応が必要になる. 安易な経過観察で命取りになる症例が存在することを銘記すべきである.

文献

1) 石田真理：透析患者の便通異常対策（1）医師の立場から. 臨牀透析 2006；22：1089-1093
2) 増子佳弘, 井村 卓, 大平整爾, 他：長期透析患者に発症した消化管アミロイドーシスの1例. 腎と透析 2006；60（別冊 腎不全外科）：101-103
3) 海津嘉蔵：維持透析患者における消化管悪性腫瘍の疫学. 臨牀透析 2006；22：1123-1129
4) 土橋誠一郎, 久木田和丘, 後藤順一, 他：当院における透析患者の腹部外科手術の検討. 腎と透析 2013；74（別冊 腎不全外科）：69-73

増子佳弘, 大平整爾

II 臓器別のアプローチ―消化器

10 慢性肝炎（B型）

Chronic hepatitis B

1 概　念

　慢性肝炎とは，肝内の炎症性変化が6カ月以上慢性的に持続する疾患群で，通常，肝機能異常を伴う．組織学的には，門脈域にリンパ球を主体とした細胞浸潤と線維化を認め，肝実質内には種々の程度の肝細胞の変性・壊死所見を認める．慢性肝炎の症状自体は軽いことがほとんどであるが，放置すると肝硬変や肝癌に至る可能性が高いため注意が必要である．

　慢性肝炎の原因のほとんどがB型肝炎ウイルス（HBV），C型肝炎ウイルス（HCV）の感染による．B型肝炎はHBV感染のみでは発症せず，生体の免疫応答，とくにT細胞を中心とする細胞性免疫が肝細胞障害に関与する．その際，HBV関連抗原による免疫応答の差により，ある者は一過性感染で肝炎が治癒し，ある者は感染の持続により肝炎が慢性化する．

　成人では一般に一過性であるが，透析患者の場合は免疫能が低下しているため，乳幼児と同様に持続感染化（キャリア化），慢性化する確率が高い[1]．

2 透析患者のHBV感染症

　わが国の透析患者のHBs抗原の陽性率は男性2.12％，女性1.78％[2]であり，一般献血者の0.9％に比し高率であり，HBV持続感染者が多い．新規のHBs抗原陽転率は1.0％/yearに及ぶ[1]．また，HBc抗体やHBs抗体の陽性率が高いことからHBVの既感染（一過性感染）も多いと考えられる．HBs抗原が陰性にもかかわらずHBV-DNAが陽性であるoccult HBV感染が多いことも透析患者の特徴である[3]．HBc抗体単独陽性の透析患者のHBV再活性化も報告されている[4]．

　前述のごとく，HBV感染症は，一過性で収束する場合と，持続感染化する場合がある（図）．

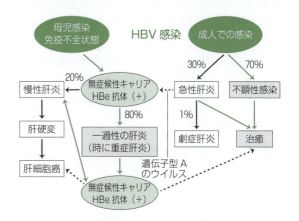

図　HBV感染症の経過
透析患者はHBV感染のハイリスクグループであり，一般人に比し感染患者が多い．

一過性の場合は不顕性感染か急性肝炎発症かどちらかである．持続性の場合は無症候性キャリアと症候性キャリア（慢性肝炎）の二通りの宿主が存在する．HBVは，持続感染状態にあっても慢性肝炎が起こっているのは一部である．

3 診　断

　B型慢性肝炎の診断は，HBVの持続感染の確認から始まる．HBs抗原の持続陽性とHBc抗体の高値がHBV持続感染の診断に重要である．透析患者ではoccult HBV感染が多いため，HBc抗体が陽性であれば，HBV-DNAのチェックをしておくべきである．

　肝機能検査のみにより慢性肝炎を正確に診断するのは難しい．とくに，一時点のみの検査では判断が容易ではなく，重症度や病期を把握するには，経過を見ることが肝要である．肝炎の活動性には，肝細胞の壊死を反映する血清ALT値がもっとも関連する．しかし透析患者ではもともと血清トランスアミナーゼが異常に低値であり[5]，B型慢性肝炎が存在しても，ALT値は一般人の正常域に

とどまることが多く，肝炎の活動性がわかりにくい．肝細胞壊死が高度であれば，血清ビリルビン値の上昇を見ることがある．γグロブリン，膠質反応（ZTT, TTT）の上昇も肝炎の活動性を反映するので，ALTと組み合わせて活動性を判断する．また，採血検査で血小板数，ヒアルロン酸，IV型コラーゲン，III型プロコラーゲンアミノペプチド（PIIIP）は肝線維化のマーカーとして利用されている．

超音波などの画像診断は慢性肝炎の診断にある程度役立つ．針生検による肝の組織学的検討は，診断のみならず，肝炎の活動性や線維化の程度の把握に有用である．

4 遺伝子型（genotype）

HBVにはA～Hの8つのgenotypeが存在する．日本人ではgenotype Cがもっとも頻度が高く，次いでBの頻度が高い．両型ともHBVに感染しても慢性化率は2％以下である．慢性化した場合，Cは治療抵抗性で肝発癌の頻度が高い．最近増加している欧米型のAでは慢性化率が5～10％と高いとされている．

5 重 症 度

一般には，HBV-DNA量が多いほど肝硬変や肝癌が発症しやすく予後不良とされる．高HBV-DNAはHBe抗原陽性例に多いが，ウイルス変異によりHBe抗体陽性例でもみられることもある．肝組織の新犬山分類（表）[6]では，線維化の程度をF0～F4まで分類しているが，B型慢性肝炎では，C型慢性肝炎ほど顕著に発癌率と線維化ステージが関連しない．HBVウイルス量の多い症例では，突然の悪化により線維化ステージの軽い症例からの肝発癌もありうる．HBV-DNA高値の症例は厳重な管理が必要である．

透析患者では，一般にウイルス量が少なく，HBs抗原陽性例でもHBV-DNAが常に陽性とは限らない[7]．HBV-DNA量はB型慢性肝炎の活動性に関連するため，透析患者では，活動性のB型慢性肝炎は少ないと考えられている．事実，透析患者のB型慢性肝炎は軽症であり，肝硬変や肝細胞癌への進展は非透析患者より低頻度との報告[8]がある．しかしながら，透析患者のキャリア

表 肝組織の新犬山分類

＜線維化の程度＞
F0：線維化なし
F1：門脈域の線維性拡大
F2：線維性架橋形成
F3：小葉のひずみを伴う線維性架橋形成
F4：肝硬変
＜壊死・炎症所見の程度＞
A0：壊死・炎症所見なし
A1：軽度の壊死・炎症所見
A2：中等度の壊死・炎症所見
A3：高度の壊死・炎症所見

〔市田文弘，他：慢性肝炎の肝組織診断基準―新犬山分類．犬山シンポジウム記録刊行会 編：C型肝炎 研究の進歩．1996, 183-188, 中外医学社，東京[6]より転載〕

のHBV-DNA量が低値であっても，透析患者の細胞性免疫の低下を考慮すると，重要な感染源となり，院内感染対策上問題である．また，occult HBV感染それ自体は肝障害の原因とはならないが，C型慢性肝炎が合併した場合，C型慢性肝炎の進行が加速される[9]ことがわかっており，C型慢性肝炎の多い透析患者ではoccult HBV感染の合併例は慎重に経過を観察すべきである．

6 治 療

B型慢性肝炎の治療目標は，①HBe抗原からHBe抗体へのセロコンバージョン，②血中HBV-DNA量の低下，③ALT，ASTの正常化，④肝線維化の改善であり，短期的および長期的予後の改善をはかることである．

B型慢性肝炎では，HBVを排除することは困難なため，HBV-DNA量を抑制することを治療の柱とする．HBV-DNA量低下のために，核酸アナログ製剤（現在はエンテカビルかテノホビルが第一選択）またはインターフェロン（IFN）が用いられる．透析患者のIFN治療は報告例が少なく，確立した投与方法もなく，有用性を支持する明確なエビデンスも示されていない．エンテカビルとテノホビルは強力な抗HBV薬で，耐性ウイルスの出現頻度も低い．腎排泄性の薬剤であるため，透析患者へは減量投与する．いずれにせよ，肝臓専門医に相談のうえ慎重に治療を行うことが望まれる．

文 献

1) London, W. T., Drew, J. S., Lustbader, E. D., et al. : Host responses to hepatitis B infection in patients in a chronic hemodialysis unit. Kidney Int. 1977 ; 12 : 51-58
2) 日本透析医学会:わが国の慢性透析療法の現況(2007年12月31日現在). 2008
3) Minuk, G. Y., Sun, D. F., Grenberg, R., et al. : Occult hepatitis B virus infection in a North American adult hemodialysis patient population. Hepatology 2004 ; 40 : 1072-1077
4) 近藤麻希子, 末田伸一, 種田絵美, 他:HBs抗原陰性, HBc抗体陽性, HBs抗体陽性の維持透析患者でB型肝炎ウイルス再活性化をきたした1例. 日腎会誌 2015 ; 57 : 1363-1368
5) 洞 和彦:透析患者における肝障害関連検査. Clinical Engineering 2007 ; 18 : 466-471
6) 市田文弘, 小俣政男, 辻 孝夫, 他:慢性肝炎の肝組織診断基準-新犬山分類. 犬山シンポジウム記録刊行会 編:C型肝炎 研究の進歩. 1996, 183-188, 中外医学社, 東京
7) Fabrizi, F., Lunghi, G., Alongi, G., et al. : Biological dynamics of hepatitis B virus load in dialysis population. Am. J. Kidney Dis. 2003 ; 41 : 1278-1285
8) Girndt, M. and Kohler, H. : Hepatitis B virus infection in hemodialysis patients. Semin. Nephrol. 2002 ; 22 : 340-350
9) Cacciola, I., Pollicino, T., Squadrito, G., et al. : Occult hepatitis B virus infection in patients with chronic hepatitis C liver disease. N. Engl. J. Med. 1999 ; 341 : 22-26

洞 和彦, 上條浩司, 南 聡

II 臓器別のアプローチ—消化器

11 慢性肝炎（C型）

Chronic hepatitis C

C型肝炎ウイルス（HCV）は血液を介して感染する．その後，2〜14週間の潜伏期間があり，急性肝炎を経て（多くは急性肝炎症状のない不顕性感染），60〜80％の症例が慢性肝炎に移行する．慢性肝炎は約20年の経過で30〜40％の患者が肝硬変に進展して，さらに肝硬変の患者から年率約8％の頻度で肝癌が発症する．

1989年にHCVが発見され，輸血製剤の抗体スクリーニングが可能となり，輸血による新規感染は激減した．また，1990年にエリスロポエチン製剤が保険適用となり，輸血を施行する機会も減少した．しかし，慢性透析患者の2007年のHCV抗体陽性率9.8％，2006〜2007年のHCV抗体陽転化率1.0％と，一般人口と比較して非常に高率である[1,2]．2007年の透析導入患者のHCV抗体陽性率は7.9％と導入時から高率であり，慢性透析患者での輸血の機会は減少したが，有病率の高い原因の一つとなっている．非感染透析患者と比較して，HCV感染透析患者の生命予後は低率であり，肝硬変や肝癌の発症率が高いことが報告されている[3]．

1 HCV 関連検査

1）HCV抗体（感染既往を把握する検査）
① HCV抗体陰性
第2世代および第3世代のアッセイ系でHCV抗体陰性であれば，基本的にHCV感染なしと診断する．ただし，感染から約3カ月は，感染していることを検査で検出できない期間（ウインドウ・ピリオド）が存在する．

② HCV抗体陽性
HCV抗体が陽性であれば，「過去にHCVに感染したことがある」ことを意味する．ただし，HCV抗体陽性であるからといってキャリア（現在も感染状態）というわけではない．透析患者でも，HCV感染後に20〜30％の患者は自然治癒し，70〜80％の患者がHCVキャリアに移行する．キャリアかどうかを確認するためには，HCV-RNA検査を施行して，ウイルス血症の有無を確認する必要がある．

2）HCV-RNAリアルタイムPCR（感染状態を把握する検査）
HCV抗体陽性患者には，HCV-RNA検査を行いHCV血症の有無を確認する．HCV-RNAが陽性であれば，現在HCVに感染していると診断する．HCV-RNA陽性患者は，肝硬変や肝癌発症のリスクがあり，生命予後が低下する．HCV-RNA陽性患者は，速やかに肝臓専門医に紹介して治療を検討する必要がある．

3）HCV遺伝子型（ジェノタイプ）と血清型（セロタイプ）
わが国ではジェノタイプ1b，2a，2bの3種類が多く，それぞれ約70％，20％，10％を占めており，透析患者においてもこの分布は同様である．ジェノタイプ検査は保険適用ではなく，通常はセロタイプの測定が行われている．ジェノタイプ1bはセロタイプ1，ジェノタイプ2a，2bはセロタイプ2に相当する．インターフェロン（IFN）治療はジェノタイプによって効果が異なり，2a，2b，1bの順にウイルスを排除する効果が高くなる．

2014年よりIFNを必要とせず，経口薬でHCV増殖に際しての必須蛋白を阻害する，直接作用型抗ウイルス薬（direct acting antivirals；DAA）が保険適用となり，IFN治療で難治であったセロタイプ1のHCV感染透析患者の治療効果は飛躍的に上昇した．

2 肝炎の活動性と線維化の評価

肝炎の活動性や線維化を評価する場合，腎機能正常者と同様に，肝生検がもっとも信頼できる方法である．しかし，HCV感染透析患者すべてに

肝生検を施行することは，出血などの危険性が高く困難であることから，実際の臨床では，肝炎の活動性のマーカーには血清トランスアミナーゼが，線維化の評価には血小板数が使用されている[4]．

1) 肝炎の活動性

透析患者は血清トランスアミナーゼが低値で経過することから，肝炎の活動性の変化に気付かれないことや気付くのに遅れることが多い．血清トランスアミナーゼ（AST[※]・ALT[※※]）が低値で経過していた患者が，基準値範囲内であっても急激に上昇した場合，HCV抗体陰性患者であれば急性肝炎の発症を考えHCV抗体やHCV-RNA検査を施行する必要がある．また，すでにHCV感染患者であれば，肝炎の活動性の上昇を考え，画像診断を行うとともに抗ウイルス療法や肝庇護療法の適応を検討する必要がある．透析患者では，月に1回以上の定期的な血清トランスアミナーゼ検査の施行が推奨されており，基準値はAST（GOT）24 IU/L未満，ALT（GPT）20 IU/L未満である．

[※]AST（アスパラギン酸アミノトランスフェラーゼ，aspartate aminotransferase）
[※※]ALT（アラニンアミノトランスフェラーゼ，alanine aminotransferase）

2) 線維化の評価と管理

HCV感染透析患者は，肝硬変の同定や肝癌の早期発見を目的とした定期的なフォローアップを行うことが推奨されている．HCV感染透析患者はHCV非感染透析患者と比較し，肝硬変および肝癌の発症は高率であり，生命予後も低率である．したがって，透析患者においても肝硬変の同定や肝癌の早期発見を目的とした定期的なフォローアップを行うことが重要である（表）．HCV感染透析患者は，血清トランスアミナーゼが低値で経過している場合であっても，肝炎の活動性が高い患者や線維化が進展している患者も存在する．

3 HCV感染透析患者の治療適応と治療

1) 治療適応

重篤な心血管合併症がなく，最低5年の生存が

表 肝硬変や肝癌に対する定期的なフォローアップ

慢性肝炎と考えられる血小板数が10万/μL以上の患者
- 検査：AFP，PIVKA-Ⅱ，腹部超音波検査（半年〜1年に1回程度）

肝硬変と考えられる血小板数が10万/μL未満の患者
- 検査：AFP，PIVKA-Ⅱ，腹部超音波検査（3カ月に1回程度）
- 造影CT（半年に1回程度）
  単純CTだけでは肝癌を同定し難いため造影CTでの評価が必要となる．

見込める患者と腎移植予定の患者に対しては積極的に抗ウイルス療法の適応を検討する[4]．

2) 抗ウイルス療法：透析患者でのジェノタイプによる治療選択[参考URL1]

- ジェノタイプ1型（効き難い）
  →ダクラタスビル＋アスナプレビル（Y93/L31変異無の症例）24週
- ジェノタイプ2型（効きやすい）
  →Peg-IFN単独療法 24〜48週

文献

1) 日本透析医学会：図説 わが国の慢性透析療法の現況（2007年12月31日現在）．2008
2) Nakai, S., Suzuki, K., Masakane, I., et al.：Overview of regular dialysis treatment in Japan (as of 31 December 2008). Ther. Apher. Dial. 2010；14：505-540
3) Nakayama, E., Akiba, T., Marumo, F., et al.：Prognosis of anti-hepatitis C virus antibody-positive patients on regular hemodialysis therapy. J. Am. Soc. Nephrol. 2000；11：1896-1902
4) 日本透析医学会：透析患者のC型ウイルス肝炎治療ガイドライン．透析会誌 2011；44：481-531

参考URL（2016年5月現在）
1) 日本肝臓学会 肝炎診療ガイドライン作成委員会：C型肝炎治療ガイドライン（第5版）
http://www.jsh.or.jp/files/uploads/HCV_GL_ver5___2.pdf

菊地 勘，秋葉 隆

II 臓器別のアプローチ―消化器

12 肝硬変

Cirrhosis

肝硬変は慢性肝疾患の終末像であり，肝予備能の低下，肝類洞血管抵抗増大の結果，肝不全症状と門脈圧亢進症状を呈する．成因は多岐にわたるが，日本ではC型肝炎ウイルス（HCV）感染によるものが60％以上を占める[1]．ことに慢性透析患者ではHCV感染者の割合が約20％，罹患率も年間約3％ときわめて高いうえに，鉄負荷など肝障害が進展しやすい要因もあることから，その病態を理解して適切な管理を心がける必要がある．

また，近年の臓器移植医療の発展に伴い，腎移植や肝移植を受ける患者も増加しつつあることから，移植前後のHCVに対する抗ウイルス療法に関しても理解しておく必要がある．

1 診断基準

肝硬変は形態的な診断名であり，病理組織学的にびまん性の肝線維化と再生結節（偽小葉形成）を確認することが確定診断のゴールドスタンダードである．現在，慢性肝炎の組織学的進展度を示す指標として新犬山分類[2]が用いられており，肝炎の活動性（A）と線維化（F）により分類する（p.270参照）．F4すなわち結節形成傾向が全体に認められる場合に肝硬変と診断する．

組織所見が得られなくても，典型例では腹部超音波検査やCT検査などの肝画像検査や臨床検査値から診断が可能であるが，肝生検によらずに肝線維化を評価する試みもなされ，血小板数，肝線維化マーカー（ヒアルロン酸，Ⅵ型コラーゲン-7Sなど）などを組み合わせて判別するインデックスも提唱されている．また，近年，肝線維化あるいは肝の硬度を超音波などを用いて非侵襲的に計測する方法が開発され，肝生検に代わる肝線維化診断法としての妥当性評価が進められている．

2 肝硬変の分類と対処

1）成因に基づく分類と対処

慢性肝炎の段階では成因により治療法およびその有効性が大きく異なるため，成因に基づく分類はきわめて重要である．肝硬変に至った段階では発癌の頻度に差があるため，肝癌スクリーニングの手法にも密接に関連する．すなわち，ウイルス性肝硬変やヘモクロマトーシスでは高率に肝細胞癌が発生するため，3〜4カ月ごとに腫瘍マーカー（AFP，PIVKA-Ⅱ），消化器専門医による腹部超音波検査あるいはCT検査，MRI検査が重要である．

2）肝不全および門脈圧亢進症状に基づく分類

早期のウイルス性肝硬変ではウイルス駆除により肝線維化の改善をもたらすことがあるが，一般的には肝硬変は不可逆であり，成因よりもむしろ肝不全症状，門脈圧亢進症状に留意した患者の観察が重要になる．肝細胞機能，門脈圧が保たれているいわゆる代償性肝硬変では，無症状か軽度の全身倦怠感，食欲不振，皮膚瘙痒感などを有するのみであるが，非代償性肝硬変では肝細胞機能不全に基づいて，黄疸，浮腫，出血傾向，肝性脳症が発現したり，門脈圧亢進により腹水，食道静脈瘤や門脈圧亢進性胃腸症からの出血がみられる．

3 重症度スコア

1）Child-PughAスコア（表1）[3]

肝硬変の重症度判定スコアとして古くから用いられており，治療法の選択，予後予測，手術や肝移植適応の判定などの場面で広く使用され，あるいは改編されて応用（肝細胞癌におけるJISスコアなど）されている．用いられている変数は，肝細胞機能低下，門脈圧亢進を反映する代表的な症候および検査値であり，これを総合したスコアは肝硬変の重症度を的確に反映すると考えられる．

表1 Child-Pugh スコア

スコア	1	2	3
血清総ビリルビン（mg/dL）*	<2.0	2.0〜3.0	>3.0
血清アルブミン（g/dL）	>3.5	2.8〜3.5	<2.8
腹水	なし	コントロール可能	コントロール困難
プロトロンビン時間（％）**	>80	50〜80	<50
昏睡度	なし	軽度（Ⅰ・Ⅱ）	高度（Ⅲ以上）

**：原著では時間延長（秒）で表示されているが，わが国の実態に合わせて活性値で表示．
*：原発性胆汁性肝硬変での血清ビリルビンによるスコアは 1.0〜4.0mg/dL：1，4.0〜10：2，10以上：3
総合評価はグレードA：スコア 5〜6点，グレードB：7〜9点，グレードC：10〜15点

〔文献3）より改変・引用〕

表2 MELD スコア

MELD スコア＝3.8×ln（血清総ビリルビン mg/dL）+11.2×ln（PT-INR）+9.6×ln（血清クレアチニン mg/dL）+6.4×成因*

ln：自然対数
PT-INR：プロトロンビン時間 International normalization ratio 表示
血清総ビリルビン，PT-INR，血清クレアチニンともに 1.0 を下回る場合は，1.0 を代入し，対数値は 0 になる．
*成因：胆汁うっ滞性あるいはアルコール性の場合 0，その他の成因の場合 1

MELD-Na および透析患者でのスコア算出については，http://www.mayoclinic.org/medical-professionals/model-end-stage-liver-disease/meld-na-model を参照．

〔文献4）より改変・引用〕

さらにスコアからグレードA，B，Cの3段階に分類され，それぞれ代償性，有意な機能低下，非代償性と見なすことができる．

2）MELD スコア（表2）[4]

当初，経頸静脈的肝内門脈-肝静脈シャント形成術の予後予測の指標として開発されたが，肝硬変の短期予後を的確に反映することから，肝移植時期の決定に応用されるようになり，米国の United Network for Organ Sharing（UNOS）の臓器配分基準に採用されている．1年生存を待機例と移植例で比較した成績から，一般にスコア15程度以上が移植の適応と考えられている．ただし，欧米で一般的に行われている脳死肝移植と日本で行われている生体肝移植では適応の考え方が大きく異なるため，慎重な対応が必要である．Child-Pugh スコアとの大きな違いは，臨床症状を含まず臨床検査値のみから計算されることと，その変数に血清クレアチニン値を含むことである．

透析患者においては血清クレアチニンが補正されて過小評価されるため，オリジナルのMELDスコアにUNOSによる改変が加えられている．また，近年，肝硬変にみられる低ナトリウム血症が予後と深く関わっていることが示され，これを加味した MELD-Na スコアも提唱されている[5]．いずれも Mayo Clinic のウェブサイトに自動的に計算できるページが提供されている[参考URL1]．

肝臓は物質の代謝，解毒，貯蔵を行っているため，肝硬変では蛋白質-エネルギー低栄養状態（protein-energy malnutrition；PEM）や有害物質の貯留がみられるほか，糖質の貯蔵量の低下やインスリン抵抗性，低アルブミン血症，アミノ酸インバランス，高アンモニア血症などが病態の進行とともに顕著となる．一方，透析患者は透析療法そのものにより炎症性サイトカインが誘導されることや透析排液へのアミノ酸喪失（約5 g/HD）などにより異化亢進状態にあり，PEMの増悪を招く．したがって，肝硬変合併例では，成因や重

症度に加え，個々の患者の栄養状態を評価したうえで血漿遊離アミノ酸濃度やBTR（BCAA/チロシン比），アンモニア値の推移などを見ながらきめ細かな食事栄養指導が求められる[6]．

文献

1) 鈴木康秋，大竹孝明，青柳 豊，他：我が国における非B非C肝硬変の実態．高後 裕 監：我が国における非B非C肝硬変の実態調査2011．2012, 6-16, 響文社, 札幌
2) 市田文弘, 小俣政男, 辻 孝夫, 他：慢性肝炎の肝組織診断基準-新犬山分類．犬山シンポジウム記録刊行会編：C型肝炎研究の進歩．1996, 183-188, 中外医学社, 東京
3) Pugh, R. N. H., Murray-Lyon, I. M., Dawson, J. L., et al.: Transection of the oesophagus for bleeding oesophageal varices. Br. J. Surg. 1973 ; 69 : 646-669
4) Kamath, P., Wiesner, R. H., Malinchoc, M., et al.: A model to predict survival in patients with end-stage liver disease. Hepatology 2001 ; 33 : 464-470
5) Kim, W. R., Biggins, S. W., Kremers, W. K., et al.: Hyponatremia and mortality among patients on the liver-transplant waiting list. N. Engl. J. Med. 2008 ; 359 : 1018-1026
6) 遠藤龍人, 鈴木一幸：腎障害時の栄養療法．鈴木壱知 編：肝硬変の栄養療法とチーム医療—実践編．2012, 92-101, メディカルレビュー, 東京

参考URL（2016年4月現在）

1) http://www.mayoclinic.org/medical-professionals/model-end-stage-liver-disease/meld-na-model

遠藤龍人，滝川康裕

II 臓器別のアプローチ—消化器

13 肝性脳症

Hepatic encephalopathy

肝性脳症は多彩な神経症状を呈するもので，おもに肝臓で代謝されない毒素によって引き起こされるものである．重篤なものでは昏睡にまで陥る（肝性昏睡）．肝性脳症は急性，慢性肝不全において認められることが多いが，肝障害がなくても門脈-大循環系短絡路（PVシャント）の存在下に肝性昏睡が惹起される病態も存在する．最近では透析患者においてこの chronic portal-systemic encephalopathy（CPSE）が少なからず報告されている．本稿では肝性脳症の分類と重症度について述べる．

1 分　類

わが国では肝性脳症の分類は表1に示される分類法が用いられている[1]．急性肝疾患（劇症肝不全など）と慢性肝疾患（肝硬変症など）に付随して認められるものに分類される．いずれも代謝性脳症と考えられている．慢性肝疾患の再発型では肝硬変などの肝機能障害を伴わないものもある．なお，欧米では表2が用いられている．

1）急性肝疾患に認められる肝性脳症

劇症肝不全がこれに相当する．発症後10日以内に昏睡度II度以上の脳症を呈する急性型とそれ以降に発症する亜急性型がある．亜急性型は予後不良で肝移植の適応となる．発症から8週以降で，6カ月以内に肝不全症状を呈するものを遅発性肝不全（late onset hepatic failure；LOHF）と呼ぶ．この病型は劇症肝炎の6〜10％程度であり予後不良である．

表1　肝性脳症の認められる疾患

- 急性肝疾患に認められる肝性脳症
- 慢性肝疾患に認められる肝性脳症
  1. 再発型：port-systemic encephalopathy
  2. acute on chronic型
  3. 末期型

〔文献1）より引用〕

2）慢性肝疾患に認められる肝性脳症

① 再 発 型

再発型では，便通異常，蛋白過剰摂取，薬物投与などを誘因として肝性脳症を繰り返すことから，門脈-大循環性脳症と呼ばれることもある．血中アンモニア濃度が高く，治療に反応しやすい．

近年透析患者においてもこの再発型が報告されている．これは慢性反復性肝疾患に属し猪瀬型あるいは CPSE と呼ばれるものである．肝疾患はなく一般に透析後に脳症をきたすものである．病因は明らかではないが胎生期に porto-systemic shunt が形成されたものや手術の既往があるもので後天的に shunt が形成されたものが，透析で除水を行うことにより，大循環系の循環血液量が急激に減少し，相対的に門脈系の循環血液量が増えるために門脈-大循環系シャントが増大し引き起こされると考えられている．治療は蛋白制限，ラクツロース投与，分岐鎖アミノ酸製剤の投与などの保存的治療が主体ではあるが，根本的治療はシャントの閉鎖である[2,3]．

② acute on chronic 型，末期型

代償肝硬変症に新たな肝炎（ウイルス性，薬剤性）が加わることにより劇症肝炎様の症状が出現する acute on chronic 型，肝硬変の終末期にみられる黄疸，腹水，血液凝固障害，腎不全などを伴う末期型があり，ともに予後不良である．

欧米でも肝性脳症は多彩な病態を示すために，診断や分類する場合かなりの混乱がみられていた．このため 1998 年 World Congress of Gastroenterology が肝性脳症に関するワーキンググループを立ち上げ，分類法および重症度判定法が提唱されている（表2）[4]．わが国の分類と似ているが Type B（bypass）が新たに付加されている（表1では慢性肝疾患の再発型にあたる）．Type A は急性肝不全にみられる肝性脳症である．Type B，Type C は脳症の持続期間などから episodic，persistent, minimal に分類される．episodic は脳症が偶発的に起きるものでありその持続時間は数時間～数日にわたるが，一過性のものである．このタイプでは鎮痛薬などの薬剤や消化管出血により脳症が惹起されやすい．minimal はごくわずかな精神異常を示すものであり肝硬変症の約50～80％に認められるが発見することは難しく，定量的神経機能試験（psychometric test）により判定できる．この段階で診断できることは患者の予後を左右するうえで重要である．一般に認知症として対処されている患者のなかに肝性脳症を有する者も含まれていることがあり診断は重要となってくる．

2 昏睡重症度分類

肝不全の重症度の指標として昏睡度の分類が用いられ，わが国では急性肝不全も慢性肝不全もⅠ～Ⅴ度の同じ分類表が用いられている（表3）[4]．欧米ではⅠ～Ⅳ度の分類が一般的で，深昏睡もⅣ度に含めて取り扱う．これらは顕性肝脳症（overt

表2 World Congress of Gastroenterology による肝性脳症の分類法

Type	Description	Category (by duration and characteristics)	Subcategory (by duration and characteristics)
A (Acute liver failure)	Hepatic encephalopathy associated with acute liver failure	NA	NA
B (Bypass)	Hepatic encephalopathy associated with portosystemic bypass and no intrinsic hepatocellurar disease	Episodic	Precipitated Spontaneous Recurrent
C (Cirrhosis)	Hepatic encephalopathy associated with cirrhosis and portal hypertension or portosystemic shunts	Persistent	Mild Severe Treatment-dependent
		Minimal	NA

NA : not applicable

〔文献4）より引用〕

表3 肝性脳症の重症度分類

重症度	精神神経症状	はばたき振戦	脳波所見
0	異常なし	なし	正常
潜在性	精神神経症状に異常はみられないが，定量的神経機能試験で異常を検出できる	なし	正常
Ⅰ	多幸的，抑うつ的，精神活動の鈍化，ぼんやりしている，いらいらして怒りっぽい，落ち着かない，だらしなく，気に留めない態度	通常なし 時に軽度	徐波傾向
Ⅱ	指南力障害，物を取り違える 錯乱状態，傾眠，見当識低下，異常行動，せん妄状態	みられる	常に異常
Ⅲ	しばしば興奮状態 ほとんど眠っている，時に覚める，錯乱状態著しい，反抗的，興奮状態	みられる	常に異常
Ⅳ	昏睡，強い刺激に反応	不能	常に異常
Ⅴ	深昏睡，痛み刺激に無反応	不能	常に異常

〔文献4）より引用・一部改変〕

encephalopathy）として扱われるが最近，潜在性肝脳症（covert encephalopathy）という概念が確立されてきている．

3 潜在性肝脳症

明らかな精神症状がないが，精神神経機能検査にて指摘されるものである．潜在性肝脳症の診断には，
① 日常生活の行動パターンの変容
② 記憶力，集中力，精神的認知能力などの精神状態の変化に対する対応
③ 総合的精神神経機能検査を施行し構語障害，言語の認知機能障害，空間認知脳などの認知機能障害に関しての検査による判定

などが必要となってくるが，日常臨床ではこれらすべてに対応することは困難であるため，通常は定量的精神神経機能検査（記号追跡試験，光や音に対する反応時間，WAIS式成人知能検査）などや，脳波，大脳誘発電位などを組み合わせて診断する[5]．この潜在的肝性脳症が診断できれば早期に治療を開始でき，より高い救命率を達成できる可能性があり注目されている．

肝性脳症の分類および重症度につき概説した．黄疸などを伴う肝性脳症は診断しやすいが，ごくわずかな精神的変化を呈するものでは診断が困難である．透析患者においても肝性脳症の初期像は見逃されやすく，何らかの精神的異常を訴える患者ではアンモニアなどの簡便に測定できる検査をまず施行すべきであろう．

文献

1) 渡邊明治：肝性脳症：肝疾患診療マニュアル．日医師会誌 1999；特別号：s115-s120
2) Shelock, S., Summerskill, W. H. J., White, L. P., et al. : Portal-systemic encephalopathy neurological complications of liver disease. Lancet 1954 ; 4 : 453-457
3) Vincente, P., Marcelo, F., Fernando, R., et al. : Portosystemic encephalopathy in a patient treated with peritoneal dialysis. Am. J. Kidney Dis. 2007 ; 49 : 854-858
4) Ferenci, P., Lockwood, A., Mullen, K., et al. : Hepatic encephalopathy-definition, nomenclature, diagnosis, and quantification : final report of the Working Party at the 11th World Congress of Gastroenterology, Vienna, 1998. Hepatology 2002 ; 35 : 716-721
5) 日本消化器病学会：肝硬変合併症の診断・治療．肝硬変診療ガイドライン2015（改訂第2版）．2015, 南江堂, 東京

渕之上昌平

II 臓器別のアプローチ—消化器

14 急性膵炎

Acute pancreatitis

急性膵炎は絶食・輸液で治癒する軽症から多臓器不全や膵壊死感染，敗血症を合併する重症まで病態は多彩である．血液透析患者における急性膵炎の発症頻度は一般健常者と差がないとされるが，急性膵炎を疑ったら早期に診断し，重症度が高い場合には重症急性膵炎に対応できる高次医療施設への速やかな搬送が重要である．急性膵炎の診断基準，重症度判定基準は2008年に改訂されており[1,2]，急性膵炎診療ガイドラインも2015年に改訂第4版が発刊されている[2]．透析患者においては，急性膵炎診断時の腎排泄型のアミラーゼ高値の判断や重症度を判定するための造影CTを行う際の造影剤の使用量，慢性腎不全によるBUN/クレアチニン高値，低カルシウム血症がみられた場合の重症度判定スコアの判定などが問題となる．

1 急性膵炎診断基準（2008年）

急性膵炎の成因は2011年の全国調査[3]ではアルコールがもっとも多く33.5％，胆石が26.9％，特発性（成因不明）が16.7％である．40代，50代ではアルコール性が多く，60代以降は胆石が成因として圧倒的に多くなる．急性膵炎の初発症状は心窩部痛がもっとも多く71.2％，次いで嘔吐が29.4％，背部痛10.2％，臍周囲痛8.4％などである．鑑別診断として，急性胆囊炎または胆管炎，胆石発作，消化性潰瘍穿孔などが挙げられる．胆石性急性膵炎の場合には胆管炎を伴うことも多く成因診断は重要である．

診断基準を表に示す．①上腹部の急性腹痛発作と圧痛，②血中・尿中の膵酵素の上昇，③US，CTあるいはMRIで膵に急性膵炎を示す所見がある，の3項目中2項目を満たし，他の膵疾患および急性腹症を除外したものであり，膵酵素の測定は膵アミラーゼやリパーゼなど膵特異性の高いものが望ましいとされている．最近ではアミラーゼのみならず血中リパーゼの測定も一般検査として普及してきている．アミラーゼ，リパーゼともに腎から排泄されるため腎不全ではこれらの酵素値が上昇している．腎全摘の場合，血中アミラーゼ値は正常上限の2.5倍程度とされ，アミラーゼ値が正常範囲の3倍以上であれば慢性腎不全患者であっても急性膵炎を疑う根拠となるとの報告もある[4]．一方，血液透析患者では正常上限の3倍を超えるとの報告もあり[5]，膵酵素値をもって診断根拠とすることには注意を要する．すなわち他の急性腹症を除外する必要がある．

透析患者で急性膵炎を疑った場合，画像診断が有用である．腹部超音波検査により膵の腫大，膵周囲のfluid collectionが検出されれば急性膵炎の根拠となる．また，胆石の有無や胆囊炎の有無を診断することもきわめて重要である．胆石性急性膵炎は他の成因の急性膵炎と治療方針が異なり，緊急の内視鏡的乳頭切開術が必要になることがある．超音波検査で膵の描出が困難な場合，腹部CT検査を行う．肥満や腸管ガスに左右されず，膵の腫大や膵内部不均一，膵周囲の炎症性変化を捉えることができる．診断のためのCT検査は造影を必要としない．

2 重症度判定基準

急性膵炎の重症度判定基準は2008年に改訂されている．重症急性膵炎はいわゆる「難病」指定で公費負担の対象で，重症度判定基準は公費負担申請の基準となるものであったが，2015年度より重症急性膵炎は難病指定から削除されたため公費申請はできない．しかし，高次施設への搬送を考慮するための基準としての役割は重要である．2011年の全国調査で，予後因子で軽症例の死亡率が1.6％であるのに対して重症例では死亡率14.3％ときわめて高く，高次医療施設への速やかな搬送が重要である．

| 表 | 急性膵炎診断基準・重症度判定基準 | （2008年改訂） |

<急性膵炎診断基準>

1. 上腹部に急性腹痛発作と圧痛がある
2. 血中または尿中に膵酵素の上昇がある
3. US, CT あるいは MRI で膵に急性膵炎を示す所見がある

上記3項目中2項目以上を満たし，他の膵疾患および急性腹症を除外したものを急性膵炎と診断する．ただし，慢性膵炎の急性増悪は急性膵炎に含める．
注：膵酵素は膵特異性の高いもの（膵アミラーゼ，リパーゼなど）を測定することが望ましい．

<重症度判定基準>

予後因子
1. BE≦−3 mEq またはショック
2. PaO_2≦60 mmHg（room air）または呼吸不全
3. BUN≧40 mg/dl（または Cr≧2.0 mg/dl）または乏尿
4. LDH≧基準値上限の2倍
5. 血小板数≦10万/mm^3
6. 総 Ca 値≦7.5 mg/dl
7. CRP≧15 mg/dl
8. SIRS 診断基準における陽性項目数≧3
9. 年齢≧70歳

臨床徴候は以下の基準とする．ショック：収縮期血圧が80 mmHg 以下．呼吸不全：人工呼吸を必要とするもの．乏尿：輸液後も1日尿量が400 ml 以下であるもの．
SIRS 診断基準項目：(1) 体温＞38℃あるいは＜36℃, (2) 脈拍＞90回/分, (3) 呼吸数＞20回/分あるいは $PaCO_2$＜32 torr, (4) 白血球数＞12,000/mm^3 か＜4,000 mm^3 または10％幼若球出現

原則として発症後48時間以内に判定する．
予後因子は各1点とする．スコア2点以下は軽症，3点以上を重症とする．
また，造影 CT Grade≧2 であれば，スコアにかかわらず重症とする．

造影 CT による CT Grade 分類

・浮腫性膵炎は造影不良域＜1/3 とする．
・原則として発症後48時間以内に判定する．

□ CT Grade 1
■ CT Grade 2
■ CT Grade 3

膵造影不良域 \ 炎症の膵外進展度	前腎傍腔	結腸間膜根部	腎下極以遠
＜1/3	1	1	2
1/3-1/2	2	2	2
1/2＜	2	3	3

〔文献1）より引用〕

表に示したごとく，重症度判定基準を用いて予後因子スコア9項目中3点以上，または造影 CT Grade 2 以上を重症と判定する．予後因子と CT Grade は独立しており，夜間など造影 CT 検査ができない場合には予後因子のみで重症度を評価することができる．

造影 CT Grade と予後因子は相関しており，慢性腎不全で血液透析中のため BUN，クレアチニン値が慢性的に高値の状態，また，低カルシウム血症がみられるため予後因子の点数が高くなる危惧があると考えるのであれば，造影 CT 検査にて重症度を判定することができる．一方で，BUN，クレアチニン値，血清カルシウム値も急性膵炎発症前と比較して大きく変化していれば重症度判定

項目の一つとして評価してもよいと思われる．急性膵炎診療ガイドライン上でも透析患者，慢性腎不全患者での予後因子の取り扱いは記載されていないため，臨床的判断に委ねられることになる．

急性膵炎における造影剤の投与は禁忌であったが，その後改訂され，現在では慎重投与とされている．造影剤の添付文書では4時間の血液透析により70〜80％以上が除去されるため透析患者における造影CTは可能である．しかし，腹膜透析では造影剤の排泄が遅延することから注意が必要である．また，急性膵炎は重症化すると腹水貯留が生じることが多いため感染リスクなどもあり急性膵炎発症後は持続的血液濾過透析（CHDF）などで対応すべきかと思われる．造影CTで膵の虚血/壊死の有無，膵外への炎症の進展度を見るためであれば造影剤を通常の半量程度とし，早期相にて膵病変を評価することが可能である．膵癌の診断とは異なり，精密さは不要である．また，造影CTにて胆嚢炎合併，胆管結石の有無も評価可能である．

透析患者では水分電解質管理，薬剤投与量の決定など非透析患者に比べてより厳密な管理が必要となる．透析患者では併存疾患としての糖尿病や心血管疾患のある症例が多く，急性膵炎が重症化し，感染性膵壊死，敗血症などを合併すると致死的になる可能性も高い．透析専門施設に通院中の患者が急性の腹痛を訴え，症状や経過から急性膵炎を疑う，あるいは否定できない場合には可及的速やかに連携施設に診断を依頼すべきである．連携施設では初期治療を行いながら画像診断や重症度判定を行う．重症と判定された場合は重症急性膵炎に対応可能な施設での速やかな治療が行えるよう地域での連携が重要である．

文 献

1) 武田和憲, 大槻 眞, 木原康之, 他：急性膵炎の診断基準, 重症度判定基準の改訂と検証. 厚生労働科学研究費補助金難治性疾患克服研究事業難治性膵疾患に関する調査研究　平成18年度総括・分担研究報告書. 2007, 29-31
2) 急性膵炎診療ガイドライン2015改訂出版委員会 編：急性膵炎診療ガイドライン第4版. 2015
3) 下瀬川徹, 濱田 晋, 正宗 淳, 他：急性膵炎, 重症急性膵炎の全国調査. 厚生労働科学研究費補助金難治性疾患克服研究事業難治性膵疾患に関する調査研究　平成23年度〜25年度総合研究報告書. 2014；61-74
4) 小口寿夫, 小岩井俊彦, 床尾万寿夫, 他：他臓器疾患と腎. 111膵疾患. 腎と透析（臨時増刊号）1988；25：596-600
5) Masoero, G., Bruno, M., Galllo, L., et al.：Increased serum pancreatic enzymes in uremia：relation with treatment modality and pancreatic involvement. Pancreas 1996；13：350-355

武田和憲

II 臓器別のアプローチ—血液疾患

1 血栓性微小血管症（TMA）
（TTP, STEC-HUS, aHUS, 二次性TMA）

Thrombotic microangiopathy

1 診断基準と分類

血栓性微小血管症（thrombotic microangiopathy；TMA）は，以下の三主徴を示す広い疾患概念である．

① 微小血管症性溶血性貧血（ヘモグロビン低下，LDH上昇，間接ビリルビン上昇，ハプトグロビン低下，破砕赤血球などを示す）
② 消耗性血小板減少（血小板＜10万/μL以下）
③ 毛細血管内血小板血栓による臓器機能障害（おもに腎機能障害や中枢神経障害）

以前は，臨床症状により血栓性血小板減少性紫斑病（thrombotic thrombocytopenic purpura；TTP）と溶血性血小板減少性紫斑病（hemolytic uremic syndrome；HUS）に分類したが，病態の解明によりADAMTS13（a disintegrin-like and metalloproteinase with thrombospondin type 1 motifs 13）活性が10％以下に著減するものをTTP，志賀毒素を産生する病原性大腸菌（Shiga toxin-producing *Escherichia coli*；STEC）によるものをSTEC-HUSと分類するようになった．TTPやSTEC-HUSに含まれないTMAの分類に関しては議論がなされていたが，国際的潮流も踏まえ本邦の診断基準の改訂[1]が行われ，補体制御異常によるTMAのみが非典型的溶血性血小板減少性紫斑病（atypical HUS；aHUS），ほかの病態によるTMAは二次性TMAと定義された（図1）．臨床的には，STEC-HUSやTTPの除外診断を行い，TMAをきたす基礎疾患を有する二次性TMAを考慮し，それらが除外された場合にaHUSを考慮する（図2）．ただし，現状ではADAMTS13活性の結果が判明するまでにも数日を要し，病状によっては各種結果を待たずして治療を開始する必要がある．

2 重症度分類

先天性TTP・後天性TTP・aHUSは各々に重症度分類が定められ（表），いずれも中等度以上が指定難病医療費助成の対象となる．

3 TMAと末期腎不全

aHUSでは発症から3年間で40〜70％が死亡あるいは末期腎不全に至ると報告されている[2]．STEC-HUS，TTPなどその他のTMAではaHUSほど末期腎不全になる確率は低いが，TMAのいずれの病型も末期腎不全を引き起こしうる．

また透析患者におけるTMAの発症頻度についての2006年の報告[3]では，透析患者全体における透析導入後1年間でのTMA罹患率0.5％とまれだが，透析導入の原疾患が"HUS"の場合（注：本稿でのTMAに相当すると思われる）は透析導入後1年のTMA罹患率11.3％，またTMA罹患後の1年生存率58％と予後不良であると報告されており，TMAを原疾患とする場合には注意深いフォローアップが必要である．また，「原疾患不明」の透析患者がTMAをきたした場合は，

		TMA							
2013年 aHUS診断基準	STEC- HUS	TTP	aHUS						
			補体制御異常	代謝関連	薬剤	感染	妊娠	疾患	移植
2015年 aHUS診療ガイド	STEC- HUS	TTP	aHUS	二次性TMA（その他のTMA）					
			補体関連HUS	代謝関連	薬剤	感染	妊娠	疾患	移植

図1 本邦におけるTMA分類の変更点
〔文献1）より引用〕

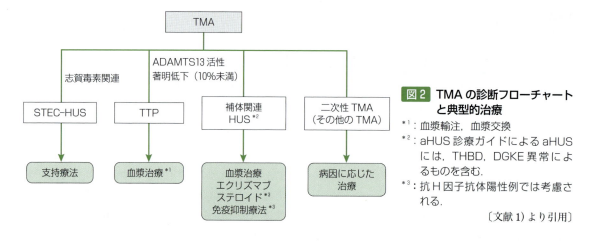

図2 TMAの診断フローチャートと典型的治療

*1：血漿輸注，血漿交換
*2：aHUS診療ガイドによるaHUSには，THBD，DGKE異常によるものを含む．
*3：抗H因子抗体陽性例では考慮される．

〔文献1）より引用〕

表 後天性TTP，先天性TTP，aHUSの重症度分類

後天性TTP	先天性TTP		aHUS	
ADAMTS13インヒビター2 BU/mL以上 腎機能障害 精神神経障害 心臓障害（トロポニン上昇，ECG異常など） 腸管障害（腹痛など） 深部出血または血栓 治療不応例 再発例 （あり1点，なし1点）	重症	維持透析患者 脳梗塞などの後遺症残存患者	1	溶血性貧血（Hb＜10.0 g/dL）
			2	血小板減少（Plt＜15万/μL）
			3	急性腎障害
			4	精神神経症状
			5	心臓障害（虚血性心疾患，心不全など）
	中等症	定期的，または不定期に新鮮凍結血漿輸注が必要な患者	6	呼吸障害
			7	虚血性腸炎
			8	高血圧緊急症
			9	血漿治療抵抗性
			10	再発例
			11	血漿治療依存性 抗補体抗体治療依存性
重症：3点以上 中等症：1点〜2点 軽症：0点	軽症	無治療で経過観察が可能な患者	重症：1・2と，3〜11のいずれかを満たす 中等症：1・2を満たす 軽症：上記以外	

治療開始後における重症度分類については，適切な医学的管理の下で治療が行われている状態で，直近6カ月間でもっとも悪い状態を医師が判断する．　〔厚生労働省：平成27年1月1日施行の指定難病参考URL1)〕

aHUSなどの背景疾患がないか再考することも重要と考えられる．

文献

1) 日本腎臓学会，日本小児科学会：非典型溶血性尿毒症症候群診療ガイド　2015年度版．2015
2) Noris, M., Caprioli, J., Bresin, E., et al. : Relative role of genetic complement abnormalities in sporadic and familian aHUS and their impact on clinical phenotype. Clin. J. Am. Soc. Nephrol. 2010 ; 5 : 1844-1859
3) Perkins, R. M., Reynolds, J. C., Ahuja, T. S., et al. : Thrombotic microangiopathy in United States long-term dialysis patients. Nephrol. Dial. Transplant. 2006 ; 21 : 191-196

参考URL（2016年4月現在）

1) 厚生労働省：平成27年1月1日施行の指定難病
http://www.mhlw.go.jp/stf/seisakunitsuite/bunya/0000079293.html

菅原有佳，加藤秀樹，南学正臣

II 臓器別のアプローチ—血液疾患

2 播種性血管内凝固症候群（DIC）

Disseminated intravascular coagulation (DIC)

国際血栓止血学会（ISTH）による播種性血管内凝固症候群（disseminated intravascular coagulation；DIC）の定義[1]は，さまざまな原因によって引き起こされる広範な血管内の凝固亢進を特徴とする後天的な症候群であり，微小血栓は最小血管で生じてそこに障害を与え，きわめて重症になると臓器障害をきたす．DICの概念としては，fibrin関連産物（soluble fibrin；SF，fibrin and fibrinogen degradation products；FDP，D-dimerなど）の生成増加と，これを反映した最小血管の炎症性あるいは非炎症性障害を特徴とする．また，DICは非代償性DICと代償性DICの2病期に分けられ，非代償性DICの予後はきわめて悪い．

1 症状と検査所見

出血は約72％にみられ，頻度が多いのは皮下出血斑，創部からの出血，穿刺部位出血などであり，脳出血，消化管出血や肺出血などでは致命的になる場合がある．出血原因の一つは多発性微小血栓による消費性凝固障害であり，多くは血小板数ならびにfibrinogen値の減少による．その他，一次/二次線溶の亢進に起因することも多い．臓器症状はDICの予後に密接に関連し，もっとも重要なDICの臨床症状である．DICに伴う臓器障害には，呼吸困難，黄疸，意識障害，ショック，乏尿などがある．臓器障害は微小血管内皮細胞障害により起こると考えられ，血中の可溶性thrombomodulin（TM）高値，antithrombin（AT）や

表1 日本血栓止血学会診断基準暫定案の基本的考え方

	DIC診断に影響する検査値異常	対処	DIC型
造血器障害例	血小板減少	血小板数スコアを削除	造血器障害型
感染症例	フィブリノゲン増加	フィブリノゲンスコアを削除	感染症型
その他の例	とくになし	全スコア項目を採用	基本型

表2 日本血栓止血学会診断基準暫定案のコンセプト

	造血障害型	感染症型	基本型
血小板数スコア	—	厚生省基準と同じ	厚生省基準と同じ
1日以内に30％以上の血小板減少	—	1点	1点
フィブリノゲンスコア	厚生省基準と同じ	—	厚生省基準と同じ
PTスコア	厚生省基準と同じ	厚生省基準と同じ	厚生省基準と同じ
FDPスコア	厚生省基準と同じ	厚生省基準と同じ	厚生省基準と同じ
TAT/SF	施設基準値上限の2倍以上　1点		
AT	70％以下　1点		
肝障害	−3点　（適応例はまれ）		
DIC診断	4点	（5点が適当と考えられる）	6点

表3 重症度分類（私案）

	基本型	造血障害型	感染症型
軽症	4〜5点	3点	3〜4点
中等症	6〜9点	4〜6点	5〜7点
重症	10〜12点	7〜9点	8〜10点

日本血栓止血学会暫定診断基準案のDICスコアが増加すると予後は悪くなる．

protein C（PC）の低下を認める．血管内皮細胞障害が著しい場合，capillary leak syndromeを呈し，ATやPCとともにalbuminも血管外へ漏出し，非常に予後が悪い．

DICの検査では，prothrombin time（PT）延長，血小板数やfibrinogenの減少，FDP増加がみられるが，例外も数多くみられる．また，thrombin-AT complex（TAT），plasmin-plasmin inhibitor complex（PPIC），D-dimer，SFなどの止血系分子マーカーは，DICの早期（Pre-DIC期）から著しく増加する[2]．

2 診断法

おもなDICの診断基準である，ISTH-overt DIC診断基準ならびに急性期基準，厚生労働省基準[3]のスコアリング骨格は非常に似ている．2014年に発表された日本血栓止血学会DIC診断基準暫定案[4]も，厚生省DIC診断基準を基に作成されたものである．異なる点は，「造血障害型」「感染症型」ならびに「基本型」の3つの病型に分かれていることである（表1，2）．造血障害型では血小板数のポイントが，感染症型ではfibrinogenのポイントが加算されないなどの特徴がある．造血障害型以外の2タイプでは，血小板数が5万/μL以上ある症例では，24時間以内に30％以上血小板数が減少すれば，1点加点される．FDPを測定していない施設では，D-dimer基準値上限の2倍以上の増加があれば1点を加える．また，肝不全時は－3点減点することにより，肝障害の影響を減らしている．ATは70％以下で1点加算し，TAT，SFならびにF1+2のどれかが基準値の2倍であれば1点加算となる．これらのスコアの合計が，基本型ならびに感染症型は6点（われわれの施設データでは5点）以上，造血障害型は4点以上でDICと診断される．

ATをDICの診断基準に入れるべきでないとの議論があるが，AT低下はDICの病態を進行させ，ATの採用はDICの診断特性を改善する．今後は，この暫定診断基準案が評価されることが期待される．

3 重症度の評価

DICスコア2〜3点のPre-DIC時点で治療されると，ほとんどの白血病症例でDICが治癒するが，DICスコアが4点以上で治療を開始すると，DICの寛解率は低下し，死亡率は逆に増加する．非白血病群でも同様の傾向がみられる[2]．すなわち，DICスコアが増加すると予後は悪くなり，DICスコアが低いと予後が良い傾向になる．そこで，重症度をDICスコアにより表3のように分類した．

4 透析患者での評価の注意点

透析患者はヘパリンが投与されていることにより，軽度APTTやPTの延長がみられ，血小板も減少傾向である．また，透析などの刺激により，血管内皮細胞マーカーであるTM，von Willebrand factor（VWF），plasminogen activator inhibitor I（PAI-I）は増加する．また，増加したTMやtissue factorは除去されない．以上より，透析患者では非透析患者に比べて，止血系マーカーがより増悪してみえるおそれがある．

文献

1) Taylor, F. B. Jr., Toh, C. H., Hoots, W. K., et al.: Towards definition, clinical and laboratory criteria, and a scoring system for disseminated intravascular coagulation–On behalf of the Scientific Subcommittee on disseminated intravascular coagulation (DIC) of the International Society on Thrombosis and Haemostasis (ISTH). Thromb. Haemost. 2001; 86: 1327–1330
2) Wada, H.: Disseminated intravascular coagulation. Clin. Chim. Acta 2004; 344: 13–21
3) 青木延雄，長谷川淳: DIC診断基準の「診断のための補助的検査成績，所見」の項の改訂について．厚生省特定疾患血液凝固異常症調査研究班，平成4年度業績報告集．1988, 37–41
4) DIC診断基準作成委員会: 日本血栓止血学会DIC診断基準暫定案．日本血栓止血学会誌 2014; 25: 629–646

和田英夫，松本剛史

II 臓器別のアプローチ—血液疾患

3 腎性貧血，ESA低反応性，鉄欠乏

Renal anemia, Hyporesponsiveness to ESA, Iron deficiency

1 腎性貧血の原因および診断法

1）腎性貧血の原因

腎性貧血は慢性腎臓病（CKD）患者にとってquality of life（QOL）だけでなく，生命予後にも関連する重要な合併症である．

腎性貧血とは，腎臓においてヘモグロビンの低下に見合った十分量のエリスロポエチン（EPO）が産生されないことによって引き起こされる貧血であり，貧血の主因がCKD以外に求められないものと定義されている．EPO産生細胞は腎皮髄境界の間質に存在する線維芽細胞であることが知られており[1]，酸素分圧の低下に反応しEPOを産生する[2]．CKD患者における貧血のおもな原因としては腎機能障害の進展に伴ってEPO産生が低下し，その結果，赤血球の分化・増殖能が低下して貧血が生じるとされる．このほかの要因として，腎機能低下による尿毒症性物質の蓄積および炎症性サイトカインの増加によりEPO感受性が低下すること[3]，赤血球膜障害による赤血球寿命が約20％短縮すること[4]などが報告されている．

2）腎性貧血の鑑別診断

腎性貧血の診断をするうえで，これらの要因に留意する必要があるが，CKD患者では，白血球および血小板に明確な異常が認められる場合は，血液疾患の可能性を念頭におく必要がある．

赤血球のみに異常を認める場合は，赤血球平均容積（MCV）を確認し，小球性かつ血清フェリチンが低値であれば鉄欠乏性貧血の診断となる．これとは対照的に血清フェリチンが高値で血清鉄の低下を認める場合は慢性炎症性貧血を考慮する．大球性貧血の場合，腎性貧血のほか巨赤芽球性貧血や骨髄異形成症候群などの血液疾患が鑑別に挙がる．

正球性貧血の場合，網状赤血球が鑑別に有用である．網状赤血球は骨髄内造血を反映しており，増加している場合は出血および溶血を示唆する所見となるが，貧血であるにもかかわらず上昇が認められない場合は，造血不全を呈する血液疾患が考えられる．両者の鑑別に血中EPO濃度の測定が有用であり，腎性貧血ではEPO産生は抑制されていることからCKD患者ではヘモグロビン（Hb）低下の状況下でもEPO濃度は高値を示さず，基準値に入ることが多い．したがってEPOの絶対値は産生低下の明確な判断基準にはならず，Hbとの比較が重要である．

2015年度版日本透析医学会（JSDT）ガイドライン[5]では，白血球・血小板の増減，MCV，網状赤血球数を指標とした鑑別診断のフローチャートが示されている（図）．

2 透析患者における腎性貧血の診断基準と治療開始基準

わが国では1990年以降，透析患者に対して遺伝子組み換えヒトエリスロポエチン（rHuEPO）が使用可能となり，治療法に劇的な変化をもたらした．また，腎性貧血は臓器障害の進展や生命予後に影響することから，適切な治療を行うためのガイドラインが示されてきた．海外においては2012年にKidney Disease Improving Global Outcome（KDIGO）からガイドライン[6]が提示された．わが国では，2004年にJSDTから血液透析（HD）患者を対象とした腎性貧血治療ガイドラインが示され，2008年に保存期CKD，腹膜透析（PD），小児を対象に加え，さらに2015年には腎移植患者を含むすべてのCKD患者を対象としたガイドラインへと改訂された．

この2015年度版JSDTガイドラインでは，HD患者の維持すべき目標Hb値は週初めの採血で10 g/dL以上，12 g/dL未満とし，複数回の検査で10 g/dL未満となった時点で腎性貧血治療を開始することが推奨されている．一方，PD患者の

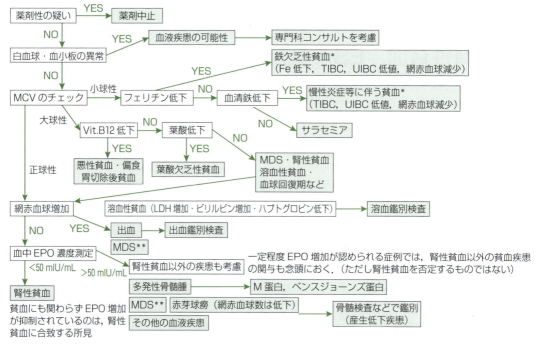

図 貧血を鑑別するためのアルゴリズムの1例
薬剤性を否定したのち，他血球系，MCV，網状赤血球に注目して鑑別を行う．
〔文献5）より引用〕

維持すべき目標Hb値は11 g/dL以上13 g/dL未満とし，複数回の検査で11 g/dL未満となった時点で治療を開始するというHD患者よりも比較的CKD患者に類似した基準が推奨されている．

このようにHD患者とPD患者において異なる基準を用いている根拠として，以下のような特徴が挙げられる．

① HDでは，透析中の除水によって血液濃縮が生じるのに対し，PDではこのような機序の血液濃縮機序は認めない．
② PDにおける残腎機能の保持は重要であり，保存療法の延長として透析療法が行われていることが多い．
③ PD患者単独のエビデンスには限りがある点からも，保存期患者と合わせて考える必要性が出てくる．

PD＋HD併用療法に関しては，血液濃縮の観点からHD患者に準じて考えることが望ましく，HDに伴う失血，透析前後での血液濃縮の影響を考慮する必要がある．

3 造血因子刺激薬（ESA）低反応性

血清フェリチン値およびトランスフェリン飽和度（TSAT）は鉄の指標であるが，ESA低反応性とも深く関わっていることが判明してきた．各国のガイドラインにおけるESA低反応性の基準をみると，わが国の2008年度版JSDTガイドライン[7]には「鉄欠乏がない条件下でrHuEPO 9,000単位/weekまたは，ダルベポエチン60 μg/weekの静注を使用しても貧血の改善が得られず，目標Hb値が達成できない場合」とされているが，KDIGOガイドライン[6]では「体重当り適正なESAを投与開始し，1カ月経過してもHb値が基礎値から上昇しない場合」と記載されており共通の基準ではない．また，2015年度版JSDTガイドラインでは「わが国の保険診療上，認可されて

いる用法・用量でHb値が上昇しないか目標値を維持できない場合はESA低反応性である可能性がある」と記されている．

これまでに報告された複数のランダム化比較試験（RCT）において，高い目標Hb値を設定すると予後が悪化する危険性が示されているが，いくつかの大規模研究の二次解析[8),9)]では，高いHb値を達成できた患者群においては予後が良いことも示されており，高い目標Hb値を達成することが悪いのではなく，ESA製剤を大量に投与することの危険性を示唆していると考えられる．これらのエビデンスは，ESA低反応性の病態，さらにはESA低反応性を惹起する病態として，さまざまな原因疾患の重要性を示唆するものとなっている．

ESA低反応性の原因として，鉄欠乏状態が代表的な病態であるが，そのほかにも消化管出血・悪性腫瘍・感染症・二次性副甲状腺機能亢進症の存在・透析不足なども関与する．したがって，これらの病態の有無を適切に評価し，対処する必要があり，ESA低反応性の背景に潜む問題点の解決なしに，ESAの漫然とした増量は慎むべきである．

4 鉄欠乏

鉄は，赤血球におけるHb合成，細胞内の酸化還元反応，細胞増殖などの生体活動に必須な微量元素の一つである．

一般的に鉄欠乏性貧血は，「貧血があり，血清フェリチン濃度<12 ng/mLの場合」に診断される[10)]が，CKD患者における鉄欠乏の基準はいまだ明確ではない．血清フェリチン値は炎症性疾患，感染症，肝疾患，悪性腫瘍などさまざまな疾患で変動を示すため，血清フェリチン値50 ng/mL以上であっても，絶対的鉄欠乏の状態がありうることが指摘[11)]されており注意を要する．

鉄の利用効率を左右する要因として，ヘプシジンが重要な役割を果たしていることが知られている．CKD患者では，炎症性サイトカインであるインターロイキン（IL）-6を介した肝臓でのヘプシジン合成の亢進と，腎臓でのクリアランスの低下が影響し，血中ヘプシジン濃度の増加が認められる．ヘプシジンは，細胞内から血液中への鉄の汲み出し蛋白であるフェロポルチン1の発現を抑制することで血清鉄の低下をきたし，骨髄での鉄利用障害を引き起こす．その結果，細胞内に鉄が蓄積するいわゆる"鉄の囲い込み"という鉄代謝異常が惹起され，ESA低反応性に関与する．また，酸化ストレス増加による栄養障害などもCKD患者における貧血の要因となっていることが考えられる[12)]．

CKD患者においては，絶対的鉄欠乏ないし機能的鉄欠乏の状態では鉄が十分に造血に利用されずに貧血が進展することを考慮し，鉄不足を回避しながら鉄の利用効率に悪影響を及ぼさない貯蔵鉄を維持するのが理想である．2015年度版JSDTガイドラインでは，鉄補充療法の開始基準として，TSAT<20％および血清フェリチン値<100 ng/mLを推奨しているほか，新たに鉄利用率を低下させる病態がない場合にはTSAT<20％，または血清フェリチン値<100 ng/mLを提案している．

腎性貧血に関して，最近改訂されたばかりの2015年版JSDTガイドラインに触れながら概説を行った．腎性貧血の原因は単一ではなく多くの要因が関係していることから，今後検討すべきポイントも多く残されている．HD患者の生命予後を考慮すると，わが国のHD水準は良質であることが考えられる一方，日本人のためのエビデンスにも限りがあるため，今後のさらなる研究が期待される．

文献

1) Obara, N., Suzuki, N., Kim, K., et al.: Repression via the GATA box is essential for tissue-specific erythropoietin gene expression. Blood 2008；111：5223-5232
2) Donnelly, S.: Why is erythropoietin made in the kidney? The kidney functions as a critmeter. Am. J. Kidney Dis. 2001；38：415-425
3) Cooper, A. C., Mikhail, A., Lethbridge, M. W., et al.: Increased expression of erythropoiesis inhibiting cytokines (IFN-gamma, TNF-alpha, IL-10, and IL-13) by T cells in patients exhibiting a poor response to erythropoietin therapy. J. Am. Soc. Nephrol. 2003；14：1776-1784
4) Vos, F. E., Schollum, J. B., Coulter, C. V., et al.: Red blood cell survival in long-term dialysis patients. Am. J. Kidney Dis. 2011；58：591-598

5) 日本透析医学会：2015年度版 慢性腎臓病患者における腎性貧血治療のガイドライン. 透析会誌 2016；49：89-158
6) Kidney Disease : Improving Global Outcomes (KDIGO) Anemia Work Group : KDIGO clinical practice guideline for anemia in chronic kidney disease. Kidney Int. 2012；(Suppl. 2)：279-335
7) 日本透析医学会 編：慢性腎臓病患者における腎性貧血のガイドライン，2008年版. 透析会誌 2008；41：661-716
8) Kilpatrick, R. D., Critchlow, C. W., Fishbane, S., et al. : Greater epoetin alfa responsiveness is associated with improved survival in hemodialysis patients. Clin. J. Am. Soc. Nephrol. 2008；3：1077-1083
9) Solomon, S. D., Uno, H., Lewis, E. F., et al. : Erythropoietic response and outcomes in kidney disease and type 2 diabetes. N. Engl. J. Med. 2010；363：1146-1155
10) 日本バイオサイエンス学会ガイドライン作成委員会編：鉄欠乏・鉄欠乏性貧血の予防と治療のための指針. 2004，響文社，札幌
11) Goddard, A. F., James, M. W., McIntyre, A. S., et al. : Guidelines for the management of iron deficiency anaemia. Gut 2011；60：1309-1316
12) Szczech, L. A., Barnhart, H. X., Inrig, J. K., et al. : Secondary analysis of the CHOIR trial epoetin-alpha dose and achieved hemoglobin outcomes. Kidney Int. 2008；74：791-798

本田康介，小林賛光，新倉崇仁，山本裕康

II 臓器別のアプローチ—血液疾患

4 多発性骨髄腫

Multiple myeloma

　多発性骨髄腫は形質細胞が腫瘍化し骨髄を主座として増殖する疾患であり，さらに腫瘍化した形質細胞が産生する単クローン性免疫グロブリン（M蛋白）も加わり，溶骨性病変，造血障害，腎障害，高カルシウム血症，過粘稠症候群などの多彩な病態を呈する．わが国での発症率は人口10万人当り約2.5名であり全造血器腫瘍の10％を占め，60歳代が発症年齢のピークである．

　透析患者において，多発性骨髄腫は一般住民に比べて罹患率の高い悪性腫瘍の一つであり，5～10倍との報告もある．しかし多発性骨髄腫自体の腎障害により末期腎不全に至ることも多く，統計をとる際にはそれらの患者も含まれるため，透析導入後に新たに多発性骨髄腫を発症する頻度は不明である．また維持透析中に新規発症した骨髄腫について，非透析者での骨髄腫と比べてどのような臨床的特徴を有するかは，まとまった報告はなく，明らかではない．なお2014年末の日本透析医学会の統計調査では，透析導入の原疾患の0.4％が多発性骨髄腫である．

　多発性骨髄腫では，腰痛などの骨痛，貧血による倦怠感，繰り返す感染症などの症状がみられるが，これらは透析患者においてもしばしば存在するため，見逃されやすい．透析患者の日常の血液検査で，総蛋白の上昇，エリスロポエチン抵抗性貧血，原因不明の高カルシウム血症などがみられた場合は，とくに60歳以降の年代においては本症を疑うことが重要である．

1 診断基準

　本邦では古くは今村の基準がよく使用され，また国際的な Southwest Oncology Group（SWOG）

表1 IMWG分類（2014年）

種類		M蛋白	骨髄中の骨髄腫細胞	特徴
意義不明の単クローン性ガンマグロブリン血症（MGUS）	M蛋白型	血清 3 g/dL 未満	10％未満	少量のM蛋白がみられるが，症状はなく多発性骨髄腫に進行する可能性がある．
	軽鎖型	尿 500 mg/day 未満 FLC検査[*1]で軽度異常	10％未満	
くすぶり型骨髄腫		血清 3 g/dL 以上，または尿 500 mg/day 以上	10～60％	臓器障害の症状はないが，M蛋白や骨髄腫細胞が一定の割合で存在し，多発性骨髄腫に進行する可能性がある．
多発性骨髄腫		血清 3 g/dL 以上，または尿 500 mg/day 以上 FLC[*1] 検査で異常	10％以上（症状がない場合 60％以上）	臓器障害[*2]の症状がある，もしくは症状がなくても一定量以上の骨髄腫細胞が存在するなどの基準を満たした場合，治療を要する．
孤立性形質細胞腫		±	なしまたは10％未満	骨や骨以外の場所に骨髄腫細胞の塊ができるが，臓器障害による症状はない．一部は多発性骨髄腫に進行する．

[*1]：FLC検査：遊離L鎖κ/λ比
[*2]：臓器障害（骨髄腫診断事象）…高Ca血症：血清Ca＞（正常上限+1）mg/dL，または＞11 mg/dL，腎障害：eGFRの35％以上の低下，eGFR＜50 mL/min，または腎生検でのlight chain nephropathy，貧血：Hb＜（正常下限-2）g/dL，または＜10 g/dL

〔文献1〕より作成

表2 Durie/Salmon（DS）の病期分類

病期Ⅰ：以下のすべてを満たす
1. Hb＞10 g/dL
2. 血清 Ca　正常
3. 骨X線所見　正常または孤立性病変のみ
4. M蛋白（IgG＜5 g/dL，IgA＜3 g/dL，尿中M蛋白＜4 g/day）

病期Ⅱ：病期Ⅰ，Ⅲに該当しない

病期Ⅲ：以下の1つ以上を満たす
1. Hb＜8.5 g/dL
2. 血清 Ca＞12 mg/dL
3. 骨X線所見　広範囲な骨融解像
4. M蛋白（IgG＞7 g/dL，IgA＞5 g/dL，尿中M蛋白＞12 g/day）

亜分類　A：血清 Cr＜2 mg/dL
　　　　B：血清 Cr≧2 mg/dL

〔文献2）より作成〕

表3 国際病期システム（ISS）

病期Ⅰ：血清β_2M＜3.5 mg/L かつ血清 Alb≧3.5 g/dL
病期Ⅱ：Ⅰ，Ⅲに該当しない
病期Ⅲ：血清β_2M＞5.5 mg/L

〔文献3）より作成〕

も，孤立性形質細胞腫（solitary plasmacytoma of bone），微小骨髄病変を伴う孤立性形質細胞腫（solitary plasmacytoma of bone with minimal marrow involvement），POEMS症候群（POEMS syndrome），全身性アミロイドーシス（systemic AL amyloidosis）の基準が示されている．

2 病期分類

従来 Durie/Salmon（DS）分類（表2）[2] が用いられてきたが，症候性骨髄腫に対する病期分類としては IMWG による国際病期分類（International Staging System；ISS）（表3）[3] が提案されている．ISS では血清β_2ミクログロブリン（sβ_2M）と血清アルブミンの組み合わせにより層別化を行っており，各病期の生存期間の中央値はⅠ，Ⅱ，Ⅲでそれぞれ 62，44，29 カ月と予後と相関することが報告されている．とくに sβ_2M は，ほかのいくつかの検討も含めて，多発性骨髄腫におけるもっとも有用な予後予測因子であるものと認識されている．しかし透析患者においては，sβ_2M は腎機能障害による排泄能の低下のため血中に蓄積し，正常の 10～40 倍になる．多発性骨髄腫により透析に至った患者と，透析開始後に新たに多発性骨髄腫を発症した患者では，sβ_2M と予後の関連に違いがあるものと思われ注意が必要である．

の基準も使用されてきた．しかし SWOG の基準は煩雑であり，また治療法決定との整合性が不十分であることなどより，International Myeloma Working Group（IMWG）の国際診断基準が発表され，最近よく使用されている（表1）[1]．この基準は臓器障害の有無を取り入れて骨髄腫の病型を規定していることが特徴であり，貧血，高カルシウム血症，腎不全，骨病変が骨髄腫に関連する臓器障害として扱われる．これらの臓器障害は CRAB（Calcium, Renal insufficiency, Anemia, Bone lesions）と呼ばれている．以前はこれにアミロイドーシスや易感染性なども含まれていたが，原発性アミロイドーシスとの鑑別が問題になったため 2014 年の改訂版からは上記4つのみが CRAB とされ，骨髄腫診断事象（Myeloma Definition Events）として認定されている．

IMWG の基準では，多発性骨髄腫は M 蛋白を検出もしくは遊離 L 鎖κ/λ比（FLC 検査）で異常があり，骨髄において 10 % 以上のモノクローナルな形質細胞の増加と臓器障害，もしくは 60 % 以上の形質細胞の増加を認めるものと定義される．一方，臓器障害がない場合は，血清 M 蛋白の量や骨髄の形質細胞の比率によって，MGUS（monoclonal gammopathy of undetermined significance）やくすぶり型骨髄腫（smouldering myeloma）と診断される．MGUS から症候性骨髄腫への進展は年 1 %，無症候性骨髄腫からは中央値 2 年で症候性骨髄腫へ進展する．IMWG では他に

文献

1) Raikumar, S. V., Dimopoulos, M. A., Palumbo, A., et al.：International Myeloma Working Group updated criteria for the diagnosis of multiple myeloma. Lancet Oncol. 2014；15：e538-548
2) Durie, B. G. and Salmon, S. E.：A clinical staging system for multiple myeloma. Cancer 1975；36：842-854
3) Greipp, P. R., San Miguel, J., Durie, B. G., et al.：International staging system for multiple myeloma. J. Clin. Oncol. 2005；23：3412-3420

池内秀和，廣村桂樹，野島美久

II 臓器別のアプローチ―眼疾患

1 糖尿病網膜症

Diabetic retinopathy

　糖尿病網膜症は，網膜の細小血管異常から失明に進展する可能性のある糖尿病の代表的な合併症である．糖尿病網膜症は糖尿病患者の16.9％に発症しているといわれているが，透析糖尿病患者においては90％にものぼると報告されており，網膜症治療が透析患者のQOLを維持するための重要な鍵である．

　かつて糖尿病網膜症の治療はレーザー光凝固術と硝子体手術が基本であったが，近年，血管内皮増殖因子（VEGF）を阻害する薬剤（抗VEGF薬）の硝子体注射が保険適応となり，網膜症治療も新たな展開をみせている．内科医と眼科医，そして患者が共通の臨床病期分類を理解し治療に当たることが重要である．

1 臨床病期と治療

　高血糖によるさまざまな代謝異常は，初期には網膜出血や毛細血管瘤，血管漏出に起因する硬性白斑を形成する．さらに進展し網膜血管が広範囲に閉塞し組織が低酸素に陥ると，VEGFが産生され眼内に新生血管が発生する．新生血管の破綻は硝子体出血による突然の視力低下をもたらす．その一方で，新生血管周囲に形成された線維性増殖膜が収縮することにより網膜剝離となる．レーザー治療は増殖網膜症への進展を阻止する目的で行われ，治療後約80％の症例でやがて鎮静化し，増殖停止網膜症となる．レーザー治療が無効である重症な網膜症や治療の時期を失した症例では硝子体手術を余儀なくされる．

　糖尿病網膜症の重症度分類は，網膜内の細小血管異常にとどまっている段階（単純網膜症，非増殖網膜症）と，新生血管が発生し失明のリスクの高い段階（増殖網膜症）に分類される．さらに，未だ新生血管は発生していないが発症の前段階と考えられる状態を別個に増殖前網膜症（前増殖網膜症），重症非増殖網膜症と定義し，この段階をレーザー治療（汎網膜光凝固）を考慮すべきもっとも重要な段階ととらえている．これは，失明のリスクの高い網膜症の特徴を明確に認識することにより，眼科医にとってレーザー治療の時期を失しないことを目的としている．また，内科医にとっても，この時期の網膜症を一つの分岐点とし，注目することにより，患者教育や血糖コントロールをより円滑に行うことができる．

　一般に透析導入により網膜症は改善するが，透析導入時に増殖網膜症を認める症例では硝子体出血が惹起または増悪する可能性がある．眼科医との連絡を密にしながら，ヘパリンよりナファモスタットに変更するなどの対処が必要である．

　一方，糖尿病網膜症のなかで，視力の中心ともいえる黄斑部に浮腫をきたし視力が低下する病態（糖尿病黄斑浮腫）が注目されている．とくに糖尿病腎症患者では腎機能が悪化し透析に至るまでの間に黄斑浮腫が悪化しやすい．腎臓内科を受診している糖尿病網膜症患者においては黄斑浮腫による視力低下にも注目すべきである．

2 重症度分類

1) Scott 分類[1]

　本邦では後述の福田分類が普及するまでの間，広く内科医と眼科医の共通の評価法として活用された．しかし現在の診断法や治療法に適さないため，今日ではほとんど用いられない．

2) 福田分類[2]

　後述するDavis分類とともに糖尿病眼手帳に記載され，内科，眼科の医療連携に広く用いられている（表1）．網膜症が良性網膜症（A）と悪性網膜症（B）に分類され，悪性網膜症は汎網膜光凝固を考慮すべき段階である．また，治療後に増殖が停止した場合は良性網膜症に戻る．

3) Davis 分類[3]

　現在日本で広く受け入れられている網膜症の基

表1 福田分類

網膜症病期		眼底所見
良性網膜症（A）	A1：軽症単純網膜症	毛細血管瘤，点状出血
	A2：重症単純網膜症	しみ状出血，硬性白斑，少数の軟性白斑
	A3：軽症増殖停止網膜症	陳旧性の新生血管
	A4：重症増殖停止網膜症	陳旧性の硝子体出血
	A5：重症増殖停止網膜症	陳旧性の（線維血管性）増殖組織
悪性網膜症（B）	B1：増殖前網膜症	網膜内細小血管異常，軟性白斑，網膜浮腫，線状・火炎状出血，静脈拡張（網膜無血管野：蛍光眼底造影）
	B2：早期増殖網膜症	乳頭に直接連絡しない新生血管
	B3：中期増殖網膜症	乳頭に直接連絡する新生血管
	B4：末期増殖網膜症	硝子体出血，網膜前出血
	B5：末期増殖網膜症	硝子体の（線維血管性）増殖組織を伴うもの
合併症		黄斑病変（M），牽引性網膜剥離（D） 血管新生緑内障（G），光凝固（P） 虚血性視神経症（N），硝子体手術（V）

〔文献2）より引用〕

本的分類である単純網膜症，増殖前網膜症，増殖網膜症の3つに分類する考えはDavisにより提唱された．Davis分類では，網膜新生血管を認めない非増殖網膜症と，新生血管を認める増殖網膜症に大別されている．非増殖網膜症のなかでもっとも重要な所見として増殖前網膜症を定義している．本稿では，糖尿病眼手帳に記載されているDavis分類の省略版（改変Davis分類，表2）を紹介する．

4）ETDRS分類[4]

米国の糖尿病網膜症治療の多施設無作為臨床試験であるETDRS（Early Treatment of Diabetic Retinopathy Study）が臨床研究に用いた分類である．臨床研究には有用で強いエビデンスに基づいているが詳細すぎて複雑なため，臨床の場ではほとんど用いられていない．

5）国際網膜症重症度分類[5]

世界各国には独自の分類が存在しており，以前より国際的に統一された網膜症の重症度分類を望む声があった．2002年にAmerican Academy of Ophthalmology（AAO）により，世界的に通用する糖尿病網膜症分類として新分類（国際網膜症重症度分類）が提唱された（表3）．新分類はETDRS分類を基礎とし，いくつかの大規模臨床研究の結果に基づいているため，網膜症が重症な状態に進展するリスクを反映し，かつ簡便で日常臨床に用いられやすい分類に構成されている．新分類にはこれまでの分類と異なり，黄斑浮腫が新たな項目として追加されている（表4）．

表2 改変Davis分類

病型	眼底所見
単純網膜症	毛細血管瘤 網膜点状・斑状・線状出血 硬性白斑・網膜浮腫 （少数の軟性白斑）
増殖前網膜症	軟性白斑 静脈異常 網膜内細小血管異常（IRMA） （網膜無血管野：蛍光眼底撮影）
増殖網膜症	新生血管（網膜・乳頭上） 網膜前出血 硝子体出血 線維血管増殖膜 牽引性網膜剥離

〔文献3）より引用・改変〕

表3 国際網膜症重症度分類

重症度分類	散瞳下眼底検査所見	リスク
明らかな網膜症なし (no apparent retinopathy)	異常所見なし	
軽症非増殖糖尿病網膜症 (mild non-proliferative diabetic retinopathy)	網膜毛細血管瘤のみ	
中等症非増殖糖尿病網膜症 (moderate non-proliferative diabetic retinopathy)	毛細血管瘤以上の病変がみられるが，重症非増殖糖尿病網膜症より軽症	1年後の早期増殖網膜症への進展率：5.4～26％ 1年後のハイリスク増殖網膜症への進展率：1.2～8.1％
重症非増殖糖尿病網膜症 (severe non-proliferative diabetic retinopathy)	以下の所見のいずれかを認め，かつ増殖網膜症の所見を認めないもの 1) 4象限に及ぶ20個以上の網膜出血 2) 2象限以上の顕著な静脈の数珠状変化 3) 1象限以上の明確な網膜内細小血管異常(IRMA)	1年後の早期増殖網膜症への進展率：50.2％ 1年後のハイリスク増殖網膜症への進展率：14.6～45.0％
増殖糖尿病網膜症 (proliferative diabetic retinopathy)	以下の所見のいずれかを認めるもの 1) 新生血管 2) 硝子体/網膜前出血	

〔文献5)より引用・改変〕

表4 糖尿病黄斑浮腫 国際分類

重症度分類	散瞳下眼底所見
軽症糖尿病黄斑浮腫 (Mild diabetic macular edema)	黄斑から離れた硬性白斑や網膜の肥厚
中等症糖尿病黄斑浮腫 (Moderate diabetic macular edema)	黄斑中心を含まないが黄斑に近づきつつある網膜肥厚や硬性白斑
重症糖尿病黄斑浮腫 (Severe diabetic macular edema)	黄斑中心を含んだ網膜の肥厚や硬性白斑

〔文献5)より引用・改変〕

文献

1) 谷 道之：糖尿病網膜症の分類 1. Scott分類の歴史と位置．福田雅敏 編：眼科 Mook 8, 糖尿病と眼．1979, 193-199, 金原出版，東京
2) 堀 貞夫：糖尿病網膜症の病期分類(福田分類の再考)，その1. 眼紀 1989；40：205-213
3) Davis, M. D., Myers, F. L., Bresnick, G. H., et al.：Natural evolution. L'Esperance, F. A. Jr. (ed.)：Current diagnosis and management of choroidal diseases. 1977, 179-186, CV Mosby, Saint Louis
4) Early Treatment of Diabetic Retinopathy Study Research Group：Grading diabetic retinopathy from stereoscopic color fundus photographs, An extension of the modified Airlie House classification, ETDRS report number 10. Ophthalmology 1991；98：786-806
5) 川崎 良，山下英俊：AAOによる糖尿病網膜症新分類について．あたらしい眼科 2003；20：865-872

大越貴志子

II 臓器別のアプローチ─眼疾患

2 白内障，緑内障

Cataract, Glaucoma

白内障と緑内障は一般的な眼疾患であり，加齢に伴い急速に有病率が増加する．透析患者においても併発することが多い．透析患者においては糖尿病などの合併も多いことがこれらの眼疾患の管理を複雑にする要因となる．本稿では両疾患の一般的な解説と，とくに透析患者における管理上の注意点について述べる．

1 白内障

1) 診　　断
自覚的には，視力低下，まぶしさ，単眼複視，明るい場所での見にくさ，などがある．現在では眼球を視診して瞳孔内の白色化を認めることはまれである．通常は細隙灯顕微鏡検査で水晶体の混濁を認め，診断が確定する．視力検査で矯正視力の低下を認めるが，近視の程度が強まることも多い．

2) 分　　類
白内障の成因別分類として，加齢白内障，先天白内障，併発白内障，外傷性白内障，全身疾患に伴う白内障，薬物白内障，放射線白内障，などがある（表1）．透析患者においても一番頻度の高いのは加齢白内障である．

水晶体内部の混濁部位により，皮質白内障，核白内障，後嚢下白内障，前嚢下白内障などに分類される．また，混濁の程度により，初発白内障，未熟白内障，成熟白内障，過熟白内障に分類されるが，現在では早期に手術が施行されるため成熟白内障や過熟白内障はまれである．

水晶体核硬度分類（Emery-Little 分類）は細隙灯顕微鏡所見による水晶体核の色調から水晶体の核硬度を推定するもので，手術の難易度と関連するため頻用される．核が硬い症例（グレード5ないし4）では手術時間がかかり，合併症の危険が増すとともに，状況によっては術式変更も余儀なくされる．

3) 透析患者の白内障の重症度と管理の注意点
白内障の重症度は視機能（視力など）で決まる．現在では白内障手術後には視機能の回復がはかれることが多いものの，透析患者に多い糖尿病網膜症などの眼底疾患が併存すると術後の視力回復が不十分となる．透析患者での白内障管理での注意点として，

① 眼底の透見が困難な症例では糖尿病網膜症等の眼底疾患の有無，重症度の評価が時に困難となる．
② 糖尿病合併例では時に白内障の急速な進行を認めることがある．
③ 角膜へのカルシウム沈着（帯状角膜変性）を認める症例では手術の難易度が増す．
④ 手術手技や術後管理は基本的に非透析症例と同様．ただし，入院で実施する場合は透析日程の調整が必要．

などが挙げられる．

表1 白内障の成因別分類

病型	原因など
加齢白内障	加齢
先天白内障	遺伝性，感染性（風疹　など）
併発白内障	網膜剥離，ぶどう膜炎
外傷性白内障	眼球打撲，穿孔性眼外傷
全身疾患に伴う白内障	糖尿病，甲状腺機能低下，アトピー　など
薬物白内障	ステロイド　など
放射線白内障	X線，電子線　など
後発白内障	白内障手術後

透析患者に多い病型を色字で示す．

2 緑内障

1) 診　　断
緑内障では視野異常が出現するが，初期例では

表2 緑内障の分類

原発緑内障
1. 原発開放隅角緑内障（広義）
   a. 原発開放隅角緑内障
   b. 正常眼圧緑内障
2. 原発閉塞隅角緑内障
3. 混合型緑内障

続発緑内障
血管新生緑内障，ステロイド緑内障，落屑緑内障，ぶどう膜炎による緑内障，外傷による緑内障，色素緑内障，水晶体関連緑内障，など

発達緑内障
1. 早発型発達緑内障（先天緑内障）
2. 遅発型発達緑内障
3. 他の先天異常を伴う発達緑内障

透析患者に多い病型を色字で示す．

自覚に乏しい．視力低下は後期の症状である．緑内障は緑内障性視神経症と呼ばれる特徴的な視神経症の存在で定義され，また診断される．緑内障性視神経症は視神経の神経線維の消失の確認と対応する視野異常の存在証明で確定する．従来から高眼圧が緑内障の大きな特徴とされてきたが，現在では高眼圧は緑内障発症のリスクファクターの一つにすぎないと考えられている．実際にわが国では眼圧が常に正常範囲（10～20 mmHg）にある正常眼圧緑内障の有病率が高いとされる（全緑内障の70％程度）．ただし眼圧は管理上重要な指標であり，眼圧下降治療（薬物，レーザー，手術）が正常眼圧緑内障を含めて緑内障の主たる治療法である．眼圧上昇の原因解明は診断の大きな部分を占め，それに役立つ隅角検査の役割は大きい．

2）病型分類

緑内障は，原発緑内障，続発緑内障，発達緑内障に大別される（表2）．原発緑内障は原発開放隅角緑内障（広義）〔原発開放隅角緑内障（狭義）と正常眼圧緑内障の総称〕と原発閉塞隅角緑内障に細分類される．透析患者においては，原発緑内障に加えて糖尿病網膜症や網膜中心静脈閉塞症などに続発する血管新生緑内障が重要である．

3）透析患者の緑内障の重症度と管理の注意点

緑内障の重症度は視神経症の重症度で決まる．視野異常の程度により，初期，中期，後期などに分類される．管理上重要なのは今後の進行速度であり，それは過去の実際の進行状況と現在の眼圧値などから推定される．透析患者での緑内障管理での注意点として，

① 併存する白内障，糖尿病網膜症などにより視野と視神経所見の評価が時に困難となる．
② 全身状態不良のため，視野検査の施行が困難なことがある．
③ 透析日と非透析日で眼圧値の大きく異なる症例がある．透析中の眼圧も変動することがある．
④ 眼圧下降点眼薬の使用法やレーザー治療は非透析症例と同様．
⑤ 眼圧下降内服薬（アセタゾラミド）の投与量の調整が必要．非透析症例で眼圧下降内服薬の副作用予防に併用するカリウム製剤は処方しない．
⑥ 急激な眼圧下降目的で使用される高浸透圧薬（D-マンニトールなど）の使用制限．
⑦ 手術治療は，高浸透圧薬投与の注意を除き，非透析症例と同様．ただし，入院を要する場合は透析日程の調整が必要である．

などが挙げられる．

文献

1) 坪田一男，木下 茂，山本哲也，他 編：眼科研修ノート（改訂第2版）．2015，診断と治療社，東京
2) 杉山和久，谷原秀信 編：緑内障治療のアップデート．2015，医学書院，東京

山本哲也

II 臓器別のアプローチ―骨・関節疾患

1 破壊性脊椎関節症（DSA）

Destructive spondyloarthropathy

1 透析性脊椎症の概念

　透析アミロイドーシス（DRA）を主因として発症する脊椎病変は，Kuntzらの報告した破壊性脊椎関節症（DSA）以外に多くの病態の存在が確認され，"透析脊椎症"という病名が用いられるようになっている[1,2]．

　発症頻度は全透析患者の10〜40％で，透析期間の長期化，導入年齢の高齢化に伴い高くなるとの報告が多い[3]．好発部位は頸椎部に多く，次いで腰椎部である．

2 病態

　透析脊椎症に特有の病態としては，骨破壊性病変と軟部増殖性病変の2つが重要である（図1）[2]．骨破壊性病変であるDSAの発生機序は，従来の椎体終板発症型に加えて椎間関節発症型の存在が明らかになっている[4]．軟部増殖性病変は脊柱管内の靱帯や椎間板線維輪などへのアミロイド沈着による靱帯の肥厚や椎間板の膨隆により脊柱管の狭窄をきたす．その他の軟部組織病変として，歯突起周囲病変，硬膜外アミロイド沈着，頸髄硬膜石灰化症などが報告されている．これらの病変は，DSAを伴わず単独で存在することも多く，臨床経過も異なるためDSAとは区別して理解すべきである（表）．

3 病期分類・病型分類

　脊椎の破壊性病変の進行の程度に伴う病期の分類は，諸家による多くの報告がみられるが大差はない．ここでは，比較的多く引用されている圓尾らの単純X線像による椎体終板発症型DSAの病期・病型分類を提示する（図2）[5]．

　病期分類は，Stage 0〜3の4段階に，病型はType A〜Dに分類している．病型分類は，椎体破壊による不安定性の結果起こる変形によりType A，Bを，また椎体の破壊はないが靱帯肥厚やアミロイド沈着による軟部組織の病変により脊髄病変をきたしたものをType C，Stage 3で上下の椎体が線維性または骨性に自然癒合し安定化するものをType Dとして分類している．Type Cには靱帯肥厚，硬膜外アミロイド沈着，偽腫瘍，

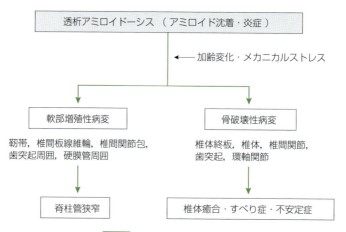

図1 透析性脊椎症の病態
〔文献2）より引用〕

表	透析脊椎症の局所病態

- 破壊性脊椎関節症
    1) 椎間板破壊型（1984年 Kuntz D）
    2) 椎間関節破壊型（2009年 馬場秀夫）
- 脊椎アミロイド沈着
    1) 軟部増殖型：後縦靱帯・黄色靱帯内アミロイド沈着，靱帯肥厚
        椎間板内アミロイド沈着，椎間板膨隆
        硬膜外アミロイド沈着（1988年 Allain）
    2) 椎弓，椎体内の骨囊腫
    3) 軸椎歯突起病変（1997年 久野木順一）：
        軸椎歯突起周囲のアミロイド沈着（偽腫瘍）
        軸椎歯突起の破壊，環軸関節亜脱臼
- 靱帯石灰化症，硬膜石灰化症（2003年 Shiraishi T）

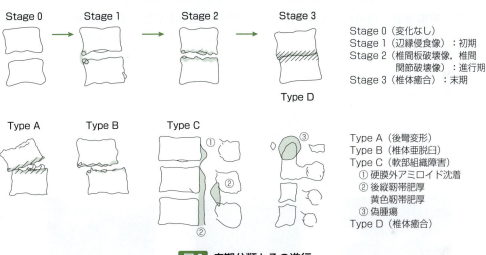

図2 病期分類とその進行

〔文献5) を一部改変・引用〕

硬膜周囲石灰化などが含まれる．これらはMRIなどの画像診断の進歩により見出されるようになった病態である．久野木らは透析患者の歯突起周囲病変のStage分類を行い，Stage 1〜4の4段階に分類している（図3）[2]．

4 症　状

透析脊椎症に特有の症状はなく，退行性脊椎疾患と同様の症状が出現する．椎骨の不安定性による疼痛，神経根圧迫による根性疼痛や知覚運動障害，脊髄圧迫による手指の巧緻運動障害・歩行障害，馬尾圧迫による間欠跛行などである．

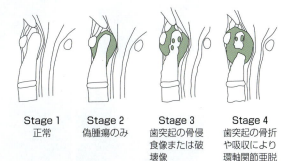

図3 歯突起周囲病変のStage分類

〔文献2) より引用〕

5 画像検査

透析脊椎症には骨・関節，軟部組織の種々の病変が混在している．単純X線検査はDSAによる骨病変の描出に，CT，MRIは靱帯肥厚などの軟部増殖性病変の描出に有用である[2),6)]．

透析脊椎症を疑う場合は，まず単純X線検査で頸椎2方向と腰椎2方向撮影をルーチンとし，DSAや環軸椎病変の有無を調べる．不安定性が疑われる場合は動態撮影を行う．脊髄・馬尾・神経根の圧迫症状の存在が疑われる場合は，MRIを第一選択とする．頸椎の軟部増殖性病変では，脊髄症状を呈していても単純X線像に異常がないこともあり，MRI検査が勧められる．

6 診断

DRAの確定診断は組織学的に診断されるべきである．しかし，骨関節領域の生検診断は実施しにくいため，透析アミロイドーシス診断基準（案）が2010年に作成されている．

DSAの診断は単純X線検査，CT，MRIなどの画像検査が中心となる．単純X線像は，Kuntzらが報告した骨棘を伴わない椎間板腔の狭小化や椎体終板の破壊が特徴である（図4）[1)]．MRIでは，アミロイド沈着部位，靱帯肥厚，偽腫瘍，石灰化などはT1，T2強調画像とも低信号領域として描出される（図4，5）．

7 鑑別診断

DSAと鑑別すべき代表的な疾患は，化膿性脊椎炎，結核性脊椎炎，関節リウマチ，転移性脊椎腫瘍などである．

頸椎の透析脊椎症の場合には，手のしびれや巧緻運動障害をきたす手根管症候群，狭窄性腱鞘炎，アミロイド手や，シャント関連の静脈高血圧症やスティール病などとの鑑別に難渋することがある．腰椎の透析脊椎症では，歩行障害，とくに間欠跛行をきたす末梢動脈疾患との鑑別が重要である．

〈DSAの単純X線像による病期・病型〉

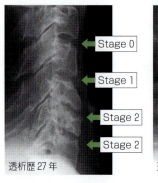
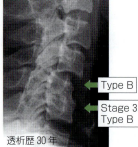
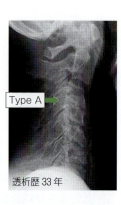

〈DSA Stage 2のMRI〉

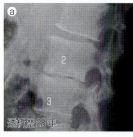
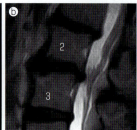
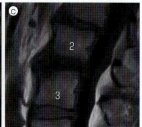

a：L 2/3のDSA Stage 2；骨棘形成なし，椎間板腔の狭小化
b：MRI-T2強調画像；低輝度，終板侵食像
c：MRI-T1強調画像；低輝度

図4

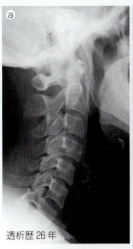
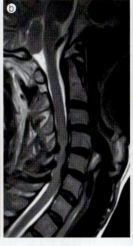
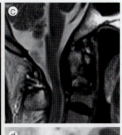
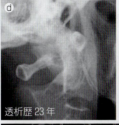
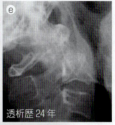
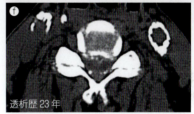

図5 軟部組織障害の画像所見
a：単純X線像はDSA所見なし
b：MRI像は黄色靱帯肥厚と椎間板の膨隆による C4/5，5/6の脊柱管狭窄
c～e：歯突起周囲病変．c：Stage 3のMRI；歯突起の骨侵食像，d：Stage 3のX線像，e：Stage 4；歯突起の骨折
f：CTによる硬膜石灰化

8 治療

　DSAが一般の変性疾患と異なるのは，適切な時期に適切な手術を行わないと，脊柱の破壊や変形が際限なく進行することが少なくない点である．透析脊椎症の病期，病型による治療方針では，Stage 2, Type A, B, Cで保存療法によって管理できない疼痛，進行性の脊髄症状，日常生活に支障をきたす間欠跛行などを認める場合は手術療法を考慮しなければならないとしている[2),5)]．

　手術療法の成績は，短期成績は良好であるが術後1年以降は成績が低下するとの報告が多く，再手術率も10～20％と高い．また，周術期の局所・全身合併症も一般人と比較すると高頻度である[7)]．

　透析脊椎症の病態，診断について述べ，さらに病期・病型による治療方針について概説した．

文 献

1) Kuntz, D., Naveau, B., Bardin, T., et al.：Destructive spondylarthropathy in hemodialyzed patients. Arthritis Rheum. 1984；27：369-375
2) 久野木順一：透析性脊椎症の病態と治療．腎と透析 2008；(64 別冊 腎不全外科'08)：8-13
3) 塩野寛大，村山元昭，志賀美紘，他：透析性脊椎症発生における透析期間の影響．東日本整災会誌 2013；25：50-53
4) 馬場秀夫，田上敦士，進藤裕幸：血液透析に伴う脊椎障害の病態．脊椎脊髄 2009；22：1008-1016
5) 圓尾宗司，井上聖士，楊 鴻生：破壊性脊椎関節症．透析アミロイドーシスと骨・関節障害．2002；55-77, 南江堂，東京
6) 森山徳秀，圓尾圭史：脊椎病変—破壊性脊椎関節症．MB Orthop. 2011；24（11）：137-142
7) 片山良仁，佐藤公治，安藤智洋，他：透析脊椎症の手術成績．整形外科 2013；64：1347-1350

今井　亮，橋本哲也

II 臓器別のアプローチ—骨・関節疾患

2 手根管症候群，ばね指

Carpal tunnel syndrome, Snapping finger

透析患者の手根管症候群（carpal tunnel syndrome；CTS）とばね指の原因はアミロイドの沈着によるものであり，症状が進行することはあっても軽快することは期待できない．腱鞘炎が原因で起きる非透析患者の場合，保存的治療の効果が持続することがあるが，透析患者ではその効果は一時的であり，いずれ手術が必要となる．

1 手根管症候群

手根管は手根骨と横手根靱帯（屈筋支帯）により形成され（図1），内部を指屈筋腱と正中神経が走行している．透析患者の場合，β_2-microglobulinを前駆蛋白とするアミロイドが横手根靱帯に沈着し，正中神経を圧迫するため，CTSが発症すると考えられている．

1）診　断
①自覚症状
自覚症状は正中神経の支配領域の圧迫症状であり，第1～3指および4指の橈側のしびれが一般的である．症状が進行すると，夜間や透析中の疼痛というように安静時の痛みを訴えるようになる[1]．長期罹患例では，握力が低下したり，手指の屈曲障害がみられることもある．透析患者の場合，透析歴と上記の症状により診断は比較的容易である．

②誘発テスト
CTSの誘発テストとしてはPhalen's test（手関節を掌屈位で保持するとしびれが出現あるいは増強する）やTinel徴候（手関節部の正中を叩くと正中神経領域に放散痛がある）が知られている．

2）手術適応
他覚的検査は，診断確定のうえで重要であるが，手術適応は，自覚症状で決定している．透析科医は第1～4指のしびれがあり，患者がそのことを不快に思っているようなら専門の医療機関に紹介すればよいと考える．

夜間や透析中に疼痛がみられる場合や手指の屈曲障害があれば，手術の絶対適応と考える．長い間このような症状を放置すると母指球の萎縮がみられるが，手術をすればゆっくりであるが，この萎縮は改善する．しかしこのような状態にならないようにときどき手指のチェックをする必要がある．

また，しびれのみの場合は患者の希望で手術施行するかどうかを決定している．この場合，透析患者のCTSは発症したら軽快することは期待できないことを説明している．

2 ばね指（弾撥指）

1）診　断
手指は，MP関節（中手指節関節；metacarpophalangeal joint），PIP関節（近位指節間関節；proximal interphalangeal joint），DIP関節（遠位指節間関節；distal interphalangeal joint）の三つの関節より構成されている（図2）．

MP関節の屈筋腱の腱鞘にアミロイドが沈着

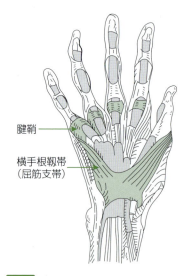

図1 横手根靱帯（屈筋支帯），腱鞘

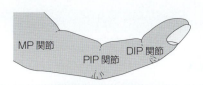

図2 手指の関節

し，指の屈曲が困難となり，伸展時にある程度力を入れないと，伸展不能となるのがばね指である[2]．

腱鞘の抵抗が強いために指が伸展するときにばねがはねるように指が伸びることがあり，このような現象を弾撥現象という．そして弾撥現象を起こすようになった指をばね指（弾撥指；snapping finger）と呼ぶ．

非透析患者の場合，腱鞘炎が原因となるため，中年女性に多発し使用頻度の高い母指が多い．一方，透析患者では腱鞘に対するアミロイドの沈着が原因のため長期透析患者に多く，どの指でも発症し，同時多発的に起こる場合がみられる．

2) 手術適応

ほかの透析アミロイドーシスと同様，ばね指も症状が軽快することがないため，指の屈曲障害が日常生活に差し障ったり，弾撥現象がみられるようなら手術適応と考える．

手指の場合筋肉量が少ないため，手指が曲がらない状態を放置すると，ばね指の手術をしても，筋力低下で手指の屈曲が十分に回復しないことがあるので手術時期を逸しないように注意する．また，ばね指を長期間放置すると，PIP関節が屈曲し，ばね指の手術でMP関節の腱鞘を切開しても，PIP関節の屈曲が解消されないことがあるので注意する必要がある．

文献

1) 森田弘之：透析アミロイド症の内視鏡治療．腎と透析 2016；80（別冊 腎不全外科）：16-19
2) 森田弘之：腱鞘切開術—ばね指（弾撥指）．太田和夫 監，春口洋昭 編：透析患者への外科的アプローチ．144-147，2005，メディカ出版，大阪

〈森田弘之〉

II 臓器別のアプローチ―骨・関節疾患

3 ロコモティブシンドローム

Locomotive syndrome

1 概念

ロコモティブシンドロームは，運動器の障害によって移動機能が低下した状態であると定義される[1]．運動器は身体の支えの部分である骨，可動部分であり衝撃を吸収する部分でもある関節や脊柱の椎間板，身体を動かしたり制御したりする筋肉，筋肉に信号を送る神経系が含まれている．これらに障害が起こった状態でとくに頻度の高いものに，骨粗鬆症，変形性関節症，変形性脊椎症，脊柱管狭窄症，サルコペニアなどがある．これらはいずれも加齢と運動不足という要因が加わって，疼痛，柔軟性低下，姿勢変化，関節可動域制限，筋力低下，バランス力低下をきたし，不適切な生活習慣と相まって移動機能の低下をきたし，社会参加制限，生活活動制限，要介護へとつながっていく．

2 診断基準

ロコモティブシンドロームの評価法には移動機能を客観的に評価する方法と，「ロコモ25」という主観的機能評価法があり，これらを組み合わせた臨床的に介入が進められる臨床判断値がある．

1) 移動機能の客観的評価法
① 立ち上がりテスト[2]

両脚または片脚で自分の体重を垂直方向に移動する機能をみるテストである．40 cm，30 cm，20 cm，10 cmの高さの台に座った状態から両脚または片脚で立ち上がることのできた一番低い台の高さを測定結果とする．下肢筋力だけでなく，柔軟性やバランス能力も必要である．

② 2ステップテスト[3]

2歩分の最大歩幅（cm）を測定し，身長（cm）で割った値を「2ステップ値」とする．このテストは足で床をける動作と股関節と膝を曲げてバランスをとる動作が必要となる．2ステップ値が1.3に達しない状態に対してはなんらかの対策が必要である．さらに1.1未満では日常生活の機能の低下が進行している状態を示している．

2) 主観的機能評価法：ロコモ25（表1）[4]

疼痛，歩行，生活上の起居動作，身辺処理動作，家事動作，社会活動に関する25の質問からなる主観的な運動機能評価尺度で，ロコモティブシンドロームの早期診断ツールとして開発された．16点以上になると要介護リスクが高くなる．

3) 臨床判断値
① ロコモ度1[5]

どちらか一側でも片脚で40 cmの高さの台から立つことができない，2ステップ値が1.3に達しない，ロコモ25の総点が7点以上，これらいずれかが該当するもの．

② ロコモ度2

両脚で20 cmの高さの台から立つことができない，2ステップ値が1.1に達しない，ロコモ25の総点が16点以上，これらいずれかが該当するもの．

3 重症度分類（表2）[4]

ロコモ25の数値は運動機能と関連があり，ロコモティブシンドロームの重症度の基準とすることができる[6]．ロコモ25の区分は，区分7を除き，その区分内の人の50％以上が困難さを自覚する項目をみることによって，その重症度を理解することができる．

4 透析患者診療において

透析患者においては，ビタミンDの代謝異常や二次性副甲状腺機能亢進症の合併による骨脆弱性の悪化，透析アミロイドーシスによる骨・関節障害，さらには透析患者の多くが高齢者であり，筋肉量が減少するサルコペニアを合併していることが多く[7]，ロコモティブシンドロームを正しく

表1 ロコモ25質問票

各質問項目を0点から4点まで5段階（なし，少し，中等度，かなり，ひどく）でチェックし，合計点で評価する．

この1カ月のからだの痛みについて

- Q1　頸・肩・腕・手のどこかに痛み（しびれも含む）がありますか．
- Q2　背中・腰・お尻のどこかに痛みがありますか．
- Q3　下肢（脚のつけね，太もも，膝，ふくらはぎ，すね，足首，足）のどこかに痛み（しびれも含む）がありますか．
- Q4　ふだんの生活でからだを動かすのはどの程度つらいと感じますか．

この1カ月のふだんの生活について

- Q5　ベッドや寝床から起きたり，横になったりするのはどの程度困難ですか．
- Q6　腰掛けから立ち上がるのはどの程度困難ですか．
- Q7　家の中を歩くのはどの程度困難ですか．
- Q8　シャツを着たり脱いだりするのはどの程度困難ですか．
- Q9　ズボンやパンツを着たり脱いだりするのはどの程度困難ですか．
- Q10　トイレで用足しをするのはどの程度困難ですか．
- Q11　お風呂で身体を洗うのはどの程度困難ですか．
- Q12　階段の昇り降りはどの程度困難ですか．
- Q13　急ぎ足で歩くのはどの程度困難ですか．
- Q14　外にでかけるとき，身だしなみを整えるのはどの程度困難ですか．
- Q15　休まずにどれくらい歩き続けることができますか．
- Q16　隣・近所に外出するのはどの程度困難ですか．
- Q17　2kg程度の買い物（1リットルの牛乳パック2個程度）をして持ち帰ることはどの程度困難ですか．
- Q18　電車やバスを利用して外出するのはどの程度困難ですか．
- Q19　家の軽い仕事（食事の準備や後始末，簡単なかたづけなど）は，どの程度困難ですか．
- Q20　家のやや重い仕事（掃除機の使用，ふとんの上げ下ろしなど）は，どの程度困難ですか．
- Q21　スポーツや踊り（ジョギング，水泳，ゲートボール，ダンスなど）は，どの程度困難ですか．
- Q22　親しい人や友人とのおつき合いを控えていますか．
- Q23　地域での活動イベント，行事への参加を控えていますか．
- Q24　家の中で転ぶのではないかと不安ですか．
- Q25　先行き歩けなくなるのではないかと不安ですか．

〔文献4）より引用〕

表2 ロコモ25の区分

区分	点数	内容
区分1	0～6点	25項目中のいずれの項目でも困難さを自覚する人が50％を超えない区分
区分2	7～15点	身体の疼痛，急ぎ足で歩く，階段昇降，休まずに歩く，で困難さを自覚する人が50％を超える区分
区分3	16～23点	2kgの買い物，家の重い仕事，地域での催し物への参加を控える，で困難さを自覚する人が50％を超える区分
区分4	24～32点	椅子から立ち上がる，電車やバスで外出する，で困難さを自覚する人が50％を超える区分
区分5	33～40点	風呂での洗身動作，衣服の着脱，室内歩行，隣近所への外出，で困難さを自覚する人が50％を超える区分
区分6	41～49点	トイレ動作，で困難さを自覚する人が50％を超える区分
区分7	50～100点	25項目中のいずれの項目でも困難さを自覚する人が70％を超える区分

〔文献4）より引用〕

評価してその予防や介入をしていく必要がある．透析患者ではたんぱく質の摂取が制限されるために，運動による筋肉量維持，増加効果にも限度がある．しかし，透析患者に対する運動の効果は，筋肉に対する効果だけでなく，肥満の解消，身体バランスの改善による転倒リスクの軽減にある．したがって，透析患者にも継続して行うことができる運動療法が推奨される．

文献

1) Nakamura, K.：The concept and treatment of locomotive syndrome：its acceptance and spread in Japan. J. Orthop. Sci. 2011；16：489-491
2) 村中信吾：立ち上がり動作を用いた下肢筋力評価法とその臨床応用．昭和医会誌 2001；61：362-367
3) 村中信吾，平野清孝：2ステップテストを用いた簡便な歩行能力推定法の開発．昭和医会誌 2003；63：301-308
4) 赤居正美：ロコモティブシンドロームの評価．評価法 ロコモ度テスト ロコモ25．日本医師会雑誌 2015；144：S77-S80
5) 吉村典子：ロコモティブシンドロームの臨床診断値と有病率．日本老年医学会雑誌 2015；52：350-353
6) Seichi, A., Hoshino, Y., Doi, T., et al.：Development of a screening tool for risk of locomotive syndrome in the elderly：the 25-question Geriatric Locomotive Function Scale. J. Orthop. Sci. 2012；17：163-172
7) 加藤明彦：CKD患者におけるサルコペニアとフレイル．Geriat. Med. 2014；52：397-402

星野裕信

第Ⅲ章　血液透析関連

1. 透析量：適正透析
2. 水質基準
3. 血液浄化器性能評価基準

III 血液透析関連

1 透析量：適正透析

Hemodialysis prescriptions

1 適正透析

適正透析とは，「透析に関連する特別な症状や合併症を生じさせることなく，生体内環境を可能な限り腎機能が正常な場合に近づけ，かつ死亡率を可能な限り低下させるような透析療法」と定義されている[1]．

この「適正透析」に影響する因子として，透析量，透析時間，週当りの透析回数，透析膜の種類などが考えられてきた．とくに「適正透析」に関連する因子として透析量は重要である．

2 ガイドライン

日本透析医学会「維持血液透析ガイドライン：血液透析処方」[2] のステートメントは，以下のようになっている．

第1章 血液透析量（小分子物質）と透析時間
1. 透析量は，尿素の single-pool Kt/Vurea（spKt/V）を用いることを推奨する．（1B）
2. 透析量は，月1回以上の定期的な測定を推奨する．
3. 実測透析量として，以下の値を採用する．
   1) 最低確保すべき透析量として，spKt/V 1.2 を推奨する．（1B）
   2) 目標透析量としては，spKt/V 1.4 以上が望ましい．（2B）
4. 透析時間は，4時間以上を推奨する．（1B）
補足：＊本ステートメントは，週3回，1回6時間未満の維持血液透析患者を対象とする．

第2章 血液透析量とその効果：β_2-ミクログロブリン（β_2-M）
1. 最大間隔の透析治療前血清β_2-ミクログロブリン（β_2-M）濃度は予後関連因子である．（1B）
2. 最大間隔透析前血清β_2-M 濃度が 30 mg/L 未満を達成できるように透析条件を設定することを推奨する．（2C）
3. 最大間隔透析前血清β_2-M 濃度 25 mg/L を達成できるように透析条件を設定することが望ましい．（オピニオン）
4. β_2-M 以上の物質除去により予後が改善する可能性がある．（オピニオン）

---

3 透析量について

1) Kt/Vurea

透析患者において良好な予後を確保するためには，「透析量の十分な確保」が挙げられる．

透析量の指標としては Kt/Vurea がもっとも普及し，使用されている．尿素（urea）は分子量60の可溶性で細胞膜をほぼ自由に通過して拡散する性質をもち，体液に一様に分布するとされる．数学的な動態モデルにも適合可能である[3]．

Kt/Vurea は，尿素クリアランス（K）と透析時間（t）の積を患者の体液量（V）で除したものである．米国で実施された National Cooperative Dialysis Study（NCDS）において，尿素の除去状態と，栄養指標である蛋白異化率（protein catabolic rate；PCR）が，透析患者の合併症や死亡などに関連する重要な因子であることが示された[4]．

Kt/Vurea の問題点としては，体格の影響を受けることが想定される．体格の小さな患者や痩せた栄養不良の患者などが，高透析量群に多く含まれてしまうことを念頭に入れなければならない[5]．

2) β_2-ミクログロブリン

透析領域におけるβ_2-M の意義は，透析アミロイド症の主要構成蛋白であり，透析療法で積極的に除去すべき尿毒症性物質と考えられる[6,7]．血清β_2-M 濃度と透析アミロイド症の発症率などは相関関係がないことも知られており[8]，β_2-M は単に除去すべき尿毒症性物質であるという認識のみならず透析患者の予後関連因子であるという報告がみられる[9]．

4 透析量と生命予後

1) Kt/Vurea

透析量と生命予後を検討した研究では NCDS, the Hemodialysis (HEMO) study, Dialysis Outcome and Practice Patterns Study (DOPPS) などが挙げられる.

NCDS は 1976～1981 年に施行された透析量と生存率,入院率の関係についての randomized controlled study である.長時間透析群(4.5～5 時間)と短時間透析(3 時間)の 2 群に分け,さらにそのなかで TAC (time-activity curve) urea high (100 mg/dL) と TAC urea low (50 mg/dL) に調整されて生命予後が検討された.死亡率において 4 群に差は認められず,TAC urea high において入院率が高いことが示された[4].

HEMO study は透析量と透析膜の透過性(低分子量蛋白の除去性能)が透析患者の mortality と morbidity についての研究である.spKt/Vurea (1.25) と Kt/Vurea (1.65) の群に分け,さらに各群を β_2-M のクリアランス 10 mL/min 以下の群と 10 mL/min 以上の群に分類して検討された.透析量の高い群と標準の群において mortality に関する危険度は有意差がなく,β_2-M のクリアランスが高い群と低い群では差は認められなかった[10].

DOPPS は欧米諸国,日本における血液透析患者を対象に治療法が転帰に及ぼす影響を検討した研究であり,Kt/V は独立した予後の規定因子と考えられ,Kt/V の増加につれて死亡の危険は低下した[11]. DOPPS では,透析量と生命予後については,BUN の除去率 70～75 % の群では 65～70 % の群より低い傾向があり,女性においては 75 % 以上の群では 70～75 % の群より有意に死亡に対する危険度は低かった (p<0.0001).男性において有意差はなかった[12].その他の報告でも,女性は男性に比べて,より高い spKt/V で死亡リスクの低下が認められている[13].

日本透析医学会の統計調査では,spKt/V で 1.0 以上 1.2 未満を基準として,spKt/V 1.8 程度までは,有意な死亡リスクの低下が認められている[14].また,spKt/V 1.4 以上 1.6 未満を基準として,spKt/V 1.8 以上まで死亡リスクが有意に低下していることに加えて,透析時間延長による透析量増大により,死亡リスクが低下する可能性が示唆されている[15].

これらの報告より,小分子物質の透析量 Kt/Vurea を確保することは重要と考えられる.

2) β_2-M

「わが国の慢性透析療法の現況(2009 年 12 月 31 日現在)」では,透析前血清 β_2-M 濃度を 5 mg/L ごとに分け,25～30 mg/L を対照としてその濃度から高いか低いかで 1 年間の生命予後を検討し,透析前血清 β_2-M 濃度が高いほど死亡リスクが増大することを示した.この結果は Kt/V による補正でもほとんど変化せず,透析前血清 β_2-M 濃度と生命予後との関連は,小分子量透析量からは独立した因子であると考えられ,透析前血清 β_2-M 濃度は低分子量蛋白の透析量の指標として有用と考えられる[16].

まとめ

適正透析に影響する因子として,透析量,透析時間,週当りの透析回数,透析膜の種類が挙げられる.そのなかで透析量は重要である.その指標としては,小分子物質の透析量では Kt/Vurea,低分子量蛋白の透析量では透析前血清 β_2-M 濃度が指標となる.しかし,これらの因子だけで透析療法の適正性を判断することなく,栄養状態,検査データなどを含めて判断すべきである.

文献

1) 日本透析医学会:専門医試験問題解説集(第 4 版). 69-72, 2005
2) 日本透析医学会:維持血液透析ガイドライン:血液透析処方.透析会誌 2013;46:587-632
3) Johnson, W. J., Hagge, W. W., Wagoner, R. D., et al.: Effect of urea loading in patients with far-advanced renal failure. Mayo Clin. Proc. 1972;47:21-29
4) Lowrie, E. G., Laird, N. M., Parker, T. F., et al.: Effect of the hemodialysis prescription of patient morbidity. Report from the National Cooperative Dialysis Study. N. Engl. J. Med. 1981;305:1176-1181
5) Salahudeen, A. K., Dykes, P. and May, W.: Risk factors for higher mortality at the highest levels of spKt/V in haemodialysis patients. Nephrol. Dial. Transplant. 2003;18:1339-1344

6) Vanholder, R., De Smet, R., Glorieux, G., et al. : European Uremic Toxin Work Group (EUTox) : Review on uremic toxins : classification, concentration, and interindividual variability. Kidney Int. 2003 ; 63 : 1934-1943
7) Gejyo, F., Teramura, T., Ei, I., et al. : Long-term clinical evaluation of an adsorbent column (BM-01) of direct hemoperfusion type for beta 2-microglobulin on the treatment of dialysis-related amyloidosis. Artif. Organs 1995 ; 19 : 1222-1226
8) Cianciolo, G., Colí, L., La Manna, G., et al. : Is beta2- microglobulin-related amyloidosis of hemodialysis patients a multifactorial disease? A new pathogenetic approach. Int. J. Artif. Organs 2007 ; 30 : 864-878
9) Cheung, A. K., Rocco, M. V., Yan, G., et al. : Serum beta-2 microglobulin levels predict mortality in dialysis patients : results of the HEMO study. J. Am. Soc. Nephrol. 2006 ; 17 : 546-555
10) Eknoyan, G., Beck, G. J., Cheung, A. K., et al. : Effect of dialysis dose and membrane flux in maintenance hemodialysis. N. Engl. J. Med. 2002 ; 347 : 2010-2019
11) Goodkin, D. A., Bragg-Gresham, J. L., Koenig, K. G., et al. : Association of comorbid conditions and mortality in hemodialysis patients in Europe, Japan, and the United States : the Dialysis Outcomes and Practice Patterns Study (DOPPS). J. Am. Soc. Nephrol. 2003 ; 14 : 3270-3277
12) Port, F. K., Wolfe, R. A., Hulbert-Shearon, T. E., et al. : High dialysis dose is associated with lower mortality among women but not among men. Am. J. Kidney Dis. 2004 ; 43 : 1014-1023
13) Owen, W. F., Chertow, G. M., Lazarus, J. M., et al. : Dose of hemodialysis and survival. Differences by race and sex. JAMA 1998 ; 280 : 1764-1768
14) 日本透析医学会：わが国の慢性透析療法の現況（1999年12月31日現在）．血液透析患者の6年間の生命予後に関与する因子．994-1000, 2000
15) 鈴木一之，井関邦敏，中井 滋，他：血液透析条件・透析量と生命予後—日本透析医学会の統計調査結果から．透析会誌 2010 ; 43 : 551-559
16) 日本透析医学会：図説 わが国の慢性透析療法の現況（2009年12月31日現在）．CD-ROM版，図14，表22, 2010

友　雅司

III 血液透析関連

2 水質基準

Standards for dialysis fluid purification

血液透析は血液を体外循環させ透析器の中で半透膜である透析膜を介して血液と透析液を接触させて行う治療法である．血液と透析液の中の物質と水分は互いに透析膜を通過して混ざり合い移動する治療であり，血液透析はこれを長期間反復して行われる治療であるため，透析液とその作製に用いる透析用水は水質を厳重に管理する必要がある．また近年，透析膜の孔径はさらに大きくなり，透析液中のさまざまな物質が血液中に移動していく可能性が増加したり，オンラインHDF（血液透析濾過）など透析液を直接血液中に注入したりする治療法が増加しているために，より厳重な水質管理が必要となっており，関連団体より厳格な水質管理基準が示されている．

1 透析用水

透析液原液の希釈や粉末透析液の溶解および配管，装置の洗浄・消毒に使用するものである．透析用水には，透析用水化学物質管理基準（表1），透析用水生物学的汚染管理基準，A溶解装置，B溶解装置，個人用オンラインHDF/HF（血液濾過）装置の管理基準がある（表2）．

2 透析液

血液透析時に透析器内で透析膜を介して血液と接触し，血液中から余分な物質や水分を除去するとともに血液中に不足な物質を供給するものである．透析液の生物学的汚染管理基準には，多人数用透析液供給装置，透析用監視装置，透析液応用全自動装置，オンラインHDF/HF装置（流入部），

表1 透析用水化学物質管理基準（22項目）

No	混入物質	最大濃度（mg/L）
1	カルシウム	2（0.1 mEq/L）
2	マグネシウム	4（0.3 mEq/L）
3	カリウム	8（0.2 mEq/L）
4	ナトリウム	70（3.0 mEq/L）
5	アンチモン	0.006
6	ヒ素	0.005
7	バリウム	0.10
8	ベリリウム	0.0004
9	カドミウム	0.001
10	クロム	0.014
11	鉛	0.005
12	水銀	0.0002
13	セレン	0.09
14	銀	0.005
15	アルミニウム	0.01
16	総塩素	0.10
17	銅	0.10
18	フッ化物	0.20
19	硝酸塩（窒素として）	2.0
20	硫酸塩	100
21	タリウム	0.002
22	亜鉛	0.10

〔参考URL 1）より引用〕

表2 透析用水水質管理基準

透析用水生物学的汚染管理基準
ET活性値：0.01 EU/mL 未満
　　　　　目標値　0.001 EU/mL 未満
生菌数：1 CFU/mL 未満
　　　　目標値　0.1 CFU/mL 未満
検体採取量：1 mL～100 mL
測定頻度：月1回以上測定

A溶解装置，B溶解装置（透析用水）
ET活性値：0.001 EU/mL 未満
生菌数：1 CFU/mL 未満
　　　　目標値　0.1 CFU/mL 未満
検体採取量：1 mL～100 mL
測定頻度：多人数用透析液供給装置の透析液が基準値以上の場合に実施する．

個人用オンラインHDF/HF装置（透析用水）
ET活性値：0.001 EU/mL 未満
生菌数：1 CFU/mL 未満
検体採取量：1 mL～100 mL
測定頻度：メーカの添付文書に記載された管理基準に準ずる．

〔参考URL 1）より引用〕

表3 透析液水質管理基準

多人数用透析液供給装置
ET活性値：0.001 EU/mL 未満
生菌数：1 CFU/mL 未満
　　　目標値　0.1 CFU/mL 未満
検体採取量：1 mL〜100 mL
測定頻度：月1回以上測定

透析用監視装置
ET活性値：0.001 EU/mL 未満
生菌数：0.1 CFU/mL 未満
検体採取量：10 mL〜100 mL
測定頻度：月1回以上測定，一年で全台実施することが望ましい．

透析液応用全自動装置
ET活性値：0.001 EU/mL 未満
生菌数：0.1 CFU/mL 未満
　　　（装置流入部は1 CFU/mL 未満）
検体採取量：10 mL〜100 mL
測定頻度：メーカの添付文書に記載された管理基準に準ずる．

オンラインHDF/HF装置（流入部）
ET活性値：0.001 EU/mL 未満
生菌数：1 CFU/mL 未満
検体採取量：1 mL〜100 mL
測定頻度：メーカの添付文書に記載された管理基準に準ずる．

オンラインHDF/HF装置（オンライン補充液）
ET活性値：0.001 EU/mL 未満
生菌数：10^{-6} CFU/mL 未満
　　　（not detected で管理）
検体採取量：10 mL〜100 mL
測定頻度：メーカの添付文書に記載された管理基準に準ずる．

〔参考URL 1）より引用〕

表4　日本臨床工学技士会・ISO23500・JSDT基準の比較

	透析液清浄化ガイドライン Ver.2.01 参考URL 1)		ISO23500（2011）[1]		JSDT基準2008[2]	
	生菌数 (CFU/mL) 未満	ET活性値 (EU/mL) 未満	生菌数 (CFU/mL) 未満	ET活性値 (EU/mL) 未満	生菌数 (CFU/mL) 未満	ET活性値 (EU/mL) 未満
透析用水 Dialysis water	1 目標0.1	0.01 目標0.001	100 アクションレベル50	0.25	100	0.05
標準透析液 Dialysis fluid	0.1	0.001	100 アクションレベル50	0.5	100	0.05
超純粋透析液 Ultrapure dialysis fluid			0.1	0.03	0.1	0.001
置換用透析液 Substitution	専用装置製造販売メーカの定める管理基準に準ずるが，透析用水生物学的汚染管理基準の目標値と専用装置入口は透析液生物学的汚染管理基準の水質レベルを推奨する．また，臨床運用に当たっては各施設の透析機器安全管理委員会で適切に管理する．		適切な局方の要求事項に準じ，生存する微生物がいないこと	0.03 検出限界未満	10^{-6} 超純水を担保	0.001 検出限界未満
生菌数測定検体量	・透析用水 1〜100 mL ・透析液 1〜100 mL ・逆濾過透析液応用全自動装置 50〜100 mL		・透析液 10〜25 mL 以上 1,000 mL		・Ultrapure dialysis fluid 10mL以上	
測定頻度	・透析用水：1回/月以上 ・透析液：月1回以上，1年で全台 ・逆濾過透析液応用全自動装置 オンラインHDF/HF：メーカの添付文書に記載された管理基準に準ずる．		・サンプリングスケジュールは，各装置が少なくとも年1回サンプリングされるようにし，頻度は月1回モニタリングすることが多い．		・透析用水：1回/3カ月 ・透析液：2台/月以上，1年で全台 ・オンライン補充液：ET活性値2カ所/月，生菌2台/月以上，1年で全台	

オンラインHDF/HF装置（オンライン補充液）の管理基準がある（表3）．

3 透析液清浄化ガイドラインの変遷

透析液清浄化においては従来，エンドトキシン（ET）活性値がその評価項目として用いられてきたが，2005年にInternational Organization for Standardization（ISO）/CD 23500の提案があり，国際的には透析液の生物学的伝染管理基準がET活性値よりも生菌数を重視したものとなった．

日本臨床工学技士会では早々，透析液中の生菌数についての現状調査を行い，多くの透析施設で基準内〔0.1 CFU（colony forming unit）/mL〕に管理することが困難と判断し，実現可能な基準（1 CFU/mL）と生菌数測定の普及を目指すために「透析液清浄化ガイドラインVer.1.05」（2006年8月）を発行した．

その後，メンブレンフィルター法の普及をおもな目的としたVer.1.06（2009年12月）に，オンラインhemodiafiltration/hemofiltration（HDF/HF）用装置の一部変更許可に対応したVer.1.07（2010年4月）に更新してきた．

この間，生菌数の管理基準は1 CFU/mLと不変であったがISO23500の発行（2011年5月）と日本透析医学会「わが国の慢性透析療法の現況（2010年12月31日現在）」において70％以上の施設で1 CFU/mLが達成されているとの報告を受け，生菌数の基準を0.1 CFU/mLにレベルアップし，新たに透析液供給装置の管理基準を設けた「透析液清浄化ガイドラインVer.2.00」（2011年10月）を発行した．

さらに2012年4月に医発0305第1号が発令された本邦においても一般的な治療としてオンラインHDFが実施可能となり，水質確保加算もより厳しい2段階に変更された．これによりオンラインHDF/HF治療の管理を主とした「透析液清浄化ガイドラインVer.2.01」[1]（2014年3月）を発行した．日本臨床工学技士会，ISO23500，JSDT（日本透析医学会）の水質基準の比較を表4に示す．

4 今後について

血液透析に用いる透析用水と透析液に関して，化学的および生物学的に汚染がなく，安全に治療を行うことのできるものとし，それらを作り出す装置の設計や管理方法を含めて清浄化という．これらの水質基準は，ISO，日本透析医学会や日本臨床工学技士会などの関連団体と血液透析の技術，状況に応じて適時更新されることが重要である．

文献

1) ISO 23500 : 2011 Guidance for the preparation and quality management of fluids for haemodialysis and related therapies.
2) 秋葉　隆，他：透析液水質基準と血液浄化器性能評価基準2008．透析会誌　2008；41：159-167

参考URL（2016年5月現在）
1) 日本臨床工学技士会：透析液清浄化ガイドラインVer.2.01.2014
http://www.ja-ces.or.jp/ce/wp-content/uploads/2013/03/72ca45279a884fa1f4faa647058754f5.pdf

参考文献
1) 内野順司：水質基準．臨牀透析　2008；24：1068-1071
2) 山下芳久：水質基準ガイドライン．臨牀透析　2012；28：1033-1041

山下芳久

III 血液透析関連

3 血液浄化器性能評価基準

Standards for performance evaluation of blood purification devices

　一般社団法人日本透析医学会（JSDT）は個々の患者に対し適正な治療法が選択され，それぞれの治療法に適した血液浄化器が使用されることを目的に血液浄化器の機能分類を行ってきた．現在，JSDTの見解となっている機能分類2013（表）[1]について説明する．

1 血液浄化器の機能分類と性能評価基準

　現在，臨床の現場で利用されている膜型血液浄化法は血液透析（HD），血液透析濾過（HDF），血液濾過（HF）の3種である．これらの治療法はモダリティが異なるため，それぞれ専用の血液浄化器である血液透析器，血液透析濾過器，血液濾過器が使用される．すなわち，これら3種の治療法では分子拡散と限外濾過による溶質除去の配分が異なるため，それぞれの特性に見合った浄化器が本来設計・開発されるべきである．

1）血液透析器

　機能分類2013ではJSDTが従来から示した2分類（Ⅰ型，Ⅱ型）に加えS型が新設され，それぞれの血液透析器はⅠ型/Ⅱ型/S型のいずれか一つの型に属さなければならないとしている．

　ただし，今回の機能分類ではⅠ型，Ⅱ型血液透析器に対する性能評価基準としてβ_2-ミクログロブリン（β_2-MG）のクリアランス値70mL/minを境界値とし，さらに蛋白非透過/低透過型（a型）と蛋白透過型（b型）に細分類し，その境界値としてはアルブミンふるい係数（SC）0.03を採用している．従来透析膜はアルブミンとの分離を目標としたシャープな分画分離特性が開発目標となっていたが，今日ではアルブミン近傍もしくはアルブミンに吸着した尿毒素を除去することによって一部の患者で病態が改善するとの考え方に基づいている．すなわち，患者によってシャープな分画とブロードな分画の血液透析器を使い分ける必要性が求められていると解釈できる．

　S型血液透析器は特別な機能をもつものと定義され，具体的には生体適合性に優れる，吸着によって溶質除去できる，抗炎症性，抗酸化性を有するなどと定義されている．従来の溶質除去能（尿素，β_2-MGのクリアランス）だけではその特徴を表現しきれない血液透析器を指している．現時点ではEVAL®（ethylene vinylalcohol）膜とPMMA（polymethylmethacrylate）膜血液透析器がS型に分類されており，今後新たに開発される血液透析器についてはそのつど審議することになっている．EVAL®は構造水を有することからPVP（polyvinylpyrrolidone）などの親水化材を必要とせず血漿蛋白の吸着が少ない性質をもつ[2),3)]．透析中の経皮酸素分圧（TcP$_{O2}$）の変化が小さく，患者の微小循環に及ぼす影響が少ない[4)]など優れた生体適合性を有する．PMMAはほぼ均一な対称構造を有するが細孔が大きく，アルブミン近くの大分子溶質の除去に優れたブロードタイプの分画特性をもつ[5)]．さらに蛋白吸着特性をもち大分子溶質の吸着除去を可能としている[6)]．

2）血液透析濾過器

　血液透析濾過器については単一の分類とし，それぞれ表に示した後希釈用もしくは前希釈用のどちらかの性能基準を満たさなければならないとしている．この基準を満たした血液透析濾過器はどちらの希釈法に用いてもよいとされている．

　オンラインHDFは診療報酬上，認可された血液透析濾過器と専用透析装置の使用，オンライン透析液水質基準の3条件を満たさなければならない．逆濾過透析液を間欠的に補充する間欠補充型HDF（I-HDF）[7),8)]は末梢循環改善，plasma refilling促進，膜性能の経時減少抑制などを目的とした治療で，ごく少量のオンラインHDFとみなすことができる．「後希釈用」もしくは「前希釈用」のどちらかの基準を満たした血液透析濾過器であればI-HDFにどちらを使用しても構わないとさ

表 血液浄化器（中空糸型）の機能分類（2013年）

治療法	HD 血液透析器[1]					HDF 血液透析濾過器[2]		HF 血液濾過器
	Ⅰ型		Ⅱ型		S型（特別な機能をもつもの）	（後希釈用）	（前希釈用）	
血液浄化器	Ⅰ-a型（蛋白非透過/低透過型）	Ⅰ-b型（蛋白透過型）	Ⅱ-a型（蛋白非透過/低透過型）	Ⅱ-b型（蛋白透過型）				
測定条件 膜面積 A (m²)	1.5					2.0	2.0	2.0
血流量 Q_B (mL/min)	200±4					250±5	250±5	250±5
希釈後Q_B (mL/min)							490±10	
透析液流量 Q_D (mL/min)	500±15					500±15	600±18	
流入 Q_D (mL/min)							360±11	
濾液流量 Q_F／補充液流量 Q_S (mL/min)	15±1 (10±1mL/min/m²)					60±2 (30±1mL/min/m²)	240±4 (120±2mL/min/m²)	60±2 (30±1mL/min/m²)
性能基準[*1] 尿素クリアランス (mL/min)	125≦		185≦		125≦	200≦	180[*2]≦	55≦
$β_2$-MG クリアランス (mL/min)	<70		70≦		0≦	70≦	70[*2]≦	35≦
アルブミンふるい係数 SC	<0.03	0.03≦	<0.03	0.03≦				
透析液または補充液水質基準	超純粋透析液水質基準					濾過型人工腎臓用補充液またはオンライン透析液水質基準		濾過型人工腎臓用補充液またはオンライン透析液水質基準
特徴[*3]	小分子から中分子（含む$β_2$-MG）溶質の除去を主目的とする．	小分子から大分子までブロードな溶質の除去を主目的とする．	小分子から中分子（含む$β_2$-MG）溶質の積極的除去を主目的とする．	大分子（含む$α_1$-MG）溶質の除去を主目的とする．	特別な機能[*4]：生体適合性に優れる，吸着によって溶質除去できる，抗炎症性，抗酸化性を有する，など．	拡散と濾過を積極的に利用し，小分子から大分子まで広範囲にわたる溶質の除去を目的とする[*5]．		濾過を積極的に利用し，中・大分子溶質の除去を主目的とする．

[1] それぞれの血液透析器はⅠ型/Ⅱ型/S型のいずれか1つの型として使用されなければならない．
[2] それぞれの血液透析濾過器は，後希釈用もしくは前希釈用のどちらかの性能基準を満たさなければならない．基準を満たしたものは，膜を介して濾過・補充を断続的に行う「間欠補充用」にも使用可能である．
[*1] 性能基準値については，表中膜面積の値とする．他の膜面積では勘案して読み替えるものとする（その際，測定条件も適宜変更する）．
[*2] 希釈補正後の値
[*3] 特徴については，あくまでも1つの目安を示すもので厳格に分類されるものではない．
[*4] 特別な機能については，別途それぞれ評価するものとする．
[*5] 内部濾過促進型は含めない（血液透析器に含める）．
治療当りのアルブミン喪失量の設定は，低アルブミン血症をきたさぬよう十分配慮すべきである．

〔文献1）より引用〕

れている．

　表を見て明らかなように，機能分類ではそれぞれのカテゴリーに属する血液浄化器の最低限具備すべき性能を基準値として示しており，上限については触れていない．すなわち，基準値の性能を満たさない浄化器はそのカテゴリーに属しえないという考え方である．

2 性能評価法

　基準を満たしているか否かを判定するためには性能評価法が不可欠である．JSDTでは1996年に「血液浄化器の性能評価法」を提示し[9]，1999年に回路構成の一部改訂[10]がなされ，オンラインHDFの汎用化に対応するため2012年に大改訂された[11]．性能評価法は臨床評価のみならず，*in vitro*評価としての水系評価と牛血系評価も定義されている．すなわち，浄化器の拡散透過性，透水性といった基本的な性能は水系で評価するものとし，臨床評価は標準的な治療条件に限定したものと考え，その擬似的な評価法として同条件における牛血系評価法を位置づけている．個々の患者の影響を排除しきれない臨床評価に対し，臨床に準拠し，より厳密かつ再現性のある評価が牛血系評価法では可能である．それぞれの性能評価法における測定条件は標準的な治療条件を参考に表のごとく規定されている．

　血液浄化器の製造会社の団体である日本メディカルテクノロジー協会人工腎臓部会では，人工腎臓機能審査会を開き，血液浄化器の機能分類を審査している．各社が審査会へ提出する性能データは，上記牛血系評価法に準じた方法により得られたものである．

　JSDTが示した血液浄化器の機能分類と性能評価基準ならびに性能評価法について説明した．透析療法ならびにその周辺分野の技術革新にはめざましいものがあり，血液浄化器をはじめとする透析関連技術の進歩により，患者病態に及ぼす影響も少しずつ変化している．その時代に対応した機能分類と性能評価基準の見直しが定期的に必要である．

文　献

1) 川西秀樹, 峰島三千男, 友　雅司, 他：血液浄化器（中空糸型）の機能分類2013. 透析会誌　2013；46：501-506
2) Bonomini, M., Pavone, B., Sirolli, V., et al. : Proteomics characterization of protein adsorption onto hemodialysis membranes. J Proteome Res. 2006；10：2666-2674
3) 石田正夫：エチレンビニルアルコール共重合体透析器の血液適合性. 細胞　2005；37：30-34
4) 佐藤元美, 依馬弘忠, 森田弘之, 他：透析膜の微小循環系への影響とその解析. 腎と透析　2003；55（別冊）：183-186
5) Sakai, Y., Tsukamoto, H., Fujii, Y., et al. : Formation of poly (methylmethacrylate) membranes utilizing stereocomplex phenomenon；in Cooper AR (ed)：Ultrafiltration Membranes and Applications. 1980, 99-107, Plenum Publishing, New York
6) 菅谷博之, 上野良之, 山田智子, 他：ハイパフォーマンス・メンブレンの構造と機能. 腎と透析　2006；61（別冊）：19-23
7) 江口　圭, 池辺宗三人, 金野好恵, 他：新しいHDF療法（間歇補液HDF：Intermittent infusion HDF）の考案とその臨床効果. 透析会誌　2007；40：769-774
8) Mineshima, M., Eguchi, K. : Development of intermittent infusion hemodiafiltration (I-HDF) using ultrapure dialysis fluid with an automated dialysis machine. Blood Purification 2013；35 (supple. 1)：55-58
9) 佐藤　威, 斉藤　明, 内藤秀宗, 他：報告　各種の血液浄化法の機能と適応—血液浄化器の性能評価法と機能分類. 透析会誌　1996；29：1231-1245
10) 川口良人, 斉藤　明, 内藤秀宗, 他：血液浄化器の新たな機能分類—血液浄化法, 適応との対応. 透析会誌 1999；32：1465-1469
11) 川西秀樹, 峰島三千男, 平方秀樹, 他：委員会報告：血液浄化器の性能評価法2012. 透析会誌　2012；45：435-445

峰島三千男

索引

和文

あ

アクセス不全
　バスキュラー── 176
　ペリトネアール── 179
アコーディオンクロット 180
アスペルギルス 230
アゾール系薬 231
アデノシンデアミナーゼ 227
アテローム血栓性脳梗塞 87
アルコール性膵炎 280
悪液質 212
悪性眼球突出症 198

い

イレウス 267
インターフェロンγ遊離試験 227
インフルエンザ 18, 107
胃潰瘍 250
胃癌 253
　──手術 255
意識障害 72
意思決定プロセス 69
異常呼吸 101
一過性脳虚血発作 88
一酸化窒素（NO） 144
移動機能の客観的評価法 304
胃粘膜酸素供給量 247
医療倫理 68
飲酒 155

う

右心カテーテル検査 143
うつ病 78
運動器慢性痛 50
運動症状 80
運動制限 153
運動能力 53
運動療法 51, 306

え

エップワース睡眠尺度 43

エリスロポエチン 287
　──抵抗性の貧血 291
エンドセリン-1 144
栄養評価 30
壊死型虚血性腸炎 262
嚥下障害のスクリーニング検査 37
嚥下造影検査 37
嚥下内視鏡 37
塩酸セベラマー 146

お

オックスフォード分類 160
横手根靱帯 302

か

カテーテル
　──造影 180
　──超音波検査 181
　──抜去 185
　──の位置異常 179
　──閉塞による注・排液の障害 179
カテコールアミン 216
カリウム 140
カルバペネム耐性腸内細菌 236
カンジダ 230
介護サービス計画 64
介護認定審査会 63
介護保険制度 62
潰瘍性大腸炎 256
潰瘍の出血状態 251
喀痰検査 102
過呼吸 101
かゆみ 19
加齢白内障 296
眼圧 297
肝炎の活動性 273
眼球突出 197
肝硬変 274
看護実施評価票 66
看護ニーズ 65
肝性昏睡 277
肝性脳症 277
　潜在性── 279
感染症

　──と発熱 16
　届出が必要な── 233
感染症法 234
感染性心内膜炎 128
感染性腸炎 256
感染性腹膜炎 184
感染の標準予防策 237
冠動脈石灰化指数 146
がんの悪液質 214
肝嚢胞 224
肝不全 274

き

ギャロップリズム 121
ギラン・バレー症候群 48
気管支喘息 109
気腫性嚢胞感染 225
喫煙 154
機能的自立度評価法 53
気分変調症 79
逆流性食道炎 244
急性胃粘膜病変（AGML） 247
急性肝疾患 277
急性呼吸窮迫症候群 116
急性心筋梗塞 126
急性腎障害 148
急性膵炎 280
急性肺傷害 116
急性腹症 267
急性乏尿 25
急速進行性糸球体腎炎 164
凝固亢進 285
起痒物質 19
虚血性心疾患 121, 127
虚血性腸炎 262, 267
禁煙指導 154
筋肉量の減少 34

く

クエン酸第二鉄水和物 147
クラリスロマイシン 229
グリコアルブミン 200
クリプトコックス 230
クローン病 260
屈筋支帯 302
くも膜下出血 85

け

経胸壁心エコー　143
経口糖尿病薬　200
経皮的エタノール注入療法
　（PEIT）　207
劇症肝炎　277
血液浄化器性能評価基準　314
血液透析器　314
血液透析導入ガイドライン　169
血液透析濾過器　314
結核　18, 227
　　潜在性——感染症　227
血管アクセス感染　128
血管炎
　　顕微鏡的多発——　164
　　抗好中球細胞質抗体関連
　　　——　164
血管新生緑内障　297
血管石灰化　146
血管内皮機能　144
血小板数　286
結節性痒疹　20
血栓性血小板減少性紫斑病　283
血栓性微小血管症　283
血中乳酸値　15
血糖値　200
血便　256
血流感染　240
下痢　45
健康関連 QOL　58
献腎移植登録　175
顕性誤嚥　37
顕微鏡的多発血管炎　164

こ

コレステロール　209
高カルシウム血症　218, 291
高血圧　118
　　——性脳出血　91
抗好中球細胞質抗体関連血管炎
　164
抗酸菌症　227
甲状腺眼症　198
甲状腺機能異常　195
甲状腺機能低下症　217
甲状腺刺激ホルモン（TSH）
　193, 195
甲状腺腫大　193
甲状腺ホルモン　195
抗真菌薬　231
抗てんかん薬　84

神戸分類　21
高リン血症　218
高齢者
　　——と脱水　24
　　——の自立支援　64
誤嚥　37
　　顕性——　37
　　不顕性——　37
呼吸器感染症　102
　　——の起炎菌　102
呼吸困難　104
呼吸パターン　105
呼吸モード　100
骨格筋量　36
骨病変　291

さ

サイトカイン吸着性ヘモフィルタ
　243
サルコペニア　34, 214, 304
細胞外液量　23
鎖骨下動脈盗血現象　90
酸化ストレス　144
酸逆流　245
三尖弁逆流圧較差　143

し

シャントトラブルスコアリング
　176
ショック
　　——の徴候　14
　　——の分類　14
ショックインデックス　15
敷石像　260
色素沈着　217
糸球体濾過量（GFR）　151
自己決定権　68
脂質異常症　209
脂質管理の KDIGO ガイドライン
　210
脂質低下薬　211
市中肺炎　106
歯突起周囲病変　299
重症虚血肢　132
重症敗血症　239
縦走潰瘍　260
十二指腸潰瘍　250
終夜睡眠ポリグラフ検査　112
手根管症候群　48, 302
主治医意見書　63
出血性胃病変　247
障害高齢者の日常生活自立度　63

消化管アミロイドーシス　267
上室性不整脈　136
徐脈性不整脈　140
腎移植　160, 174
　　生体——　175
　　先行的——　174
新犬山分類　270, 274
侵害受容性疼痛　51
腎機能評価の指標　169
真菌感染症　230
心筋症　125
神経障害性疼痛　51
心血管疾患　209
心原性脳塞栓症　87
心疾患の鑑別診断　124
心室性不整脈　138
心雑音　124
腎性骨異栄養症　207
腎性貧血　247, 287
腎摘出手術　225
腎囊胞　224
心肺運動負荷試験　55
心不全　121
腎不全症候　171
心膜炎　125

す

ステロイドホルモン　216
水質基準　311
推定 GFR 計算式　152
睡眠時無呼吸症候群　112, 144
睡眠障害　43

せ

セベラマー　146
生体腎移植　175
先行的腎移植　174
潜在性肝性脳症　279
潜在性結核感染症　227
全身性エリテマトーデス（SLE）
　162
　　——診断分類　162
全身性炎症反応症候群（SIRS）
　239, 241
喘息発作　109
　　——強度の分類　109

そ

造血因子刺激薬（ESA）低反応性
　288
総合感冒薬　17
増殖網膜症　293

咀嚼機能　37

た

大うつ病性障害　79
帯状角膜変性　296
耐性菌　236
大腸癌　264
　──Stage　266
大動脈瘤　134
　──径　135
大網の巻絡　179
多剤耐性菌　237
多剤耐性緑膿菌（MDRP）　236
脱水　23
多尿診断アルゴリズム　26
多発血管炎性肉芽腫症　164
多発性骨髄腫　291
多発性囊胞腎　167
炭酸ランタン　146

ち

腸閉塞　267
鎮痛解熱薬　17

て

適正透析　308
出口部感染　187
出口部管理　188
鉄欠乏　289
てんかん　83
　──分類　83
　──発作　83

と

ドライウエイト　23, 119
トランスアミナーゼ　273
トンネル感染　188
透析アミロイドーシス　51, 298
透析液清浄化ガイドライン　311
透析機器関連発熱　16
透析脊椎症　298
透析導入
　──を考慮するGFR値　169
　早期──　169
透析用水　311
透析量　308
疼痛　50
　侵害受容性──　51
　神経障害性──　51
糖尿病　200
糖尿病合併CKD　156
糖尿病腎症病期分類2014　157

糖尿病性腎症　156
　──による透析療法期　157
　──の早期診断基準　157
糖尿病性ニューロパチー　51
糖尿病網膜症　293
洞不全症候群　140
動脈硬化　131
　──・石灰化と脳　95
突然死　135

な

ナトリウムと水貯留　118
内臓脂肪蓄積　219

に

二次性副甲状腺機能亢進症　206, 218
　──のJSDTガイドライン　204, 206
日常生活活動（ADL）　53
日常生活自立度　63
尿中バイオマーカー　149
認知症　74
　──高齢者の日常生活自立度　63
　──の病型分類　76

ね

熱型　16

の

脳萎縮　75, 95
脳血管障害　85
脳梗塞　48, 87
　アテローム血栓性──　87
脳出血　48, 91
脳腎連関　95
囊胞感染症　168, 224

は

パーキンソン病　80
バセドウ病眼症　198
肺 *Mycobacterium avium–intracellulare* complex（MAC）　228
排液の濃縮培養法　185
肺炎　106
　──と抗菌薬　108
肺炎球菌　107
敗血症　239, 241
　重症──　239
敗血症性ショック　15, 239
肺高血圧症　142

　──治療ガイドライン　142
　肺動脈性──　142
排便コントロール　47
破壊性脊椎関節症（DSA）　298
白内障　296
　──の成因　296
播種性血管内凝固症候群　285
発熱
　──の鑑別診断　17
　──のスコア　16
　透析機器関連──　16
ばね指　302
針刺し事故　223
反応性穿孔性膠原症　20
汎発性皮膚瘙痒症　19
反復唾液嚥下テスト　37

ひ

ビスホスホネート　147
ピッツバーグ睡眠質問表　43
ヒト脳性ナトリウム利尿ペプチド（BNP）　122
ヒト免疫不全ウイルス（HIV）　221
ヒドロコルチゾン　217
非感染性腹膜炎　184
非細菌性血栓性心内膜炎　128
非典型的溶血性血小板減少紫斑病　283
被囊性腹膜硬化症　182
皮膚潰瘍　21
非閉塞性腸間膜梗塞　262
びまん性肺傷害　116
疲労スコア　40
貧血　291
　──の鑑別　288
頻脈性不整脈　136

ふ

ブリストル・スケール　45
フレイル　34, 214
　──のphenotype　35
プロトンポンプ阻害薬　245
副甲状腺インターベンション　206
副甲状腺摘出術　207
副甲状腺ホルモン
　intact──　208
副腎皮質機能低下症　216
腹水貯留　282
腹膜炎　184
　非感染性──　184

腹膜機能　191
腹膜刺激症状　268
腹膜透析
　　──継続率　187
　　──導入に関する指針　172
　　──導入の基準　172
腹膜平衡試験　190
不整脈　136, 140
不眠　43

へ

ヘモグロビン A1c　200
ベルリン定義　116
便秘　46
弁膜症　125

ほ

房室ブロック　140
乏尿　25

ま

末梢動脈疾患（PAD）　21, 131
麻痺　48
慢性炎症　144
慢性炎症性脱髄性多発神経根炎　48
慢性肝炎　269, 272
慢性肝疾患　277
慢性糸球体腎炎　159
慢性腎臓病（CKD）　151
　　──の生活指導　153
　　糖尿病合併──　156
慢性腎臓病に伴う骨ミネラル代謝異常（CKD-MBD）　204, 206
　　──の K/DOQI ガイドライン　205
　　──の血管石灰化　207
　　──の骨　207
慢性心不全　121
慢性疲労症候群　39
慢性乏尿　26

み

ミネラル骨代謝異常　50
味覚異常　28
味覚機能検査法　28
水貯留　118
水飲みテスト　37
水利尿　26

む

無症候性脳梗塞　90

むずむず脚症候群　97
無尿　26

め

メタボリックシンドローム　219
メチシリン耐性黄色ブドウ球菌（MRSA）　47, 236, 239
メンケベルグ型中膜石灰化　146

も

門脈圧亢進症　274

や

薬剤性発熱　16
薬剤耐性　236

よ

要介護認定　62
溶血性血小板減少性紫斑病　283
抑うつ症状　78

ら

ラクナ梗塞　87

り

緑内障　296
　　血管新生──　297
臨床肺感染スコア　107

る

ループス腎炎　162

れ

レニン-アンジオテンシン系の亢進　118

ろ

ロコモ 25　304
ロコモティブシンドローム　304

欧文

A

activities of daily living（ADL）　53
acute kidney injury（AKI）　148
acute respiratory distress syndrome（ARDS）　116
ADL　53
AN69ST 膜　243

ANCA 関連血管炎　164
ankle-brachial index（ABI）　131
APACHE II スコア　242
AVF モニタリング　176
AVG モニタリング　177

B

β_2 ミクログロブリン　292, 302, 308
B 型肝炎ウイルス（HBV）　269
　　── -DNA　269
　　occult ──感染　269
B 型慢性肝炎　269
bacterial translocation　225, 268
Barthel index（BI）　53
Basedow 病　193
Biot 呼吸　101
BNP　122

C

C 型肝炎ウイルス　272
　　──遺伝子型　272
　　──抗体　272
Candida
　　── *albicans*　231
　　non-*albicans* ──　231
Cardiopulmonary Exercise Test（CPX）　55
Chalder fatigue scale　41
Cheyne-Stokes 呼吸　101, 113
Child-Pugh score　275
chronic portal-systemic encephalopathy（CPSE）　277
CKD　→慢性腎臓病
CKD-MBD　→慢性腎臓病に伴う骨ミネラル代謝異常
Clostridium difficile　47

D

de-escalation 療法　240
the Diagnostic and Statistical Manual of Mental Disorders（DSM）　78
　　DSM-IV　74
　　DSM-5　78
disseminated intravascular coagulation（DIC）　285

E

Emergency Coma Scale（2003）　73
encapsulating peritoneal sclerosis

（EPS） 182
ESA 低反応性　288

F

fibrin 関連産物　285
Fletcher-Hugh-Jones 分類　104
functional independence measure
　（FIM）　53

G

gastro-esophageal reflux disease
　（GERD）　244
Geriatric Nutritional Risk Index
　（GNRI）　30
Glasgow Coma Scale　72
glomerular filtration rate（GFR）
　151, 173
　推定――計算式　152
Graves' ophthalmopaty　198

H

H_2 ブロッカー　252
HBc 抗体　269
HBs 抗原　269
Helicobacter pylori　244
hemolytic uremic syndrome
　（HUS）　283
Hoehn and Yahr Stage　82
human immunodeficiency virus
　（HIV）　221
Hunt & Hess 分類　85
hyperdense middle cerebral artery
　（MCA）sign　88

I

ICSD Ⅲ　112
IgA 腎症　159
intact PTH　208
ISPD のガイドライン　188

K

K/DOQI ガイドライン　204
Kidney Disease Quality of Life
　（KDQoL）　41
Killip 分類　126
Kt/Vurea　308
Kussmaul 呼吸　101

L

latent tuberculosis infection
　（LTBI）　227
LDL-C　209
LF/HF　40
Lown 分類　138

M

malnutrition-inflammation-
　atherosclerosis（MIA）
　syndrome　220
malnutrition inflammation complex
　syndrome（MICS）　30
Malnutrition-Inflammation Score
　（MIS）　32
MELD score　275
MELD-Na スコア　275
minimal clinically important
　differrence（MCID）　60
Modified Duke Criteria　129
modified Rankin Scale（mRS）
　87
MRSA　47, 236, 239
Mycobacterium abscessus　228
Mycobacterium avium-intracellulare complex（MAC）　228
Mycobacterium kansasii　229

N

National Institutes of Health
　Stroke Scale（NIHSS）　87, 89
NO　144
non-*albicans Candida*　231
non-occlusive mesenteric
　infarction（NOMI）　262
non-renal indication　241
NYHA 心不全重症度　123

P

patient reported outcome（PRO）
　58
PEIT　207
peritoneal equilibration test（PET）
　190
PET-CT　224
PMX-DHP　243
polycystic kidney disease（PKD）
　167

autosomal dominant ――
　（ADPKD）　167
autosomal recessive ――
　（ARPKD）　167
protein-energy wasting（PEW）
　30, 212
prothrombin time（PT）　286
proton pump inhibitor（PPI）　252
PTx　207

Q

QOL
　――尺度　59
　健康関連――　58

R

restress legs syndrome（RLS）
　97
　――の病型　98
reverse epidemiology　220
Rome Ⅲ　45

S

sepsis　239
SLE　162
subjective global assessment
　（SGA）　30

T

T_3　195
　遊離――　193
T_4　195
　遊離――　193
thrombotic microangiopathy
　（TMA）　283
thrombotic thrombocytopetic
　purpura（TTP）　283
toe-brachial index（TBI）　132
TSH　195
Twardowski の分類　187

U

UK Brain Bank 診断基準　81
Unifies Parkinson's Disease Rating
　Scale（UPDRS）　81

W

WFNS 重症度分類　86
whole PTH　208

透析患者診療に役立つ
診断と重症度判定のためのアプローチ

2016年6月15日 第1版1刷発行

編　集	加藤　明彦, 小松　康宏, 中山　昌明
企　画	「臨牀透析」編集委員会
発行者	増永　和也
発行所	株式会社 日本メディカルセンター 東京都千代田区神田神保町1-64(神保町協和ビル) 〒101-0051　TEL 03 (3291) 3901 (代)
印刷所	シナノ印刷株式会社

ISBN978-4-88875-289-3

Ⓒ2016　乱丁・落丁は，お取り替えいたします．

本書に掲載された著作物の複製・転載およびデータベースへの取り込みに関する許諾権は日本メディカルセンターが保有しています．

JCOPY <出版者著作権管理機構委託出版物>
本書のコピーやスキャン等による無断複製は著作権法上での例外を除き禁じられています．複製される場合は，そのつど事前に，出版者著作権管理機構(電話 03-3513-6969, FAX 03-3513-6979, e-mail: info@jcopy.or.jp)の許諾を得てください．